麻醉与镇痛病例报道精选 100

主编　［瑞士］马库斯·M.利迪
　　　［美］马克·C.菲利普斯
主译　杨谦梓　薄禄龙

世界图书出版公司
上海·西安·北京·广州

图书在版编目(CIP)数据

麻醉与镇痛病例报道精选 100 /(瑞士)马库斯·M.
利迪,(美)马克·C.菲利普斯主编;杨谦梓,薄禄龙译.
—上海:上海世界图书出版公司,2019.9
　　ISBN 978-7-5192-6571-7

　　Ⅰ.①麻…　Ⅱ.①马…②马…③杨…④薄…　Ⅲ.
①麻醉学—病案②疼痛—病案　Ⅳ.①R614②R441.1

中国版本图书馆 CIP 数据核字(2019)第 163239 号

100 Selected Case Reports from Anesthesia and Analgesia by Lippincott(9781975115326)

© 2018 by Lippincott Williams and Wilkins, a Wolters Kluwer business. All rights reserved.

This is a Simplified Chinese translation published by arrangement with Lippincott Williams & Wilkins / Wolters KluwerHealth, Inc., USA

Not for resale outside People's Republic of China (including not for resale in the Special Administrative Region of HongKong and Macau, and Taiwan.)

Wolters Kluwer Health did not participate in the translation of this title and therefore it does not take any responsibility for the inaccuracy or errors of this translation.

本书提供了药物的适应证、不良反应和剂量疗程,可以根据实际情况进行调整。读者须阅读药品包括盒内的使用说明书,并遵照医嘱使用。本书的作者、编辑、出版者或发行者对因使用本书信息所造成的错误、疏忽或任何后果不承担责任,对出版物的内容不做明示的或隐含的保证。作者、编辑、出版者或发行者对由本书引起的任何人身伤害或财产损害不承担任何责任。

书　　名	麻醉与镇痛病例报道精选 100	
	Mazui yu Zhentong Bingli Baodao Jingxuan 100	
主　　编	[瑞士]马库斯·M.利迪　[美]马克·C.菲利普斯	
主　　译	杨谦梓　薄禄龙	
责任编辑	胡　青	
装帧设计	南京展望文化发展有限公司	
出版发行	上海世界图书出版公司	
地　　址	上海市广中路 88 号 9-10 楼	
邮　　编	200083	
网　　址	http://www.wpcsh.com	
经　　销	新华书店	
印　　刷	杭州恒力通印务有限公司	
开　　本	787mm×1092mm　1/16	
印　　张	25.5	
字　　数	680 千字	
印　　数	1-2200	
版　　次	2019 年 9 月第 1 版　2019 年 9 月第 1 次印刷	
版权登记	图字 09-2019-174 号	
书　　号	ISBN 978-7-5192-6571-7/ R·507	
定　　价	260.00 元	

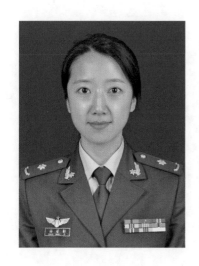

　　杨谦梓，空军军医大学第一附属医院(西京医院)麻醉与围术期医学科，主治医师、讲师。兼任中华医学会麻醉学分会药理学组委员，中国心胸血管麻醉学会非心脏手术分会青年委员。主要从事围术期神经保护和全麻作用机制的研究。曾在英国帝国学院学习 2 年，在 J Neurosci、Anesthesiology 等发表论文 34 篇，其中第一和通讯作者论文 15 篇。论文受到 Anesthesiology 同期述评，并被国际著名论文评价机构 Faculty of 1 000 推荐，被评价为"具有教学意义"的文章。主持 2 项国家自然科学基金、1 项省级基金，先后参与包括 973、863 等重大研究项目 20 余项。获陕西省科技进步一等奖 1 项，全国论文大赛一等奖 2 项、二等奖 2 项。参编和参译专著 7 部。

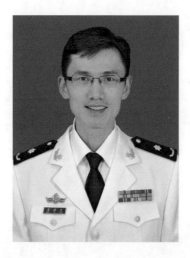

　　薄禄龙，海军军医大学第一附属医院(长海医院)麻醉学部，副主任医师，副教授，硕士研究生导师。曾在美国圣路易斯华盛顿大学医学院(联合培养博士生)、伊利诺伊大学芝加哥分校医学院(访问学者)学习 2 年余。主要从事脓毒症及围术期炎症与免疫的调控等研究，在 Critical Care Medicine、Chest 等发表论文 38 篇，其中第一和通讯作者发表论文 19 篇，在 The New England Journal of Medicine、The Lancet 发表 Letter 3 篇。入选上海市卫计委优秀青年医学人才培养计划(2017 年)、上海市科委青年科技启明星计划(2019 年)，获上海市卫计委"上海优秀青年医师"等称号。主持国家自然科学基金 2 项，参与军队、上海市及国家自然科学基金等 12 项。获上海市医学科技奖二等奖 1 项。参编中文专著 8 部，英文专著 1 部，主译专著 2 部。

主译

杨谦梓（空军军医大学西京医院麻醉与围术期医学科）

薄禄龙（海军军医大学长海医院麻醉学部）

译者（按姓氏拼音字母顺序排序）

薄禄龙（海军军医大学长海医院麻醉学部）

程婷婷（上海交通大学医学院附属瑞金医院北院）

范倩倩（空军军医大学西京医院麻醉与围术期医学科）

龚海蓉（空军军医大学西京医院麻醉与围术期医学科）

郭品豪（海军军医大学长海医院麻醉学部）

胡宝吉（复旦大学附属浦东医院）

黄　捷（海军军医大学长海医院麻醉学部）

蒋政宇（海军军医大学长海医院麻醉学部）

金培培（海军军医大学长海医院麻醉学部）

李健楠（空军军医大学西京医院麻醉与围术期医学科）

李露茜（海军军医大学长海医院麻醉学部）

李荣岩（海军军医大学长海医院麻醉学部）

李　岩（空军军医大学西京医院麻醉与围术期医学科）

李　真（空军军医大学西京医院麻醉与围术期医学科）

林省委（海军军医大学长海医院麻醉学部）

刘曌宇（空军军医大学西京医院麻醉与围术期医学科）

卢凌宇（海军军医大学长海医院麻醉学部）

卢文斌（海军军医大学长海医院麻醉学部）

孟庆元（海军军医大学长海医院麻醉学部）

陶天柱（空军特色医学中心麻醉科）

王昌理（海军军医大学长海医院麻醉学部）

王　春（海军军医大学长海医院麻醉学部）

王恒跃（海军军医大学长海医院麻醉学部）

王家强（海军军医大学长海医院麻醉学部）

王丽妮（空军军医大学西京医院麻醉与围术期医学科）

王　芷（海军军医大学长海医院麻醉学部）

吴友平(中国人民解放军南部战区总医院麻醉科)

吴　昱(海军军医大学长海医院麻醉学部)

吴志新(空军军医大学西京医院麻醉与围术期医学科)

谢　芳(海军军医大学长海医院麻醉学部)

杨谦梓(空军军医大学西京医院麻醉与围术期医学科)

杨心月(海军军医大学长海医院麻醉学部)

阴弯弯(空军军医大学西京医院麻醉与围术期医学科)

尹安琪(空军军医大学西京医院麻醉与围术期医学科)

尹光敏(海军军医大学长海医院麻醉学部)

张清荣(复旦大学附属华山医院麻醉科)

朱雅琳(海军军医大学长海医院麻醉学部)

2018年秋，当《麻醉与镇痛病例报道精选100》一书的英文版出现在网络时，我们立即打算着手翻译。后来的翻译过程，也印证了当初选择的正确。近些年来，病例报道在许多学术期刊中的占比不断缩小，甚至整个板块被删除。这本书精选了发表在《麻醉与镇痛》杂志的100个病例报道，荟萃了临床麻醉中罕见、特异、疑难病例的麻醉处理和转归。病例的代表性、复杂性、创新性，讨论的深度及其教育意义都令人震撼。我们无法错过。

有人说，除了技术，医学新手和专家最大的差距在于思维能力。我们则相信，最好的医术，应当是技术与思维的完美结合。本书精选的100个病例，他们真实地发生过，在手术室里曾上演过生死时速，是第一线临床经验、审慎思考与决策能力的综合体现。细读这100个病例，犹如对我们麻醉观察、判断和认知水平的一次刷新，也定会升级我们临床思维方式，增进解决临床问题的能力。

翻译和校对过程，更像是打开了麻醉世界的万花筒。即便身为同行，我们有时会为某个病例而惋惜，有时会为医师的创新性新举措而赞叹。坦白地说，有时难免暗自庆幸不是自己遇到了这些病例，否则也许没有成功的经验能与读者分享。

这些从阅读和翻译中获取的知识，并不在系统的教科书中，也不在模拟教学里。或许，许多麻醉医师终其一生都不会遇到如此众多的特征性病例，但也终将有机会遭遇新的挑战。正因如此，我们更想把这些用一个个生命探索出的麻醉经验和医疗路径与读者分享——踩着前人走过的路，为我们的下一次挑战积累经验。

我们的翻译团队是一支年轻的队伍，但许多人都曾在国外留学或培训过，有一定的临床经验并且也接触过医学翻译。然而，在翻译过程中我们还是遇到许多困难。一个病例可能涉及众多问题，背后所讨论的生理学、病理生理学、药理学、影像学知识，就足以为译者和读者上一堂大课。我们为此也多方请教，多次讨论，多轮校对，力争做到准确和精炼。然而，错误在所难免，望读者不吝批评指教。

成书艰难，时间紧迫，共有37人参与翻译和校对。在此对所有译者的贡献和支持表示感激。希望我们教学相长，一齐进步。更祝愿本书所有的读者都有所收获，麻醉路上越走越宽阔。

杨谦梓　薄禄龙
2018年11月

主编

马库斯·M. 利迪医学博士（Markus M. Luedi, MD）

瑞士伯尔尼

伯尔尼大学

伯尔尼大学附属医院

麻醉与疼痛医学科

主治医师

马克·C. 菲利普斯医学博士（Mark C. Philips, MD）

亚拉巴马州伯明翰

亚拉巴马大学伯明翰分校

《麻醉与镇痛病例报告》副主编

亚拉巴马大学伯明翰分校医学院

麻醉与围术期医学科

医疗主任，胃肠内镜麻醉片区

要点概览编写者

W. 司各特·贝蒂（W. Scott Beattie）

加拿大安大略省多伦多

大学健康网络，多伦多总医院大学

R. Fraser Elliott 心脏麻醉主任

多伦多大学

麻醉学教授

《心血管麻醉》执行编辑

霍诺里奥·T. 本综医学博士（Honorio T. Benzon, MD）

伊利诺伊州芝加哥

西北大学芬伯格医学院

疼痛医学科主任

学术事务高级副主任

麻醉学教授

《慢性疼痛医学》执行编辑

理查德·布鲁尔医学博士（Richard Brull, MD）

加拿大安大略省多伦多

多伦多西部医院，大学保健网络

医院女麻醉医师学院

门诊麻醉与女性健康 Evelyn Bateman Cara 运营主任

多伦多大学

麻醉学教授

区域麻醉和急性疼痛医学执行编辑

迈克西姆·坎尼森医学博士（Maxime Cannesson, MD）

加州奥兰治

加州大学欧文分校

麻醉及围术期监测科

临床研究和心脏麻醉主任

临床研究和心脏麻醉主任

麻醉学教授

《技术、计算和模拟》执行编辑

格雷戈瑞·J. 克罗斯比医学博士（Gregory J. Crosby, MD）

马萨诸塞州波士顿

布莱根妇女医院

哈佛医学院

麻醉、围术期和疼痛医学科

《神经科学与神经外科麻醉》执行编辑

杰姆斯·A. 迪纳尔多医学博士（James A. DiNardo, MD）

马萨诸塞州波士顿

波士顿儿童医院

心脏麻醉主任

哈佛医学院

麻醉学教授

《儿科麻醉》执行编辑

理查德·P. 达顿医学博士（Richard P. Dutton, MD）

伊利诺伊州里奇公园

麻醉质量研究所执行主任

创伤麻醉学会

《创伤麻醉》执行编辑

通·J. 甘医学博士（Tong J. Gan, MD）

纽约州石溪

石溪大学

麻醉科

教授和主任

美国加速康复学会

《围术期医学》执行编辑

门诊麻醉学会

《门诊麻醉》执行编辑

戴维·黑尔曼医学博士（David Hillman）

西澳大利亚珀斯

Charles Gairdner 爵士医院

肺生理和睡眠医学科

睡眠科医师

《呼吸与睡眠医学》执行编辑

肯·B. 詹森医学博士（Ken B. Johnson, MD）

犹他州盐湖城

犹他州大学

麻醉科

教授

《临床麻醉药理》执行编辑

马库斯·M. 利迪医学博士（Markus M. Luedi, MD）

瑞士伯尔尼

伯尔尼大学

伯尔尼大学附属医院

麻醉与疼痛医学科

主治医师

玛丽莎·B. 马克斯医学博士（Marisa B. Marques, MD）

亚拉巴马州伯明翰

亚拉巴马大学伯明翰分校

促进血液管理学会

《血液管理》执行编辑

吉尔·M. 米尔医学博士（Jill M. Mhyre, MD）

小石城，阿肯色州

阿肯色州医科大学

麻醉科

助理教授

《产科麻醉》执行编辑

马克·C. 菲利普斯医学博士（Mark C. Philips, MD）

亚拉巴马州伯明翰

亚拉巴马大学伯明翰分校

亚拉巴马大学伯明翰分校医学院

麻醉与围术期医学科

医疗主任，胃肠内镜麻醉片区

《麻醉与镇痛病例报告》助理编辑

理查德·派睿里皮医学博士（Richard Prielipp, MD）

明尼苏达州明尼阿波利斯

明尼苏达大学

麻醉和危重病医学教授

患者麻醉安全基金会

《患者安全》执行编辑

尼古拉斯·J. 斯库巴斯医学博士（Nikolaos J. Skubas, MD）

俄亥俄州克利夫兰

心胸麻醉科

克利夫兰医学中心

心血管麻醉医师学会

《围术期超声和心血管教育》执行编辑

罗曼·M. 斯尼金斯基医学博士（Roman M. Sniecinski, MD）

乔治亚州亚特兰大

埃默里大学医学院

麻醉科

临床及转化医学主任

副教授

心血管麻醉医师学会

《止血》执行编辑

埃弗·里董医学博士（Avery Tung, MD）

伊利诺伊州芝加哥

芝加哥大学

麻醉与重症医学科

重症麻醉医师学会

《重症医学及复苏》执行编辑

罗伯特·A. 惠廷顿医学博士（Robert A. Whittington, MD）

纽约州纽约

哥伦比亚大学医师学院

麻醉科

麻醉学教授

妇科麻醉促进学会

《妇科麻醉》执行编辑

自医学期刊问世以来，病例报道一直是医学论文写作的重要组成部分。随着循证医学的兴起和发展，现代医学将目光主要集中在系统评价和随机对照多中心临床试验上。病例报道的阅读量虽然较高，但很少被引用，进而影响期刊的影响因子。因此，许多医学期刊已不再刊发病例报道。

病例报道不乏创新想法和颠覆性概念，并能启发医师。许多临床研究以及随后的临床实践1A等级证据，最初正是源自病例报道的启发。

医师亦凡人。他们并不情愿主动改变既定的临床实践和观念。通过展示新想法或概念，病例报道可帮助医师应对挑战性情况。此外，病例还能描述创新性想法。与通常看法所不同的是，创新性解决方案绝不仅是单一的重大变化，还应包括既有临床实践的不断微调。

我们感觉到，从 2016 年、2017 年《麻醉与镇痛病例报道》杂志精选的 100 个病例，具有"破坏性"的潜力，并将塑造我们的职业未来。在麻醉实践中，这些病例并没有明确的"正确或错误"方案。Impella™等各类新设备不断影响临床实践，重要的警告、伦理困境和围术期决策，将共同推动我们的职业边界。

每一份病例报道均附有"要点概览"，以进一步强调该病例所要表达的关键信息。病例报道存在着过度解释和难以推广的潜在缺陷，但我们相信，本书所收集的病例极具教育意义。最好的知识和证据仍需临床医师来判断，我们仍然希望本书能提供创新想法，并激励全世界的麻醉科、ICU和急诊科医师。

马库斯·M. 利迪，瑞士伯尔尼
马克·C. 菲利普斯，美国亚拉巴马州伯明翰

第一部分

心血管麻醉

要点概览由 W. 司各特·贝蒂撰写

1. 术前采用无创正压通气评估正压通气对艾森曼格综合征患者的影响

2017,7(9):193-195

① 未经治疗的先天性心脏病患者,左向右分流可致肺动脉高压和右心室肥厚,疾病进展过程中出现右向左分流及发绀,称为艾森曼格综合征。

② 全身麻醉正压通气可增加肺血管阻力,加重右向左分流,导致艾森曼格综合征患者血氧不足。术前评估患者血流动力学对正压通气的反应具有价值。

③ 术中正压通气和吸入氧浓度对患者呼吸及血流动力学的影响,可通过术前无创正压通气进行评估预测。在轻度镇静下,FiO_2 0.21～1.0时监测外周脉搏血氧饱和度。

2. 内镜下逆行性胰胆管造影术中气体栓塞引起的心搏骤停

2017,8(3):47-50

① 内镜下逆行胰胆管造影等胃肠检查日趋增多。高风险及复杂操作等非手术室内麻醉的需求,也呈增长趋势。

② 内镜下逆行胰胆管造影术中发生静脉空气栓塞非常罕见,一旦发生将会危及患者生命,及时发现 SpO_2 和 $ETCO_2$ 下降、低血压和心律失常至关重要。

③ 经食管超声有助于诊断,相关处理包括立即停止手术,给予纯氧通气,行气管插管,扩容改善右心室功能,以维持患者的血流动力学稳定。

3. 血管性血友病患者心包切开术后致命性心肌内出血

2016,7(5):99-102

① 大量心包积液或心包填塞时,冠状动脉血流减少。

② "心包减压综合征"是一种未被认识的致命并发症,通常发生于心包积液引流后。

③ 心包积液引流后,冠状动脉血流迅速增加。在凝血障碍时,可能导致大面积出血性再灌注损伤。

4. 左心室辅助装置植入患者行脊柱后路手术的麻醉挑战

2017,9(3):77-80

① 越来越多的慢性心力衰竭患者植入左心室辅助装置(LVADs),其中接受非心脏手术的比例也相应上升。LVAD 植入患者接受非心脏手术具有挑战,不仅要关注围术期患者凝血和出血情况,还要关注患者体位的影响。

② LVAD 植入患者从仰卧位转为俯卧位时(如脊柱外科患者),由于胸椎屈曲,胸腔内压增加,静脉回流增加,导致心排血量降低,前负荷显著降低随之而来。

③ 密切监测患者容量状态非常重要。解读俯卧位患者的血流动力学数值非常困难,评估指标的变化趋势而非绝对值可能更有帮助。

5. 麻醉期间库尼斯综合征与惰性系统性肥大细胞增多症

2017,8(9):226-228

① 库尼斯综合征是指变态反应或超敏反应过程

中同时发生急性冠状动脉综合征与肥大细胞活化的疾病。该疾病可能很少被诊断,但并非罕见疾病。

② 必须治疗发病时出现的过敏反应和急性冠状动脉综合征,但治疗前者的药物可能恶化后者。

③ 尽管证据不足,但预防措施包括抗白三烯药物、H1 或 H2 受体拮抗剂、类固醇,这些药物已经推荐用于术前存在高风险的患者。

6. 心脏移植术中急性多支冠状动脉痉挛

2017,9(11):328 - 331

① 原位心脏移植术后发生同种异体移植物功能障碍很常见,病因常为多因素。冠状动脉造影明确弥漫性多支冠状动脉痉挛,是一种潜在的鉴别诊断。

② 冠状动脉舒张药对刚接受心脏移植的患者可能是禁忌,但需使用此类药物预防冠状动脉痉挛的进一步恶化。

③ 急性全冠状动脉痉挛可发生在心脏移植术后即刻或几个月后,在此期间患者处于高风险状态。

7. 双心室心肌致密化不全、埃布斯坦综合征和左心房肿块患者的左心室辅助装置植入术

2016,7(12):251 - 255

① 麻醉科医师可能不熟悉心肌致密化不全心肌病。这是一种非常罕见的先天性疾病,其特点是具有两个不同结构的心肌层,广泛的心室小梁形成以及与心室腔相通的深小梁间隐窝。

② 心律失常和血栓栓塞具有潜在致命风险,治疗方案包括药物治疗、LVAD 植入和心脏移植,心肌增厚和小梁形成可使 LVAD 植入变得困难。

③ 经食管超声可帮助心脏外科医师确定 LVAD 套管植入的合适位置,为移植提供桥接时间。

8. 恶性心律失常消融术中应用 Impella 机械支持

2017,8(11):282 - 285

① 电磁驱动导管型 Impella 心室辅助装置,可用

于心源性休克的短期治疗。该设备核准的最长使用时间为 6 小时,目前证据表明其使用时间可长达 5 天。

② 除常规适应证外,Impella 心室辅助装置能保证心排血量维持高达 5.0 L/min,如应用于室性心动过速消融术中。

③ 医师必须了解其潜在并发症,如急性肾功能不全、出血、感染和血栓栓塞性卒中。

9. 选择性静脉-静脉体外膜氧合应用于气管内肿瘤切除术

2017,9(4):97 - 100

① 咳嗽、呼吸困难和喘息可能是气管肿瘤的征象,此类症状可能被误诊为哮喘。气管肿瘤可通过内镜或手术切除,但在麻醉诱导时均可能出现气管狭窄且危及生命的风险。

② 动脉-静脉体外膜肺氧合(VA - ECMO)同时提供心脏和呼吸支持,静脉-静脉(VV)模式适用于呼吸衰竭患者。

③ 适度镇静可促进安全置管,术前预先启动 VV - ECMO 以避免气管操作,使患者自主呼吸并持续通气。在内镜或手术干预后,患者氧合由 VV - ECMO 转换为气管导管通气支持。

10. 常温体外循环治疗 Waldenström's 巨球蛋白血症和冷球蛋白血症

2017,9(6):162 - 163

① Waldenström's 巨球蛋白血症是一种特殊的 B 细胞疾病,同源淋巴细胞蓄积并分泌单克隆免疫球蛋白 M,表现为血液高黏稠度综合征。其还表现为贫血、肝脾肿大、淋巴结增大、全血细胞减少。

② 相当比例的患者患有冷球蛋白血症,表现为随着血液温度下降冷球蛋白可逆性沉淀。

③ Waldenström's 巨球蛋白血症患者在低温条件下发生低灌注及凝血的风险高。对必须接受心脏手术的患者,首选常温体外循环和持续加温停跳液。

1. 术前采用无创正压通气评估正压通气对艾森曼格综合征患者的影响

斎藤和智(Kazutomo Saito),富山弘明(Hiroaki Toyama),江岛丰(Yutaka Ejima),
山内正德(Masanori Yamauchi)

摘要

对于艾森曼格综合征(Eisenmenger Syndrome,ES)患者,全身麻醉期间正压通气(positive pressure ventilation,PPV)可能造成肺血管阻力增加,并可能导致低氧血症。我们通过对1例择期行卵巢切除术的ES患者在术前接受持续无创正压通气的血流动力学进行监测,试图预测该患者术中通气对患者血流动力学的影响。该患者术中未发生并发症,于术后第8天出院。

近年来,患有先天性心脏病(congenital heart disease,CHD)的ES患者的长期生存率有所提高[1,2]。许多患有ES的成年人需要进行非心脏手术,而且这种情况预计在未来将持续下去。在全身麻醉下,这类患者围术期死亡率为3.8%～18%[3-5]。因此,麻醉科医师必须谨慎评估这类患者在全麻下对非心脏手术的耐受能力。

对于ES患者,PPV和呼气末正压(positive end-expiratory pressure,PEEP)均可通过改变肺血管阻力(pulmonary vascular resistance,PVR)而影响氧合及血流动力学状态[6,7]。据我们所知,这是第一项在术前评估PPV和吸入氧分数(fraction of inspired oxygen,FiO$_2$)对使用非侵入性PPV(noninvasive PPV,NIPPV)的ES患者影响的研究。

本病例报告强调了术前NIPPV对预测ES患者卵巢切除术中机械通气反应的可行性。术前评估可能有助于预测患者对全麻术中机械通气的反应。患者已书面签署文件,同意发表该病例报告。

病例描述

一名女性患者,自出生时就出现心脏杂音和发绀。幼儿阶段经胸壁超声心动图和心导管检查显示,患有室间隔缺损、肺动脉闭锁、大型主-肺动脉侧支血管。因肺动脉高压(pulmonary hypertension,PH)已进展为ES,患者在5岁时已经失去心脏修补术的手术指征。

该患者16岁时发现一处卵巢肿瘤。由于其接受全身麻醉的死亡风险颇高,另一家医疗中心的医师拒绝为其进行卵巢切除术。卵巢肿瘤逐年增大,患者21岁时主诉进行性腹胀,22岁时被送至我院接受外科治疗。

该患者纽约心脏协会心功能评分Ⅲ级。吸入空气时动脉血氧饱和度为60%～70%,体循环动脉血压(systemic arterial pressure,SAP)为87/53 mmHg。12导联心电图显示为正常窦性心律,心率96次/min。血液学检查提示红细胞增多症,血红蛋白浓度升高(160 g/L),血细胞比容升高(55.7%)。胸部X线片显示双侧肺门区的肺血管影增强;患者无心力衰竭的症状。胸部CT显示肺动脉主干缺如,存在一条起自于左锁骨下动脉远端的主-肺动脉侧支血管,最大直径为17 mm。患者肺脏仅由这条主-肺动脉侧支血管供应血流。在吸入空气下行心导管(表1)检查时,肺循环与体循环血流(SBF)之比(Qp/Qs)为2.2,且其肺动脉压力(pulmonary arterial pressure,PAP)与SAP一致。吸氧10 L/min时,Qp/Qs降至0.9,SAP和PAP无明显变化。

表1　术前心导管检查		
	室内空气	O$_2$ 10 L/min
SAP(s/d/m)(mmHg)	82/59/67	80/55/66
PAP(s/d/m)(mmHg)	81/55/65	81/53/64
Qp/Qs	2.2	0.9
Pp/Ps	0.9	1.0

缩写:PAP,肺动脉压力;Pp/Ps,肺/体血压比值;Qp/Qs,肺血流/全身血流;SAP,体循环动脉血压;s/d/m,收缩压/舒张压/平均压。

表2 术前评估						
	吸 氧 面 罩			无 创 正 压 通 气		
辅助通气	无	2 L/min	5 L/min	(PEEP 5 cm H_2O, PS 5 cm H_2O)		
FiO_2	0.21	—	—	0.21	0.6	1.0
NIBP(s/d)(mmHg)	84/51	89/57	90/51	85/59	92/54	92/61
HR(beats/min)	82	79	77	74	79	75
SpO_2(%)	72	79	81	72	76	86
PI(%)	4.86	8.92	7.02	4.91	7.23	3.60

缩写：FiO_2，吸入氧分数；HR，心率；NIBP，无创血压；NIPPV，无创正压通气；PI，灌注指数；PS，压力支持；s/d，收缩压/舒张压；SpO_2，脉搏血氧饱和度。

PPV 及 FiO_2 对外周血氧饱和度的影响于术前一天进行评估。我们使用氧气面罩或与 NIPPV 装置相连的密合型全脸面罩(Carina, Dräger Medical, Lübeck, Germany)，给予右美托咪定进行镇静。全麻期间采用持续正压通气模式，PEEP 为 5 cm H_2O，压力支持(pressure support, PS)设为 5 cm H_2O，FiO_2 为 0.21～1.0，在轻度镇静条件下模拟正压通气。监测右上肢无创血压、SpO_2 和右上、右下肢灌注指数(perfusion index, PI)(Nihon Kohden Corporation, Tokyo, Japan)(表2)。当使用氧气面罩，FiO_2 为 0.6 时，SpO_2 升至 81%。右下肢 SpO_2 始终与右上肢的 SpO_2 相等，表明主-肺动脉侧支并未产生右向左分流。当 PEEP 为 5 cm H_2O，PS 为 5 cm H_2O 时，气道正压对 SAP 和 SpO_2 无明显影响。PI 在 FiO_2 为 0.6 时上升，在 FiO_2 为 1.0 时下降。我们推测，气道正压 $\leqslant 10$ cm H_2O 且 $FiO_2 \leqslant$ 0.6 不会导致呼吸或血流动力学的情况恶化。因此，我们考虑患者能在全身麻醉期间耐受上述情况。

患者入室后，在全麻诱导前，持续监测心电图、SpO_2 和脑电双频指数(bispectral index, BIS)(Medtronic, Minneapolis, Minn)，并通过置入右侧桡动脉导管(FloTrac Sensor, Edwards Lifesciences Corporation, Irvine, Calif)持续监测 SAP。吸入 60%氧气后，全麻诱导用药为咪达唑仑 2 mg、芬太尼 0.2 mg、罗库溴铵 50 mg。诱导后 5 min 行经口气管插管，通气参数为 FiO_2 0.6，潮气量 400 mL，呼吸频率 12 次/min。吸气峰压维持在 10～11 cmH_2O，机械通气后氧合和 SAP 基本稳定。患者随后接受腹横肌平面阻滞。持续输注丙泊酚 2.5～5 mg/(kg·h)和瑞芬太尼 0.3～0.6 μg/(kg·min)，使麻醉深度控制在 BIS 值

40～50，此时开始卵巢切除术。在麻醉期间，通过容量治疗维持恒容状态，根据每搏量变异度给予一定量去氧肾上腺素(0.1 mg)维持合适的血管阻力，从而使氧合和血流动力学状态保持稳定。在 PPV 过程中，FiO_2 为 0.6 时 PI 并没有下降。

手术结束后，停用丙泊酚和瑞芬太尼，给予舒更葡糖拮抗肌松，随后拔除气管导管。麻醉期间总失血量为 53 mL，晶体输注量为 1 900 mL，尿量为 125 mL。手术时间 62 min，麻醉时间 223 min。患者术毕被运转至重症监护病房。8 天后患者在吸氧状态下(2 L/min，经鼻导管)出院。

讨论

对于 ES 患者，急性肺血管反应性试验可用氧气或一氧化氮进行，以评估肺动脉高压的严重程度[8,9]。患者对此试验的反应与既往存在的血管损害程度有关。肺血管阻力降低的患者可以认为肺血管舒张反应阳性，称为应答者，而肺血管舒张反应阴性的患者被称为无应答者[10]。

此病例中，患者术前的心导管检查显示，尽管 PAP 稳定，但在 10 L/min 的氧流量下，患者 Qp/Qs 从吸空气时的 2.2 变为 0.9。这提示吸氧通过增加心排血量使 SBF 升高，而对肺血流(pulmonary blood flow, PBF)无影响。因此，该患者可认为是一个无应答者。此外，为评估 PPV 下的血流动力学状态，我们在术前应用 NIPPV，同时监测无创血流动力学参数，包括 SAP、心率、SpO_2 和 PI，结果表明 PPV 或 FiO_2 对患者血流动力学状态没有影响。

在本次评估中，尽管 SAP 稳定，但在 0.21～0.6 的 FiO_2 范围内，SpO_2 和 PI 值随 FiO_2 升高而

增加。然而,在从 0.6 至 1.0 的 FiO_2 范围内,PI 随 FiO_2 的升高却降低。这表明 FiO_2 在 $0.21\sim0.6$ 时,FiO_2 的增加会导致 SBF 显著升高,PBF 小幅上升,而 FiO_2 在 $0.6\sim1.0$ 时,FiO_2 的增加会导致 PBF 显著升高,SBF 显著降低。因此我们推测:① 该患者可能是在 $0.6\sim1.0$ FiO_2 范围内的应答者;② 气道峰压≤10 cm H_2O,FiO_2≤ 为 0.6 的机械通气不会使其血流动力学或氧合状态恶化;③ 该患者能耐受术中机械通气。采用 NIPPV 进行术前评估可能有助于全身麻醉的安全实施。

在本病例中,我们认为 PPV 不会影响患者的 PBF。该患者肺灌注压保持在一个高水平(几乎相当于 SAP),肺灌注压明显高于气道压力。采用 NIPPV 进行术前评估对下述患者有益:① 肺动脉高压的应答者;② 存在右向左或左向右分流的患者,如房间隔缺损;③ 室间隔缺损或动脉导管未闭患者;④ 肺灌注压低的双侧 Glenn 或 Fontan 循环的单心室患者。然而,这种术前评估的局限性因素包括可能对 NIPPV 不耐受、完成 NIPPV 需要一定时间,以及需要应对急性恶化的急救系统。此外,我们需要考虑的是,手术条件可能会大大改变试验预设的 PPV 值,且既往无现成原则用以指导如何在不增加肺卒中风险的情况下达到理想的血氧饱和度水平。

随着成年先天性心脏病患者的非心脏手术需求的日趋增加,术前应用 NIPPV 观察不同气道压力和 FiO_2 下氧合及血流动力学状态变化,可能有助于评估全麻期间 PPV 和 FiO_2 对呼吸及血流动力学状态的影响。这一方法也许会提高肺循环异常患者呼吸和循环管理的安全性。

(刘翌宇 译,尹安琪 审)

参考文献

[1] Cannesson M, Earing MG, Collange V, Kersten JR. Anesthesia for noncardiac surgery in adults with congenital heart disease. *Anesthesiology*. 2009；111：432 – 440.

[2] Shiina Y, Toyoda T, Kawasoe Y, et al. Prevalence of adult patients with congenital heart disease in Japan. *Int J Cardiol*. 2011；146：13 – 16.

[3] Bennett JM, Ehrenfeld JM, Markham L, Eagle SS. Anesthetic management and outcomes for patients with pulmonary hypertension and intracardiac shunts and Eisenmenger syndrome: a review of institutional experience. *J Clin Anesth*. 2014；26：286 – 293.

[4] Ammash NM, Connolly HM, Abel MD, Warnes CA. Noncardiac surgery in Eisenmenger syndrome. *J Am Coll Cardiol*. 1999；33：222 – 227.

[5] Martin JT, Tautz TJ, Antognini JF. Safety of regional anesthesia in Eisenmenger's syndrome. *Reg Anesth Pain Med*. 2002；27：509 – 513.

[6] Cole PJ, Cross MH, Dresner M. Incremental spinal anaesthesia for elective caesarean section in a patient with Eisenmenger's syndrome. *Br J Anaesth*. 2001；86：723 – 726.

[7] Kopka A, McMenemin IM, Serpell MG, Quasim I. Anaesthesia for cholecystectomy in two non-parturients with Eisenmenger's syndrome. *Acta Anaesthesiol Scand*. 2004；48：782 – 786.

[8] Balzer DT, Kort HW, Day RW, et al. Inhaled Nitric Oxide as a Preoperative test (INOP test I): the INOP Test Study Group. *Circulation*. 2002；106：I76 – I81.

[9] Leuchte HH, Schwaiblmair M, Baumgartner RA, Neurohr CF, Kolbe T, Behr J. Hemodynamic response to sildenafil, nitric oxide, and iloprost in primary pulmonary hypertension. *Chest*. 2004；125：580 – 586.

[10] Malhotra R, Hess D, Lewis GD, Bloch KD, Waxman AB, Semigran MJ. Vasoreactivity to inhaled nitric oxide with oxygen predicts long-term survival in pulmonary arterial hypertension. *Pulm Circ*. 2011；1：250 – 258.

2. 内镜下逆行性胰胆管造影术中气体栓塞引起的心搏骤停

约瑟夫·M. 西斯克(Joseph M. Sisk),莫妮卡·D. 乔伊(Monica D. Choi),
安德鲁·B. 卡萨比安卡(Andrew B. Casabianca),阿里·M. 哈桑(Ali M. Hassan)

摘要

静脉气体栓塞是内镜下逆行性胰胆管造影术中发生的一种罕见但严重的并发症。本文报道2例静脉气体栓塞后心搏骤停的病例。复苏过程中,经食管心脏超声显示右心室存在明显的气体栓子。消化科医师可能会比较关注这种并发症,但麻醉学文献中却少有报道。越来越多的内镜检查需要麻醉参与,麻醉科医师应知晓这一并发症的诱发因素,并保持高度警惕,以便及时识别和治疗,防止出现严重不良后果。

在美国,内镜作为一种诊断和治疗手段,其应用愈发普遍。根据美国医疗保险和医疗补助服务中心(Center For Medicare And Medicaid Services)的数据,2000—2010年,内镜下逆行胰胆管造影术(endoscopic retrograde cholangiopancreatography,ERCP)数量从233 378增加至288 715,增长率达23.7%[1,2]。据估计,美国目前每年就有超过50万例ERCP手术[3]。

随着ERCP数量的增加,其对麻醉也提出了更高要求,特别是那些较复杂、风险更高的内镜手术。2003年,接受胃肠镜检查的患者中仅13%要求实施麻醉;2009年,这一比例为30%,并且仍在继续增加[2]。随着麻醉在内镜中的应用持续增多,了解可能出现的危害较大的并发症变得至关重要。静脉气体栓塞(venous air embolism,VAE)在ERCP中很少发生,但却可能威胁患者生命安全。2013年一篇综述报道了41例患者内镜手术后发生VAE[4]。这些病例大多发表在胃肠病学期刊。本文报道2例在ERCP术中胆总管支架置入后发生心搏骤停的VAE病例,并对其危险因素、临床表现、诊断和麻醉管理进行讨论。

发表同意书

托莱多(Toledo)大学医学院法律事务部、机构审查委员会和合规办公室确定:① 已签署知情同意书;② 隐去受保护的健康信息(Protected Health Information,PHI);③ 仅用于科研目的且完全符合根据"健康保险携带和责任法案"(Health Insurance Portability and Accountability Act,HIPAA)规定的机构指南。知情同意书允许在不披露患者身份的情况下,将患者的用药史和/或病史用于科研或教学。

根据HIPAA的规定:"已隐去患者身份的健康信息可以公开或用于研究(根据"联邦条例法"第45条164.502(d)和164.514(a)~(c)条)。"

此外,根据"联邦条例法"第45条第164.512款(iii)项,如果所涉及的死者信息是从研究人员处获得则可以使用。① 要求死者的受保护的医疗信息仅用于科学研究;② 根据所涉机构的要求,提供相关的死亡文件;③ 要求提供为科研目的而使用或公开受保护的医疗信息的必要性。

病例描述

患者1

1名37岁男性ASA Ⅲ级患者,因胆总管梗阻致胰腺炎复发,既往因终末期肾脏疾病行肾移植术。入院后在气管插管全麻下行ERCP联合胆总管支架置入术。该患者3天前行ERCP胆管减压术失败。

在放置胆管支架期间,患者出现明显的血压升高,达240/140 mmHg,窄QRS波心动过速,心率140次/min。该状态最初是由胃肠科医师止血时将肾上腺素灌洗到支架置入处所致。此后不久,患者呼气末二氧化碳(end-tidal CO_2,$ETCO_2$)和氧饱和度(oxygen saturation,SpO$_2$)突然下降,血压和脉搏无法测出,患者从心动过缓迅速发展为心搏骤停。胃肠科医师立即取出内镜,患者转至仰卧位,立刻开始 ACLS。胸外按压、多次肾上腺素和阿托品应用后,患者心电活动恢复,随后自主循环恢复。随后实施经食管超声心动图(transesophageal echocardiogram,TEE),以确定心搏骤停是否由心脏本身的原因所致。TEE 显示右心有"白化"效应,心房及心室均被气体包围(如图 1 所示),左室功能正常。

术后第 6 天患者脑部 MRI 结果符合急性小面积分水岭梗死,可能由空气栓子引起。术后

TEE 未能证明存在心内分流,但不能排除心搏骤停时右心房压力升高可能通过未闭合的卵圆孔出现右向左分流。因患者未出现神经功能恢复的趋势,遂决定停止生命支持,于术后第 14 天死亡。

患者 2

1 名 79 岁女性 ASA Ⅳ级(E)患者,2 年前曾行胆道支架置入术,出现 ERCP 后上行性胆管炎。患者住院期间进展为感染性休克,提示由上行性胆管炎所致。患者紧急在气管插管全身麻醉下行经 ERCP 取石并胆管支架置换术。

在放置内镜、透视检查和开始胆管树球囊扩张时,患者生命体征稳定。在放置胆管支架时遇

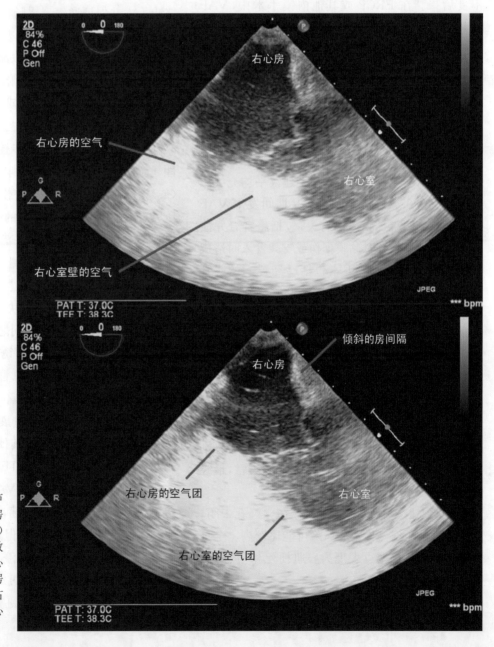

图 1 经食管心脏超声(TEE)显示右心房(RA)和右心室(RV)存在明显的"白化"效应。空气附着在右心房和右心室壁上。房间隔向左心房弯曲,右侧压力升高导致右心室扩张。

到困难,需要多次通过胆总管。在支架置入期间,患者 SpO2 和 ETCO2 均迅速下降,脉搏血氧波形和动脉波形均呈直线。心电图从正常窦性心律到窦性心动过缓再至心搏骤停,进展迅速。患者转为仰卧位,开始 ACLS。TEE 显示右心有大量空气。随后,患者复苏失败。

这 2 例患者的手术均在俯卧位下进行,难以观察腹部/十二指肠膨胀,且手术报告也未提及移除内镜时是否对这些管腔进行减压。

讨论

VAE 可能引起严重的心血管、肺和神经系统不良后果。在 ERCP 或其他内镜手术中,VAE 诊断很困难,因其临床表现可能与患者其他并发症的症状相混淆。临床医师通常首先排除威胁生命的情况,导致一些至关重要的早期干预会被延误。

胃肠镜检查通常以高达 2 L/min 的速度充气[5]。气体通过身体的自然管腔排出;然而,如果血管受到损伤,气体可能会进入循环系统。在 ERCP 过程中,压力可达 45 kPa 或 6.5 psi,从而形成压力梯度导致 VAE。因此,建议平均充气压力应维持在 32 kPa 左右。ERCP 期间发生 VAE 的大多数病例与黏膜损伤有关,包括患者合并溃疡[6,7]、括约肌切开时黏膜损伤或支架置入时造成创伤[4,8-12]。其他危险因素包括已经置入的胆管系统内装置、经肝门体分流术或肝脏损伤。消化系统炎症、手术后的胃肠道瘘或胃肠道介入操作,也被认为与 VAE 的发生密切相关。

气栓可能无症状但也可能引起严重症状,这取决于进气量和进气速度[4]。严重的 VAE 可导致心血管系统衰竭。大量空气进入右心,阻止血液从右心室流出,这被认为是一种"气锁"现象。更有可能因右心室压力的急剧增加和灌注压急剧降低,导致右心室缺血、右心衰竭、心律失常,最终导致心血管系统衰竭[13]。

普通人群中有 20%~30% 存在卵圆孔未闭,这些患者发生空气栓塞的风险可能比较高。全身循环中的气体栓塞可表现为心肌梗死和/或脑血管意外。

在早期诊断时,医师需对 VAE 保持警惕和高度怀疑。虽然 VAE 与 ERCP 关系密切,但在任何影响血管完整性的内镜手术中均可发生[4]。VAE 可通过经食管或经胸超声心动图诊断,右心可以看到大量空气。心电图上也可见右心室劳损和肺动脉高压。听诊或心脏多普勒超声可发现 VAE 特征性的磨轮样杂音。因心排血量减少,ETCO2 明显下降。如果使用空气进行充气,则会在排出气体中发现氮气[4]。患者的临床症状可能会突然出现,特别是从俯卧改为仰卧位时。

麻醉管理最重要的一步是保持高度警惕。采取预防措施并完善监护,能最大限度地减少 VAE 的发生。最初治疗应集中在"ABCs"复苏步骤上。如果患者尚未气管插管并接受纯氧通气,应立即终止手术并保证通气。胃肠科医师应在内镜退出时进行胃和十二指肠减压,以降低压力梯度,并停止充气。应进行心肺复苏以维持循环,应重点改善右心室功能。仰卧位或俯卧位时均可进行复苏。患者头低脚高位可以减少气体向脑循环扩散,但左侧卧位似乎并无好处[14]。扩容以提高中心静脉压,可防止发生进一步栓塞。如果怀疑系统性气体栓塞,可通过 CT 识别受累器官,即心脏和(或)脑循环中的空气[12]。在恢复阶段可以使用高压氧来减小扩散到全身循环的气泡体积,特别是脑血管中的气泡体积。心脏多普勒超声可能有利于高危患者在症状出现前检测到气体存在[4,8,9,11]。目前,多建议使用二氧化碳建立气腹,它比空气更易溶于血液,吸收速度也更快。

这 2 个病例有许多共同之处,其心搏骤停均为内镜手术中发生的 VAE,诱发因素包括胆总管支架置入困难或接受过胆总管支架置入术。2 个病例中都存在血流动力学不稳定、ETCO2 值降低、心排血量减少,并迅速进展到心搏骤停。2 例患者在复苏期间还进行了其他诊断,包括心肌梗死、电解质紊乱和肺栓塞。TEE 检查发现右心有大量残余气体,有助于诊断 VAE。第 1 例患者最初表现为高血压和心动过速,其他文献[8,11]也报道过这种罕见的初始症状,但后来迅速进展为低血压、心动过缓并最终心搏停止。第 2 例患者在停搏前出现低血压和心动过缓,这是 VAE 的最常见表现。这 2 例患者直到复苏后才被确认为 VAE,与其他病例报道一致。

结论

VAE 是 ERCP 的一种潜在的严重并发症，早期诊断是关键。这种并发症比较罕见，容易导致诊断延迟。患者管理中最关键的一步是，了解危险因素并对其保持高度警惕。心律失常、低血压、$ETCO_2$ 和 SpO_2 的降低，均提示患者可能发生 VAE。治疗策略包括停止手术，保护气道，给予纯氧通气以维持患者血流动力学稳定，实施以改善右心房功能为目的的扩容治疗。TEE 有助于诊断 VAE，采用高压氧可以减少气泡体积，减少心血管和神经系统后遗症。随着麻醉在内镜手术中应用的不断增多，麻醉科医师必须有识别这种并发症的意识。

（刘罂宇　译，尹安琪　审）

参考文献

[1] Peery AF, Dellon ES, Lund J, et al. Burden of gastrointestinal disease in the United States: 2012 update. *Gastroenterology*. 2012; 143: 1179 - 1187. e1 - 3.

[2] Al-Awabdy B, Wilcox CM. Use of anesthesia on the rise in gastrointestinal endoscopy. *World J Gastrointest Endosc*. 2013; 5: 1 - 5.

[3] Hauser G, Milosevic M, Zelić M, Stimac D. Sudden death after endoscopic retrograde cholangiopancreatography (ERCP) — case report and literature review. *Medicine (Baltimore)*. 2014; 93: 1 - 4.

[4] Donepudi S, Chavalitdhamrong D, Pu L, Draganov PV. Air embolism complicating gastrointestinal endoscopy: a systematic review. *World J Gastrointest Endosc*. 2013; 5: 359 - 365.

[5] Di Pisa M, Chiaramonte G, Arcadipane A, Burgio G, Traina M. Air embolism during endoscopic retrograde cholangiopancreatography in a pediatric patient. *Minerva Anestesiol*. 2011; 77: 90 - 92.

[6] Cha ST, Kwon CI, Seon HG, et al. Fatal biliary-systemic air embolism during endoscopic retrograde cholangiopancreatography: a case with multifocal liver abscesses and choledochoduodenostomy. *Yonsei Med J*. 2010; 51: 287 - 290.

[7] Katzgraber F, Glenewinkel F, Rittner C, Beule J. Fatal air embolism resulting from gastroscopy. *Lancet*. 1995; 346: 1714 - 1715.

[8] Bechi A, Nucera MP, Olivotto I, Manetti R, Fabbri LP. Complete neurological recovery after systemic air embolism during endoscopic retrograde cholangiopancreatography. *Minerva Anestesiol*. 2012; 78: 622 - 625.

[9] Goins KM, May JM, Hucklenbruch C, Littlewood KE, Groves DS. Unexpected cardiovascular collapse from massive air embolism during endoscopic retrograde cholangiopancreatography. *Acta Anaesthesiol Scand*. 2010; 54: 385 - 388.

[10] Kalaitzakis E, Stern N, Sturgess R. Portal vein cannulation: an uncommon complication of endoscopic retrograde cholangiopancreatography. *World J Gastroenterol*. 2011; 17: 5131 - 5132.

[11] Mohammedi I, Ber C, Peguet O, Ould-Aoudia T, Duperret S, Petit P. Cardiac air embolism after endoscopic retrograde cholangiopancreatography in a patient with blunt hepatic trauma. *J Trauma*. 2002; 53: 1170 - 1172.

[12] Nern C, Bellut D, Husain N, Pangalu A, Schwarz U, Valavanis A. Fatal cerebral venous air embolism during endoscopic retrograde cholangiopancreatography-case report and review of the literature. *Clin Neuroradiol*. 2012; 22: 371 - 374.

[13] Mathew J Jr, Parker C III, Wang J. Pulseless electrical activity arrest due to air embolism during endoscopic retrograde cholangiopancreatography: a case report and review of the literature. *BMJ Open Gastroenterol*. 2015; 2: 1 - 5.

[14] Simon G. Management of venous air embolism. *Anesth Analg*. 2014; 119: 215.

3. 血管性血友病患者心包切开术后致命性心肌内出血

凯伦·E. 辛格(Karen E. Singh),本杰明·赫什(Benjamin Hirsch),
道格拉斯·科尔霍恩(Douglas Colquhoun),马塞尔·杜利厄克斯(Marcel Durieux)

摘要

一般认为,存在大量心包积液且可能发生填塞的患者,在全身麻醉下行心包引流术排出积液前,发生心血管衰竭的风险最高。本文报道1例血管性血友病患者行心包积液引流术后发生广泛而致命的心肌内出血。

有大量心包积液且可能发生填塞的患者,一般认为在全身麻醉下行心包引流术时,心血管衰竭的风险最高。在麻醉诱导期间,患者需正压通气,麻醉药物可能会抑制心肌,从而减少有效的心脏前负荷[1]。本文报道1例患有冯维勒布兰德病(von Willebrand disease,vWD,遗传性假血友病)且存在大量心包积液的年轻女性行心包引流术,麻醉诱导平稳,但在心包切开后不久即出现急性冠状动脉综合征的临床表现。患者家属已书面同意发表该病例。

病例描述

1名26岁女性患者,病史包括甲状腺功能减退、哮喘、血管性血友病和缺铁性贫血,因车祸伤被送至医院。患者既往一直在一位血液病学专家处就医,诊断为中至重度的Ⅰ型血管性血友病,其冯维勒布兰德因子抗原(von Willebrand factor,vWF)水平非常低。患者既往出血性并发症包括严重的月经过多、鼻出血和结膜下出血,为此接受去氨加压素治疗。患者曾因严重的缺铁性贫血,接受静脉补铁治疗。患者接受甲状腺切除术后,出现甲状腺功能减退;尽管已接受甲状腺替代治疗,但患者甲状腺功能仍然严重低下,其促甲状腺激素水平最新检查结果为144.6 mU/L(正常范围为0.45~4.5 mU/L)。

患者在车祸中右脚踝扭伤,无其他部位受伤迹象。然而,院外CT显示大量心包积液和左心尖部血胸。患者因vWD病史,被转至我院做进一步治疗。患者入院后血流动力学稳定,未见任何心脏压塞的临床证据,否认胸口疼痛或呼吸急促。患者入院时给予1个剂量的 Humate‐P(50 单位/kg;CSL Behring,德国马尔堡)。患者初始血红蛋白为60 g/L,后给予2个单位浓缩红细胞。患者入院心电图显示所有导联的电压均很低,但并无其他显著异常。经胸心脏超声显示大量且无分隔的心包积液,并考虑心包填塞。心脏外科专家建议行剑突下心包切开术。

在发生车祸大约40 h后,患者进入手术室。手术前2 h患者Ⅷ因子活性和vWF的活性水平均在正常范围内,vWF活性水平是本病最敏感的功能筛选指标。在从术前等待区域转移至手术室前,患者血流动力学稳定,自感舒适。患者通过鼻导管以2 L/min的速度吸氧,并无胸痛或呼吸急促。在七氟醚面罩吸入麻醉诱导前,行左桡动脉穿刺置管,动脉波形监测到一个奇脉。患者可耐受正压通气,此时注射非去极化肌松药罗库溴铵,并进行气管插管。在整个诱导期内,患者血流动力学稳定,没有使用任何血管活性药物。患者留置有大口径外周静脉导管。根据血液科医师建议,在手术前第二次静脉给予 Humate‐P(40 单位/kg)。TEE 显示大面积圆形无分隔的心包积液(图1)。双侧心室功能基本正常,没有明显的瓣膜疾病存在。左、右心房舒张功能不全,心脏在心包囊内旋转摆动,左心室轻度肥厚。心包切开后,约500 mL透明的淡黄色液体从心包囊中排出。引流后,双侧心室功能立即恢复正常,患者血流动力学依然保持稳定。在心包内放置引流管,关闭切口;取出 TEE 探头。

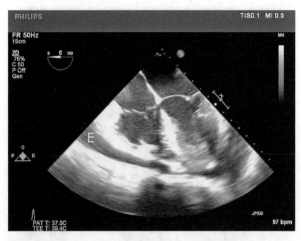

图 1 外科引流术前经食管中段平面四腔心超声心动图显示心脏收缩期圆形的心包积液（E）

患者气管拔管后不久，在回到病房前，心电图显示Ⅱ导联 ST 段明显抬高，V5 导联 ST 段也有轻微抬高，以及间歇性室内传导阻滞。患者出现一过性低血压，遂静脉输注约 250 mL 晶体液。随后，患者血流动力学平稳，并被送至重症监护病房，未用血管活性药物。

在重症监护病房经 12 导联心电图显示，下壁导联 ST 段明显抬高，前外侧导联也提示缺血迹象（图 2）。床旁心脏超声显示左心室射血分数为 35%，多室壁运动异常，二尖瓣中度反流，左室壁较基线水平增厚。在准备将其紧急转运到心导管室时，患者血压突然进行性降低并伴有心动过缓，对阿托品、大剂量去甲肾上腺素和肾上腺素均无反应。当通过股动脉和股静脉建立静-动脉体外膜肺氧合（extracorporeal membrane oxygenation，ECMO）时，患者出现无脉性电活动，再次行气管

插管并进行胸外按压。从动脉波形上可以看出，胸部按压质量良好，动脉血气显示氧合充分，只有轻微的代谢性酸中毒。胸外按压约 20 min，ECMO 已完全建立。患者随后立即被送往心导管室。冠状动脉导管显示，右冠状动脉在距开口 2～3 cm 处闭塞，左前降支向心肌内灌注。也可见造影剂向心包内游离渗出。在导管术中，大量出血通过心包引流管排出。因导管室内没有可用的干预措施，患者被紧急转至手术室进行探查。患者在手术室接受复苏，输注若干单位红细胞和新鲜冰冻血浆；动脉血气显示严重低钙血症，共给予 3 500 mg 氯化钙，并输注 50 mmol 碳酸氢钠以纠正代谢性酸中毒。同时进行血栓弹力图测定，输入 1 个单位的血小板和冷沉淀。TEE 显示左心室壁弥漫性增厚（>3 cm），特别是室间隔和间隔下壁（图 3 和图 4）。后行胸骨切开术，ECMO 转为全心肺转流。出血见于纵隔、心包和左半胸。此时患者表现为广泛而复杂的心动过缓。心室最初有一些收缩，但很快就停止搏动。心肌发生肿胀并变得坚硬。沿心脏前壁、侧壁和下壁靠近冠状动脉主干处可见心外膜撕裂和大量出血（图 5）。左侧胸膜外血肿清除后，未发现血管损伤。血栓弹力图显示，FIBTEM MCF 为 2 mm（正常范围，>7 mm），HEPTEM CT 为 279 秒，MCF 为 25 mm（正常 CT 值为 209 s，MCF>51 mm）。此时，因心脏已无法挽救，使用血液制品进一步复苏也毫无用处。在停止体外循环前，与患者家人进行协商，同意停止生命支持。尸检发现患者弥漫性心脏出血，包括心外膜和心内膜，并伴有左前降支、左回旋支和右冠状动脉区域的心肌破裂。

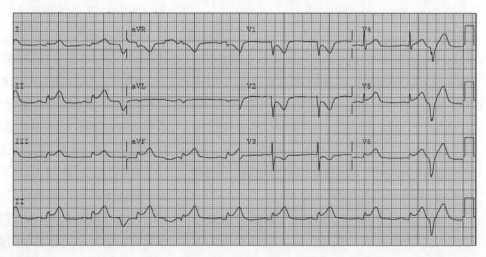

图 2 术后重症监护病房 12 导联心电图显示弥漫性心肌缺血

11

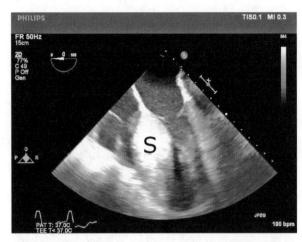

图3 患者返回手术室,在ECMO状态下,经食管中段平面舒张期四腔心超声心动图。注意图中的室间隔极厚(S)。

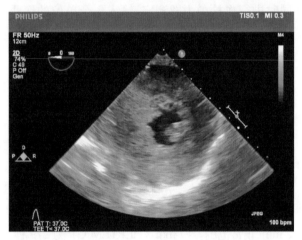

图4 经胃乳头中部短轴食管超声心动图

患者在ECMO期间左室舒张末期的图像,显示为明显的左室壁增厚。

讨论

vWF因子通过促进血小板与血小板、血小板与内皮损伤部位结合,以及作为Ⅷ因子[2]的载体蛋白,对原发性和继发性凝血起着重要作用。1型和3型vWD与数量缺陷有关,1型表示部分缺乏,3型表示严重缺乏vWF,而2型vWD表示vWF存在质量缺陷。该患者患有严重的1型血管性血友病。精氨酸加压素(Arg vasopressin, DDAVP)可增加内源性vWF释放,是治疗1型血管性血友病的常用有效药物。该例患者术前给予的Humate-P含有vWF/FⅧ复合物,是治疗中重度vWD的首选药物[3,4]。

事后分析,患者心包积液几乎可以肯定是慢性的;心包腔存在大量积液并从心包腔引流出大

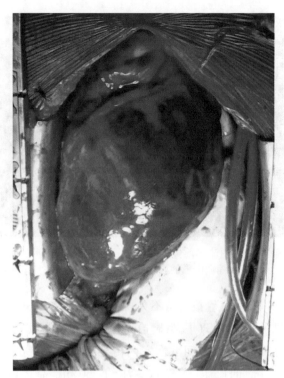

图5 在体外循环期间拍摄的心脏图,可见心肌充血,冠状动脉主干及心外膜撕裂。

量透明液体,但对心脏超声和血流动力学的影响极小的事实,支持这一判断。本例患者最有可能和最容易被忽视的原因为慢性甲状腺功能低下状态。据报道,多达30%的此类患者会出现心包积液[5]。即使可以确认这一原因,但因渗出量较大,可能发生心脏压塞,通过心包穿刺或外科心包切开术引流仍然是合理的。

心包切开术后广泛心肌内出血非常罕见,但仍警醒麻醉科医师应提高警惕,即便心包积液已排出,心脏压塞已减轻。心包积液引流术后突然发生的心功能不全,称为"心包减压综合征"[6],这是一种未被充分认识但会危及生命的严重并发症。其常表现为一过性低心排状态或急性肺水肿,在接受剑突下心包切开术的患者中其发生率为4.8%[7]。其机制尚不清楚,但目前理论认为,这种功能障碍可能是心脏后负荷仍较高时,排出心包积液使得前负荷突然增加,也可能因心脏压塞状态下,冠脉血流减少导致心肌顿抑,或因渗出导致交感神经过度兴奋,而积液的排出使得这种兴奋迅速下降[8]。本例患者在心包切开术后确实发生心室功能不全,但其ST段明显抬高、冠状动脉导管检查显示冠脉血流阻断和外渗提示其病理

生理可能更为复杂。在大量心包积液或心脏压塞的情况下冠状动脉血流减少[9,10]，心肌内出血常在经皮冠状动脉介入术后再灌注时出现[11]。理论上，在凝血功能紊乱时，大量慢性心包积液引流后冠状动脉血流迅速增加，导致大面积出血性再灌注损伤；患者缺乏 vWF 可能导致无法控制的冠状动脉出血，并将可能发生的亚临床心肌内出血转变为致命事件。麻醉科医师应意识到，对于心包积液的患者麻醉诱导期也许并非最危险的时间段，其在心包积液排出后可能会出现更加严重的问题。

（刘曌宇　译，尹安琪　审）

参考文献

[1] Grocott HP，Gulati H，Srinathan S，Mackensen GB. Anesthesia and the patient with pericardial disease. Can J Anaesth 2011；58：952－66

[2] Stone ME，Mazzeffi M，Derham J，Korshin A. Current management of von Willebrand disease and von Willebrand syndrome. Curr Opin Anaesthesiol 2014；27：353－8

[3] Lillicrap D. von Willebrand disease：advances in pathogenetic understanding, diagnosis, and therapy. Blood 2013；122：3735－40

[4] Favaloro EJ，Franchini M，Lippi G. Biological therapies for von Willebrand disease. Expert Opin Biol Ther 2012；12：551－64

[5] Hardisty CA，Naik DR，Munro DS. Pericardial effusion in hypothyroidism. Clin Endocrinol (Oxf) 1980；13：349－54

[6] Angouras DC，Dosios T. Pericardial decompression syndrome：a term for a well-defined but rather underreported complication of pericardial drainage. Ann Thorac Surg 2010；89：1702－3

[7] Dosios T，Theakos N，Angouras D，Asimacopoulos P. Risk factors affecting the survival of patients with pericardial effusion submitted to subxiphoid pericardiostomy. Chest 2003；124：242－6

[8] Ligero C，Leta R，Bayes-Genis A. Transient biventricular dysfunction following pericardiocentesis. Eur J Heart Fail 2006；8：102－4

[9] Abusaid GH，Khalife WI. Reduced coronary blood flow in cardiac tamponade：mystery solved. J Invasive Cardiol 2012；24：E328－9

[10] Skalidis EI，Kochiadakis GE，Chrysostomakis SI，Igoumenidis NE，Manios EG，Vardas PE. Effect of pericardial pressure on human coronary circulation. Chest 2000；117：910－2

[11] Beek AM，Nijveldt R，van Rossum AC. Intramyocardial hemorrhage and microvascular obstruction after primary percutaneous coronary intervention. Int J Cardiovasc Imaging 2010；26：49－55

4. 左心室辅助装置植入患者行脊柱后路手术的麻醉挑战

J. 帕勃罗·科尔马(J. Pablo Kollmar),道格拉斯·A. 科尔霍恩(Douglas A. Colquhoun),朱莉·L. 霍夫默尔(Julie L. Huffmyer)

摘要

随着左心室辅助装置(left ventricular assist device,LVAD)植入率的提高,使用 LVAD 支持的终末期心力衰竭患者也能接受各种非心脏手术。本文报道 1 名植入 LVAD 的 73 岁男性患者,因腰椎管狭窄需行紧急腰椎减压术,该病例对麻醉时体位摆放、失血和凝血障碍方面的管理提出了巨大挑战。

植入持续流动式左心室辅助装置治疗慢性心力衰竭,可显著提高终末期心力衰竭患者的生存率。随着越来越多的患者接受 LVAD 作为替代治疗或心脏移植前的过渡支持,这些患者存活时间更长,接受择期或急诊非心脏手术的可能性越大。本文描述 1 例 LVAD 植入患者因腰椎管狭窄行紧急腰椎减压术,该病例的难度在于患者体位摆放困难、低血压和失血量大。患者已阅读本病例报道,并已提供发表的书面同意书。

病例描述

1 名 73 岁男性患者,体重 85 kg,其病史有冠状动脉疾病,冠状动脉旁路移植术后,左心室动脉瘤修复术后缺血性心肌病,左心室射血分数为 10%。患者接受 HeartMateII LVAD(Thoratec Corporation,Presasanton,CA)植入术 1 年后,因血栓形成而更换了新泵。患者此次住院为 LVAD 植入 2 年后,主诉急性下肢无力和腰背痛伴神经根压迫。出现腰部疾患前,患者心衰代偿良好,每天可步行 2 mi*。CT 脊髓象显示 L3~L5 存在严重腰椎管狭窄症,L4~L5 有腰椎滑脱。在讨论该手术围术期重大风险及益处后,患者选择接受 L3~L5 减压融合术。患者入院时停用华法林,开始服用依诺肝素抗凝,一直持续到手术前一天。

患者入室后,除标准监测外还在超声引导下行动脉穿刺置管以监测血压。麻醉诱导前设置

LVAD 流量 4.3 L/min,泵转速 8 940 转/min,搏动指数(pulsatility index,PI)6.2。经静脉给予利多卡因 100 mg、舒芬太尼 50 μg、罗库溴铵 50 mg 进行诱导。气管插管后,吸入七氟醚(1%~1.3%)、舒芬太尼 0.5 μg/(kg·min)和利多卡因(30 μg/kg/min)以维持麻醉。建立大口径中心静脉通路。在手术过程中进行自由描记肌电图监测,有助于避免给予过量肌松药。因患者需俯卧位手术,头部将被固定在 ProneView 框架内(Dupaco Inc,Oceanside,CA)以暴露手术区域,故术中未使用经食管超声心动图(Transesophageal echocardiography,TEE),且操作超声探头困难且不切实际。按照医院标准,一位体外循环流量管理人员协助调节 LVAD 泵的速度和流量。

在 Jackson 手术床上,将患者调整为俯卧位(图 1),并对胸部、手臂、眼睛和 LVAD 传动部位

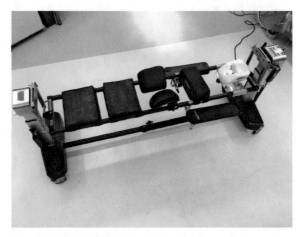

图 1 用于俯卧位手术的 Jackson 手术床与 ProneView 框架头枕

---

* 1 mi≈1.60 km

给予特殊保护。随着体位的改变,患者出现低血压,平均动脉压为 50 mmHg,LVAD 流量和 PI 分别降至 3.4 L/min 和 3.3 L/min。输入生理盐水 250 mL 并未改善血压及 LVAD 流量。此时开始输注去甲肾上腺素以维持平均动脉压>65 mmHg。手术开始前进行了血栓弹力图测量(ROTEM,TEM Systems Inc,Durham,NC),结果显示纤维蛋白原异常,FIBTEM 最大血栓硬度(maximal clot firmness,MCF)为 35 mm。以临床生命体征、LVAD 血流、抽吸事件警报阈值为指导,进行液体容量治疗。在手术分离暴露阶段,发生大量出血,至手术结束时估计总失血量为 2.5 L。手术还发现了骨髓炎感染灶。尽管手术区域一直有出血和潜在感染灶,但在手术进行时,LVAD 流量可维持在 3.6~3.9 L/min,PI 在 2.9~5.1。容量治疗包括晶体液 2 000 mL、5%白蛋白 2 000 mL、自体血回收红细胞 750 mL、浓缩红细胞 4 个单位、新鲜冰冻血浆 2 个单位、血小板 1 个单位、冷沉淀 1 个单位。尽管出现手术失血、容量替代和持续的非手术出血,血栓弹力图仍然显示 FIBTEM MCF 升高:手术开始后 2 h,FIBTEM MCF 为 26 mm,手术结束时 FIBTEM MCF 为 23 mm(图 2)。手术结束后,患者恢复仰卧位,在手术室成功拔管,血流动力学稳定,并被转至冠状动脉监护病房进行术后监测和 LVAD 管理。

讨论

此例 LVAD 患者接受急诊俯卧位脊柱手术,既凸显了此类患者在接受非心脏手术时常见的几个问题,也突出了此类手术的独特问题。HeartMate Ⅱ LVAD 是一种持续流动的机械循环辅助装置,其流入管将左心室内血液抽入泵内,其流出管位于升主动脉,将血液输送到全身循环[1]。HeartMate Ⅱ LVAD 可显示泵速(通常为 9 500~10 000 RPM)、PI、流量(L/min)和功率(W)[1]。PI 是一个无量纲值(1~10),它表示 LVAD 通过与前负荷、心肌收缩力的相互作用对患者的支持水平。较高的 PI 表示患者从 LVAD 获得的支持较少或心室前负荷增加,较低的 PI 表示来自 LVAD 的支持较大或左心室充盈不足[1]。功能良好的 LVAD 的 PI 正常值为 3~4[1]。泵出血量与泵的转速和功率有关,一般估计为 4~6 L/min[1]。

体位

LVAD 患者接受非心脏手术时的体位摆放常存在难度,体现在:需要暴露手术部位,合理放置 LVAD 硬件,静脉回流减少,还需监测神经功能。在 Jackson 手术床摆俯卧位时,需特别注意胸部支撑物的放置和填充,因左侧枕木位于 LVAD 流出套管进入主动脉的位置,并与患者的胸部接触(图 1)。LVAD 传动系统位于上腹部可

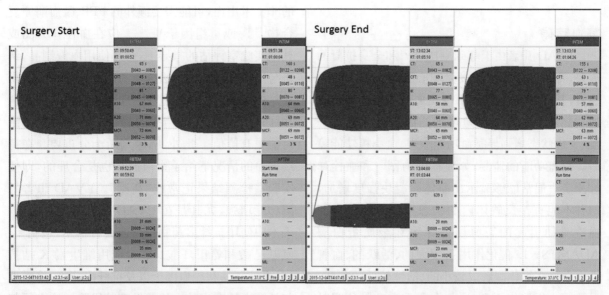

图 2 手术开始和手术结束时的血栓弹力图测量结果
图示异常的 FIBTEM,以及增强的 EXTEM 和 INTEM 参数。FIBTEM 显示纤维蛋白原的影响

以保持无压力的状态,但需要注意为传动系统和控制器附件提供额外的衬垫和支撑,以避免对设备产生任何不必要的压力。

从仰卧到俯卧位的改变伴随着诸多血流动力学的变化,这些变化对 LVAD 患者尤为重要,其中最显著的是静脉回流受阻导致前负荷下降,造成心排血量下降 25%[2]。导致前负荷降低和随后心排血量减少的因素包括下腔静脉受压、胸椎屈曲过大,心脏位置高于头部和四肢,以及因患者体重置于胸托而导致胸内压力增加[2]。LVAD 患者对前负荷的降低特别敏感,因为 LVAD 不能补偿容量改变带来的变化,流入导管的血流量快速减少可导致左心室压力迅速降低,LVAD 抽吸障碍,LVAD 充盈不足和随之而来的低血压[3]。此外,与仰卧位相比,俯卧位伴有肺动脉压力升高,对右心功能差的患者而言,这可能导致心排血量的进一步减少[2]。考虑到这些问题,严密监测患者容量状态与中心静脉压、LVAD 控制器流量以及使用 TEE[3] 监测都至关重要,但俯卧位 TEE 可能很难操作并难以解释其图像。如果没有 TEE,也应依靠中心静脉压、PI 和临床指征来管理容量和血流动力学变化[5]。肺动脉导管也可提供关于容量状态和右心功能的有用数据。然而,解读俯卧位患者的肺动脉导管数据同样具有挑战,肺动脉压力和心排血量等数值的变化趋势可能比绝对值更有价值。

凝血障碍

LVAD 患者由于基础凝血障碍和全身抗凝的需要,容易发生出血。接受非心脏手术的 LVAD 患者,其 78% 的并发症都与出血有关[7]。导致凝血功能紊乱和出血风险增加的因素包括全身抗凝、炎症状态增强伴凝血功能障碍、血小板功能障碍。凝血功能的监测,如血栓弹力图[8]和血栓弹性测定[9]通常能够显示出整体血凝块强度增加,但并不能直接反映体内的状态。LVAD 带动的血液流动引起的高剪切力导致在金属蛋白酶 ADAMTS-13 催化作用下较大的、活跃的、血管性血友病多聚体裂解成较小的、活性较低的前肽,导致血小板聚集不良,这与在严重主动脉狭窄时血小板功能障碍的情况相似[10-12]。因此,尽管在

血栓弹力图等功能性检测中,炎症和纤维蛋白原对血栓强度的影响变大,但活性血管性血友病因子与暴露的胶原蛋白的相互作用减少,血小板聚集功能受损,导致出血并发症的风险升高。

接受相同手术时,LVAD 患者的失血量明显高于普通患者。在我院,所有大量失血的脊柱手术都检测血栓弹力图,但必须正确并谨慎地看待其结果。由于 LVAD 患者的炎症和"高凝"状态,血栓弹力图基线可能并不正常(图 2)。因此,临床医师应尽量了解 LVAD 患者在凝血方面的特殊性,并根据整个病例中 TEG 或血栓弹性测定等检测结果的变化趋势来改善凝血障碍,此外还应关注患者失血和血流动力学的变化。在该病例中,我们根据在大量失血情况下血栓弹力图参数相对于基线的变化,来决定使用 FFP、冷沉淀和血小板。我们没有考虑血栓弹力图检测结果的绝对值,因这些结果往往高于正常值。

我们在术前已通知血库,保证整个手术过程中可持续提供充分的血液制品。LVAD 患者或许已经在以往多次复杂外科手术过程中接受了输血,因此患者体内很可能存在同种异体血制品的循环抗体,血型和筛查过程可能需要更多额外的时间。

在手术失血的情况下,纠正凝血功能紊乱至关重要,也极具挑战。根据手术的急迫性,可以从术前开始使用维生素 K 或 FFP 来逆转华法林的影响。在围术期,如果有残余的抗凝药物或持续的非手术出血,可能需要额外的 FFP、凝血酶原复合物[13,14]或重组因子Ⅶ[15]。应在血栓弹力图或其他实验室评估的指导下,合理使用血液制品,纠正与出血和凝血因子丢失有关的凝血障碍。值得注意的是,在 LVAD 患者中,这些检测的基线值往往是异常的,监测结果的趋势或变化可能比绝对值更有价值。此外,临床判断十分重要。在持续失血的情况下给予血液制品也是合理的,即便实验室检测结果正常或"高凝"。LVAD 患者纤溶功能增强,尤其是在 LVAD 植入后短时间内,手术中使用抗纤溶药物很可能会有作用,包括 ε-氨基己酸和氨甲环酸。联合应用维生素 K 拮抗剂、血液制品和凝血因子以及抗纤溶药物,将增加包括泵血栓在内的血栓并发症的风险。这必须与患者出血过多的风险进行权衡。

结论

越来越多的终末期心力衰竭患者接受机械循环支持和 LVAD 治疗。此类患者的寿命得到延长,并有可能接受各种非心脏手术。该病例强调了 LVAD 患者俯卧位脊柱手术的几个麻醉重要注意事项,包括体位、血流动力学变化,以及凝血功能检测结果为高凝状态但依然具有较高的出血风险。

（刘翌宇 译,尹安琪 审）

参考文献

[1] Thunberg CA, Gaitan BD, Arabia FA, Cole DJ, Grigore AM. Ventricular assist devices today and tomorrow. *J Cardiothorac Vasc Anesth*. 2010; 24; 656 - 680.

[2] Edgcombe H, Carter K, Yarrow S. Anaesthesia in the prone position. *Br J Anaesth*. 2008; 100; 165 - 183.

[3] Slaughter MS, Pagani FD, Rogers JG, et al; HeartMate II Clinical Investigators. Clinical management of continuous-flow left ventricular assist devices in advanced heart failure. *J Heart Lung Transplant*. 2010; 29; S1-S39.

[4] Mekontso Dessap A, Proost O, Boissier F, Louis B, Roche Campo F, Brochard L. Transesophageal echocardiography in prone position during severe acute respiratory distress syndrome. *Intensive Care Med*. 2011; 37; 430 - 434.

[5] Chacon MM, Hattrup EA, Shillcutt SK. Perioperative management of two patients with left ventricular assist devices presenting for noncardiac surgery in the prone position. *A A Case Rep*. 2014; 2; 70 - 73.

[6] Langer M, Mascheroni D, Marcolin R, Gattinoni L. The prone position in ARDS patients. A clinical study. *Chest*. 1988; 94; 103 - 107.

[7] Barbara DW, Wetzel DR, Pulido JN, et al. The perioperative management of patients with left ventricular assist devices undergoing noncardiac surgery. *Mayo Clin Proc*. 2013; 88; 674 - 682.

[8] Ashbrook M, Walenga JM, Schwartz J, et al. Left ventricular assist device-induced coagulation and platelet activation and effect of the current anticoagulant therapy regimen. *Clin Appl Thromb Hemost*. 2013; 19; 249 - 255.

[9] Steinlechner B, Dworschak M, Birkenberg B, et al. Platelet dysfunction in outpatients with left ventricular assist devices. *Ann Thorac Surg*. 2009; 87; 131 - 137.

[10] Nascimbene A, Neelamegham S, Frazier OH, Moake JL, Dong JF. Acquired von Willebrand syndrome associated with left ventricular assist device. *Blood*. 2016; 127; 3133 - 3141.

[11] Rosenthal JL, Starling RC. Coagulopathy in mechanical circulatory support: a fine balance. *Curr Cardiol Rep*. 2015; 17; 114.

[12] Vincentelli A, Susen S, Le Tourneau T, et al. Acquired von Willebrand syndrome in aortic stenosis. *N Engl J Med*. 2003; 349; 343 - 349.

[13] Hurlburt L, Roscoe A, van Rensburg A. The use of prothrombin complex concentrates in two patients with non-pulsatile left ventricular assist devices. *J Cardiothorac Vasc Anesth*. 2014; 28; 345 - 346.

[14] Wong JK, Chen PC, Falvey J, et al. Anticoagulation reversal strategies for left ventricular assist device patients presenting with acute intracranial hemorrhage. *ASAIO J*. 2016; 62; 552 - 557.

[15] Tarzia V, Buratto E, Bortolussi G, et al. The danger of using a sledgehammer to crack a nut: ROTEM-guided administration of recombinant activated factor VII in a patient with refractory bleeding post-ventricular assist device implantation. *Artif Organs*. 2015; 39; 248 - 253.

[16] Slaughter MS, Sobieski MA, Gallagher C, Graham J, Brandise J, Stein R. Fibrinolytic activation during long-term support with the HeartMate II left ventricular assist device. *ASAIO J*. 2008; 54; 115 - 119.

5. 麻醉期间库尼斯综合征与惰性系统性肥大细胞增多症

埃琳娜·德拉福恩特·托内罗(Elena de la Fuente Tornero),阿兰扎·维加·卡斯特罗(Arantza Vega Castro),塞纳德斯·埃尔瓦雷斯(Pedro Álvarez de Sierra Hernández),哈维尔·巴拉圭尔·雷纳(Javier Balaguer Recena),索菲亚·卡门·扎拉戈扎·卡萨雷斯(Sofía Carmen Zaragoza Casares),弗朗西斯科·米格尔·塞拉诺·贝林(Francisco Miguel Sorrano Baylin),帕洛玛·加拉尔多·库勒布拉达斯(Paloma Gallardo Culebradas),贝特里茨·阿莫罗·阿方索(Beatriz Amorós Alfonso),乔瑟·拉蒙·罗德里格斯·弗拉里(Jose Ramón Rodríguez Fraile)

摘要

肥大细胞增多症是一组异质性疾病,其特点是肥大细胞在不同器官聚集和增殖。库尼斯综合征(Kounis Syndrome)是指变态反应或超敏反应过程中同时发生急性冠状动脉综合征与肥大细胞活化的疾病。本文首次报道的术中库尼斯综合征,可能是全身麻期间琥珀酰明胶输注引发的惰性系统性肥大细胞增生症。本病例的报道有助于识别和诊断术中过敏或心肌缺血时出现的肥大细胞增多症和库尼斯综合征。

最初认为,过敏性心肌损伤(一种急性的可能威胁生命的过敏反应,肥大细胞、嗜碱性粒细胞和细胞释放炎性介质[1])是由全身血管扩张和血管通透性增加导致的前负荷降低和心排血量减少的结果。然而,心脏可能是过敏反应损害的主要部位和靶器官。库尼斯综合征是指变态反应或超敏反应时同时发生急性冠状动脉综合征与肥大细胞活化。根据患者先前存在的冠状动脉状况,库尼斯综合征可分为3种类型。Ⅰ型是正常或接近正常的动脉发生冠状动脉痉挛,起初没有心肌酶和肌钙蛋白升高,但可能进展为心肌梗死。Ⅱ型与既往的冠状动脉粥样硬化斑块破裂和(或)侵蚀有关,而Ⅲ型则包括药物洗脱冠状动脉支架的血栓形成[2]。

肥大细胞增多症是一组异质性疾病,特点是肥大细胞在不同器官(主要是皮肤、骨髓和胃肠道)积聚和增殖[3]。其实际发病率尚不清楚,约为每10 000人中发生1例。惰性系统性肥大细胞增生症是成人最常见的形式。80%的患者皮肤慢性受累,主要表现为色素性荨麻疹。临床表现有时与器官浸润有关,最重要的是与肥大细胞介质的急性或慢性释放有关。临床发病各不相同,从反复过敏发作(50%的成人患者)到轻微的散发性症状。常见的临床表现为头晕、低血压或晕厥等心血管症状,高达20%的患者也发生骨质疏松。在基础状态下,类胰蛋白酶总浓度被认为是肥大细胞负荷和急性反应中肥大细胞释放的较好指标。基础类胰蛋白酶浓度在过敏反应期间升高,24~48 h后恢复到基础水平。如果持续升高≥20 ng/mL,则必须排除肥大细胞增多症[4]。

在此,我们首次报道1例术中库尼斯综合征,可能是在全麻期间输入琥珀酰明胶引起的惰性系统性肥大细胞增生症。本病例有助于临床医师在患者发生术中过敏或心肌缺血时,考虑肥大细胞增多症和库尼斯综合征的诊断。本病例报道已获得患者书面同意。

病例描述

1名50岁男性患者,因脊柱翻修手术(邻近节段疾病)入院。患者无药物过敏史,既往史有吸烟、高血压、高胆固醇血症、抑郁和焦虑症状。手术史包括4次椎管内麻醉下膝关节镜检和1次全麻下脊柱减压融合术(L4~L5)。常规服用药物包括氯沙坦、氢氯噻嗪、阿替洛尔、阿托伐他汀、对乙酰氨基酚、安非他明、曲唑酮、舍曲林、阿托马酸、氯硝西泮和芬太尼贴片。

患者术前 30 min 时静脉注射咪达唑仑 2 mg、雷尼替丁 50 mg、地塞米松 8 mg 和头孢唑啉 2 g。麻醉诱导给予芬太尼 300 μg,丙泊酚 200 mg(混合给予利多卡因 20 mg)和罗库溴铵 50 mg。气管插管后,患者改为俯卧位。使用七氟醚进行麻醉维持,维持 BIS 为 40～60。术野采用聚维酮碘溶液进行消毒,之后切皮手术开始。

由于脊柱翻修术中出血风险很高,因此建立了一路 14G 静脉输液通路,并输注琥珀酰明胶。琥珀酰明胶输注后即刻,患者突然出现低血压和心动过缓(60/30 mmHg,40 次/min),BIS 值和 ETCO₂(mmHg)均降至 9,这可能与心排血量严重减少有关。停用七氟醚和琥珀酰明胶,静脉注射麻黄碱 30 mg、肾上腺素 1 mg 及大剂量晶体液无效后,将伤口填塞,使患者恢复仰卧位。

患者皮肤无异常,气道压力正常。因摸不到颈动脉脉搏,立即开始心肺复苏[5]并持续 30 min。患者心弱几乎完全为心室颤动,每 2 min 给予 1 次电除颤。患者偶然出现 1 次窦性心律过缓,遂经静脉注射阿托品 3 mg。第 3 次电击后,每 4 min 给予肾上腺素 1 mg,并单次给予胺碘酮 300 mg 静脉注射。

由于患者对心肺复苏长时间无反应,遂经验性地经静脉予以下述药物来治疗潜在的可逆性病因:氢化可的松 500 mg、地塞米松 40 mg(减轻过敏反应)、舒更葡糖 400 mg(既往有病例报道,罗库溴铵过敏后,注射舒更葡糖可使患者情况好转[6])、肝素 5 000 IU(预防冠状动脉或肺血栓形成),1M 碳酸氢钠 250 mL、氯化钙 1 mg(减轻酸中毒或高钾血症)。

患者恢复窦性心律后,12 导联心电图(ECG)显示左侧导联 ST 段压低(Ⅰ、aVL、Ⅱ、aVF、V2～V6)。请心脏病专家在手术室内行经胸超声心动图检查,显示心脏侧壁运动异常,立即将患者送至心内导管室。因患者有苏醒迹象,且出现呼吸机对抗,遂给予咪达唑仑和顺式阿曲库铵。冠状动脉造影显示冠状动脉正常,存在孤立的冠状动脉回旋支痉挛,但对硝酸甘油有反应。心内导管术后 ECG 显示 V3～V6 导联为窦性心律伴 ST 段下移。连续监测肌钙蛋白 I 和肌酸磷酸激酶变化符合心肌梗死表现(表 1)。随后开始给予 32～

34℃的中度低温治疗并维持 24 h,在前 2 h 持续静脉注射低剂量去甲肾上腺素 0.1 μg/(kg·min)。胸部 X 线片表现为双侧轻度间质性肺水肿和两处肋骨骨折,连续心电图未见新发的复极异常。然后对患者复温,并停用镇静和镇痛药物(咪达唑仑和瑞芬太尼)。气管拔管后患者神经功能检查无神经后遗症。发作期间的血清类胰蛋白酶浓度,证实了过敏反应的诊断(表 1)。患者在心肌梗死发生后的初始 72 h 内接受类固醇和 H1/H2 受体拮抗剂的治疗。

表 1 实验室检查

变量(单位)	过敏反应发生后的时间				
	窦性心律恢复即刻	2 h	12 h	48 h	6 个月
类胰蛋白酶ᵃ (ng/mL)	1 783	410	…	44.5	50
肌钙蛋白 Iᵇ (ng/mL)	0.24	2.47	6.31	1.38	<0.01
肌酸磷酸激酶ᶜ (U/L)	56	233	852	5 010	88

ᵃ正常值:≤11.4 ng/mL
ᵇ急性心肌梗死的临界值:0.3 ng/mL
ᶜ正常值:30～232 U/L

由于该患者血清类胰蛋白酶浓度持续较高,过敏检查怀疑患者为系统性肥大细胞增多症(表 1)。β受体阻滞剂治疗被终止,因其可能对抗肾上腺素,途径既有内源性的(可能会促进肥大细胞脱颗粒),也有外源性的(可能干扰过敏反应的治疗),转而使用肥大细胞稳定剂色甘酸钠。心肌梗死发生 1 个月后对该患者进行皮内和皮肤点刺测试,被检测的物质有乳胶、咪达唑仑、雷尼替丁、头孢唑仑、芬太尼、丙泊酚、利多卡因、罗库溴铵、琥珀酰明胶和β-内酰胺过敏的相关过敏原:PPL(苄基青霉素或主要决定簇)和 MDM(次要决定簇混合物,由青霉酸酯、青霉酸盐和青霉素 G 组成)。患者甲状旁腺素总浓度(38.5 pg/mL;正常值范围 15～88 pg/mL)和血清 25-OH-D 浓度(34 ng/mL;正常值范围 20～50 ng/mL)均为正常值。与 30 岁西班牙男性平均骨密度值相比,患者腰椎骨密度 T 评分为 14.3 SDs(与之前的手术关节融合术一致),股骨颈骨密度 T 评分为

－1.05 SDs(轻度骨量减少)。

3 个月后,在西班牙卡斯蒂利亚－拉曼查(Castilla-La Mancha)的肥大细胞增多症研究所完成的一项诊断检查表明,琥珀酰明胶对嗜碱性粒细胞的激活试验为阴性。通过骨髓活检(检出KIT D816V 突变,该突变仅限于肥大细胞)和对双侧腹部直径 0.1~0.2 cm 的褐色黄斑状病变进行的皮肤活检结果提示,该患者符合肥大细胞增多症这一诊断。

所有这些发现都提示患者 I 型库尼斯综合征的诊断,即在全身麻醉期间,琥珀酰明胶输注可能会导致惰性系统性肥大细胞增多症。

讨论

对肥大细胞增多症患者而言,全身麻醉可能危及生命,因为肥大细胞暴露在多种药物和附加刺激剂中,从而出现更早期和更强烈的脱颗粒反应。在这种情况下,异常升高的类胰蛋白酶浓度与大量肥大细胞脱颗粒相匹配。过敏检查没有证实本例患者存在 IgE 介导的肥大细胞脱颗粒机制,但肥大细胞也可被药物通过其他受体或非特异性机制激活。因此,不能排除患者对琥珀酰明胶的过敏反应[7]。患者既往全麻史无明显异常,与目前手术期间接触的药物相同,除外琥珀酰明胶。此外,过敏反应越严重,对触发剂的反应就越快,本例患者输注琥珀酰明胶后立即发生了过敏反应。

在任何长时间的复苏后,都会出现因除颤能量累积、外部心脏按压和冠状动脉灌注不足产生的骨骼肌和心肌损伤。长时间心肺复苏后,肌酸磷酸激酶的释放有很大差异,因此阈值为 4 ng/mL(敏感性 88%、特异性 95%)的肌钙蛋白 T[8],可用于心肌梗死的生化诊断(检测非复杂性心肌梗死的肌钙蛋白 T 浓度在 0.1~0.5 ng/mL)。本例患者肌钙蛋白 I 浓度超过正常值 20 倍以上,心电图发生心肌缺血样变化,冠状动脉导管置入术后发现冠状动脉痉挛。这些结果证实,肌钙蛋白浓度升高不太可能完全由心搏骤停和长时间的心肺复苏引起的。

据我们所知,先前只有 1 例库尼斯综合征与输注琥珀酰明胶有关的文献报道[9]。表现为库尼斯综合征的肥大细胞疾病,仅有 12 例确诊[10-12]和5 例疑似病例[13,14]。本文首次报道术中发生的库尼斯综合征,可能是全麻期间琥珀酰明胶输注引发的惰性系统性肥大细胞增多症。

治疗库尼斯综合征需要同时治疗急性冠状动脉综合征和过敏反应,尽管用来治疗前者的药物可能会加重后者,反之亦然。冠状动脉内应用硝酸甘油可直接逆转冠状动脉痉挛,最大限度地减少全身不良反应。该患者因服用 β 受体阻滞剂,可考虑使用胰高血糖素[5]。

肥大细胞增多症患者的麻醉管理目标是,降低肥大细胞脱颗粒的风险(术中诱发肥大细胞脱颗粒的因素[4]见表2),以及减轻患者症状的严重程度。对本例患者而言,心搏骤停后暴露于潜在触发因素(低温、顺式阿曲库铵)并未诱发新的冠状动脉并发症,可能因为大量肥大细胞脱颗粒后没有剩余的炎性介质。建议在手术前 1 h 使用 H1/H2 受体拮抗剂、苯二氮䓬类、抗白三烯类和类固醇药物进行预防,但这一问题还需要进一步研究[15]。

表2	肥大细胞脱颗粒的围术期触发因素[4]
机械因素	止血带、皮肤刺激、外科手术
心理因素	应激和焦虑
药理因素	组胺释放药物的快速静脉给药
温度变化	低温、高温

麻醉科医师都应熟悉肥大细胞增多症和库尼斯综合征,因其均为术中过敏反应或心肌缺血时可能出现并威胁生命的疾病。而且,它们需要特殊的处理措施。此外,有人认为库尼斯综合征并不是一种罕见疾病,而是一种很少被诊断出来的疾病。

(李真 译,尹安琪 审)

参考文献

[1] Muraro A, Roberts G, Worm M, et al; EAACI Food Allergy and Anaphylaxis Guidelines Group. Anaphylaxis: guidelines from the European Academy of Allergy and Clinical Immunology. *Allergy*. 2014; 69; 1026-1045.

[2] Kounis NG. Kounis syndrome: an update on epidemiology, pathogenesis, diagnosis and therapeutic management. *Clin Chem Lab Med*. 2016; 54; 1545-1559.

[3] Horny HP, Metcalfe DD, Bennett JM, et al. Mastocytosis. In: Swerdlow SH, ed. *WHO Classification of Tumours of Haematopoietic and Lymphoid Tissues*. Lyon: IARC Press;

2008；54-63.

[4] Dewachter P，Castells MC，Hepner DL，Mouton-Faivre C. Perioperative management of patients with mastocytosis. *Anesthesiology*. 2014；120：753-759.

[5] Soar J，Nolan JP，Böttiger BW，et al；Adult advanced life support section Collaborators. European Resuscitation Council Guidelines for Resuscitation 2015：Section 3. Adult advanced life support. *Resuscitation*. 2015；95：100-147.

[6] Platt PR，Clarke RC，Johnson GH，Sadleir PH. Efficacy of sugammadex in rocuronium-induced or antibiotic-induced anaphylaxis. A case-control study. *Anaesthesia*. 2015；70：1264-1267.

[7] McNeil BD，Pundir P，Meeker S，et al. Identification of a mastcell-specific receptor crucial for pseudo-allergic drug reactions. *Nature*. 2015；519：237-241.

[8] Grubb NR，Fox KA，Cawood P. Resuscitation from out-of-hospital cardiac arrest：implications for cardiac enzyme estimation. *Resuscitation*. 1996；33：35-41.

[9] Shah G，Scadding G，Nguyen-Lu N，et al. Peri-operative cardiac arrest with ST elevation secondary to gelofusin anaphylaxis — Kounis syndrome in the anaesthetic room. *Int J Cardiol*. 2013；164：e22-e26.

[10] González-de-Olano D，Matito A，Sánchez-López P，et al. Mast cell-related disorders presenting with Kounis syndrome. *Int J Cardiol*. 2012；161：56-58.

[11] Lleonart R，Andres B，Makatsori M，Rubio-Rivas M，Pujol R，Corominas M. Systemic mastocytosis presenting as Kounis syndrome. *Ann Allergy Asthma Immunol*. 2013；111：570-571.

12 Lerner M，Pal RS，Borici-Mazi R. Kounis syndrome and systemic mastocytosis in a 52-year-old man having surgery. *CMAJ*. 2016 Aug 2. pii：cmaj. 151314. ［Epub ahead of print］

[13] Bridgman DE，Clarke R，Sadleir PH，Stedmon JJ，Platt P. Systemic mastocytosis presenting as intraoperative anaphylaxis with atypical features：a report of two cases. *Anaesth Intensive Care*. 2013；41：116-121.

[14] Ridolo E，Triggiani M，Montagni M，et al. Mastocytosis presenting as cardiac emergency. *Intern Emerg Med*. 2013；8：749-752.

[15] Matito A，Morgado JM，Sánchez-López P，et al. Management of anesthesia in adult and pediatric mastocytosis：a study of the Spanish Network on Mastocytosis（REMA）based on 726 anesthetic procedures. *Int Arch Allergy Immunol*. 2015；167：47-56.

6. 心脏移植术中急性多支冠状动脉痉挛

理查德·肖(Richard Sheu),凯萨琳·伯菲尔德(Kathleen Berfield),
斯蒂芬妮·琼斯(Stephanie Jones),杰·帕尔(Jay Pal),
G. 伯克哈德·麦肯森(G. Burkhard Mackensen)

摘要

本文报道1例心脏移植术后发生急性心力衰竭,需直接心脏按压的病例。在成功复苏和建立体外膜氧合后,冠状动脉造影显示多支冠状动脉弥漫性痉挛,对冠状动脉和静脉注射血管扩张剂治疗有反应。经过长时间住院治疗,患者心脏功能逐渐改善,随后出院。心脏移植术后发生冠状动脉痉挛而致移植心脏功能不全,既往未见报道。

心脏移植术后移植物原发性功能障碍是一种常见并发症,也是移植术后导致患者死亡的主要原因。其发病率差异很大,国际心肺移植学会的最新报道为 7.4%[1]。心脏移植物原发性功能障碍最早可在术中发生,其病因常是多方面的,包括供体、手术和受体因素。这些因素包括但不限于:未识别但既往存在的供体疾病、移植物保存不当、缺血再灌注损伤、冠状动脉栓塞和全身炎症反应。在此,本文报道1例心脏移植术后立即出现双心室收缩功能急性恶化的患者。急诊冠状动脉造影显示移植心脏出现多支冠状动脉弥漫性痉挛。患者已提供本病例发表的书面许可。

病例描述

1名55岁女性,为治疗非缺血性心肌病,左心室已植入辅助装置,拟接受原位心脏移植术(OHT)。除严重的双心室衰竭外,其病史仅有甲状腺功能减退和结直肠癌术后。患者所服药物包括阿司匹林、美托洛尔、左甲状腺素、泮托拉唑、华法林和硫酸亚铁。供体捐献者是1名45岁女性,在器官捐献前3天遭遇机动车车祸,现场即已无意识,最终宣布脑死亡。人体器官获取组织提供的检查没有发现供体存在任何并发症,供体大小、性别和血液检查与本患者均匹配。供体心脏超声心动图显示双心室功能正常,冠状动脉造影显示冠状动脉解剖结构正常,无动脉粥样硬化性疾病。在全身麻醉诱导后,患者按照标准流程移除左心室辅助装置,随后进行OHT。器官缺血总时间为

230 min,主动脉阻断时间为 83 min,体外循环时间 115 min。

患者在经食管超声心动图(TEE)指导下,仅需最低限度的药物支持即顺利脱离体外循环(补充数字内容,视频1地址 http://links.lww.com/AACR/A118)。TEE 初步评估显示双心室功能轻度降低,无明显的局部室壁运动异常。放置心外膜临时导线,以 100 次/min 的速度开始心室起搏。当给予 100 mg 鱼精蛋白后约 1 h,达到止血效果,患者平均动脉压突然从 60 mmHg 下降至 20 mmHg,此时麻醉药物及血管活性药物浓度均无变化。急性低血压前的动脉血气分析显示:pH 7.32,PCO_2 42 mmHg,PO_2 400 mmHg,HCO_3^- 22 mmol/L,乳酸 3.5 mmol/L。在血流动力学恶化期间,心电图 II 和 V 导联 ST 段没有改变。实时 TEE 显示存在严重的双心室收缩功能减退(补充数字内容,视频2地址 http://links.lww.com/AACR/A119),此外无其他发现。静脉注射 600 μg 肾上腺素、12 U 加压素和 500 mg 氯化钙,以应对急性双心室衰竭。心肺复苏包括直接心脏按压,主动脉和右心房再通,迅速继续 CPB。肾上腺素、去甲肾上腺素和血管升压素输注速度分别增至 0.1 μg/(kg·min)、0.1 μg/(kg·min)和 0.1 U/h。

在经过 50 min CPB 后,尽管使用了大剂量心血管活性药物,但尝试脱离 CPB 均没有成功。建立静脉-动脉体外膜氧合(VA-ECMO),并将患者转至心导管室做进一步评估。去除无菌覆盖物后,观察皮肤未见过敏反应。

冠状动脉造影显示左、右冠状动脉系统存在严重的弥漫性狭窄(图 1A 和 2A,补充数字内容,视频 3 和 4 地址为 http://links.lww.com/AACR/A120 和 http://links.lww.com/AACR/A121)。注射造影剂后,患者发生室性心动过速,并恶化为室颤,需要多次电击。冠状动脉内注射硝酸甘油后,冠状动脉直径和血流立即得到明显改善(图 1B 和 2B,补充数字内容,视频 5 和 6 地址为 http://links.lww.com/AACR/A122 和 http://links.lww.com/AACR/A123)。冠状动脉血流的改善使心脏功能得以恢复,尽管比较短暂。在接下来 4 天内继续行 VA-ECMO,以便能间歇输注 0.1～0.2 μg/(kg·min)硝酸甘油,否则由于存在血管升压素抵抗型低血压,无法给予硝酸甘油。术后第 5 天,TEE 显示心功能改善,VA-ECMO 套管最终在手术室内取出。

组织相容性检查结果显示,没有急性移植物排斥反应或供体特异性抗体的出现。非人类白细胞抗原抗体检测也呈阴性。患者住院期间并发症有革兰氏阴性脓毒症、深静脉血栓形成和肺栓塞、肺炎和急性肾功能衰竭。患者总住院天数为 55 天。

心脏移植术后 1 年,患者神经和心脏功能持续正常。然而,肾功能没有恢复,目前正在评估是否需要肾移植。因最初的冠状动脉痉挛被认为是

孤立事件,患者出院后未再进行冠状动脉造影,随后的右心室心肌活检表明没有任何排斥反应。

讨论

心脏移植术相关的冠状动脉痉挛并不像人们通常认为的那样罕见。一项回顾性观察研究显示,其在 OHT 后 3 年的发病率高达 4.9%[2]。部分病例报道也描述过冠状动脉痉挛引起的心脏不良事件[3-5]。然而,这些事件大多发生在初次移植后的很长时间。在本病例前,其他病例报道中出现有临床意义的冠状动脉痉挛最早发生在移植后 1 个月[3]。相比之下,本例患者是唯一一位在 OHT 当日即发生移植心脏冠状动脉痉挛者。

除急性发作外,本病例发生冠状动脉痉挛的程度也很特殊。与我们的发现相反,其他病例报道多为单独的左冠状动脉或右冠状动脉痉挛[3-5]。博法(Boffa)等[2]报道了 12 例在 OHT 后 3 年内发生冠状动脉痉挛的病例,只有 2 例同时发生左、右冠状动脉痉挛。

在 OHT 后立即出现急性冠状动脉痉挛的原因可能有几种。冷缺血时产生的氧自由基破坏内皮源性舒张和收缩因子的微平衡,最终可能导致急性冠状动脉痉挛和心肌损伤[6]。据报道,冠状动脉内皮依赖性舒张功能的损害在再灌注后持续

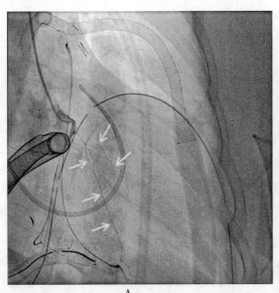 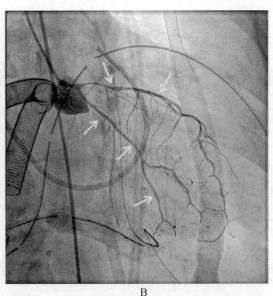

图 1 冠状动脉内硝酸甘油给药前(A)后(B)左冠状动脉系统血管造影

左冠状动脉主干有左前降支(LAD)和左回旋支(LCx)。整个 LAD 和 LCx 出现严重狭窄,其各自分支的远端血流也减少。冠状动脉内注射硝酸甘油后,LAD 和 LCx 动脉直径和血流均有显著改善。黄色箭头指向左冠状动脉系统。

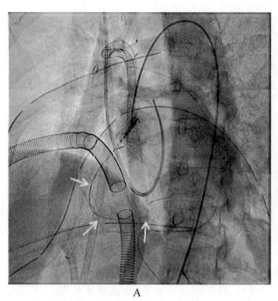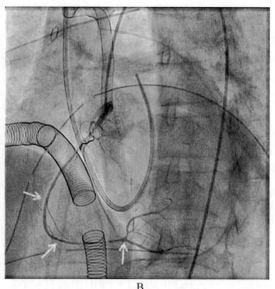

图2　冠状动脉内硝酸甘油给药前(A)后(B)右冠状动脉系统血管造影

右冠状动脉近端血管,包括后外侧支和后降支,均有非常严重的狭窄。冠状动脉内注射硝酸甘油后,右冠状动脉直径和血流均有显著改善。黄色箭头指向右冠状动脉系统。

长达12周[7]。缺血再灌注损伤的发病机制与慢性心脏移植血管病变(CAV)相似。在CAV中,慢性排斥反应损害内皮一氧化氮生成,导致动脉粥样硬化疾病加速形成或移植物血管内膜增厚。这些进程最终导致移植物冠状动脉的弥漫性狭窄和阻塞[8]。然而,CAV发展所需时间通常超过1~2年。该患者急性发作以及血管广泛痉挛,提示其病因与CAV并不一致,而与CPB后的急性缺血再灌注损伤更相关。

急性冠状动脉痉挛的另一原因可能与失神经支配的心脏血管运动反应受损有关。有学者[9]证实了肾上腺素能传出神经支配在调节冠状动脉血流中的重要性。在本病例中,冠状动脉血管系统缺乏神经支配可能会降低其对手术和生理应激的血管舒张反应。此外,CPB后给予的药物,如鱼精蛋白和氯化钙,不仅可能降低血管舒张反应,而且可能进一步导致冠状动脉的血管收缩[10,11]。这些作用往往是短暂的,但在已经缺血的移植物中,这些作用可能足以引起血管痉挛。尽管该患者未观察到典型的鱼精蛋白相关不良反应,但由于缺乏可靠的血清或皮肤测试来检测非抗体介导的反应,故不能完全排除延迟的鱼精蛋白反应[12]。

虽然很难确定该患者OHT后立即发生冠状动脉弥漫性痉挛的确切诱因,但我们推测,移植心脏对内皮缺血再灌注损伤易感,自主神经调节破坏导致平滑肌松弛障碍,以及对静脉药物的血管高反应性,这些因素共同作用引起多支冠状动脉血管痉挛,导致患者双心室功能严重减退。另一方面,冠状动脉痉挛也可能是由直接心脏按压、大剂量血管活性药物和ECMO所致。无论急性全冠状动脉痉挛是急性双心室衰竭的主要原因,还是随后复苏导致的结果,这种现象以前从未在新移植的心脏中报道过。

移植后急性全冠状动脉痉挛的预后尚不清楚。有学者[3]认为,冠状动脉痉挛可能是更严重的移植动脉病变的早期表现。博法等[2]发现,4例多支冠状动脉血管痉挛患者中,有3例在随访7个月至8年期间死亡。1名患者死于肾衰竭,但在最初的冠状动脉血管痉挛2年后出现严重的冠状动脉狭窄。另外2名患者在家中突然死亡,因此无法获得死亡后冠状动脉的检查结果[2]。对本患者而言,仍然无法确定随访监测的类型和频率是否充足。

据我们所知,这是首次报道OHT后立即发生冠状动脉广泛痉挛的病例。该病例揭示了急性原发性移植心脏衰竭的一种可逆性原因,并建议考虑行冠状动脉导管术。对刚接受心脏移植而出现心脏衰竭的患者,有出现全身性低血压的风险,这可能是立即使用冠状动脉血管扩张剂的禁忌证。然而,如果诊断出冠状动脉痉挛,这一治疗措施可能最终有助于防止移植心脏的进一步恶化。

（龚海蓉　译，杨谦梓　审）

参考文献

[1] Kobashigawa J，Zuckermann A，Macdonald P，et al. Report form a consensus conference on primary graft dysfunction after cardiac transplantation. *J Heart Lung Transplant*. 2014；33：327 – 40.

[2] Boffa GM，Livi U，Grassi G，et al. Angiographic presentation of coronary artery spasm in heart transplant recipients. *Int J Cardiol*. 2000；73：67 – 74.

[3] Bisognano JD，Lindenfeld J，Hammond E，Zisman LS. Coronary artery vasospasm causing acute myocardial infarction in a heart transplant recipient. *J Heart Lung Transplant*. 2005；24：355 – 358.

[4] Tayal R，Pieretti J，Baran DA. Severe systemic vasospasm causing recurrent cardiac arrest after orthotopic heart transplantation. *J Heart Lung Transplant*. 2013；32：1271 – 1272.

[5] Pistono M，Brentana L，Gnemmi M，et al. Early right coronary vasospasm presenting with malignant arrhythmias in a heart transplantation recipient without allograft vasculopathy. *Int J Cardiol*. 2009；131：e120 – e123.

[6] Seccombe JF，Schaff HV. Coronary artery endothelial function after myocardial ischemia and reperfusion. *Ann Thorac Surg*. 1995；60：778 – 788.

[7] Pearson PJ，Schaff HV，Vanhoutte PM. Long-term impairment of endothelium-dependent relaxations to aggregating platelets after reperfusion injury in canine coronary arteries. *Circulation*. 1990；81：1921 – 1927.

[8] Weis M，Cooke JP. Cardiac allograft vasculopathy and dysregulation of the NO synthase pathway. *Arterioscler Thromb Vasc Biol*. 2003；23：567 – 575.

[9] Di Carli MF，Tobes MC，Mangner T，et al. Effects of cardiac sympathetic innervation on coronary blood flow. *N Engl J Med*. 1997；336：1208 – 1215.

[10] Jain U. Protamine contributes to myocardial ischemia. *Anesthesiology*. 2005；103：669.

[11] Janelle GM，Urdaneta F，Martin TD，Lobato EB. Effects of calcium chloride on grafted internal mammary artery flow after cardiopulmonary bypass. *J Cardiothorac Vasc Anesth*. 2000；14：4 – 8.

[12] Holland CL，Singh AK，McMaster PR，Fang W. Adverse reactions to protamine sulfate following cardiac surgery. *Clin Cardiol*. 1984；7：157 – 162.

7. 双心室心肌致密化不全、埃布斯坦综合征和左心房肿块患者的左心室辅助装置植入术

尼基·库马(Nikhil Kumar),克里斯托弗·A. 特利亚诺斯(Christopher A. Troianos),
约书亚·S. 贝斯登(Joshua S. Baisden)

摘要

本文报道 1 例患有双心室心肌致密化不全、埃布斯坦综合征和左心房肿块需要紧急放置左心室辅助装置的患者。心肌增厚、小梁形成等心肌致密化不全,使左心室辅助装置的植入过程变得复杂,导致流入管放置困难。本文讨论该患者围术期管理策略,使用经食管超声心动图可帮助外科团队确定正确的置管位置,为移植提供桥接。

心肌致密化不全(NCM)是一种极为罕见的先天性疾病,被世界卫生组织列为"未分类心肌病"[1],并被美国心脏协会列为"原发性心肌病"[2]。NCM 的特征包括明显的心室小梁形成,与心室腔相通的深小梁间隐窝,以及有两层不同的心肌[3]。虽然 NCM 病因尚不清楚,但许多人认为它通常是由胚胎形成第 5~8 周的"致密化"过程停滞所致[4]。由于在接受超声心动图检查的患者中 NCM 的患病率仅约为 0.014%[5],因此许多麻醉科医师对这种疾病并不熟悉。

NCM 的临床表现多种多样,包括意外诊断的无症状患者、严重充血性心力衰竭和心源性休克等[3,6]。NCM 患者常见临床症状包括心力衰竭、血栓栓塞和心律失常如室性心动过速和房颤[7]。这种疾病最常见于左心室(LV)心肌,但双心室心肌致密化不全也曾有报道。此外,虽然致密化不全通常作为一个孤立的器质性疾病,但它也与其他先天性心脏病变有关,包括埃布斯坦综合征。其特点是三尖瓣环的顶端移位,导致右心室的"心房化"和整体功能下降。左心室致密化不全和埃布斯坦综合征同时发生是非常罕见的,MYH7 基因突变与这一组合疾病的病因有关[8]。双心室致密化不全和埃布斯坦综合征同时发生的患者更为稀少。

据我们所知,本文是首次报道此类病例。该患者患有 NCM、埃布斯坦综合征和左心房(LA)巨大肿块三联征,需紧急植入左心室辅助装置(LVAD)治疗严重的急性心源性休克。经食管超声心动图

(TEE)常用于明确术前诊断,因患者左心室解剖结构发生改变,遂将其用于引导植入左心室辅助装置。患者父亲已签署该病例发表同意书。

病例描述

1 名既往体健、无重要病史的 21 岁女性,刚诊断为病因不明的终末期双心室衰竭和巨大左心房肿块,转入我们的一级区域资源中心/心胸转诊中心。入院前约 3 个月,患者出现呼吸急促、咳嗽且有白色痰。其日常活动无碍,且能继续工作。然而,在 3 个月内,患者出现愈发严重的呼吸困难和渐进性的端坐呼吸,功能性活动受限,以至于穿过房间都需要中途休息。最初,推测由支气管炎所致,给予口服抗生素治疗,在最初治疗过程中未进一步检查。

患者疑似心源性休克,伴有心动过速、肢体末端灌注不良、冰凉,以及终末器官功能障碍,包括实验室检查发现肾前性功能衰竭、肝酶升高和凝血功能障碍,因此收治入心脏重症监护病房。给患者进行 TEE、右心导管植入术和心脏磁共振成像(MRI)用于辅助诊断。TEE 显示严重双心室功能障碍,射血分数为 5%~10%,重度双心房扩张伴自发性声学显影,邻近右上肺静脉的左心房大肿块 3.7 cm×4.0 cm,埃布斯坦畸形,与 NCM 诊断一致。右心导管检查显示患者有严重肺动脉高压,平均肺动脉压为 61 mmHg,肺毛细血管楔压高达 41 mmHg,心脏指数为 1.39 L/min/m²(热稀释法)或 1.06 L/min/m²(Fick 法),混合静

脉血氧饱和度（SvO₂）为21%。心脏MRI结果支持继发于NCM的终末期双心室功能不全的诊断。MRI还显示患者有明显的心室小梁，左心室致密化不全的心肌与致密化心肌的比值>2.3。

尽管针对心力衰竭采取了积极的药物治疗并放置了主动脉内球囊反搏，患者病情依旧迅速恶化。患者发生了新发的心房颤动，药物和电复律疗法并不奏效。准备为患者行心脏和胸腔器官移植，但鉴于目前病情需要遂紧急植入LVAD。

将患者紧急送到手术室，并根据美国麻醉医师学会制订的标准进行监护。在重症监护室时已经建立的监测包括动脉置管和中心静脉置管。麻醉诱导予以依托咪酯、咪达唑仑和琥珀胆碱，过程平稳。气管插管后，置入肺动脉导管持续测量心排血量，明确患者处于低心排状态（心脏指数为1.1 L/min/m²，混合SvO₂为40%~50%）。TEE证实了术前评估，排除了卵圆孔未闭或所述埃布斯坦畸形以外的其他瓣膜异常。结果显示，患者有双心室NCM（图1所示的相关特征）和右上肺静脉旁的左房巨大肿块（图2），左心室在心尖部几乎完全消失（图3），这使得LVAD的植入过程变得困难。图4显示了与埃布斯坦畸形相一致的结果，包括三尖瓣环的顶端移位。在患者接受体外循环（CPB）置管前，外科团队对所有检查结果进行了回顾。

CPB开始后，左心房被切开，见到右上肺静脉附着一4.0 cm×4.0 cm圆形物，移除整个肿块。肿块大体形态与血栓外观一致。然后关闭左心房，外科医师专心于LVAD植入手术。因心脏解剖结构改变，很难确定左心室真正的顶点。外科医师的手动触诊与麻醉科医师的实时TEE成像相结合，以正确地识别未受致密化不全影响的真正的心室腔顶点和方向。在固定顶端连接处的缝合环后，外科医师在左心室顶端做了一个切口。

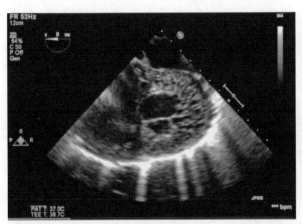
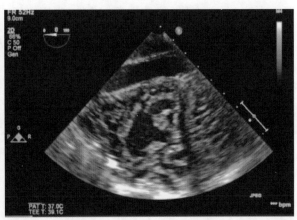

图1 经胃乳头肌中部短轴平面TEE显示左心室（左）和右心室（右），可见明显的小梁，与心室腔相通的深小梁间隐窝，以及两个不同的心肌层。心肌致密化不全的诊断标准之一是致密化不全部分与致密化部分之比大于2:1。

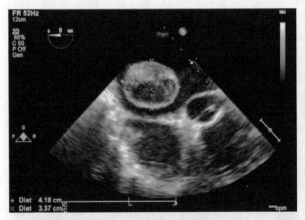
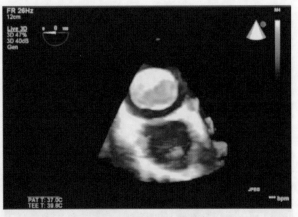

图2 食管中段四腔心切面TEE图像（左）和实时三维TEE图像（右）显示一个巨大的、可移动的、不均匀的左心房肿块，其大小为4.2 cm×3.4 cm，位于右上肺静脉汇入部位附近的心房间隔旁。

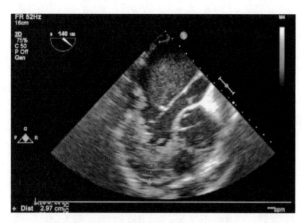

图3 TEE 在食管中段长轴切面的图像显示小梁和约 3 cm 的致密化不全心内膜层,这使左心室辅助装置的放置变得困难。

外科医师在 TEE 引导下定位左心室腔中段和基底部,并在左心室顶部放置缝合线,使心室得以缩窄,将 LAVD 置于满意的位置。

当左房肿块移除并植入 LVAD 后,患者脱离体外循环支持。应用肾上腺素和米力农进行正性肌力支持,血流动力学维持满意。此外,应用一氧化氮降低升高的肺动脉压并减轻右心室后负荷。术后 TEE 显示流入管朝向二尖瓣,层流流速为 2 m/s。流出管很难观察到。给予药物治疗重度右心室功能不全。当患者被送出手术室时,其血流动力学指标如下:LVAD 流量为 3.0 L/min,心脏指数稳定,SvO₂ 改善至 51%。患者病情稳定后被转送至心胸重症监护病房,患者随后治疗交由重症监护医师负责。

讨论

NCM 的特征是心肌形态不同,有明显的心室小梁和较深的小梁间隐窝。心肌壁变厚,且有 2 层。一层是"致密化不全"的内层,另一层是薄而"致密"的外层。小梁间隐窝与左室腔的血流是连续的,而与心外膜冠状动脉没有相连[9,10]。这些形态学异常可能因胎儿发育早期的重塑过程失败所致[4]。

在致密化不全的病理生理过程中,胚胎形成过程中正常心肌重塑的停滞发挥了重要作用。小梁发育在妊娠第 5 周,在妊娠第 8 周后重塑。在这段时间内,小梁通常会致密化收缩为厚而有功能的心肌[4,11]。致密化过程从底部到顶部,从隔膜到左心室内的自由壁。基于这一过程的顺序可知,NCM 总是会影响心室的顶部。心肌停止成熟的时间决定了 NCM 的范围和严重程度。

NCM 是一种极为罕见的疾病,其归类随着时间推移也发生变化。美国心脏协会目前将 NCM 归类为"原发性遗传性心肌病"。另一方面,欧洲心脏病学会和世界卫生组织的国际疾病分类,都将 NCM 归为"非分类心肌病"。一项针对 15 年超声心动图数据的回顾研究发现,成人中孤立性左心室致密化不全的患病率为 0.014%[5]。同组研究人员还回顾了所在心力衰竭门诊的数据,发现心力衰竭患者的左心室致密化不全发生率为 3%~4%[12]。随着超声心动图成像技术的改善和对这一罕见疾病认识的提高,NCM 的发病率在未来几年可能会增加[6]。

目前,还无法确定 NCM 是一种独特的心肌病,还是一组具有相似形态学表现的疾病[11]。既往已报道了许多孤立的左心室致密化不全的病

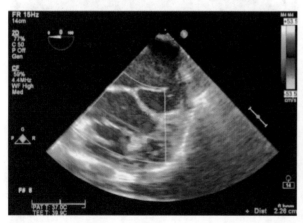
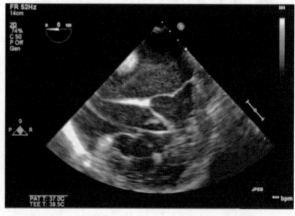

图4 TEE 在改良食管中段四腔心切面上显示在二尖瓣环下方 2.2 cm 处三尖瓣环顶端移位,这与埃布斯坦畸形一致。

例,但也有许多左心室致密化不全与其他疾病伴发的病例,包括代谢综合征(如 Barth 综合征、进行性神经性腓骨肌萎缩症)和其他先天性心脏病(如发绀性疾病、本病例中的埃布斯坦综合征)[11]。左心室致密化不全也与多个基因突变有关,包括编码肌节蛋白、细胞骨架和线粒体蛋白的基因。这些基因突变被认为是获得性或散发的。有趣的是,MHY7 基因突变与埃布斯坦综合征和致密化不全的伴发有关[8]。麻醉科医师必须意识到 NCM 通常与其他疾病状态共存,从而使术中管理更趋复杂。

在诊断时,NCM 患者疾病严重程度跨度很大,从无症状到终末期心力衰竭都有可能[4]。2011 年一项对大量文献的回顾研究发现,NCM 患者最常见症状为心力衰竭、心房和心室的心律失常及血栓栓塞事件[7]。在此队列研究中,大约 1/3 的患者纽约心功能分级为Ⅲ～Ⅳ级,左心室平均射血分数为 36%。与致密化不全相关的心律失常主要包括室性心动过速和房颤。心律失常增加的机制包括传导系统发育停滞、小梁间隐窝为折返回路创造通路,以及小梁造成的冠状动脉低灌注引起的缺血。表现为脑血管意外的血栓栓塞的发生率据报道为 9%[13]。本文中的患者表现出 3 种最常见的并发症:射血分数严重降低、顽固性房颤和左房大血栓。管理 NCM 患者时,麻醉科医师必须考虑到致命性心律失常、严重心脏功能减退和栓塞事件的可能性。

超声心动图通常用于确定 NCM 的诊断,建议使用的 3 种诊断标准均包含超声心动图(表)[14]。

NCM 患者急性期的治疗策略,取决于临床表现和心肌病严重程度。与其他心力衰竭患者一样,治疗应着眼于改善收缩功能并治疗相关并发症,如心律失常和血栓栓塞。由于该患者存在严重的低灌注状态,需要使用机械循环支持,管理更加复杂。我们医院的心力衰竭小组决定安装 HeartWare 心室辅助装置(HeartWare Inc., Miami Lakes, FL)。植入 LVAD 旨在改善心脏指数,降低肺动脉压,减轻衰竭的右心室的负荷。

患者在手术室的目标是引导放置 HeartWare 导管,并用药支持右心室功能。导管植入术因左心室增厚和心室腔缩小而变得复杂。实时 TEE 使我们能够确定左心室的真正顶部,并帮助外科团队将套管定向置于心室腔内正确位置。在脱离 CPB 期间,观察到心室到套管中的低速、层流即可证实放置成功[15]。

美国超声心动图学会最近建议将左心室小梁定为"危险信号"[16],但本患者的确需要左心室支持,手术团队决定放置 LVAD。

LVAD 植入后,右心室对右侧血流增加的反应是多样的[15]。此外,由于 NCM 和埃布斯坦综合征,该患者先前就存在右心功能下降。应用一氧化氮和米力农降低后负荷从而增强右心收缩,改善右心室功能。

在心脏麻醉学文献中,很少提及或认识到 NCM 是终末期心力衰竭的原因之一。这种疾病的临床表现非常复杂,且很难治疗。治疗通常包括使用药物、LVAD 植入术和心脏移植。至关重要的是,麻醉团队必须意识到发生致命性心律失常和血栓栓塞的可能性,并制订相应的麻醉管理策略。正如在该病例中看到的,管理团队必须注

表 1 心肌致密化不全诊断标准中的超声心动图证据	
Jenni 标准[17]	根据短轴视图,并且是最被广泛认可的 • 由 2 层不同结构组成的左室壁增厚,收缩末期非致密化心肌厚度与致密化心肌厚度之比>2:1; • 彩色多普勒显示血液直接从心室腔流入小梁间深部隐窝; • 左心室下壁和侧壁的顶部和中段有明显的小梁。
Chin 标准[19]	通过四腔切面观察左室顶部小梁 • X/Y 比值≤0.5,X 是心外膜表面到小梁基底部的距离,Y 是心外膜表面到小梁顶部的距离。
Stöllberger 标准[19]	聚焦于心室腔内的小梁 • 超过 3 个小梁从心室壁突出,小梁间隙充满来源于心室腔的血流。

意到 NCM 通常不是一个孤立的疾病状态。这一病例也说明,在手术室中由有经验的超声心动图医师进行实时 TEE 愈发重要。据我们所知,这是 NCM 患者应用 TEE 引导 LVAD 置管首篇病例报道。随着 LVAD 技术应用愈发增多,这种方法将会变得更加普遍。

(龚海蓉 译,杨谱梓 审)

参考文献

[1] Elliott P, Andersson B, Arbustini E, et al. Classification of the cardiomyopathies: a position statement from the European Society Of Cardiology Working Group on Myocardial and Pericardial Diseases. *Eur Heart J*. 2008; 29: 270 – 276.

[2] Maron BJ, Towbin JA, Thiene G, et al; American Heart Association; Council on Clinical Cardiology, Heart Failure and Transplantation Committee; Quality of Care and Outcomes Research and Functional Genomics and Translational Biology Interdisciplinary Working Groups; Council on Epidemiology and Prevention. Contemporary definitions and classification of the cardiomyopathies: an American Heart Association Scientific Statement from the Council on Clinical Cardiology, Heart Failure and Transplantation Committee; Quality of Care and Outcomes Research and Functional Genomics and Translational Biology Interdisciplinary Working Groups; and Council on Epidemiology and Prevention. *Circulation*. 2006; 113: 1807 – 1816.

[3] Rosa LV, Salemi VM, Alexandre LM, Mady C. Noncompaction cardiomyopathy: a current view. *Arq Bras Cardiol*. 2011; 97: e13 – e19.

[4] Freedom RM, Yoo SJ, Perrin D, Taylor G, Petersen S, Anderson RH. The morphological spectrum of ventricular noncompaction. *Cardiol Young*. 2005; 15: 345 – 364.

[5] Oechslin EN, Attenhofer Jost CH, Rojas JR, Kaufmann PA, Jenni R. Long-term follow-up of 34 adults with isolated left ventricular noncompaction: a distinct cardiomyopathy with poor prognosis. *J Am Coll Cardiol*. 2000; 36: 493 – 500.

[6] Towbin JA, Lorts A, Jefferies JL. Left ventricular non-compaction cardiomyopathy. *Lancet*. 2015; 386: 813 – 825.

[7] Bhatia NL, Tajik AJ, Wilansky S, Steidley DE, Mookadam F. Isolated noncompaction of the left ventricular myocardium in adults: a systematic overview. *J Card Fail*. 2011; 17: 771 – 778.

[8] Postma AV, van Engelen K, van de Meerakker J, et al. Mutations in the sarcomere gene MYH7 in Ebstein anomaly. *Circ Cardiovasc Genet*. 2011; 4: 43 – 50.

[9] Udeoji DU, Philip KJ, Morrissey RP, Phan A, Schwarz ER. Left ventricular noncompaction cardiomyopathy: updated review. *Ther Adv Cardiovasc Dis*. 2013; 7: 260 – 273.

[10] Oechslin E, Jenni R. Left ventricular non-compaction revisited: a distinct phenotype with genetic heterogeneity? *Eur Heart J*. 2011; 32: 1446 – 1456.

[11] Arbustini E, Weidemann F, Hall JL. Left ventricular noncompaction: a distinct cardiomyopathy or a trait shared by different cardiac diseases? *J Am Coll Cardiol*. 2014; 64: 1840 – 1850.

[12] Kovacevic-Preradovic T, Jenni R, Oechslin EN, Noll G, Seifert B, Attenhofer Jost CH. Isolated left ventricular noncompaction as a cause for heart failure and heart transplantation: a single center experience. *Cardiology*. 2009; 112: 158 – 164.

[13] Stöllberger C, Blazek G, Dobias C, Hanafin A, Wegner C, Finsterer J. Frequency of stroke and embolism in left ventricular hypertrabeculation/noncompaction. *Am J Cardiol*. 2011; 108: 1021 – 1023.

[14] Kohli SK, Pantazis AA, Shah JS, et al. Diagnosis of left-ventricular non-compaction in patients with left-ventricular systolic dysfunction: time for a reappraisal of diagnostic criteria? *Eur Heart J*. 2008; 29: 89 – 95.

[15] Chumnanvej S, Wood MJ, MacGillivray TE, Melo MF. Perioperative echocardiographic examination for ventricular assist device implantation. *Anesth Analg*. 2007; 105: 583 – 601.

[16] Stainback RF, Estep JD, Agler DA, et al; American Society of Echocardiography. Echocardiography in the Management of Patients with Left Ventricular Assist Devices: Recommendations from the American Society of Echocardiography. *J Am Soc Echocardiogr*. 2015; 28: 853 – 909.

[17] Jenni R, Oechslin E, Schneider J, Attenhofer Jost C, Kaufmann PA. Echocardiographic and pathoanatomical characteristics of isolated left ventricular non-compaction: a step towards classification as a distinct cardiomyopathy. *Heart*. 2001; 86: 666 – 671.

[18] Chin TK, Perloff JK, Williams RG, Jue K, Mohrmann R. Isolated noncompaction of left ventricular myocardium. A study of eight cases. *Circulation*. 1990; 82: 507 – 513.

[19] Stöllberger C, Finsterer J, Blazek G. Left ventricular hypertrabeculation/noncompaction and association with additional cardiac abnormalities and neuromuscular disorders. *Am J Cardiol*. 2002; 90: 899 – 902.

8. 恶性心律失常消融术中应用 Impella 机械支持

亚当·C.阿德勒(Adam C. Adler),拉梅什·科达瓦蒂甘蒂(Ramesh Kodavatiganti)

摘要

先天性矫正型大动脉转位是一种罕见的先天性心脏病,右心室持续担负系统循环心室的功能,导致心力衰竭、三尖瓣关闭不全和心律失常。此类患者中室上性心律失常十分常见。本文讨论1例33岁先天性矫正型大动脉转位患者的麻醉管理,在室上性心动过速消融术中需心室辅助装置以维持心排血量。在前一次室上性心动过速发作期间,患者发生无脉搏心搏骤停并进行了复苏,促使医师决定在消融术的麻醉诱导后选择插入 Impella 导管。

先天性矫正型大动脉转位(cc - TGA)是一种罕见的先天性心脏病。解剖结构的内在复杂性和许多可能并存的结构异常,使此类患者的麻醉管理变得复杂。右心室持续作为系统循环心室导致明显的心力衰竭、三尖瓣关闭不全和心律失常等。本文讨论1例33岁先天性矫正型大动脉转位患者的麻醉管理,该患者需在麻醉下行室上性心动过速通路消融。该患者在前一次室上性心动过速(SVT)发作期间,经历了无脉性心搏骤停,并进行了复苏。本次手术采用一种导管型短期心室辅助装置 Impella(Abiomed,Danvers,MA)用于室上性心动过速期间维持心排血量。本文对先天性矫正型大动脉转位患者的病理生理、相关异常和并发症做一综述。已获得患者关于发表此文的书面同意。

病例描述

1名33岁女性拟接受室上性心动过速第三条通路的消融术。其出生时患有一种罕见的变异型先天性心脏病,其异常包括右位心、先天性矫正型大动脉转位{S、L、L}、原来的左心室(LV)至肺动脉(PA)狭窄、室间隔缺损和大动脉导管未闭(图1)。8岁时,患者接受左心室至肺动脉导管置入术、室间隔缺损(VSD)封堵术和肺动脉分支补片增强术。18岁时,患者需进行右心房后间隔消融,以治疗持续的交界性复发性心动过速。同年晚些时候,患者还接受了右侧前间隔消融术来治疗室上性心动过速。21岁时,患者需要切除引起间断性肺下段梗阻的动脉瘤样的室间隔组织和三尖瓣成形术(本例为系统性房室瓣)。3次怀孕后,

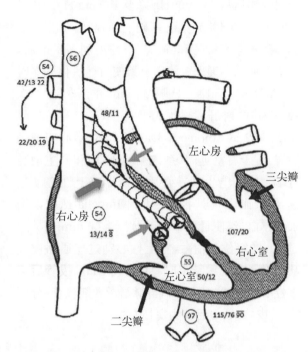

图1 手术后明确的患者心脏解剖结构示意图

原发的 LV - PA 连接(蓝色箭头);LV 至 PA 导管(红色箭头)。圆圈内的数字代表在各区域测量的氧饱和度,而所列数字代表压力。

患者出现左心室功能中度不全和严重的右心室收缩功能障碍,导致右心室扩张、严重的三尖瓣关闭不全和左心房扩大,为此接受了三尖瓣修复术。

患者在家中发生了需要心肺复苏的无脉性心搏骤停。还存在持续的室上性心动过速,腺苷治疗有效。给予负荷剂量胺碘酮并持续输注后,计划对室上性心动过速通路进行射频消融。患者拒绝使用植入式自动心脏复律除颤器,并选择在等待消融过程中使用外戴式 Lifevest(Zoll Medical,Chelmsford,MA)。

患者从小患病,对医疗操作有严重的焦虑情绪。最初,患者拒绝在诱导前建立静脉通路。然而,经过长时间讨论后,患者同意置入 24 号静脉管。静脉给予 2 mg 咪达唑仑镇静后,其被送往心导管室。增加芬太尼(100 μg)和咪达唑仑(4 mg)静脉剂量以达到中度镇静。应用体外除颤垫,并予以桡动脉穿刺置管。静脉给予 20 mg 丙泊酚使眼睑反射消失后,经静脉额外给予芬太尼(100 μg),在 10 min 内完成麻醉诱导。静脉给予 10 mg 维库溴铵后进行气管插管。插管后,立即静脉给予 2 剂去氧肾上腺素(100 μg/剂)和 1 g 葡萄糖酸钙,以应对收缩压从 140 mmHg 降至 100 mmHg。在吸入 0.3%~0.4% 异氟醚基础上,间断给予芬太尼和咪达唑仑来维持麻醉。皮下注射利多卡因后,建立右股动脉通路。注射肝素使目标活化凝血时间(ACT)>250 s。每隔 30 min 重新检查 1 次 ACT,并注射肝素以维持目标 ACT。采用 9 号 Impella 2.5(Abiomed,Danvers,MA)心室辅助装置,置于右室远端(系统循环心室)和升主动脉近端。放置电生理导管后电诱导室上性心动过速,导致血压立即下降。上调 Impella 速度以增加心排血量,使目标平均动脉压>60 mmHg。经过 5 h 的定位和消融,室上性心动过速通路被成功消融。在手术结束时移除 Impella。拔管后室上性心动过速立即复发,静脉给予 3 剂腺苷(分别为 6、12、12 mg)后转为窦性心律。

讨论

先天性矫正型大动脉转位的解剖学

先天性矫正型大动脉转位是一种非常罕见的疾病,仅占所有先天性心脏病的 0.5%。在先天性矫正型大动脉转位中,由于心管向左弯曲形成左襻且主-肺动脉间隔旋转不良,分别出现房室不协调和心室-动脉错误整合。在发育过程中,心管异常左旋(正常为右旋),导致右室偏后位,流出道方向改变。此外,与所有大动脉转位一样,主-肺动脉间隔在发育过程中不能旋转 180°,导致心室-动脉连接错误。由此产生的血流途径是静脉血液在通过二尖瓣口进入形态学上的左心室之前回流到右心房。血液经肺主动脉通过肺动脉瓣进入肺部。含氧肺静脉血通过三尖瓣返回左心房进入形态学上的右心室,并经主动脉瓣进入主动脉。主动脉位于前方和肺动脉的左侧。右心室仍然是系统循环心室。先天性矫正这一术语指缺氧静脉血返回肺部和含氧血返回系统循环。

相关畸形

高达 90% 的先天性矫正型大动脉转位患者可能存在其他相关畸形,包括室间隔缺损、左室流出道梗阻、二尖瓣和三尖瓣畸形[1]。冠状动脉解剖结构倒置,左冠状动脉起源于右窦,右冠状动脉起源于左窦,也有可能存在其他变异[2]。

传导异常

心室左襻导致室间隔相对于房间隔错位,常为膜性室间隔缺损(VSD)。在大多数先天性矫正型大动脉转位病例中,位于中隔区的房室结(AVN)组织不能与心室相连。最常见者有 2 个房室结区域,即前、后房室结及其延长的结点通路[3,4]。这种异常结构增加了心脏传导阻滞和心律失常的风险[5]。在先天性矫正型大动脉转位中,房室传导通常通过前房室结及其相关的希氏束发生。

先天性矫正型大动脉转位的病理生理机制

从生理上讲,血流路径足以维持生命,并不需要在新生儿期立即进行干预。此类患者可能多年来一直无症状,右心室一直作为系统循环心室。从形态学上看,右心室无法在几十年时间里产生足够的压力以应对主动脉压力。随着时间推移,会出现右心室功能障碍和扩张,导致心力衰竭[2]。该患者因 3 次妊娠,心脏容量超负荷,同时还有主动脉高压,出现进行性右室扩张和代偿性 TV 扩张。随着先天性心脏病手术的技术进步和体外循环技术的发展,人们尝试通过动脉转位术将左心室恢复为系统循环心室。然而,由于房室不协调,心房必须"转换",让静脉回流进入肺部,然后再流入主动脉。对部分患者可以通过建立双心房隔板和动脉转换术,即所谓的"双调转手术"来实现。无论是否纠正,先天性矫正型大动脉转位的远期预后仍不确定。系统循环的右心室通常出现心室扩张和三尖瓣关闭不全,引起房性心律失常和/或肺血管超负荷[6,7]。先天性矫正型大动脉转位治疗后的患者,易出现与心房连接异常有关的隔板阻滞和心律失常[8]。对于有心力衰竭,特别是心功能Ⅲ级和Ⅳ级的患者,通常建议不要怀孕[1,9]。

先天性矫正型大动脉转位患者的主要发病和死亡原因是心律失常。在2次成功的室上性心动过速导管消融术后,本例患者不幸地又出现室上性心动过速的第三条路径,还发生了无脉性心搏骤停。为在不影响心排血量的情况下刺激该通路,将1根Impella导管置入系统循环心室(右心室)。

Impella是一种导管型心室辅助装置,近端有电磁驱动旋转马达而远端有血液抽取装置(图2)。该装置可用于心源性休克的短期治疗。在室性心动过速消融术中,它也被成功用以维持心排血量[10-12]。然而,Impella也可能影响心律失常通路的定位[13]。血液从导管远端被抽取,并从近端喷射到主动脉。心脏支持的程度或摄血量与马达转速成正比,使用Impella 2.5的最大支持力为2.5 L/min,使用较新Impella 5.0的最大支持力为5.0 L/min。与Impella 2.5相比,Impella 5.0的并发症发生率更高,包括栓塞性卒中、急性肾功能不全、出血和感染。该设备最长支持时间为6 h;但是,欧洲研究报告也可支持长达5天[14]。

本病例中,导管远端摄血部分位于系统循环的右心室中,血流出口位于升主动脉(图3)。每次诱导室上性心动过速时,为使目标平均动脉压>60 mmHg,通过增加Impella马达速度增加心脏支持力度。在室上性心动过速诱发过程中缺乏动脉搏动,提示Impella速度是决定心排血量的主要因素。虽然患者对手术耐受良好,没有任何神经后遗症,但消融失败,患者晚些时候复发室上性心动过速。除标准的血流动力学监测外,还应

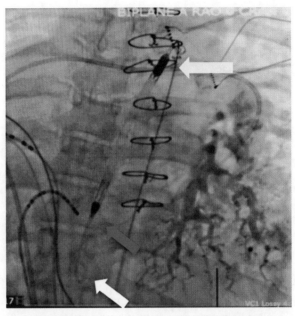

图3 胸片显示Impeller心室辅助装置的位置,远端(白色箭头)和进血阀(红色箭头)位于右心室上,Impeller旋转部分和血液出口位于升主动脉上(黄色箭头)。

进行动脉穿刺,因为如果需要心脏支持而搏动消失时,仅通过无创血压监测无法实现。当心室功能无法支持麻醉诱导时,在给予或不给予镇静下,可在诱导前局麻下放置Impella。本例患者在窦性心律时可维持稳定的心排血量,身体情况允许在诱导后放置Impella。

当遇到先天性矫正型大动脉转位患者时,围术期评估应判断患者系统循环心室的解剖结构和/或任何姑息性干预措施。应评估每一个管腔的血流特征、心室功能和瓣膜病变程度。对患有先天性矫正型大动脉转位和系统循环在右心室的年长患者,尤其在心律失常时,麻醉诱导具有挑战。在某些情况下,Impella导管可用来增加甚至维持心排血量。

(龚海蓉 译,杨谦梓 审)

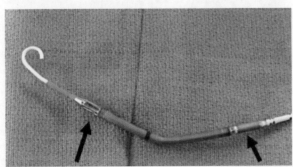

血液摄取　　　　Impeller旋转部分

图2 Impeller心室辅助装置

参考文献

[1] Hornung TS, Calder L. Congenitally corrected transposition of the great arteries. *Heart*. 2010; 96: 1154-1161.

[2] Filippov AA, Del Nido PJ, Vasilyev NV. Management of systemic right ventricular failure in patients with congenitally corrected transposition of the great arteries. *Circulation*. 2016; 134: 1293-1302.

[3] Ih S, Fukuda K, Okada R, Saitoh S. The location and course of the atrioventricular conduction system in common atrioventricular orifice and in its related anomalies with transposition of the great arteries — a histopathological study of six cases. *Jpn Circ J*. 1983; 47: 1262-1273.

［4］Noheria A，Asirvatham SJ，McLeod CJ. Unusual atrioventricular reentry tachycardia in congenitally corrected transposition of great arteries: a novel site for catheter ablation. *Circ Arrhythm Electrophysiol*. 2016; 9: e004120.

［5］Park SH，Choi JY，Park EJ，et al. A typical case of L-transposition of the great arteries initially presented as complete atrioventricular block in middle-aged man. *J Cardiovasc Ultrasound*. 2015; 23: 36 - 39.

［6］Graham TP Jr，Bernard YD，Mellen BG，et al. Long-term outcome in congenitally corrected transposition of the great arteries: a multi-institutional study. *J Am Coll Cardiol*. 2000; 36: 255 - 261.

［7］Beauchesne LM，Warnes CA，Connolly HM，Ammash NM，Tajik AJ，Danielson GK. Outcome of the unoperated adult who presents with congenitally corrected transposition of the great arteries. *J Am Coll Cardiol*. 2002; 40: 285 - 290.

［8］Lee C KK. Long-term outcomes and management of the adult with systemic right ventricle. *ACC Current Journal Review*. 2004; 13: 60 - 64.

［9］Jain VD，Moghbeli N，Webb G，Srinivas SK，Elovitz MA，Paré E. Pregnancy in women with congenital heart disease: the impact of a systemic right ventricle. *Congenit Heart Dis*. 2011; 6: 147 - 156.

［10］Reddy YM，Chinitz L，Mansour M，et al. Percutaneous left ventricular assist devices in ventricular tachycardia ablation: multicenter experience. *Circ Arrhythm Electrophysiol*. 2014; 7: 244 - 250.

［11］Lü F，Eckman PM，Liao KK，et al. Catheter ablation of hemodynamically unstable ventricular tachycardia with mechanical circulatory support. *Int J Cardiol*. 2013; 168: 3859 - 3865.

［12］Miller MA，Dukkipati SR，Chinitz JS，et al. Percutaneous hemodynamic support with Impella 2.5 during scar-related ventricular tachycardia ablation（PERMIT 1）. *Circ Arrhythm Electrophysiol*. 2013; 6: 151 - 159.

［13］Vaidya VR，Desimone CV，Madhavan M，et al. Compatibility of electroanatomical mapping systems with a concurrent percutaneous axial flow ventricular assist device. *J Cardiovasc Electrophysiol*. 2014; 25: 781 - 786.

［14］Sjauw KD，Konorza T，Erbel R，et al. Supported high-risk percutaneous coronary intervention with the Impella 2.5 device the Europella registry. *J Am Coll Cardiol*. 2009; 54: 2430 - 2434.

9. 选择性静脉-静脉体外膜氧合应用于气管内肿瘤切除术

W. 乔纳森·唐克曼(W. Jonathan Dunkman)，阿琳娜·尼古拉(Alina Nicoara)，雅各布·施罗德(Jacob Schroder)，莫曼·M. 瓦希迪(Momen M. Wahidi)，阿门·El. 玛法尼(Aimen El Manafi)，德斯雷·波纳多娜(Desiree Bonadonna)，珂拉·X. 乔瓦奇尼(Coral X. Giovacchini)，弗雷德里克·W. 兰巴德(Frederick W. Lombard)

摘要

本文报道1例37岁男性，在静脉-静脉体外膜氧合(VV-ECMO)辅助下，成功切除气管隆嵴附近几乎阻塞气道的肿瘤的病例。患者在手术室内维持自主通气的同时，在轻度镇静下行双侧股静脉置管。VV-ECMO启动后，进行全麻诱导，在硬质支气管镜下切除肿瘤。手术结束后，行气管插管、断开ECMO、拔除股静脉管，患者苏醒、拔除气管导管后送入麻醉恢复室进行康复。

作为一种先进的器官生命支持手段，体外膜氧合(ECMO)适用于危重患者，在置管后血液经体外循环，并通过人工膜进行氧合。ECMO采用静脉-动脉置管提供循环和呼吸支持，也可采用静脉-静脉置管治疗呼吸衰竭，通常用于严重血流动力学不稳定或急救时。本文报道1名37岁男性择期建立静脉-静脉体外膜氧合(VV-ECMO)，进而安全切除气管隆嵴附近几乎阻塞气道的肿瘤。本病例报道获得了患者书面同意。

病例描述

1名37岁男性，既往无明显病史，因肿瘤阻塞气道至我们医学中心治疗。患者既往体健，直至约10个月前，开始出现呼吸困难和异物感。呼吸急促随咳嗽发作而加重，患者自觉不能自由呼吸，发作频率和严重程度都在增加。胸部CT可

见一位于气管隆嵴附近的巨大双叶肿块，肿块部分阻塞双侧主支气管(图1)。由于咳嗽严重，无法准确测定患者肺活量。患者拟行硬质支气管镜下肿瘤切除术。因肿瘤几乎完全阻塞气道，遂决定将ECMO作为一种抢救措施，以便在气道完全受累时使用。然而，在进一步考虑后，决定采取最安全的方案，即在全身麻醉诱导前预先启动VV-ECMO，而非在气道受损、不能通气和氧合的情况下再建立VV-ECMO。

患者进入手术室(OR)，给予小剂量右美托咪定和丙泊酚输注镇静，并逐步增加剂量，同时保持自主通气。静注5 000 U肝素抗凝，在透视引导下于下腔静脉置入25Fr多级流入管(引流管)，右心房置入21Fr单级外流管(含氧血回输管)，行双侧股静脉置管。ECMO开始后，建立充分的血流循环，然后给予肌松药进行全麻诱导。进行ECMO

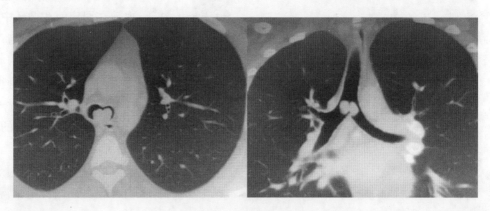

图1 术前CT显示隆嵴处有一巨大肿瘤，阻塞左右主支气管

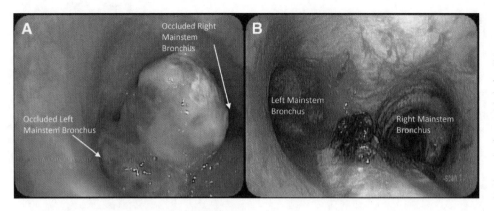

图2 术中支气管镜检查。

A. 巨大肿瘤位于隆嵴水平,阻塞左右主支气管;B. 切除后可在隆嵴处看到消融区域,无明显残留肿瘤。A. 左箭头:左主支气管闭塞;右箭头:右主支气管闭塞。B. 左箭头:左主支气管;右箭头:右主支气管

时,用丙泊酚、瑞芬太尼和罗库溴铵维持全身麻醉,并根据BIS值调整麻醉药物剂量。患者循环血流量维持在2.5~3.8 L/min,每分钟吸入2~3 L纯氧。通过SpO_2和动脉血气监测,保证ECMO有充分的气体交换。此后没有追加肝素。在VV-ECMO确保氧合、通气条件下,并不需要高频喷射通气即可进行硬质支气管镜检查。采用基底周围电灼圈套和冷冻疗法切除肿块。肿块切除后的残端轻度出血,通过氩离子凝固术止血(图2)。随后对患者进行气管插管和通气,监测呼出气二氧化碳和SpO_2确保氧合效果,之后终止ECMO,拔除静脉导管。使用25 mg鱼精蛋白逆转肝素作用。ECMO运转时间为46 min。肿瘤切除后,患者可自主呼吸,并在手术室内清醒拔管。术后,患者在麻醉恢复室继续观察,并被留院观察一夜。患者于次日出院回家,病理诊断为支气管内神经鞘瘤(图3)。术后6个月复查支气管镜,切除部位支气管内黏膜正常,无肿瘤复发迹象。患者临床症状完全消失。

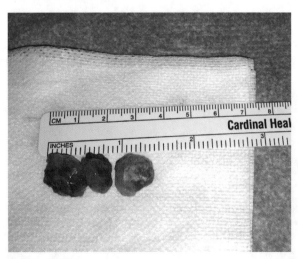

图3 术中切除的肿瘤组织

讨论

原发性气管肿瘤相对少见,此部位的神经鞘瘤更为罕见。有学者查阅了1950~2013年报道的51例病例,大多数病例(78%)为成人,肿瘤最常见大小为1~3 cm,通常位于气管远端1/3处。本例患者即为典型代表。患者主要症状为咳嗽、喘息和呼吸困难。许多患者最初被误诊为哮喘,从症状出现开始治疗平均延迟17个月。大多数患者采用内镜或外科手术切除肿瘤[1]。

ECMO是一种先进的有创干预措施,可以挽救生命,但也会带来严重风险和潜在并发症,包括血管内血栓形成或血栓在血管内游走,用于预防血栓的抗凝剂有可能在任何部位造成出血、凝血功能障碍,以及插管部位出现血管损伤。与体外循环相比,持续时间短和选择外周VV-ECMO,可最大限度降低上述风险。

VV-ECMO有多种置管途径,包括股静脉、腋静脉和颈内静脉插管。本例患者使用2个单级插管,也可采用1个多级插管,如Avalon导管。本例患者选择股静脉入路,是因为股静脉入路耐受性好,需要的麻醉镇静最少,且远离支气管镜操作区。

VV-ECMO与静脉-静脉旁路的不同之处在于,血液在回流前在循环中被氧合,而静脉旁路将血液分流至手术部位。与VA-ECMO不同的是,氧合后的血液回流至右心房,而心脏没有旁路,仍然通过肺循环和全身循环完成血液循环。这最大限度地减少了与VA-ECMO相关的血流动力学、并发症和栓塞形成的发生,但要求有相对正常的心脏功能。

虽然VV-ECMO应用于气管内肿瘤已有报道,但它可能在某些特定情况下给患者带来更大

风险,且对医疗资源和设施的要求更高。既往病例中,ECMO 运转时间较长。有学者[2]报道了2009~2012 年 19 例 VV - ECMO 治疗严重气道阻塞的病例。在这些病例中,ECMO 通常在 ICU 内启动,随后在 OR 进行气道干预,再回到 ICU 撤机和拔管。ECMO 平均时间为 20.9 h[2]。其他作者也报道了多种气道手术中长时间使用 ECMO 的病例,他们或在整个治疗期间连续使用 ECMO[3],或多次置管、多次 ECMO[4]。上述病例使用 ECMO 后,气管内肿瘤被安全切除,但也增加 ECMO 运转时间,增加了并发症发生的可能性,利用了大量 ICU 资源。

ECMO 在气管内肿瘤的有创治疗中也有报道,例如作为气管切开术的过渡[5,6],或胸骨切开后心脏插管再进行气道手术[7]。在气道急性损伤时,紧急使用 ECMO 可作为一种抢救技术[8,9]。ECMO 在许多情况下显然是有益的,也是一个很好的选择。本病例表明,ECMO 在择期微创危重气道疾病治疗中也是有用的。

该患者的管理有其自身特点,即相对较短时间的合理使用 ECMO,不仅有助于切除肿瘤,还能将并发症发生风险或资源消耗降至最低。适度镇静有利于顺利、安全地进行双侧股静脉置管和启动 VV - ECMO,维持自主通气则保证了持续氧合,避免气道塌陷。在其他干预前启动 VV - ECMO,最大限度地降低了与全麻诱导和硬质支气管镜检查相关的气道并发症风险。在气道手术中有预见性的使用 VV - ECMO,确保充分氧合和通气,也避免了采取急救措施,规避了相关风险和并发症。为治疗气道病症或在气道严重损伤情况下开展 ECMO 进行抢救,会显著增加医源性创伤风险,并可能导致不可预测的低氧血症甚至心血管功能衰竭。肿瘤切除后,气管插管在静脉导管拔除过程中保证了气道安全,为急救提供条件。

ECMO 的类似使用也偶有报道,提示我们只要有足够的医疗经验和资源,该技术可能具有更广泛的应用前景。古尔丁(Gourdin)等[10]报道了 1 例 27 岁男性患者,股/颈内静脉置管 VV - ECMO,在支气管镜下取出 2 个阻塞气管的异物。ECMO 时间为 120 min,患者在手术室内拔管。金(Kim)等[11]报道了 1 例 88 岁女性使用双股静脉置管 VV - ECMO,在支气管镜下切除气管内肿瘤。ECMO 时间为 140 min,术后第 1 天拔管[11]。

选择性短暂使用 VV - ECMO 治疗气管内肿瘤,需要大量临床经验和医疗资源。这种方法的跨学科性质,要求外科医师、胸科医师、麻醉科医师、循环医师和护理人员良好合作、沟通并制订周密计划。尽管 VV - ECMO 很少以这种方式使用,但它可在合适的治疗中心、合适的情况下发挥显著优势。

(阴弯弯 译,王丽妮 审)

参考文献

[1] Ge X, Han F, Guan W, Sun J, Guo X. Optimal treatment for primary benign intratracheal schwannoma: a case report and review of the literature. *Oncol Lett*. 2015; 10: 2273 - 2276.

[2] Hong Y, Jo KW, Lyu J, et al. Use of venovenous extracorporeal membrane oxygenation in central airway obstruction to facilitate interventions leading to definitive airway security. *J Crit Care*. 2013; 28: 669 - 674.

[3] Duru JA, Menges T, Bodner J, et al. Awake ECMO therapy in airway stenosis. Bronchoscopic treatment using laser resection. *Anaesthesist*. 2014; 63: 401 - 405.

[4] George TJ, Knudsen KP, Sodha NR, et al. Respiratory support with venovenous extracorporeal membrane oxygenation during stenting of tracheobronchomalacia. *Ann Thorac Surg*. 2012; 94: 1736 - 1737.

[5] Rosa P Jr, Johnson EA, Barcia PJ. The impossible airway: a plan. *Chest*. 1996; 109: 1649 - 1650.

[6] Belmont MJ, Wax MK, DeSouza FN. The difficult airway: cardiopulmonary bypass — the ultimate solution. *Head Neck*. 1998; 20: 266 - 269.

[7] Bellier J, Sage E, Gonin F, Longchampt E, Chapelier A. Radical carinal resection for a glomic tumor. *Ann Thorac Surg*. 2016; 102: e143 - e145.

[8] Willms DC, Mendez R, Norman V, Chammas JH. Emergency bedside extracorporeal membrane oxygenation for rescue of acute tracheal obstruction. *Respir Care*. 2012; 57: 646 - 649.

[9] Biancosino C, Krüger M, Kühn C, et al. First successful surgical reconstruction of bilateral transected main bronchi with extracorporeal membrane oxygenation support. *Ann Thorac Surg*. 2016; 102: e135 - e137.

[10] Gourdin M, Dransart C, Delaunois L, Louagie YA, Gruslin A, Dubois P. Use of venovenous extracorporeal membrane oxygenation under regional anesthesia for a high-risk rigid bronchoscopy. *J Cardiothorac Vasc Anesth*. 2012; 26: 465 - 467.

[11] Kim JJ, Moon SW, Kim YH, Choi SY, Jeong SC. Flexible bronchoscopic excision of a tracheal mass under extracorporeal membrane oxygenation. *J Thorac Dis*. 2015; 7: E54 - E57.

10. 常温体外循环治疗 Waldenström's 巨球蛋白血症和冷球蛋白血症

里见志穗(Shiho Satomi),葛西飞鸟(Asuka Kasai),浜口英介(Eisuke Hamaguchi),
堤康夫(Yasuo M. Tsutsumi),田中克哉(Katsuya Tanaka)

摘要

Waldenström's 巨球蛋白血症(WM)表现为高滞度综合征。冷球蛋白血症可引起血液黏度增加或与体温下降相关的血栓形成,冷球蛋白血症可与 WM 伴发。本文报道 1 名 82 岁女性患者,患有 WM、高黏度症候群和冷球蛋白血症,需要更换主动脉瓣。本例患者在体外循环过程中,使用强力空气加热系统、常温停搏并灌注温血心脏停搏液,来阻止体温下降。

Waldenström's 巨球蛋白血症(WM)是一种特殊的 B 细胞疾病,主要由淋巴浆细胞克隆性积聚在骨髓中所致,这些细胞分泌一种单克隆免疫球蛋白 M(IgM)[1]。WM 通常表现为高黏滞综合征(HVS),并以贫血、全血细胞减少、淋巴结肿大和肝脾肿大为特征。此外,7%～20% 的 WM 患者伴随冷球蛋白血症[2]。冷球蛋白随体温降低而可逆地沉淀。体外循环(CPB)心脏手术通常需降低全身体温,这也会增加血液黏度[3]。WM、HVS 和冷球蛋白血症患者在低温条件下发生低灌注和血栓的风险增加,常温 CPB 可能更适合此类患者。本文报道一例持续灌注温血心脏停搏液(CWBC)进行常温 CBP 的病例。本病例经患者书面同意后发表。

病例描述

1 名 82 岁女性(身高 146 cm,体重 45.4 kg),伴有 WM、高血压和主动脉瓣狭窄,临床症状表现为晕厥、呼吸短促和疲劳。超声心动图显示射血分数 39%,左心室壁弥漫性运动减弱,主动脉瓣重度狭窄,主动脉瓣中量反流。主动脉瓣瓣口面积 0.6 cm²,平均跨瓣压差 55 mmHg。卵圆孔未闭伴右向左分流。心导管检查显示无明显的冠状动脉疾病。术前血液检测显示,患者血液在 32.0℃ 以下倾向于凝固,尽管该变化在 37.0℃ 时可逆。采用定性分析法检测冷球蛋白,测得血红蛋白为 98 g/L。该患者拟在常温 CPB 和 CWBC 条件下行卵圆孔关闭术和主动脉瓣置换术。

患者在手术室的初始生命体征如下,体温 37.5℃,心率 83 次/min,血压 135/56 mmHg,吸空气下 SpO₂ 96%。在麻醉诱导前,进行左桡动脉穿刺置管。此外,还置入中心静脉导管和肺动脉导管,行经食管超声心动图检查。全麻诱导采用静脉注射芬太尼 100 μg、咪达唑仑 5 mg、罗库溴铵 50 mg。麻醉维持用吸入七氟醚和静脉输注芬太尼、咪达唑仑和罗库溴铵,起始值分别为 0.2 μg/(kg·min)、4.0 μg/(kg·min) 和 7.0 μg/(kg·min)。

体外循环期间,采用强力空气加热系统(Bair Hugger Model 775;3M, Maplewood, MN)使其直肠温保持在 36.0～37.0℃。静脉注射肝素 13 000 单位增加活化凝血时间(ACT)至 324 s。置管前再次静脉注射肝素 5 000 单位。动脉导管置入升主动脉,静脉导管置入上腔静脉和下腔静脉。体外循环期间,动脉导管血液温度保持在 36.0～37.5℃,静脉导管血液温度保持在 35.0～36.0℃。在 35.0～36.5℃ 范围内,顺行和逆行灌注常温停搏液致心脏骤停。在相同温度下,以 30～70 mL/min 的速度经冠状静脉窦持续灌注温血心脏停搏液,维持停跳。在 CWBC 期间,顺行灌注停跳液一次,直接注入冠状动脉窦。在体外循环回路中加入 15 000 单位肝素,使 ACT 维持在 400 s 以上。主动脉阻断后立即恢复自主循环。首次应用小剂量多巴酚丁胺终止体外循环。

采用改良超滤(MUF)48 min,用鱼精蛋白 200 mg 逆转肝素。为减少出血,在体外循环前后分别给予氨甲环酸 1 000 mg。输注 4 个单位红细胞、2 个单位新鲜冰冻血浆和 10 个单位血小板。CPB 总时间 160 min，总操作时间 324 min。CPB 系统工作正常，回路无明显血栓形成。体外循环期间，钾最高浓度为 6.7 mmol/L，MUF 后降至 5.0 mmol/L。术后 1 天，患者在 ICU 内拔管，出院后无明显并发症。

讨论

WM 最初于 1944 年被描述为伴有 HVS 和冷球蛋白血症的一种疾病[4]，是一种低度恶性淋巴母细胞瘤，其特点是骨髓中存在分泌 IgM 的克隆细胞。10%～30% 的 WM 患者报告存在 HVS。红细胞通过静电力与 IgM 五聚体结合，形成聚集物而堵塞血管，从而降低氧在微循环的运输[5]。IgM 高于 3 000 mg/dL 的患者，发生 HVS 的危险较高。本例患者 IgM 为 3 496 mg/dL，因 HVS 症状的阈值存在个体差异，故未出现 HVS 临床症状。WM 患者即使没有 HVS 临床症状，也可能发生蛋白血栓。例如，无 HVS 的 WM 患者，肾小球毛细血管显微活检中也观察到蛋白血栓[5]。

1933 年，冷球蛋白血症首次在一位骨髓瘤患者中发现[4]。低温球蛋白通常在低于 37.0℃下沉淀或凝固。这种变性具有温度依赖性和可逆性。在体外循环期间，体温过低会导致此类患者的血液黏度迅速升高，并因微血管病变而导致器官功能障碍。

对接受体外循环的 WM 或冷球蛋白血症患者，避免血液黏度增加的有效措施包括围术期血浆置换、术前类固醇冲击治疗和体外循环期间常温灌注 CWBC[5-7]。本例患者心功能低下，不能进行血浆置换。因担心可能的感染而避免使用类固醇[8]，因此在体外循环期间使用了 CWBC 进行常温灌注。

常温条件下进行体外循环可引起严重并发症。最重要的挑战是器官保护，尤其是脑。常温条件下的脑耗氧量高于低温条件下，可能引起中枢神经系统紊乱。大多数全麻药物都有神经保护作用[9]，维持足够的麻醉深度以减少脑氧耗量十分重要。该患者在手术后没有表现出中枢神经系统紊乱的迹象。

CPB 期间血钾水平升高，峰值达到 6.7 mmol/L，这是由 CWBC 所致。据报道，MUF 可降低循环炎症介质的浓度，并将失血和输血需求降至最低[10]。对此例患者而言，MUF 也将血钾浓度从 6.7 mmol/L 降至 5.0 mmol/L，因此不需额外治疗，也不会因高钾血症而发生心脏事件。

综上所述，WM 和冷球蛋白血症具有多重临床特征，是需低温条件下体外循环患者麻醉管理的重要问题。常温 CPB 联合 CWBC 可有效预防本例患者出现上述问题。

（阴弯弯　译，王丽妮　审）

参考文献

[1] Treon SP. How I treat Waldenström macroglobulinemia. *Blood*. 2009；114；2375 – 2385.

[2] Ghobriarl IM. Are you sure this is Waldenström macroglobulinemia? *Hematology Am Soc Hematol Educ Program*. 2012；2012；586 – 594.

[3] Gaillard D，Bical O，Paumier D，Trivin F. A review of myocardial normothermia：its theoretical basis and the potential clinical benefits in cardiac surgery. *Cardiovasc Surg*. 2000；8；198 – 203.

[4] Stone MJ. Waldenström's macroglobulinemia：hyperviscosity syndrome and cryoglobulinemia. *Clin Lymphoma Myeloma*. 2009；9；97 – 99.

[5] Sweeting CA，Kelleher N，Mahmood N，Unsworth-White J，Weatherall M，Webb G. Waldenstrom's disease and cardiopulmonary bypass：a case report. *Perfusion*. 2004；19；381 – 383.

[6] Fontana M，Ruchat P，Horisberger J，Aubert V，Mayor C，Spertini F. Prevention of cryoprecipitation during cardiopulmonary bypass in a patient with HIV-HCV co-infections. *Perfusion*. 2006；21；263 – 265.

[7] Fakih HA，Elueze E，Vij R. Coronary artery bypass grafting in a patient with active idiopathic cryoglobulinemia：revisiting the issue. *J Community Hosp Intern Med Perspect*. 2016；6；30351.

[8] Manasanch EE，Kristinsson SY，Landgren O. Etiology of Waldenström macroglobulinemia：genetic factors and immune-related conditions. *Clin Lymphoma Myeloma Leuk*. 2013；13；194 – 197.

[9] Kawaguchi M，Furuya H，Patel PM. Neuroprotective effects of anesthetic agents. *J Anesth*. 2005；19；150 – 156.

[10] Zakkar M，Guida G，Angelini GD. Modified ultrafiltration in adult patients undergoing cardiac surgery. *Interact Cardiovasc Thorac Surg*. 2015；20；415 – 421.

第二部分

凝血

要点概览由罗曼·M.斯尼金斯基撰写

11. 阿司匹林引起的原发性血小板增多症和硬膜外分娩：出血风险评估

2017,9(6)：172-174

① 特发性血小板增多症亦称原发性血小板增多症，其特点是血小板计数持续性升高。

② 然而，长期的特发性血小板增多可引起获得性假血友病综合征，影响血小板聚集从而导致出血。

③ 对术前服用阿司匹林拟行蛛网膜下腔阻滞的特发性血小板增多症患者，血小板功能检查是必要的。

12. 术中自体血回输发现金属沉积

2017,8(4)：67-79

① 因存在大出血风险，骨科金属假体植入术中常使用自体血回输装置。

② 自体血回输装置可过滤一些金属假体植入物粒子，但血浆中的重金属如铬、钴含量仍远高于正常水平。

③ 使用白细胞滤器可能是自体血回输时减少重金属的一种可行方法，但需进一步研究。

13. 钇-90放射栓塞术治疗肝癌后并发获得性A型血友病

2017,9(12)：344-345

① 获得性血友病A患者的血液中存在凝血因子Ⅷ的自身抗体，破坏内源性凝血途径，使凝血酶生成不足。

② 由于循环中存在凝血因子Ⅷ抗体，外源性凝血因子Ⅷ的凝血作用通常无效，故需激活一种"旁路剂"，如凝血因子Ⅶ。

③ 获得性血友病A的诊断包括活化部分凝血活酶时间(aPTT)延长，凝血酶原时间(PT)正常，凝血因子Ⅷ水平非常低。

14. 血管抽吸取栓术合并血栓碎裂和远端栓塞导致血流动力学紊乱

2017,8(8)：206-209

① AngioVac抽吸系统是一种用于心脏内取栓的创伤最小的方法。

② 该方法的一个潜在并发症，即血栓碎屑在末梢血管形成栓塞，可致心血管系统衰竭。

③ 及时应用ECMO可能是一个救命措施。使用AngioVac抽吸系统时，有必要备好ECMO。

15. 极度血液稀释降低肝素和鱼精蛋白在体外循环中的需要量：耶和华见证人患者的病例报道

2017,8(11)：291-293

① 活化凝血时间(ACT)易受许多因素影响，导致它与患者体内肝素水平并不完全一致。

② 血浆凝血因子、肝素结合蛋白水平较低时，可能导致常规剂量肝素注射后ACT极度升高。

③ 计算鱼精蛋白用量时，应考虑ACT与血浆实际肝素水平可能并不相关这一因素。

16. 双肺移植患者体外膜氧合及血浆置换过程中抗凝血酶严重缺乏

2017,8(1)：11-13

① 治疗性血浆置换可用于同种异体移植患者。

② 凝血因子被稀释是血浆置换的一个公认的并发症,但白蛋白、抗凝血因子(如抗凝血酶)也在减少。

③ 纤维蛋白原水平比抗凝血酶水平恢复得早,临床医师应注意移植患者出现血栓并发症的可能性。

11. 阿司匹林引起的原发性血小板增多症和硬膜外分娩：出血风险评估

保罗·马丁·肯彭(Paul Martin Kempen)

摘要

原发性血小板增多症(ET)是一种临床罕见疾病，常伴有血栓和出血并发症。我们遇到 1 例 Janus 激酶-2 基因阴性的 ET 患者，正在服用阿司匹林且需在硬膜外镇痛下分娩。在一家社区医院中，通过使用 Plateletworks 对血小板功能进行分析，确认有足够数量的血小板以允许进行硬膜外置管操作。本文讨论了 ET 产妇接受硬膜外麻醉的有关问题，描述血小板功能测试结果的临床意义和价值。

血小板增多症是临床上一种反应性异常疾病，高达 90% 的此类成人患者凝血功能正常或升高[1]。ET 是一种罕见疾病，可发生于整个年龄段，以老年人最为常见[2]。本文报道 1 例接受阿司匹林治疗的 ET 患者，G2P1，即将在硬膜外镇痛下再次分娩。我们使用 Plateletworks(Helena Laboratories，Beaumont，TX)对血小板功能进行分析，旨在评估风险，并帮助社区医院判断硬膜外麻醉是否安全。该检查提供的信息有助于了解 ET 患者止血机制，以便于麻醉管理。本病例报道已获得患者书面同意。

病例描述

1 名 37 岁孕妇即将经阴道分娩。既往 2 次骨髓活检证实，其患有 Janus 激酶-2 基因阴性 ET，患病时间逾 15 年。2 年前，该患者从本医疗机构转至一所三级研究型医院分娩。当时的转院因素包括 ET 病史、因检查手段有限担心出血、缺乏血液病医师参与、社区医院检验科和血库的诊疗资源有限。该患者既往曾接受硬膜外麻醉并顺利分娩健康新生儿，无明显出血，无围生期并发症，但患者当时未服用阿司匹林。

本次怀孕过程中，血液科医师在其妊娠 23 周时给予以下药物，每日服用阿司匹林 81 mg、拉贝洛尔 50 mg 及维生素。凝血检查显示，凝血酶原时间及国际标准化比值(INR)正常，部分活化凝血活酶时间正常，血友病因子抗原 230%，凝血因子Ⅷ活性 255%。血小板计数(675～827)×10⁹/L

和白细胞计数(11.5～13.9)×10⁹/L 在过去 3 个月中逐渐升高。

考虑到该产妇正服用阿司匹林，遂进行 Plateletworks 检查。二磷酸腺苷(ADP)、胶原和花生四烯酸(AA)激活的血小板数量分别为 145、272 和 226×10⁹/L(正常值为 150～400×10⁹/L)。在测定的 687×10⁹/L 血小板中，活性血小板百分比显著降低：ADP 21%(正常＞86%)、胶原 40%(正常＞70%)、AA 33%(正常＞60%)。活化血小板的数量绝对值估计能保证凝血，遂尝试进行硬膜外麻醉，操作过程无殊。

注入 3 mL 1.5% 利多卡因作为试验剂量，产妇无不良反应，随后给予 8 mL 0.25% 丁哌卡因，并以 8 mL/h 速度持续输注含芬太尼 2 μg/mL 的 1.25% 丁哌卡因。产后 2.5 h 时，硬膜外给予 20 mL 2% 利多卡因后行输卵管结扎术。该产妇阴道分娩无并发症，其在拔除硬膜外导管后给予依诺肝素，并顺利出院。

讨论

有关 ET 产妇围生期硬膜外麻醉管理的报道有限。

该患者 ET 病史持续时间超过 15 年，发生血小板极度增多并出血的风险很高[3]。在大多数文献中，ET 出血并发症被认为是硬膜外麻醉禁忌。此外，该患者在未进行特定血小板功能测试的情况下服用阿司匹林[4-7]。既往血液学研究已排除血管性血友病因子被循环中血小板广泛吸附的可能,而这种可能会导致 ET 患者发生获得性血管性血友病综合征。

对硬膜外置管的低风险患者而言,服用阿司匹林并非主要问题。但是,长时间 ET 病史和潜在出血危险,却值得特别关注[2,3]。患者近两年病情迁延,ET 病史已逾 15 年,分娩前还服用过阿司匹林,使硬膜外置管前评估血小板功能十分必要。

我们实验室最近开展了 Plateletworks 特异性血小板功能检测项目。这一检查适用于产程进展快速的经产妇,可特异性评估阿司匹林对原发性血小板紊乱的影响。该设备最初用于接受双重抗血小板治疗的心脏支架置入患者术前血小板评估。该设备于 1999 年 12 月获得美国食品和药物管理局(FDA)临床实验室设备部批准。Plateletworks 可提供标准的全血细胞计数,包括血小板计数和血小板特异性聚集等结果。加入 EDTA 抗凝的 1 mL 全血样品,在标准阻抗细胞计数器上可同时测定 3 条特异激动剂途径。EDTA 抗凝后有助于检测细胞总数,但检测特异激动剂途径通常使正常血小板数量几乎降至零。由于血小板损伤,为获得每种试剂在开始检测后 2~3 min 内抑制血小板的数据,需将通过激活途径测量的血小板计数从抗凝后血小板总数中减去[8]。

PFA‐100(Siemens Medical Solutions USA,Inc,Malvern,PA)和血栓弹力图在 ET 中已有应用,该例患者的测量值亦可能正常,但 Plateletworks 可对阿司匹林治疗予以特定评估[9,10]。Plateletworks 为本例患者提供了独一无二的信息,明确了患者有数量足够、功能正常的血小板。血小板在体内的聚集机制十分复杂,依赖多种途径相互作用[10]。有相当数量的血小板表现为非特异性聚集缺陷,仅 21%~40% 的血小板对任何一种激活剂都有反应,而其他大部分血小板可能是"克隆"的、无功能的血小板。克隆标记物是 ET 4 个主要诊断标记物之一[1]。通常,ADP 活化途径在 Plateletworks 检测中的正常百分比最高。而服用阿司匹林时,ADP 活化途径检测结果中功能正常的血小板绝对值和百分比反而最低。

然而,ET 患者 ADP 和肾上腺素活化的血小板受影响。不管检测哪种途径,该患者正常功能血小板的数量足够但并未升高,提示其服用抗血小板药

物的指征不强。该患者缺乏使用低剂量阿司匹林的特定效应,这些独特变化均被 Plateletworks 检测出,而常规凝血检测可能忽略上述发现。

对患有罕见的血小板异常且需硬膜外麻醉的产妇而言,检测凝血功能的需求十分迫切。鉴于社区医院资源有限的现实,此类患者很可能会被转至三级医院,但若能做好充分准备,在社区医院分娩可能也是安全的,且更便利患者。尽管该患者的结局良好,但仍需对此类患者进行系统评估,以确定 ET 患者需神经阻滞时 Plateletworks 的诊断价值和临床意义。Plateletworks 提供可检测"克隆"的、无功能血小板的潜在筛选方法,有助于医师更好地从凝血、出血和药理作用方面进一步明确 ET 的特征。

该患者未出现低剂量阿司匹林引起血小板功能损害。那么,阿司匹林治疗是否存在潜在的耐药性?[11,12]不论是否有功能,数量增加的血小板是否过度结合了阿司匹林等抗血栓药物,从而限制了其对正常活性血小板的作用?Plateletworks 并不常规用于监测抗血小板治疗,但它对 ET 可能很重要。ET 出现的异常巨核造血使环氧合酶的更新加速,这是否需缩短阿司匹林的用药间隔而非增加其剂量?[13]阿司匹林阻断 AA 进入血小板环氧合酶‐1 的催化位点,从而破坏细胞聚集[10]。上述机制可能会大量消耗低剂量阿司匹林,并在如此大量和/或快速产生的情况下有损治疗效果。与之类似,接受噻吩吡啶治疗 ET 时,也可能发现类似的共价结合,导致氯吡格雷耐药[14,15]。Von Willebrand 因子与大量异常血小板的结合可导致 Von Willebrand 相关疾病,尤其在血小板极度增多时,也提示存在类似的竞争结合机制。

大量的 ET 患者长期无症状,血栓和出血并发症的发生频率则有不同报道。严重出血很少见(3%~10%),通常与凝血功能缺陷或使用血小板抑制药物有关[16]。

若近期未准确评估凝血功能,产妇在社区医院中接受硬膜外操作的风险可能远超过临床获益。尽管有多种方法可用于评估患者硬膜外操作前的凝血功能,但此类罕见病患者应用上述检测手段(包括血栓弹力图和血小板功能测试)的指导

意见仍然乏见[8]。综上所述,既往文献未曾报道 Plateletworks 对社区医院中接受阿司匹林治疗的 ET 产妇的意义和价值。

(阴弯弯 译,李健楠 审)

参考文献

[1] Bleeker JS, Hogan WJ. Thrombocytosis: diagnostic evaluation, thrombotic risk stratification, and risk-based management strategies. *Thrombosis*. 2011; 2011: 536062.

[2] Harrison CN. Essential thrombocythaemia: challenges and evidence-based management. *Br J Haematol*. 2005; 130: 153 – 165.

[3] Spyridonidou A, Alexoudis A, Vogiatzaki T, Eleftheriadis S, Varitimidou E, Iatrou C. Epidural analgesia in a parturient with essential thrombocythemia. *Minerva Anestesiol*. 2009; 75: 538 – 539.

[4] Lecompte T, Lasne D. Delivery, epidural analgesia and essential thrombocythaemia: evaluation of platelet function and haemorrhagic risk. *Ann Fr Anesth Reanim*. 2003; 22: 396 – 398.

[5] Cuvillon E, Bonnetty M, Favereau JP, Grandchamp P, Nathan N. Epidural analgesia in a pregnant woman with essential thrombocythaemia. *Ann Fr Anesth Reanim*. 2003; 22: 453 – 456.

[6] Meyer HH, Mlasowsky B, Ziemer G, Tryba M. Massive hemorrhage following multiple epidural punctures as a late complication in thrombocythemia. *Anasth Intensivther Notfallmed*. 1985; 20: 287 – 288.

[7] Mukawa C, Yamada K, Yamamoto K, Matsumoto T, Takata M. Acute spinal epidural hematoma complicated with essential thrombocytosis. *Masui*. 2006; 55: 725 – 727.

[8] Gibbs NM. Point-of-care assessment of antiplatelet agents in the perioperative period: a review. *Anaesth Intensive Care*. 2009; 37: 354 – 369.

[9] Lowenwirt I, Dadic P, Krishnamurthy V. Essential thrombocythemia and epidural analgesia in the parturient. Does thromboelastography help? *Reg Anesth*. 1996; 21: 525 – 528.

[10] Catella-Lawson F, Reilly MP, Kapoor SC, et al. Cyclooxygenase inhibitors and the antiplatelet effects of aspirin. *N Engl J Med*. 2001; 345: 1809 – 1817.

[11] Gum PA, Kottke-Marchant K, Poggio ED, et al. Profile and prevalence of aspirin resistance in patients with cardiovascular disease. *Am J Cardiol*. 2001; 88: 230 – 235.

[12] Needs CJ, Brooks PM. Clinical pharmacokinetics of the salicylates. *Clin Pharmacokinet*. 1985; 10: 164 – 177.

[13] Pascale S, Petrucci G, Dragani A, et al. Aspirin-insensitive thromboxane biosynthesis in essential thrombocythemia is explained by accelerated renewal of the drug target. *Blood*. 2012; 119: 3595 – 3603.

[14] van Werkum JW, Kleibeuker M, Postma S, et al. A comparison between the Plateletworks-assay and light transmittance aggregometry for monitoring the inhibitory effects of clopidogrel. *Int J Cardiol*. 2010; 140: 123 – 126.

[15] Wallentin L. P2Y(12) inhibitors: differences in properties and mechanisms of action and potential consequences for clinical use. *Eur Heart J*. 2009; 30: 1964 – 1977.

[16] Cortelazzo S, Viero P, Finazzi G, D'Emilio A, Rodeghiero F, Barbui T. Incidence and risk factors for thrombotic complications in a historical cohort of 100 patients with essential thrombocythemia. *J Clin Oncol*. 1990; 8: 556 – 562.

12. 术中自体血回输发现金属沉积

劳伦·M. 帕克(Lauren M. Parker),马克·H. 耶兹(Mark H. Yazer)
乔纳森·H. 沃特斯(Jonathan H. Waters)

摘要

髋关节置换术存在大量失血的风险,常在术中使用自体血回输,即回收术中切口血液后再回输体内。本文描述在血液回输系统中检测出患者金属髋关节假体中的铬和钴颗粒的2例病例。第2个病例的重金属检测结果表明,使用白细胞滤器可有效将金属浓度降至正常水平以下。然而,在白细胞滤器去除重金属的有效性得到检验前,不推荐回输含有明显金属颗粒的自体血。

自体血回输,即将手术部位流出的血液用于自体,存在诸多相对和绝对禁忌证。相对禁忌证包括肿瘤手术和某些血液病,如镰状细胞病。使用凝血酶等促凝血剂,也被认为是自体血回输的绝对禁忌证,因在输血后可能发生血栓[1]。本文描述2例在自体血回输系统中检测出患者金属髋关节假体中的铬和钴颗粒的病例。这些病例所引发的思考是,在关节置换术中使用自体血回输引发的金属污染是否存在安全隐患。病例发表已获患者书面发表许可。

病例描述
案例1

1名81岁男性,既往因严重的骨关节炎,曾行双侧全髋关节置换术及右髋关节翻修术,于2013年11月入住我院,拟行左侧髋关节翻修(初次植入的假体:Stryker 股骨假体[Stryker Orthopedics,Kalamazoo,MI]、Zimmer 髋臼假体[Zimmer Orthopedics,Warsaw,IN])。患者平时活动尚可,约1月前感到"砰"的一下随后出现渐进性髋关节疼痛。与一年前X线片相比,股骨头-颈连接处有明显腐蚀。图1显示了术中从患者体内取出的金属髋关节假体的腐蚀情况。

左侧髋关节翻修术在腰麻和小剂量丙泊酚输注下进行,没有出现手术或麻醉并发症。患者血红蛋白最初为143 g/L,但因术中大量失血而有输血需要,术中使用自体血回输(BRAT 2自体输血系统,Sorin Group)。手术野血液在150 mmHg的负压下吸引。在血液回收系统的收集容器内

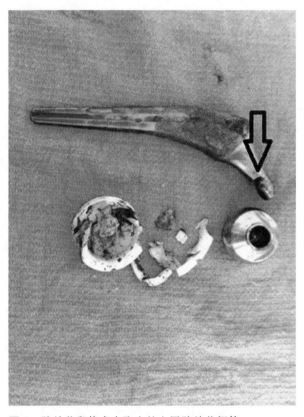

图1 髋关节翻修术中取出的金属髋关节假体
箭头所指处为股骨头-颈锥形连接处的腐蚀和金属沉积。

(图2)和血液中,发现黑色颗粒物质。手术中仅回收200 mL血液,即使没有明显污染物,也不太倾向回输如此少量的自体血。另一方面,即使外科手术失血量大,发生重金属污染也会导致血液不能回输。随后,使用电感耦合等离子体质谱法对经过标准洗涤(135 mL 容器、1 000 mL 洗涤、自动设定)和过滤(去除直径超过 120 μm 的颗粒)的血液样本进行铬和钴的检测,血浆铬浓度为58 $\mu g/L$

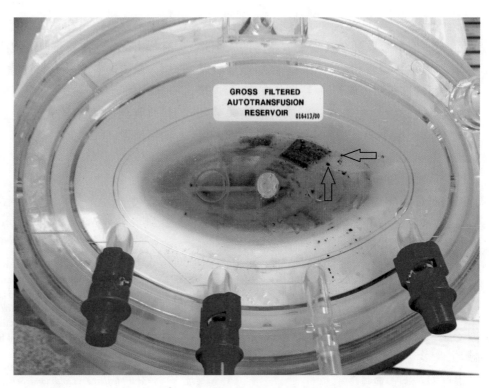

图2 细胞收集器上的黑色颗粒后来被鉴定为患者髋部金属假体上的铬和钴

铬和钴颗粒用箭头表示。

（正常值上限为 2 μg/L），钴浓度为 3 μg/L（正常值上限为 2 μg/L）。

案例2

1 名 72 岁有严重骨关节炎病史的女性，于 2015 年 5 月接受右髋关节翻修术（初次植入的假体：Stryker 股骨假体、Zimmer 髋臼假体）。患者在首次手术后效果很好，直至摔倒后出现臀部持续性疼痛。X 线平片证实右股骨头不稳定。外科医师怀疑关节金属沉积，遂建议患者在术前接受重金属检测。结果显示，患者血清铬浓度为 1.4 μg/L，在正常范围内，而钴浓度显著升高，为 6.1 μg/L。

在腰麻和小剂量丙泊酚输注下行右侧髋关节翻修，未出现手术或麻醉并发症。患者初始血红蛋白为 127 g/L，术中仍使用自体血回输（BRAT 2 自体输血系统，Sorin Group）预防大量失血。手术中仅回收 130 mL 的血液，故不需要回输。我们再次有理由假设，即便回收大量血液，但出于对重金属污染的担忧，也不太可能回输。

2 个病例不同的是，第 1 例患者在标准洗涤和过滤过程中仅采集 1 份血液样本，而第 2 例患者在恢复过程的不同阶段采集了 3 份不同的血液样本。第 1 个血样取自细胞收集器，第 2 个血样取自洗涤后的回输袋，第 3 个血样取自过滤后的

回输袋。通过电感耦合等离子体质谱对每个血液样品进行重金属检测。如表 1 中所示，虽然洗涤后血清铬和钴浓度都有所下降（分别从 520 μg/L 和 79 μg/L 降至 210 μg/L 和 39 μg/L），但仅在过滤后才降至正常水平以下。第 2 个主要区别是，使用了不同的过滤设备。第 1 个病例使用能去除直径超过 120 μm 颗粒的标准过滤器，而第 2 个病例使用了一种能够去除颗粒直径小至 40 μm 的白细胞滤器（LeukoGuard RS Leukocyte Reduction Filter，PALL Medical，Port Washington，NY）。

表1 血液回收过程中血样重金属含量检测结果

血液回收过程中获得样本的阶段	铬（μg/L）	钴（μg/L）
收集器（洗涤前/过滤前）	520	79
洗涤后回输袋（洗涤后/过滤前）	210	39
滤过后回输袋（洗涤后/过滤后）	未检到	0.65

在血液回收过程的几个阶段分别采集血液样本，并通过 ICP-MS 检测铬和钴的浓度。自体血回输系统：BRAT2 自体输血系统（Sorin Group，Mirandola，Italy）；白细胞滤器：Pall LeukoGuard RS 白细胞滤器（Pall Medical，East Hills，NY）。ICP-MS，电感耦合等离子体质谱法。

讨论

在美国，每年有超过 30 万例髋关节置换手术。髋关节假体由股骨头、髋臼以及由金属、聚乙

烯、陶瓷或这些材料混合而成的承载面组成[2]。最近,有一些研究质疑金属髋关节假体的安全性和有效性,主要是铬和钴的问题。金属假体经常随着时间的推移而出现腐蚀,特别是在头-颈连接处。关节腐蚀会导致铬和钴释放到滑膜关节间隙、假体周围组织和血液中[3]。关节周围存在金属碎片会引发局部炎症反应,通常表现为疼痛、自发性关节脱位和神经麻痹[2]。广泛涉及软组织和骨组织时可能导致植入失败,需要手术修复。血清铬和/或钴显著升高的病例并不少见。在足够高的浓度下,其有可能产生系统性金属中毒。钴中毒通常与慢性摄入钴盐或金属假体断裂有关,表现为神经毒性(听力损失、视力障碍、多发性神经病)、扩张性心肌病、甲状腺功能减退或红细胞增多症[4]。铬中毒最常见的原因是吸入或皮肤接触,主要影响肺部和皮肤。胃肠道、肝脏和肾脏是铬中毒的其他靶器官[5]。

全髋关节置换术的一个常见并发症是大量失血。术中经常使用自体血回输,从而回收流出的血液,并在必要时回输给患者,这可以减少异体输血的需要。有研究已证明,血液回输系统能降低血清金属浓度,但仍高于正常水平[6,7]。本文中第2个病例首次报道通过自体血系统和白细胞滤器将先前升高的铬和钴浓度降低到正常上限以下,有理由认为这主要是白细胞滤器清除微聚体的作用。虽然这些结果表明过滤可降低重金属水平,但在白细胞滤器去除重金属的有效性得到进一步检验前,不推荐将明显含有金属颗粒的自体血回输给患者。

(阴弯弯 译,夺健楠 审)

参考文献

[1] Esper SA, Waters JH. Intra-operative cell salvage: a fresh look at the indications and contraindications. *Blood Transfus*. 2011; 9: 139-147.

[2] Campbell JR, Estey MP. Metal release from hip prostheses: cobalt and chromium toxicity and the role of the clinical laboratory. *Clin Chem Lab Med*. 2013; 51: 213-220.

[3] Pivec R, Meneghini RM, Hozack WJ, Westrich GH, Mont MA. Modular taper junction corrosion and failure: how to approach a recalled total hip arthroplasty implant. *J Arthroplasty*. 2014; 29: 1-6.

[4] Kao LW, Rusyniak DE. Chronic poisoning. In: *Goldman-Cecil Medicine* (*Goldman, Schafer*). Goldman L, Schafer AI, eds. Philadelphia, PA: Elsevier Saunders; 2015: 92-98.

[5] Agency for Toxic Substances and Diseases Registry. Available at: www/atsdr. cdc. gov. Accessed March 16, 2015.

[6] Reijngoud LW, Pattyn C, De Haan R, et al. Does intraoperative cell salvage remove cobalt and chromium from reinfused blood? *J Arthroplasty*. 2009; 24: 1125-1129.

[7] Ganapathi M, Jones S, Roberts P. P47 metal levels in 'cell saver' blood recovered during revision hip arthroplasty. *J Bone Joint Surg*. 2008; 90: 381.

13. 钇-90 放射栓塞术治疗肝癌后并发获得性 A 型血友病

苏珊娜·特里布茨(Susanna Tribuzi),艾莉西亚·纳卡拉(Alessia Naccarato),罗蕾拉·佩拉加利(Lorella Pelagalli),马科·科沃塔(Marco Covotta),茱莉亚·托雷吉亚(Giulia Torregiani),克劳迪娅·卡罗尼(Claudia Claroni),伊斯特·福拉斯蒂雷(Ester Forastiere)

摘要

获得性血友病是一种罕见但可能危及生命的出血性疾病,由血浆中存在凝血因子(最常见的为Ⅷ因子)的自身抗体(抑制剂)引起[1]。本文报道 1 名 65 岁男性肝癌患者,在钇-90 放射栓塞[Yttrium-90 树脂微球选择性内照射治疗(Sirtex)]治疗肝癌后发生大出血,该患者被诊断为获得性Ⅷ因子缺乏症,采用重组活化因子Ⅶ和免疫抑制疗法成功治愈。

获得性 A 型血友病是一种罕见但可能危及生命的出血性疾病,由血浆中存在凝血因子(最常见的为凝血因子Ⅷ)的自身抗体(抑制剂)引起[1]。如果不能及时诊断和处理,死亡率非常高。从短期和长期生存率来看,早期诊断和治疗是降低该病死亡率的关键。本病例旨在提高临床医师对获得性 A 型血友病临床特点、治疗和预后的认识,有助于为此类患者提供更好医疗服务。

该病例报道的发表获得了患者的书面知情同意。

病例描述

1 名 65 岁男性患者,诊断为酒精性肝病、肝硬化、肝癌,在我院进行钇-90 树脂微球选择性内照射治疗。患者有高血压病史,使用比索洛尔治疗,并伴有胰岛素依赖型糖尿病。患者无家族出血性疾病史。患者术前进行了保肝治疗,各项凝血指标均在正常范围内。经左侧股动脉入路和选择性肝动脉插管对肝脏病变进行了放射栓塞治疗[钇-90 树脂微球选择性内放射治疗(SIRTex)]。

患者术后迅速出现贫血(血红蛋白从 120 g/L降至 45 g/L)、低血压(80/40 mmHg)、心动过速(120 次/min)。在此期间,患者意识清楚,配合良好。腹部增强 CT 显示,患者左侧腹股沟、阴囊和腹膜后存在广泛瘀血,并伴同侧髂-股动脉通路血管周围出血征象。为确定出血来源并进行有效止血,患者接受手术干预,但手术探查未发现血管损伤。术中输注红细胞(3u)和血浆(15 mL/kg)。

随后,患者被送往重症监护室进行治疗。术后血液检测显示活化部分凝血活酶时间(aPTT 96 s,正常范围为 25~35 s)和比值(3.24)均有改变,凝血酶原时间/国际标准化比值、抗凝血酶Ⅲ、纤维蛋白原和血小板均正常。体格检查显示,右臂及右侧腋窝有明显血肿,两侧腹股沟及两侧肋腹有瘀伤。根据基础指标和初级凝血检测,血液科专家怀疑为获得性 A 型血友病,并行进一步凝血功能检测。血浆凝血因子滴定显示凝血因子Ⅷ缺乏(0.6%,正常范围58%~130%),并检测到高水平的抗凝血因子Ⅷ的时间依赖性抑制因子(10.9 UB,正常范围<0.55 UB),从而确诊为获得性 A 型血友病。用重组Ⅶ因子进行治疗 90 μg/(kg·4 h),直至出血停止。同时给予类固醇(甲泼尼龙 80 mg/d)治疗 4 周。患者出血的临床症状逐渐消失。

该患者 2 天后血红蛋白为 85 g/L,在没有输血的情况下血流动力学稳定。抗Ⅷ因子抗体滴度降至 5.5 UB,Ⅶ因子增至 1.5%,患者转到普通病房。2 周内,患者所有凝血指标恢复正常。

讨论

获得性 A 型血友病是一种罕见但危及生命的疾病,通常诊断不明确或确诊较晚。作为一种自身免疫性疾病,该病由于抗Ⅷ因子自身抗体的产生导致凝血因子Ⅷ缺乏,从而导致凝血因子Ⅸa 与凝血酶生成不足,也使得内源性凝血途径凝血因子Ⅷa复合物的产生不足。获得性A型血友病可能是特发性的(50%)[2],可能与妊娠相关(10%)[3],也可能与药物、自身免疫性疾病、恶性肿瘤相关[2]。其年均发病率估计为1.5/100万[4],但因经常会被漏诊,故其真实发病率可能被低估。该病的死亡率从8%～22%不等[5]。该病的发病年龄有两个高峰:一个是20～30岁的小高峰,多见于怀孕期间的女性,另一个是60～80岁的主高峰,通常是患有相关疾病的男性[6]。获得性A型血友病的临床变现与先天性血友病不同。首先,它出现在没有个人或家族出血史的患者。其次,患者通常表现为皮肤、黏膜、软组织和肌肉出血,而典型的先天性血友病关节内出血十分罕见[7]。

围术期出血的鉴别诊断应经常考虑获得性A型血友病。获得性B型血友病,是凝血因子Ⅸ自身特异性抗体引起的,也是一种非常罕见的疾病。B型血友病的病例报道很少,且出血通常没有A型血友病严重[1]。一旦排除手术出血的原因,就应该考虑到凝血障碍。本例患者血小板计数正常[8],术后血液检测显示活化部分凝血活酶时间(aPTT 96 s,正常范围25～35 s)和比值(3.24)均有改变,凝血酶原时间/国际标准化比值、抗凝血酶Ⅲ、纤维蛋白原和血小板均正常。因患者没有能引起单纯aPTT延长的先天性或后天性原因,如先天性血友病、抗磷脂抗体、脓毒症、肝素治疗等,故怀疑为获得性A型血友病[9]。实验室检查证实这一诊断,并根据凝血因子Ⅷ小于正常值的1%将其归为严重型[10]。

获得性A型血友病的病例报道很少,使得随机临床试验无法开展,从而无法获得治疗该病的高水平证据。该病发生后的临床管理,通常是经验性的或基于病例或回顾性研究数据。虽然没有比较研究来支持对该疾病的首选治疗方案,但从文献中可以获得一套基于该领域专家的专业知识和临床经验的国际建议[11]。治疗获得性血友病的2个主要原则是急性出血控制和使用免疫抑制清除抑制性抗体。建议使用重组Ⅶ因子作为控制出血的一线治疗方法。它作为一种旁路试剂,可与活化的血小板表面结合,促进凝血酶的产生,而不需要凝血因子Ⅷ参与[12]。人体凝血因子Ⅷ有

可能被一种高滴度的抑制性抗体灭活。只有当抑制性抗体滴度很低(＜5 UB)、出血少、没有替代药物,才考虑使用Ⅷ因子[11,13]。免疫抑制治疗以类固醇为基础,单独或联合使用环磷酰胺[11,13]。

根据文献中的国际建议,我们成功地救治了这位患者。

该病例报道遵守了"护理核对表"(2013年)。

(王丽妮 译,尹安琪 审)

参考文献

[1] Blanchette VS, Srivastava A. Definitions in hemophilia: resolved and unresolved issues. *Semin Thromb Hemost*. 2015; 41: 819 - 825.

[2] Franchini M, Gandini G, Di Paolantonio T, Mariani G. Acquired hemophilia A: a concise review. *Am J Hematol*. 2005; 80: 55 - 63.

[3] Sborov DW, Rodgers GM. Acquired hemophilia a: a current review of autoantibody disease. *Clin Adv Hematol Oncol*. 2012; 10: 19 - 27.

[4] Collins PW, Hirsch S, Baglin TP, et al; UK Haemophilia Centre Doctors' Organisation. Acquired hemophilia A in the United Kingdom: a 2-year national surveillance study by the United Kingdom Haemophilia Centre Doctors' Organisation. *Blood*. 2007; 109: 1870 - 1877.

[5] Green D, Lechner K. A survey of 215 non-hemophilic patients with inhibitors to Factor VIII. *Thromb Haemost*. 1981; 45: 200 - 203.

[6] Franchini M, Lippi G. Acquired factor VIII inhibitors. *Blood*. 2008; 112: 250 - 255.

[7] Shander A, Walsh CE, Cromwell C. Acquired hemophilia: a rare but life-threatening potential cause of bleeding in the intensive care unit. *Intensive Care Med*. 2011; 37: 1240 - 1249.

[8] Napolitano G, Iacobellis A, Merla A, et al. Bleeding after invasive procedures is rare and unpredicted by platelet counts in cirrhotic patients with thrombocytopenia. *Eur J Intern Med*. 2017; 38: 79 - 82.

[9] Arora S, Goyal G, Sarmad R, Wool KJ. Acquired haemophilia A: an unusual postoperative complication. *BMJ Case Rep*. 2016 Nov 16; 2016. pii: bcr2016217198.

[10] Blanchette VS, Key NS, Ljung LR, Manco-Johnson MJ, van den Berg HM, Srivastava A; Subcommittee on Factor VIII, Factor IX and Rare Coagulation Disorders of the Scientific and Standardization Committee of the International Society on Thrombosis and Hemostasis. Definitions in hemophilia: communication from the SSC of the ISTH. *J Thromb Haemost*. 2014; 12: 1935 - 1939.

[11] Huth-Kühne A, Baudo F, Collins P, et al. International recommendations on the diagnosis and treatment of patients with acquired hemophilia A. *Haematologica*. 2009; 94: 566 - 575.

[12] Franchini M. Recombinant factor VIIa: a review on its clinical use. *Int J Hematol*. 2006; 83: 126 - 138.

[13] Kruse-Jarres R, Kempton CL, Baudo F, et al. Acquired hemophilia A: a updated review of evidence and treatment guidance. *Am J Hematol*. 2017; 92: 695 - 705.

14. 血管抽吸取栓术合并血栓碎裂和远端栓塞导致血流动力学紊乱

提摩西·德尔·罗莎里奥(Timothy Del Rosario),马夫迪·巴斯塔(Mafdy Basta),
斯瓦坦克·阿加瓦尔(Shvetank Agarwal)

摘要

1 名 35 岁病态肥胖女性,有深静脉血栓和肺栓塞病史,经血管抽吸系统行右心房血栓清除术。一部分血栓无法吸入管腔内,导致血栓碎裂进而引起远端栓塞,并伴有血流动力学紊乱。该操作在经食管超声心动图下进行,也表明超声能实时显示血栓特征。组织结构固定的慢性血栓可能更难通过抽吸的方法清除,所以导致上述并发症。随着这种侵入性较小的治疗方法的日益普及,有必要对其适应证和禁忌证进行进一步研究。

静脉血栓栓塞并发右心血栓的患者不多,但风险很高,即便接受积极的内科或外科治疗,其 14 天死亡率仍然很高[1,2]。

治疗静脉血栓栓塞的传统方法包括抗凝和溶栓、手术和导管介入,尽管这些方法都有效,但都可能导致一些并发症。除与开放性手术有关的并发症和死亡外,其他常见并发症主要包括出血和溶栓不足。然而,血流动力学不稳定或出血风险较高的患者是这些手术的禁忌证[3]。

在过去的 10 多年里,以导管为基础的血栓清除术已得到广泛应用,即通过导管先破坏血栓,随后清除血栓碎片[4]。其中一种方法是通过血管内吸引导管整体抽取血栓,同时通过替代血管回输血液[5]。尽管出血是其最常见并发症,但也有可能发生血栓碎片导致的远端栓塞以及导管刺穿心房壁[5]。本文报道 1 例因右心房抽吸取栓术不成功,导致远端栓塞和血流动力学紊乱的病例。

该病例报道已获得患者家属的书面同意。

病例描述

1 名 35 岁病态肥胖女性,有深静脉血栓和肺栓塞病史,表现为胸痛和呼吸短促。患者在 1 年前被确诊并口服华法林进行抗凝,但因其未遵守治疗方案而收入院。随后的 CT 血管造影检查显示右肺动脉有充盈缺损,怀疑有右心房血栓(图 1)。经胸超声心动图显示右心室明显扩大,与右心室负荷过重相关的室间隔变薄,右心房肿块提示陈旧性血栓伴钙化。因此,治疗计划是采用抽吸式血栓清除术来清除右心房血栓,并考虑到行外科开放性血栓清除术的可能。

患者在全麻诱导后右桡动脉穿刺置管,左颈内静脉置入 9F 中心静脉导管(Teleflex Inc,Morrisville,NC),用 3 mg/kg 的普通肝素进行全身肝素化。术中应用飞利浦 EPIQ 超声系统和 X7-2T 三维超声心动图(Philips Healthcare,Andover,MA)。术前经胸超声心动图检查发现一大块可移动的肿块附着在右心房和上腔静脉交界处。在确认活化凝血时间(ACT)大于 350 s 后,手术小组在可视引导下,经皮导丝引导将 18F 再灌注套管(Edwards Lifesciences,Irvine,CA)置入左侧股静脉。然后在超声引导下将抽吸鞘(Angiodynamics Inc,Albany,NY)和 22F 20°角尖吸引导管置于右颈内静脉,随后进入上腔静脉。停气后,系统离心泵开启,达到 3.0 L/min 的循环血流量。在此期间,患者血流动力学稳定,没有任何血栓干扰。在 TEE 引导下推进吸引套管,并将右房血栓的一大部分吸入环路过滤器。另外,我们还通过一系列措施,以去除阻塞下腔静脉的残余血栓。在触及此处的血栓时,发现这一部分血栓很大(约 1.5 cm)且已钙化,不能轻易被吸进套管中,仍然附着在漏斗顶端(图 2)。遂决定将血管腔鞘、套管和抽吸的血栓全部取出。在取出血管鞘管和血栓过程中,当进入上腔静脉时,一大片血栓破裂引起远端肺血管栓塞。TEE 实时观察到整个

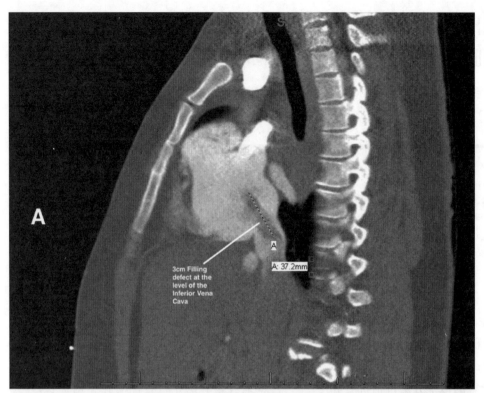

图1 右肺动脉主干显示血流中断，右侧肺动脉几乎没有充盈

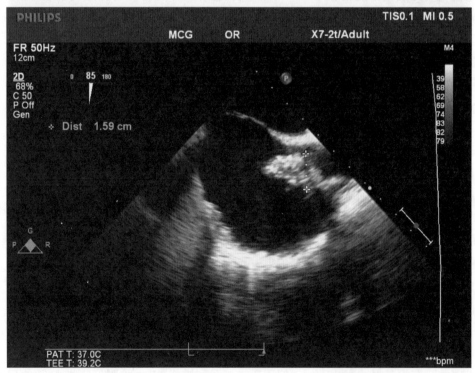

图2 3 cm长的充盈缺损为下腔静脉水平的大血栓

过程；患者随后发生心脏功能衰竭，需要进行心肺复苏。体外膜氧合（ECMO）回路被迅速组装，采用经皮置管技术，将ECMO动脉端置于左股动脉内，并将先前抽吸系统放置的回输导管作为静脉端。活化凝血时间设定为＞375 s，启动ECMO并保证循环血流量＞4.0 L/min。

紧急生命支持改善了患者血流动力学参数、氧合和心功能。在ECMO支持下，采用AngioJet（Boston Scientific，Marlborough，MA）进行血栓栓子切除术，并通过阻塞的右肺动脉血栓建立一条通道。此时，在使用最小剂量血管升压素的情况下，维持合适的血流动力学参数。因患者左下肢灌注出现异常,而右心室功能恢复满意,遂停止 ECMO 支持。患者被送至外科重症监护室,在监护室内患者再次发生心搏骤停,TEE 显示严重的右心室扩大和劳损,三尖瓣反流并再次出现右肺动脉压力增高。由于外科团队认为任何进一步手术干预都是徒劳的,仅给予患者血管收缩剂和舒张剂,患者于术后次日死亡。

讨论

血管抽吸导管系统涉及两条肢体;一根导管用于抽吸血栓,通过另一条肢体的血管回输血液(图 3)。一个离心泵和一个透明的过滤器,用来过滤吸入的血凝块,并将两条肢体分开。过滤器还能去除系统中的气泡。漏斗状引流管前缘形成最大的血栓接触面,然后是体外循环和匹配的再灌注,这可在保持血流动力学稳定的同时实现血栓的整体清除[6]。

新近文献中,血管抽吸取栓术得到了广泛应用。一项病例研究描述了从近端肺动脉、右心房和腔静脉成功抽取血栓的过程[7]。在萨拉曼迪(Salsamendi)等的回顾性分析研究中[8],血栓取自更为复杂的部位,如 Fontan 循环和 Glenn 分流术,7 例中有 5 例能安全取出 50%～90% 的血栓。甚至在肾细胞癌患者的癌栓[9]、下腔静脉滤器相关的血栓[10] 以及中心静脉导管相关血栓[11] 取出方面也取得了成功。虽然出血是最常见的并发症,心房壁穿孔及随后的远端血栓栓塞等严重并发症,也有过报道[6]。

本病例发生血栓破裂和远端栓塞,是未能完全抽吸血栓所致。尽管操作经验和血栓抽吸系统的可操作性差等技术问题可能是造成手术失败的因素,但主要原因还是血栓本身。一个结构良好的慢性血块更坚固,更不容易被吸进回路的远端漏斗中[7]。这与急性形成的软血凝块果冻般的稠度形成鲜明的对比。有研究建议开发一种有助于决策的算法或以点为基础的评分系统,考虑的因素包括患者年龄、血栓是否钙化及血栓回声密度等。这些因素通过不同方面,描述了血栓中纤维蛋白的结构方向和特征[12]。在我们的病例中,已知患者长期不遵循抗凝方案,并有超声心动图证据显示慢性钙化血栓。这些因素可能是血栓取出

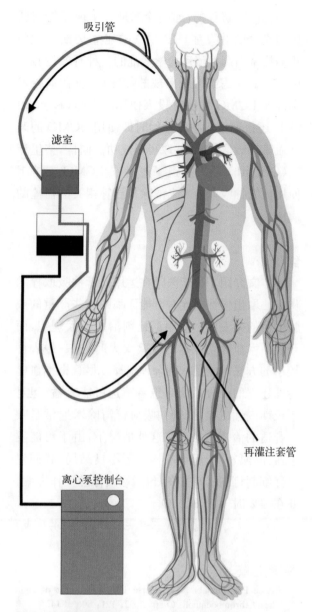

图 3 抽吸导管系统
吸引管用于抽吸血块,同时通过对侧的肢体进行再灌注。离心泵和透明滤室将两条肢体分开。

失败的主要原因。然而,描述慢性血栓形成的统计数据尚待报道。皮莱(Pillai)等[13]描述了通过血管抽吸血栓切除术成功取出了一慢性、组织坚固的右心房血栓。在他们的病例中,血块也留在漏斗顶端,不能被吸入过滤器。有趣的是,他们使用了开放的股静脉切开术来插入抽吸套管,这样即可在持续抽吸时取出带有血块的吸引套管,然后通过股静脉切开术人为取出它。

对于有严重右心房血栓合并药物或外科治疗禁忌证的患者,在不考虑血栓特征的前提下,导管血栓抽吸取栓术可能是唯一合理的选择。然而,

正如之前所解释的,远端栓塞是一个很可能威胁生命安全的并发症。ECMO 的建立是预防大面积肺栓塞引起血流动力学紊乱的一种有效抢救措施[14-16]。考虑到可能出现的并发症,应在取栓术中确保 ECMO 可随时投入使用。瑞纽(Renew)等[17]还报道了在手术开始时即使用 ECMO 的改良血管抽吸取栓术,并取得了成功。同样,格里菲斯(Griffith)等[18]报道了患者在 ECMO 支持下使用血管抽吸取栓术来清除与导管相关的血栓的病例。

结论

本文介绍了临床医师在运用血管抽吸取栓术从右心取出慢性血栓时可能面临的一些严重的威胁生命的并发症。应用溶栓剂治疗不太理想,而开放手术血栓切除术的风险太大时,这一侵入性较小的方法可能是一种合理选择。尽管根据血栓特性建立的评分系统对患者筛选可能有益,但对于长期慢性血栓,血管抽吸血栓清除术通常是唯一合适的治疗方法。在这种情况下,由于可能发生血栓碎裂并引起远端栓塞等不良结局,我们建议仔细制订围术期方案,包括修改标准操作方案,并在需要时使用 ECMO。

(王丽妮 译,尹安琪 审)

参考文献

[1] Rose PS, Punjabi NM, Pearse DB. Treatment of right heart thromboemboli. *Chest*. 2002;121:806-814.

[2] Torbicki A, Galié N, Covezzoli A, Rossi E, De Rosa M, Goldhaber SZ; ICOPER Study Group. Right heart thrombi in pulmonary embolism: results from the International Cooperative Pulmonary Embolism Registry. *J Am Coll Cardiol*. 2003;41:2245-2251.

[3] Pasha AK, Elder MD, Khurram D, Snyder BA, Movahed MR. Successful management of acute massive pulmonary embolism using Angiovac suction catheter technique in a hemodynamically unstable patient. *Cardiovasc Revasc Med*. 2014;15:240-243.

[4] Stein PD, Alnas M, Beemath A, Patel NR. Outcome of pulmonary embolectomy. *Am J Cardiol*. 2007;99:421-

423.

[5] Behrens G, Bjarnason H. Venous thromboembolic disease: the use of the aspiration thrombectomy device AngioVac. *Semin Intervent Radiol*. 2015;32:374-378.

[6] Chin AK, Aklog L, deGuzman J, Glennon M. Application of a novel venous cannula for en-bloc removal of undesirable intravascular material. In: Narin C, ed. *Special Topics in Cardiac Surgery*, 2012.

[7] Donaldson CW, Baker JN, Narayan RL, et al. Thrombectomy using suction filtration and veno-venous bypass: single center experience with a novel device. *Catheter Cardiovasc Interv*. 2015;86:E81-E87.

[8] Salsamendi J, Doshi M, Bhatia S, et al. Single center experience with the AngioVac aspiration system. *Cardiovasc Intervent Radiol*. 2015;38:998-1004.

[9] Brown RJ, Uhlman MA, Fernandez JD, Collins T, Brown JA. Novel use of AngioVac system to prevent pulmonary embolism during radical nephrectomy with inferior vena cava thrombectomy. *Curr Urol*. 2013;7:34-36.

[10] Worku B, Blake K, Gulkarov I, Sista A, Salemi A. Percutaneous removal of filter-induced iliocaval thrombus using the AngioVac device. *Innovations (Phila)*. 2015;10:212-214.

[11] Grimm JC, Parsee AM, Brinker JA, et al. Utilization of AngioVac and snare for eradication of a mobile right atrial thrombus. *Ann Thorac Surg*. 2015;99:698-700.

[12] Kassas S. Extraction of high risk right atrial clot, technical tips, and lessons learned. Successes and failures. *Catheter Cardiovasc Interv*. 2014;84:1197-1201.

[13] Pillai JB, DeLaney ER, Patel NC, Subramanian VA. Hybrid minimally invasive extraction of atrial clot avoids redo sternotomy in Jehovah's Witness. *Innovations (Phila)*. 2012;7:59-61.

[14] Davies MJ, Arsiwala SS, Moore HM, Kerr S, Sosnowski AW, Firmin RK. Extracorporeal membrane oxygenation for the treatment of massive pulmonary embolism. *Ann Thorac Surg*. 1995;60:1801-1803.

[15] Hsieh PC, Wang SS, Ko WJ, Han YY, Chu SH. Successful resuscitation of acute massive pulmonary embolism with extracorporeal membrane oxygenation and open embolectomy. *Ann Thorac Surg*. 2001;72:266-267.

[16] Kawahito K, Murata S, Adachi H, Ino T, Fuse K. Resuscitation and circulatory support using extracorporeal membrane oxygenation for fulminant pulmonary embolism. *Artif Organs*. 2000;24:427-430.

[17] Renew JR, Wittwer ED, Robb TM, Fritock MD. AngioVac removal of a saddle pulmonary embolus using TEE guidance and venoarterial ECMO support. *J Cardiothorac Vasc Anesth*. 2016;30:749-752.

[18] Griffith KE, Jenkins E, Copenhaver W, Williams DM. Novel use of the AngioVac® system to remove thrombus during simultaneous extracorporeal membrane oxygenation life support. *Perfusion*. 2016;31:164-168.

15. 极度血液稀释降低肝素和鱼精蛋白在体外循环中的需要量：耶和华见证人患者的病例报道

埃米莉·张（Emilie Chang），杰森·W. 盖特林（Jason W. Gatling），斯科特·博德（Scott Bode），保罗·C. 赫尔曼（Paul C. Herrmann），布莱恩·S. 巴尔（Brian S. Bull），理查德·L. 阿普盖特二世（Richard L. Applegate Ⅱ）

摘要

耶和华见证人患者的体外循环管理要点是保持有效的循环血容量。这些管理策略必然导致血液稀释，而极度的血液稀释会稀释凝血因子，并可能损害凝血功能。本病例报道旨在表明，在体外循环终止时血液稀释患者维持抗凝所需的肝素较少，逆转肝素所需的鱼精蛋白也较少。除非认识到血液极度稀释的影响，否则患者可能会受到伤害。

体外循环（CPB）手术输注血液制品的可能性较高。对接受复杂、重复手术和较长时间体外循环的儿童患者，失血量可能更大[1]。已有指南建议此类患者应使用血液稀释以减少过多红细胞和血浆的输注[1]。保护性血液稀释策略不仅可降低围术期病残率和死亡率，还可降低医院成本[2]，对拒绝输血的患者，如耶和华见证人，其意义更大[3,4]。这些患者的术中管理通常包括等容血液稀释、逆向自体血预充、抗纤溶药物和红细胞自体回输。本病例所采用的血液保护策略导致血浆极度稀释，并产生显著的抗凝效果。该病例强调了充分考虑血液保护可能产生抗凝效果的重要性，因为这可减少术中所需肝素和鱼精蛋白的剂量。

病例描述

1 名耶和华见证人患者，2 年前行二尖瓣环成形术和冠状动脉旁路移植术，计划再次行胸骨切开、二尖瓣置换术及三尖瓣环成形术。既往史包括心肌梗死伴心搏骤停、心脏消融术失败后心房扑动伴多种房室传导阻滞、心功能（NYHA）3 级伴充血性心力衰竭；吸烟史 25 年，戒烟 3 年。血管造影显示左室射血分数（LVEF）35%，右心室收缩功能低下，并伴有严重的三尖瓣和二尖瓣反流。患者平时服用的药物包括阿司匹林、华法林、辛伐他汀、地高辛和卡维地洛。

患者拒绝回输异体全血和所有的血液成分，但接受白蛋白和术中自体血收集。术前准备包括给予铁和促红细胞生成素。术前血细胞比容（Hct）为 43.5%，麻醉诱导及有创监测建立后 Hct 为 43.1%，可以进行自体血采集。在全身肝素化前，连接 6 个枸橼酸盐磷酸葡萄糖收集袋，每个袋子通过重力注入大约 350 mL 全血。这一过程导致短暂的低血容量（图 1）。袋中血液在回输至患者前一直于室温保存，并间或摇匀。

根据国际血液学标准化理事会的计算方法，按年龄、体重和性别校正后，患者血容量估计为 4 941 mL，血浆容量估计为 2 811 mL（估计血容量×[1−Hct]）。体外循环预充液限制在 560 mL 晶体液内。维持患者的血流动力学稳定，直至体外循环启动后约 30 min 完成自体血采集。主动脉插管后进行逆行预充。

根据液体出入量计算，CPB 开始后的血容量仅比初始时少 431 mL，但出现明显的血液稀释。CPB 开始时的血液稀释（循环中的 1 409 mL）、自体血收集（2 100 mL）和转流前晶体液输注（560 mL）的效果，与 CPB 前的尿量（300 mL）相抵消，血浆蛋白浓度（计算值）降至基线的 49%（图 1）。血浆蛋白浓度在 CPB 期间进一步下降，最低时 Hct 为 37%（下降了 19.7%）。CPB 管理包括超滤（1 700 mL），加入 5% 白蛋白 500 mL 和生理盐水 500 mL 以补充失血量。CPB 分离前的液体出入量，包括 CPB 期间的尿量 720 mL，比 CPB 开始前估计的血容

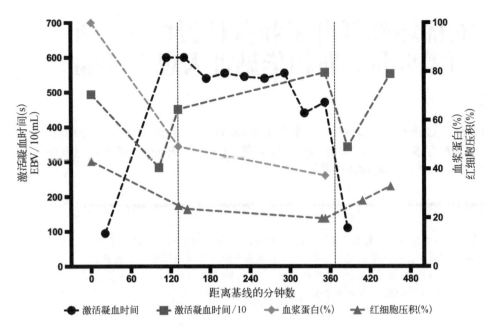

图1 图形显示了 ACT 随血容量改变而变化，Hct 及与基线相比血浆蛋白浓度的百分比（血浆蛋白%）

垂直虚线表示 CPB 的开始和结束。自体采血是 CPB 条件下心脏手术中避免输血的一种方法。这导致 CPB 开始时 Hct 显著降低，血浆蛋白也随之稀释。因血浆蛋白通常低于平均水平，这大大增强了肝素的作用。ACT 值表示激活凝血时间；EBV 表示估计血容量；Hct 表示血细胞比容。

● 激活凝血时间　■ 激活凝血时间/10　◆ 血浆蛋白(%)　▲ 红细胞压积(%)

量多 50 mL。

患者基础活化凝血时间（ACT）为 95 s，单次使用肝素（400 U/kg）后，ACT 增加了 600 s。由于血浆稀释在自体血预充和 CPB 开始前尚未发生，故给予全剂量肝素。ACT 维持在 400 s 以上，体外循环 236 min 内，无须额外给予肝素即可进行胸骨切开术、二尖瓣置换术伴二尖瓣成形术、三尖瓣成形术和临时起搏器放置。鱼精蛋白逆转的需要量根据以往报道的方法[6]计算，该方法基于 2 h 肝素半衰期和血容量计算。在给予 0.68 mg/kg 鱼精蛋白后，ACT 为 110 s（50 mg；0.178 mg 鱼精蛋白：100 U 初始肝素）。

CPB 结束后开始回输自体全血，Hct 达 32.9%。术中自体血共回收 581 mL，在回重症监护病房途中输入完毕，此时 Hct 为 36.4%。给予小剂量米力农后，患者血流动力学保持稳定。住院期间再无出血及输血发生，出院前 Hct 为 39.9%。患者在术后即刻出现了Ⅲ度房室传导阻滞，但在术后第 5 天恢复为Ⅰ度房室传导阻滞。患者术后生命体征平稳，术后 1 周出院。

讨论

适当的抗凝管理可最大限度地降低 CPB 期间的血栓风险。除了肝素的抗凝作用外，低温和血浆稀释也延长 ACT[7]。血浆蛋白浓度低于基线的 45% 通常会增加输血概率[8]。凝血因子稀释至基线的 30%～40% 可延长凝血酶原时间和部分凝血活酶时间[7,9,10]。本例患者的临床管理，是在输血治疗受限的基础上设计的。我们估计这会导致血浆蛋白稀释到体外循环开始时的 49%，在长达 4 h 的 CPB 中进一步下降至基线的 37%。标准的肝素剂量使 ACT 在可接受范围内，可以启动体外循环。术中不需要额外给予肝素，因整个过程中 ACT 提示抗凝效果比较合适（最短的 ACT 为 440 s）。该患者的肝素效应增强，很可能由血浆极度稀释[11]和低温所致。

人体在麻醉状态下对氧气的需求较低，加之血液稀释时间较短，短期贫血是可接受的，但在冠状动脉旁路移植术中 Hct 低于 19% 可能导致较高的病残率和死亡率[12]。然而，除非随着 Hct 降低而给予输血，否则血液稀释必然伴随着 Hct 的降低。考虑到血液稀释、抗凝剂和低温联合作用对 ACT 的影响，在计算中和肝素所需的鱼精蛋白剂量时，存在高估肝素浓度的危险[7,11]。最近一项对成年耶和华见证人心脏手术患者结果的荟萃分析提出，"完全鱼精蛋白逆转"是一种血液保护策略，但没有定义"完全鱼精蛋白逆转"的概念[4]。我们估计，鱼精蛋白（即 280 mg 鱼精蛋白）与肝素的平均比例会到 1∶1，甚至是 0.5∶1（即 140 mg 鱼精蛋白）[1]。我们用更先进的计算方法[6]个体化计算鱼精蛋白需要量，仅使用 50 mg 鱼精蛋白，就使 ACT 恢复到基线水平。仅根据 ACT 计算鱼精蛋白用量[13]估计肝素残留浓度,会使鱼精蛋白剂量过大。鱼精蛋白具有抗凝作用,特别是在稀释的血液中[14,15],因此鱼精蛋白过量很可能引起凝血紊乱、出血加剧和输血需求增加(包括非耶和华见证人患者)[6]。个体化计算鱼精蛋白剂量,可减少未中和肝素的鱼精蛋白所引起凝血功能障碍。

此例患者虽然心脏手术复杂、CPB时间长且治疗受限,但成功避免了异体输血,但所采用的处理方法导致了血浆极度稀释。对所有血液稀释的患者,血浆极度稀释均会影响肝素和鱼精蛋白需求量。值得注意的是,在进行CPB时,血容量和血浆容量参数设置较小的患者,更容易出现极度的血液稀释[8]。如果给予输血,血浆稀释的程度会得到改善,但该患者拒绝输血治疗。凝血因子的稀释增强了肝素作用,使重复肝素化变得不再必要。我们使用改良方法计算中和剩余肝素所需的鱼精蛋白剂量,避免了过量鱼精蛋白的潜在抗凝作用。在患者接受自体血回输的同时,采用联合管理策略既避免了异体血输注,又降低了过度抗凝的风险。通过这种方法,既避免了大出血,又降低了出血风险。

(王丽妮 译,李健楠 审)

参考文献

[1] Ferraris VA, Brown JR, Despotis GJ, et al. 2011 update to the Society of Thoracic Surgeons and the Society of Cardiovascular Anesthesiologists blood conservation clinical practice guidelines. *Ann Thorac Surg*. 2011; 91: 944 – 982.

[2] LaPar DJ, Crosby IK, Ailawadi G, et al; Investigators for the Virginia Cardiac Surgery Quality Initiative. Blood product conservation is associated with improved outcomes and reduced costs after cardiac surgery. *J Thorac Cardiovasc Surg*. 2013; 145: 796 – 803.

[3] Pattakos G, Koch CG, Brizzio ME, et al. Outcome of patients who refuse transfusion after cardiac surgery: a natural experiment with severe blood conservation. *Arch Intern Med*. 2012; 172: 1154 – 1160.

[4] Vasques F, Kinnunen EM, Pol M, Mariscalco G, Onorati F, Biancari F. Outcome of Jehovah's Witnesses after adult cardiac surgery: systematic review and meta-analysis of comparative studies. *Transfusion*. 2016; 56: 2146 – 2153.

[5] Bull BS, Fujimoto K, Houwen B, et al; ICSH Expert Panel on Cytometry. International Council for Standardization in Haematology (ICSH) recommendations for 'surrogate reference' method for the packed cell volume. *Lab Hematol*. 2003; 9: 1 – 9.

[6] Herrmann PC, Hay KL, Bull BS. An algorithm for preventing bypass-associated dilutional (BAD) coagulopathy: theory and example. *Blood Cells Mol Dis*. 2010; 45: 98 – 101.

[7] Bull BS, Hay KL, Herrmann PC. Postoperative bypass bleeding: a bypass-associated dilutional (BAD) coagulopathy? *Blood Cells Mol Dis*. 2009; 43: 256 – 259.

[8] Brauer SD, Applegate RL II, Jameson JJ, et al. Association of plasma dilution with cardiopulmonary bypass-associated bleeding and morbidity. *J Cardiothorac Vasc Anesth*. 2013; 27: 845 – 852.

[9] Dalbert S, Ganter MT, Furrer L, Klaghofer R, Zollinger A, Hofer CK. Effects of heparin, haemodilution and aprotinin on kaolin-based activated clotting time: in vitro comparison of two different point of care devices. *Acta Anaesthesiol Scand*. 2006; 50: 461 – 468.

[10] McLoughlin TM, Fontana JL, Alving B, Mongan PD, Bünger R. Profound normovolemic hemodilution: hemostatic effects in patients and in a porcine model. *Anesth Analg*. 1996; 83: 459 – 465.

[11] Ichikawa J, Hagihira S, Mori T, et al. In vitro and in vivo effects of hemodilution on kaolin-based activated clotting time predicted heparin requirement using a heparin dose-response technique. *J Anesth*. 2016; 30: 923 – 928.

[12] DeFoe GR, Ross CS, Olmstead EM, et al. Lowest hematocrit on bypass and adverse outcomes associated with coronary artery bypass grafting. Northern New England Cardiovascular Disease Study Group. *Ann Thorac Surg*. 2001; 71: 769 – 776.

[13] Bull BS, Huse WM, Brauer FS, Korpman RA. Heparin therapy during extracorporeal circulation. II. The use of a dose-response curve to individualize heparin and protamine dosage. *J Thorac Cardiovasc Surg*. 1975; 69: 685 – 689.

[14] Khan NU, Wayne CK, Barker J, Strang T. The effects of protamine overdose on coagulation parameters as measured by the thrombelastograph. *Eur J Anaesthesiol*. 2010; 27: 624 – 627.

[15] Ni Ainle F, Preston RJ, Jenkins PV, et al. Protamine sulfate down-regulates thrombin generation by inhibiting factor V activation. *Blood*. 2009; 114: 1658 – 1665.

16. 双肺移植患者体外膜氧合及血浆置换过程中抗凝血酶严重缺乏

布莱特尼·威廉姆斯(Brittney Williams),迈克尔·A. 马兹菲(Michael A. Mazzeffi),帕布罗·G. 桑切斯(Pablo G. Sanchez),斯·M. 范姆(Si M. Pham),扎查理·孔(Zachary Kon),田中健一(Kenichi A. Tanaka)

摘要

在心胸外科手术中,由于肝素的使用、血液稀释及消耗性损失等,获得性抗凝血酶(AT)缺乏并不少见。本文报道1例肺纤维化患者,行静脉-静脉体外膜氧合(VV-ECMO)双肺置换术,术中通过血浆置换(TEP)调节自身免疫以减少排斥反应。该患者出现抗凝血酶缺乏,导致多发深静脉血栓形成。术前使用肝素导致AT缺乏,在血浆置换过程中使用白蛋白可使之进一步恶化。使用血浆进行TEP后,抗凝血酶活性恢复并不完全,术后AT缺乏以及其他抗凝剂缺乏都会促进深静脉血栓形成。有证据表明,血栓弹力图检测AT缺乏有一定局限性。

静脉-静脉体外膜氧合(VV-ECMO)对严重肺功能障碍患者在肺移植手术前有重要的桥接作用。肝素仍是ECMO时最主要的抗凝剂。肝素输注时间过长会导致血浆AT水平降低以及肝素耐受。理论上,补充AT对使用ECMO的患者是有利的,但肝素抵抗以及循环中的血栓并未证实有所减少。因此,常规评估AT活性及其替代治疗仍存在争议[1]。

治疗性血浆置换(TPE)用于降低肺移植患者白细胞抗原抗体敏感性,以降低急性移植排斥反应[2]。使用超过1.5倍血浆量的白蛋白进行TPE,可能导致包括纤维蛋白原、血小板和AT等在内的大量凝血因子丢失[3,4]。

遗传性和获得性AT缺乏,均为静脉血栓的危险因素[5]。据报道,深静脉血栓和肺栓塞在肺移植手术患者的发生率分别为40%和15%,且和原发性移植器官功能衰竭及术后1年生存率密切相关(85% *vs* 97%,*P* = 0.03)[6,7]。

本文报道1例复杂凝血障碍患者在双侧肺移植手术前使用肝素和TPE后出现多发深静脉血栓。本病例报道已得到患者同意。

病例描述

1名54岁男性,体重83 kg,因特发性肺纤维化病史,被确诊为呼吸功能失代偿。住院次日,经鼻导管吸入纯氧,动脉血氧饱和度维持在80%,呈现为进行性呼吸衰竭,需行双肺移植术。经右侧股静脉-右侧颈内静脉建立VV-ECMO为肺移植提供桥接。供体肺脏已获得,但移植前交叉配型显示供者特异性白细胞抗原抗体阳性。根据改良的多伦多方案,患者进行了包括术前TPE和术后1~3天及第5天给予抗胸腺细胞球蛋白和Ⅳ免疫球蛋白等多模式脱敏治疗。

患者进入手术室进行肺移植手术前即刻,使用Prismaflex系统(GAMBRO, Lakewood, CO)进行TPE。患者血浆被5%白蛋白替换,随后使用同种异体血浆置换。静脉注射肝素5 000 U使VV-ECMO期间部分活化凝血酶原时间维持在目标值40~60 s。

血浆置换前检测AT活性为39%(正常值75%~135%)。在白蛋白输注转换为同种异体血浆输注前,回路中出现血凝块,此时AT活性复测为10%。血栓弹性测定结果显示,血栓硬度的下降与血浆纤维蛋白原水平的变化一致(基础值为2~6.1 g/L,正常值为2~4.4 g/L)(图1A和B)。补充血浆抗凝血酶浓缩物(500 IU;Grifols, Los Angeles, CA),用同种异体血浆进行血浆置换结束时血浆AT活性恢复到50%(图1C)。至手术结束,凝血因子和纤维蛋白原进一步降低(图1D)。输注4 U红细胞和90 mL冷沉淀,改善贫

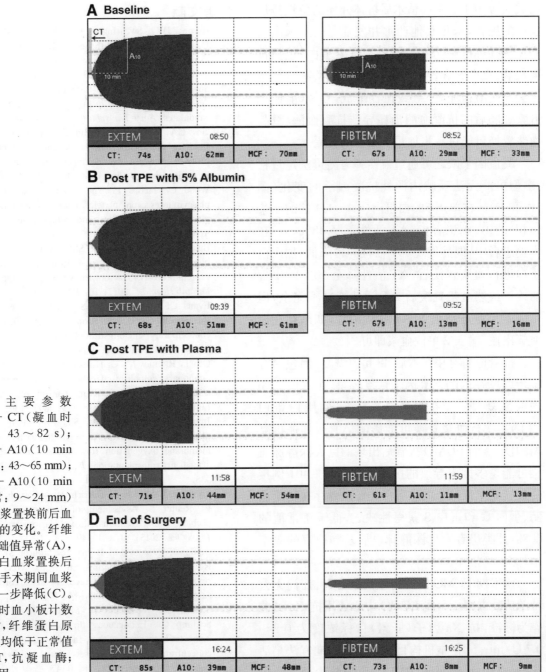

图 1 主要参数 EXTEM‐CT（凝血时间，正常：43～82 s）；EXTEM‐A10（10 min 振幅，正常：43～65 mm）；FIBTEM‐A10（10 min 振幅，正常：9～24 mm）A‐D：血浆置换前后血栓弹力图的变化。纤维蛋白原基础值异常（A），但在白蛋白血浆置换后降低（B），手术期间血浆替代后进一步降低（C）。手术结束时血小板计数接近正常，纤维蛋白原和 A10 值均低于正常值（D）。AT，抗凝血酶；NA，不可用。

血和微血管出血。输注 2 U 血浆治疗出血，替代 AT。使用的血制品包括 4 U 浓缩红细胞、18 U 血浆（16 U 在血浆置换中使用）和 90 mL 冷沉淀。

进入 ICU 后 12 h，实验室检查结果如下：Hct 28.7%，血小板 53×10^9/L，纤维蛋白原 3.1 g/L，凝血活酶时间（PTT）61 s。

由于存在原发性移植物功能障碍，VV‐ECMO 持续使用至术后 4 天。术后 1 天、2 天使用血浆进行血浆置换，术后 3～5 天使用白蛋白。ECMO 氧合器在术后 1 d 出现血凝块，予以更换。

术后 4 天成功拔除 ECMO 导管，但术后双相超声显示右侧颈内静脉血栓形成，另一大血栓从右髂静脉延伸至股静脉和右侧腓静脉。皮下注射低分子肝素（1.5 mg/kg·d）进行保守治疗。该患者出院时 AT 活性为 113%。

讨论

本病例强调了同时进行 ECMO 和血浆置换时出现的深静脉血栓，可能由严重 AT 缺乏导致的凝血障碍所致。联合应用血浆置换和 ECMO，已成功应用于心脏移植术后抗体介导的急性排斥反应的患者,未见其他严重并发症[8]。手术出血和血液稀释可影响促凝蛋白和抗凝蛋白,包括抗凝血酶、蛋白 S 和蛋白 C,但仅抗凝血酶减少就可能会改变凝血平衡,导致血栓形成[5]。术前使用肝素和随后的抗凝血酶消耗导致抗凝血酶耗竭,血浆置换可能进一步加重抗凝血酶耗竭。

凝血因子缺乏可通过血栓弹力测量法定量检测,但可能无法反映内源性抗凝因子的变化(图 1A 和 B)。在单用 5%白蛋白(0.4～1.0 倍的血浆体积)的 10 例患者中,AT 活性下降 48%[9]。在本例患者中,偶然发现 AT 活性异常降低,加入白蛋白进行血浆置换后,AT 活性降至 10%时出现血栓。虽然血浆置换后 AT 活性恢复不完全,但也应避免激进地给予 AT 替代治疗,如果存在微血管出血,输入 2 单位血浆即可。

抗凝血酶有望在术后 48 h 内恢复,但包括纤维蛋白原在内的促凝因子恢复较早,在术后 24 h 内可恢复[10,11]。在术后 3～5 天,使用白蛋白(2 L)再次行血浆置换可能影响 AT 和其他抗凝酶的恢复,而 ECMO 拔管后出现的巨大深静脉血栓可能是多因素导致的抗凝不足。在 1 401 例接受血栓易感性检查的患者中,6%患者存在抗凝血酶、蛋白 C 和蛋白 S 获得性缺乏,低于正常值的 60%,此类患者发生深静脉血栓及肺栓塞的概率增加 5～7 倍[5]。

围术期 ECMO 需要持续抗凝,但目前尚无公认的抗凝方案。一些 ECMO 中心使用抗 Xa 试验作为标准,抗 Xa 因子(肝素)目标浓度为 0.3～0.7 U/mL[12],但本机构目前采用的标准方法是活化部分凝血活酶时间(PTT)。由于缺少合理的抗凝试验以及出于对 ECMO 术后出血的关注,选择最佳抗凝药物及其剂量仍较困难[13]。此外,当 AT 降至 20%～25%时,肝素难以达到临床抗凝效果[14]。

随着同时接受 ECMO 和血浆置换的患者增多,医师应逐渐提高对血栓高风险状态的认识,因其容易导致严重的围术期血栓栓塞。在高危手术中如何采取最佳策略平衡促凝和抗凝作用,有必要进一步开展临床研究予以明确。

(王丽妮 译,李健楠 审)

参考文献

[1] Byrnes JW, Swearingen CJ, Prodhan P, Fiser R, Dyamenahalli U. Antithrombin III supplementation on extracorporeal membrane oxygenation: impact on heparin dose and circuit life. *ASAIO J*. 2014; 60: 57-62.

[2] Snyder LD, Gray AL, Reynolds JM, et al. Antibody desensitization therapy in highly sensitized lung transplant candidates. *Am J Transplant*. 2014; 14: 849-856.

[3] Goss GA, Weinstein R. Pentastarch as partial replacement fluid for therapeutic plasma exchange: effect on plasma proteins, adverse events during treatment, and serum ionized calcium. *J Clin Apher*. 1999; 14: 114-121.

[4] Wood L, Jacobs P. The effect of serial therapeutic plasmapheresis on platelet count, coagulation factors, plasma immunoglobulin, and complement levels. *J Clin Apher*. 1986; 3: 124-128.

[5] Bucciarelli P, Passamonti SM, Biguzzi E, et al. Low borderline plasma levels of antithrombin, protein C and protein S are risk factors for venous thromboembolism. *J Thromb Haemost*. 2012; 10: 1783-1791.

[6] Evans CF, Iacono AT, Sanchez PG, et al. Venous thromboembolic complications of lung transplantation: a contemporary single-institution review. *Ann Thorac Surg*. 2015; 100: 2033-2039; discussion 2039-2040.

[7] Oto T, Rabinov M, Griffiths AP, et al. Unexpected donor pulmonary embolism affects early outcomes after lung transplantation: a major mechanism of primary graft failure? *J Thorac Cardiovasc Surg*. 2005; 130: 1446.

[8] Jhang J, Middlesworth W, Shaw R, et al. Therapeutic plasma exchange performed in parallel with extra corporeal membrane oxygenation for antibody mediated rejection after heart transplantation. *J Clin Apher*. 2007; 22: 333-338.

[9] Thölking G, Mesters R, Dittrich R, Pavenstädt H, Kümpers P, Reuter S. Assessment of hemostasis after plasma exchange using rotational thrombelastometry (ROTEM). *PLoS One*. 2015; 10: e0130402.

[10] Zaidan JR, Johnson S, Brynes R, Monroe S, Guffin AV. Rate of protamine administration: its effect on heparin reversal and antithrombin recovery after coronary artery surgery. *Anesth Analg*. 1986; 65: 377-380.

[11] Schöchl H, Voelckel W, Maegele M, Kirchmair L, Schlimp CJ. Endogenous thrombin potential following hemostatic therapy with 4-factor prothrombin complex concentrate: a 7-day observational study of trauma patients. *Crit Care*. 2014; 18: R147.

[12] Lequier L, Annich G, Massicotte P. Anticoagulation and bleeding in ECLS. In: Annich GM, Lynch WR, MacLaren G, Wilson JM, Bartlett RH, eds. *ECMO Extracorporeal Cardiopulmonary Support in Critical Care*, 4/3. Ann Arbor, MI: ELSO; 2012: 157-170.

[13] Mazzeffi M, Greenwood J, Tanaka K, et al. Bleeding, transfusion, and mortality on extracorporeal life support: ECLS working group on thrombosis and hemostasis. *Ann Thorac Surg*. 2016; 101: 682-689.

[14] Lehman CM, Rettmann JA, Wilson LW, Markewitz BA. Comparative performance of three anti-factor Xa heparin assays in patients in a medical intensive care unit receiving intravenous, unfractionated heparin. *Am J Clin Pathol*. 2006; 126: 416-421.

第三部分

围术期超声心动图和心血管教育

要点概览由尼古拉斯·J. 斯库巴斯撰写

17. 肾细胞癌切除术中急性肺肿瘤栓塞

2016,7(8)：172 - 176

① 肾细胞癌（RCC）可生长进入肾脏静脉系统并延伸到下腔静脉，RCC 切除术中发生肺栓塞的死亡率高达 75%。

② 术中应用经食管超声（TEE）监测右心室大小和功能。房间隔（IAS）和室间隔（IVS）相对位置和运动，可反映右心房和右心室压力，并用来评估右心室压力是否超负荷。右心室和肺动脉收缩期压力可通过三尖瓣反流速度计算。

③ 术中 TEE 可用于重新评估 RCC 近端位置，有助于修改手术计划。TEE 图像局限于肺动脉主干及右肺动脉，若发现右心室压力急性升高和左心室容量不足，则提示远端肿瘤栓塞。

18. CT 血管造影中运动伪影导致 A 型主动脉夹层的误诊

2017,9(9)：254 - 257

① 升主动脉或主动脉弓夹层（A 型）是一种急性主动脉综合征，需要立即确诊，给予合理治疗或外科处理。

② CT 血管造影（CTA）、磁共振成像（MRI）、经食管超声诊断 A 型主动脉夹层的准确率相似。检查时使用造影剂可能引起肾损伤或检查时间过长，这是 CTA 和 MRI 的局限。

③ 患者移动或心脏跳动造成的运动伪影、患者体位和机械设备的干扰，降低了 CTA 的诊断敏感性。运动伪影表现为曲线结构，影像学上类似于主动脉夹层游离瓣。

19. 外科黏合剂过多被误诊为主动脉根部脓肿

2017,9(2)：57 - 59

① 外科液体黏合剂应用于手术吻合，形成物理密封并改善缝线周围止血效果。感染性心内膜炎患者行瓣膜置换术时，周围感染组织可能导致持续出血。

② 主动脉根部脓肿是感染性心内膜炎的一种高病残率性并发症。TEE 在食管中段短轴或长轴主动脉根部成像时通常可见主动脉根部增厚、主动脉根部或主动脉-二尖瓣帷幕附近回声、脓肿腔，或彩色多普勒显示有液体，邻近腔室结构有瘘管。

③ 主动脉窦动脉瘤（先天性动脉瘤）、血肿（最常见于术后即刻或短时间内）、脓肿或假性动脉瘤，可表现为主动脉根部回声结构。若怀疑感染性心内膜炎可能性较大，应进一步检查。天然或人工心脏瓣膜功能正常且无开裂证据，可排除心内膜炎。

20. 胸部刺伤后经胸超声心动图检查漏诊外伤性室间隔缺损

2017,9(3)：65 - 68

① 外伤性室间隔缺损（VSDs）是由钝力或穿透性心脏创伤引起的一种常见室间隔缺损。VSDs 引起严重的血流动力学损害，导致患者院前死

亡率很高。患者临床体征差异巨大,取决于 VSD 大小、位置和相关瓣膜损伤情况。

② 超声心动图可发现左右心室之间的血流路径,右心室压力过高和扩张,以及瓣膜异常。

③ 所有心脏穿刺伤患者均应接受全面的超声心动图检查,TEE 在监测局部室壁运动异常上较经胸超声心动图更敏感,还可提示冠状动脉灌注不足或心包积液,从而提示心肌损伤。

21. 床旁超声观察门静脉搏动及吸入米力农和依前列醇治疗重度右心室衰竭的疗效

2017,9(8):219‐223

① 右心室衰竭(RVF)的死亡率和病残率很高,心排血量和全身灌注减少、静脉淤血可进一步减少重要器官的灌注。

② 浅表超声可评估门静脉血流,多普勒频谱显示血液流向肝脏方向且有小幅度搏动。在 RVF 或右心房高压时,门静脉血流量增加甚至可使血流方向改变(血流远离肝脏方向)。

③ 门静脉搏动是 RVF 的一个间接结果,床旁浅表超声在肋下位置评估门静脉血流是可行的,该部位通常没有覆盖衣物或敷料。门静脉搏动降低提示静脉淤血减少。

22. 经食管超声心动图发现脊柱侧弯患者俯卧位后重度梗阻性低血压

2017,9(3):87‐89

① 俯卧位可降低心排血量,引起血流动力学损害。儿童胸壁顺应性好,行脊柱侧弯手术时俯卧位更易发生纵隔受压,不利于心室充盈。

② 发生全身性低血压时,使用 TEE 应着重关注是否存在左右心室充盈及收缩功能降低,以及低血容量引起的心房和心室容积变小。

③ 脊柱侧弯的儿童因胸壁顺应性下降(前后径变小),俯卧位时身体下的垫子挤压胸壁,更易发生急性左心室充盈不足。

23. 术中经食管超声心动图对扩大右肝切除术后急性布‐加综合征的诊断

2016,7(1):13‐15

① 急性布‐加综合征(BCS)是一种由肝静脉流出受阻而引起的肝脏疾病。高凝状态导致腔内血栓形成或机械外力压迫致使肝扭转是 BCS 的主要诱因。

② TEE 显示下腔静脉和肝静脉有高速湍流,提示管腔变窄。

③ 发生不明原因的血流动力学不稳定时,要考虑应用 TEE。应检查邻近静脉,因邻近静脉易受外界压迫。

17. 肾细胞癌切除术中急性肺肿瘤栓塞

尼尔·S. 格尔斯坦(Neal S. Gerstein),张然(Ran Zhang),迈克尔·S. 戴维斯
(Michael S. Davis),哈瑞什·拉姆(Harish Ram)

摘要

肾细胞癌是最常见的原发性肾肿瘤,它可向血管腔内生长进入静脉系统并可延伸至下腔静脉
甚至右心室。术中肿瘤细胞引起肺栓塞是肾癌切除术的严重并发症,无论是否采用深低温停
循环技术,体外循环可减轻这种并发症。本文报道1例在肾癌手术中诊断的意外肺栓塞。该
病例表明术中经食管超声心动图应用的重要性,以及术前适当规划体外循环使用的必要性。

肾细胞癌是最常见的原发性肾肿瘤,有向肾静脉系统腔内生长的独特趋势,并有可能延伸至下腔静脉(IVC)[1,2]。肺部肿瘤栓塞可自发发生或发生在肿瘤切除术中,并且有较高的发病率和死亡率。本文报道1例肾细胞癌患者,从术前影像学上发现肿瘤延伸至IVC,在根治性肾癌切除及IVC血栓切除术中迅速发展为肺栓塞而需紧急体外循环(CPB)。我们回顾了术中肿瘤栓塞的诊断及与之相关的围术期考量。本病例的发表获得了患者书面知情同意。

病例描述

1名66岁女性患者,右肾细胞癌9.4 cm,拟行右肾癌根治性切除术和IVC重建术。术前2周腹部影像学检查显示患者肾细胞癌延伸至右肾静脉和IVC,但未超过肝水平(Ⅱ级)。其他病史包括因右后壁心肌梗死放置冠状动脉药物洗脱支架、2型糖尿病、高血压和高脂血症。静脉麻醉诱导平稳后行气管插管,右桡动脉穿刺置管,右颈内静脉置管,顺利放置经食管超声(TEE)探头。

在最初的TEE图像中,肾细胞癌肿瘤已延伸至肝后IVC,靠近肝静脉汇合处(Ⅲa级侵犯)。先行右肾切除加肾上腺切除术;然后切除IVC内肿瘤延伸部分。在下腔静脉操作过程中,呼气末二氧化碳(EtCO$_2$)突然下降,由33 mmHg降到14 mmHg。动脉血气分析结果显示一个明显的动脉EtCO$_2$浓度梯度(动脉血CO$_2$ 60 mmHg,但EtCO$_2$为14 mmHg)。与术前相比,TEE有新的重要发现[图1和图2,表明右心压力负荷过重,

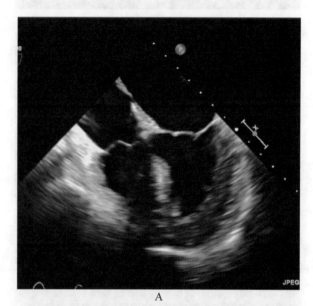

A

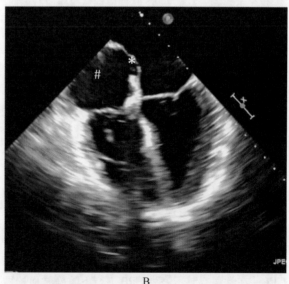

B

图1 A. 肺栓塞前;正常食管中段水平,房室大小正常,正常的四腔心切面,正常心房和室间隔。B. 肺栓塞后;右心压力超负荷的四腔切面表现,包括新的右心房扩张(♯),心房间隔向左偏曲(*),右心室扩张和室间隔扁平。

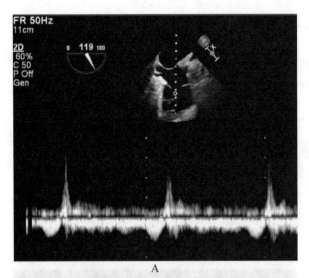

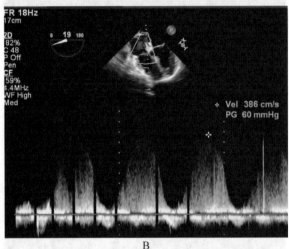

图2　A. 肺栓塞前；改良双腔切面连续多普勒检查三尖瓣，仅显示微量三尖瓣反流。房间隔动脉瘤样向右偏曲。B. 肺栓塞后；食管中段四腔切面显示新的重度三尖瓣反流和右心室-心房压力梯度为 60 mmHg。此时中心静脉压为 15 mmHg，肺动脉收缩压为 75 mmHg。

包括右心房明显扩张、严重三尖瓣反流（经计算肺动脉收缩压 75 mmHg）和 McConnell 征（右心室游离壁运动障碍，正常心尖搏动）]。对下腔静脉的 TEE 检查还显示了近端肿瘤的形态学变化，从最初光滑的囊状到远离肝脏汇合处的更粗糙和更小的形状（图 3）。然而，TEE 没有证据显示右肺动脉主干或近端内有栓塞物。

在紧急准备 CPB 时，患者血流动力学不稳定且对血管升压药抵抗。因此，行急诊胸骨切开术，开始 CPB。在常温心脏不停跳 CPB 下行下腔静脉血栓取出术。完成肿瘤切除和下腔静脉重建后，对近端肺动脉系统进行手术探查，但未发现栓子。患者成功脱离体外循环，输注去甲肾上腺素、肾上腺素和米

力农。术后留置气管插管，并于 1 天后拔除。CT 血管造影显示右上、中肺叶有多处闭塞的肺段栓子。患者在术后 15 天出院，无后遗症。

讨论

对肾细胞癌合并肿瘤延伸至 IVC 的患者，本病例强调了麻醉管理过程中各种重要的考量。肾细胞癌并不罕见（几乎占所有恶性肿瘤的 3%），10% 的肾细胞癌合并肿瘤侵犯 IVC，手术切除肿瘤是唯一的治疗方法[1]。近端腔静脉肿瘤向右心房延伸的比例为 1%[2]。不管何种来源，术中肿瘤栓塞的发生率据报道在 0%～5.6%，围术期死亡率则高达 75%[3]。1987 年，尼夫斯（Neves）和辛克（Zincke）[4] 提出了一种分类方案（表 1），用于对合并近端 IVC 肿瘤侵犯的肾细胞癌进行分类。"Ⅴ级" 是最近添加的类别，主要指从右心室延伸到肺动脉的肿瘤[6]。在肾细胞癌中，肿瘤侵犯程度是独立的生存预测因子[7]。

肿瘤在 IVC 近端的侵犯情况应当作为术前制订麻醉和手术方案的重要考量因素。对于任何肿瘤侵犯下腔静脉的患者，都必须考虑是否需要 CPB 来保障术中安全。没有明确的迹象表明肾细胞癌患者何时需要建立 CPB，但肿瘤分级与下腔静脉侵袭程度或肿瘤在心脏中的粘连程度须作为决定因素来考虑。大多数Ⅰ、Ⅱ级肿瘤均可在无 CPB 下切除。对于Ⅲ级至Ⅴ级肿瘤，有多种策略可供选择，包括单独 CPB 或 CPB 与深低温停循环（DHCA）联用。对Ⅲb 及以上分级肿瘤，CPB 联用 DHCA 可在不出血的手术区域取出整个腔静脉肿瘤，并最大限度降低微转移和肺栓塞（PE）风险[8]；然而，DHCA 延长外科手术时间，可能引起严重的凝血障碍，并且增加术后肾脏和神经损伤的风险9。不联用 DHCA 的 CPB 技术包括主动脉阻断法或主动脉不阻断法，二者都可作为治疗高级别肿瘤的有效方法（Ⅲ级及以上）。当右心肿瘤负荷小，预期 CPB 时间较短时，适合采用无 DHCA 的 CPB[2]。也有报道称Ⅰ级、Ⅱ级和Ⅳ级肿瘤切除不需 CPB 而需要胸骨切开术，可应用肝移植外科技术[10,11]。即使是已经侵犯到右心的肿瘤（Ⅳ级或Ⅴ级），如果肿瘤和心脏无粘连，可以在不采用 CPB 下通过腹部手术切除[1]。

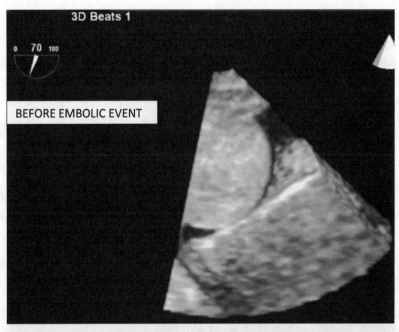

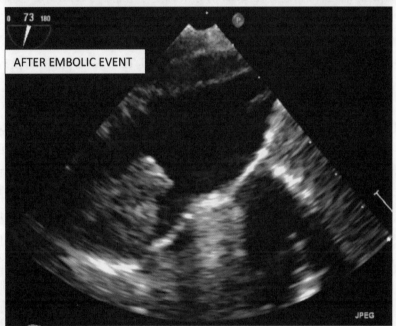

图3 三维和二维下腔静脉切面显示扩张肿瘤的近端表面

上图(肺栓塞前)显示肿瘤近端光滑的囊状表面。在疑似栓塞(下图)后,同一位置成像显示肿瘤近端表现为不规则的延伸图像。

表1 肾细胞癌伴下腔静脉瘤栓分级	
分级	**肿瘤近端延伸**
Ⅰ	肿瘤累及肾静脉水平 IVC
Ⅱ	肿瘤累及肝 IVC
Ⅲa	肝后 IVC 在主要肝静脉下方
Ⅲb	肝后 IVC 到达肝主要静脉窦口
Ⅲc	肝后 IVC 并延伸至主要肝静脉上方但横膈膜之下
Ⅲd	肝上和膈上 IVC,到达心包内 IVC,但心房下(右心外)
Ⅳ	肿瘤累及膈上 IVC 或 RA

数据来自参考文献 4、5

缩写:IVC,下腔静脉;RA,右心房

对于非 CPB 下高级别肿瘤切除的担忧包括肿瘤可能切除不完全,原因是术中无法完全看到 IVC 管腔以及大出血发生率高[2]。在我们的病例中,外科团队根据术前影像学仅显示Ⅱ级血栓,认为不需要 CPB;好在,体外循环机器已做好准备,CPB 管理团队时刻待命。尽管一开始就使用 TEE 证实患者 IVC 已属Ⅲa 级侵犯,外科小组仍认为无 CPB 下腔静脉切除是可行的。最终,TEE 的新发现(图1~3)及相关的血流动力学变化提示肺栓塞并需要紧急 CPB。我们认为,在腔静脉肿瘤切除术前选择 CPB,有可能预防术中血栓栓塞的发生。

该病例强调了在需要切除 IVC 肿瘤占位的患者中使用 TEE 的必要性,主要原因包括:① 评估肿瘤延伸的阶段性变化,调整手术方法或计划;② 全面评估下腔静脉肿瘤情况;③ 指导手术夹闭和血栓切除术的实施;④ 快速诊断可能出现的血栓栓塞并发症[1]。为评估肿瘤分级的间隔变化,建议在手术前 14～30 天内进行术前影像学检查,这一间隔时间内肿瘤依然有生长和侵犯风险[2]。超过这一时间范围时,TEE 检查后才能决定手术是否会被临时推迟。正如本病例所强调的,在 2 周时间里,肿瘤出现显著延伸,从 Ⅱ 级扩展至 Ⅲa 级。事后看来,手术计划应在获得这一新信息后进行调整。TEE 在术中重新评估了近端的肿瘤延伸后,还应在 TEE 引导下确定下腔静脉近端夹闭位置,以避免肿瘤破裂或移位到肺循环。虽然动脉 $EtCO_2$ 梯度在术中急性增加的鉴别诊断主要限于灌注问题(如急性肺栓塞),但 TEE 对确定新发的动脉 $EtCO_2$ 梯度变化的病因非常有帮助。

本病例中,患者 $EtCO_2$ 浓度突然下降可能是发生肺栓塞的初始标志;但是,患者的血流动力学最初是稳定的,外科医师认为其对下腔静脉的操作并非导致 CO_2 梯度变化的原因。随着下腔静脉肿瘤本身外观的改变,TEE 多个征象提示急性右室压力超负荷。这些新的 TEE 结果提示应做好 CPB 准备。简言之,TEE 显示了一些急性右心室压力超负荷的表现,包括新发的右心房及心室扩张、新发的三尖瓣环形扩张伴反流,以及新发的肺动脉瓣反流和新发的室壁运动异常(包括特异性的 McConnell 征)。

由于 TEE 在近端肺动脉或右侧肺动脉成像窗口受限,根据栓子碎片大小,经 TEE 清晰呈现肺动脉栓子是不可能的。因此,急性肺栓塞的诊断要基于上述 TEE 发现的右心室压力超负荷。TEE 除了用于诊断术中血栓栓塞并发症,对其他病因的诊断也十分有价值。TEE 可用来监测双心室的收缩和舒张,评估血管内容量状态。TEE 是检测心腔内是否存在气体的最敏感指标,而心腔内气体可能与肿瘤切除或 CPB 后残留有关。TEE 也用于确认肿瘤切除术后残余的下腔静脉

或心内血栓是否消失。

对于 Ⅲ 级或更小的 IVC 血栓,应考虑在近端肿瘤末端放置可回收的腔过滤器或封堵器作为预防静脉血栓栓塞的手段。冯(Feng)等[12]报道,使用 Tempofilter Ⅱ(B. Braun Medical, Bethlehem, PA)临时腔静脉过滤器,放置在距离肿瘤近端至少 2 cm 处。在 7 例病例(5 例为 Ⅲ 级血栓,2 例为 Ⅱ 级血栓)中,均于肾切除术前 1 天放置滤器,没有发生与滤器置入、拔除或肾切除相关的手术并发症。在 7 名患者中,有 1 名患者在下腔静脉切除术中因使用过滤器而防止了肺栓塞发生[12]。

另一预防血栓栓塞的方法是,使用下腔静脉球囊暂时阻断下腔静脉近肿瘤端;从血栓上方或下方入路取决于血栓对静脉壁的依附程度。齐尼(Zini)等[13]描述了 28 例 Ⅱ、Ⅲ 级血栓患者均在球囊阻断下接受了腔内血栓切除术。他们报道了在使用球囊期间没有明显的血流动力学改变,也不需要 CPB,没有发生任何栓塞;他们认为,该技术适用于 Ⅲ 级或更低级的肿瘤,除非肿瘤侵犯到 IVC,从而需要更复杂的 IVC 重建术[13]。在本病例中,使用下腔静脉滤器或阻断球囊可降低血栓栓塞事件的发生;然而,我院外科传统实践并不使用这些设备,担心它们可能影响肿瘤附近的手术操作并干扰腔静脉肿瘤切除。尽管有多种选择,术前使用血管内介入的方法预防术中血栓栓塞,既没有明确定义也没有常规进行[14]。

肾细胞癌合并下腔静脉侵犯的麻醉管理是复杂的,需要仔细的术前检查以决定是否需要 CPB(联用或不联用 DHCA)。对于广泛癌栓,特别是 Ⅲ 级肿瘤或更高级别的侵犯,建议采用 CPB。鉴于 TEE 具有的部分显著优势,本病例强调在肾癌手术中应常规使用 TEE。正如本病例所发现的,肿瘤可在术前影像学检查至手术期间迅速延伸;TEE 是一种理想的检查方法,可在肿瘤切除前重新评估肿瘤近端位置,从而决定是否需要修改手术方案。术中持续的 TEE 监测有助于诊断血栓移动,为不明原因的血流动力学异常的鉴别诊断提供重要信息。尽管 TEE 在急性肺栓塞诊断中的敏感性较低,但在大面积肺栓塞时,TEE 的准确性要高得多。在本病例中,正是因为麻醉科医师的高度警惕、严密的术中监测以及完善的准备,

才能及早发现紧急的危及生命的事件并进行相应处置。尽管如此,如果一开始就基于 TEE 的最新检查结果来修改手术方式或使用上述血管内装置,或许可避免这例患者出现并发症。

(李岩 译,尹安琪 审)

参考文献

[1] Hevia V, Ciancio G, Gómez V, Álvarez S, Díez-Nicolás V, Burgos FJ. Surgical technique for the treatment of renal cell carcinoma with inferior vena cava tumor thrombus: tips, tricks and oncological results. *Springerplus*. 2016; 5: 132.

[2] Gaudino M, Lau C, Cammertoni F, et al. Surgical treatment of renal cell carcinoma with cavoatrial involvement: a systematic review of the literature. *Ann Thorac Surg*. 2016; 101: 1213 - 1221.

[3] Shuch B, Larochelle JC, Onyia T, et al. Intraoperative thrombus embolization during nephrectomy and tumor thrombectomy: critical analysis of the University of California-Los Angeles experience. *J Urol*. 2009; 181: 492 - 498

[4] Neves RJ, Zincke H. Surgical treatment of renal cancer with vena cava extension. *Br J Urol*. 1987; 59: 390 - 395.

[5] Ciancio G, Vaidya A, Savoie M, Soloway M. Management of renal cell carcinoma with level III thrombus in the inferior vena cava. *J Urol*. 2002; 168: 1374 - 1377.

[6] Fabre D, Houballah R, Fadel E, et al. Surgical management of malignant tumours invading the inferior vena cava. *Eur J Cardiothorac Surg*. 2014; 45: 537 - 542.

[7] Martínez-Salamanca JI, Linares E, González J, et al. Lessons learned from the International Renal Cell Carcinoma-Venous Thrombus Consortium (IRCC-VTC). *Curr Urol Rep*. 2014; 15: 404.

[8] Novick AC, Kaye MC, Cosgrove DM, et al. Experience with cardiopulmonary bypass and deep hypothermic circulatory arrest in the management of retroperitoneal tumors with large vena caval thrombi. *Ann Surg*. 1990; 212: 472 - 476.

[9] Chiappini B, Savini C, Marinelli G, et al. Cavoatrial tumor thrombus: single-stage surgical approach with profound hypothermia and circulatory arrest, including a review of the literature. *J Thorac Cardiovasc Surg*. 2002; 124: 684 - 688.

[10] Welz A, Schmeller N, Schmitz C, Reichart B, Hofstetter A. Resection of hypernephromas with vena caval or right atrial tumor extension using extracorporeal circulation and deep hypothermic circulatory arrest: a multidisciplinary approach. *Eur J Cardiothorac Surg*. 1997; 12: 127 - 132.

[11] Ciancio G, Shirodkar SP, Soloway MS, Livingstone AS, Barron M, Salerno TA. Renal carcinoma with supradiaphragmatic tumor thrombus: avoiding sternotomy and cardiopulmonary bypass. *Ann Thorac Surg*. 2010; 89: 505 - 510.

[12] Feng X, Bao J, Jing Z, Hou J, Gao X. Tempofilter II for tumor emboli prevention during radical nephrectomy and inferior vena cava thrombus resection for renal cell carcinoma. *J Surg Oncol*. 2009; 100: 159 - 162.

[13] Zini L, Koussa M, Haulon S, et al. Results of endoluminal occlusion of the inferior vena cava during radical nephrectomy and thrombectomy. *Eur Urol*. 2008; 54: 778 - 783.

[14] Calero A, Armstrong PA. Renal cell carcinoma accompanied by venous invasion and inferior vena cava thrombus: classification and operative strategies for the vascular surgeon. *Semin Vasc Surg*. 2013; 26: 219 - 225.

18. CT 血管造影中运动伪影导致 A 型主动脉夹层的误诊

杰瑞米·M. 班奈特(Jeremy M. Bennett),班塔耶胡·思列希(Bantayehu Sileshi)

摘要

外科手术是主动脉夹层的标准治疗方法,早期诊断对降低主动脉夹层的死亡率非常重要。目前,A 型主动脉夹层的诊断方法包括 CT 血管造影(CTA)、磁共振成像、基于导管技术的动脉造影和经食管超声心动图。每种方法都有其优点,但也有可能出现假阳性结果。本文报道 1 例患者,经 CTA 诊断为 A 型主动脉夹层,但在全身麻醉下经食管超声心动图未发现主动脉夹层,从而避免了不必要的胸骨切开。超声心动图检查显示,CTA 伪影造成了 A 型主动脉夹层的误诊。

快速、准确地诊断主动脉夹层的是决定患者预后的重要因素。A 型主动脉夹层的诊断方法包括 CT 血管造影(CTA)、磁共振成像(MRI)、基于导管技术的动脉造影和经食管超声心动图(TEE)。每种方法都有其优点,但它们都有出现假阳性结果的风险。我们报道 1 例经 CTA 诊断为 A 型主动脉夹层的患者,后在全麻下经 TEE 检查排除该诊断。本病例报道已获得患者书面许可。

病例描述

1 名无重要内外科病史的 19 岁男性,在一次滑雪事故后被送往急诊,患者撞到树干后胸骨前部受到钝性创伤。患者主诉左前胸持续、非放射样剧烈疼痛。胸部 X 线片显示胸骨骨折,但心肺结构正常。为明确胸部大血管是否损伤,遂行 CTA 检查。CTA 结果提示从升主动脉至主动脉弓存在夹层(图 1)。基于 CTA 获得的主动脉夹层的诊断,患者立即被转至手术室行手术修复。

在全麻诱导前,静脉予以咪达唑仑镇静下行左桡动脉穿刺置管。在全麻诱导、肌肉松弛后顺利置入气管导管,随后顺利安放 TEE 探头(X7 - 2T 菲利普探头;IE - 33;Phillips Healthcare, Inc.,

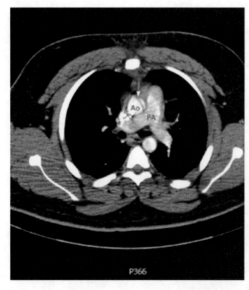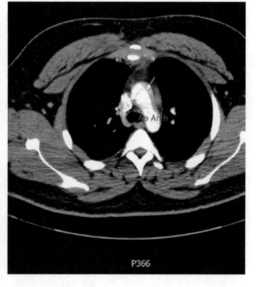

图 1 升主动脉和主动脉弓的前后位增强 CTA

升主动脉和主动脉弓有一个主动脉夹层(黄色箭头)。这一发现促使紧急诊断为主动脉夹层。Ao 表示主动脉;Ao Arch,主动脉弓;AP,前后位;CTA,计算机断层扫描血管造影;PA,肺动脉。

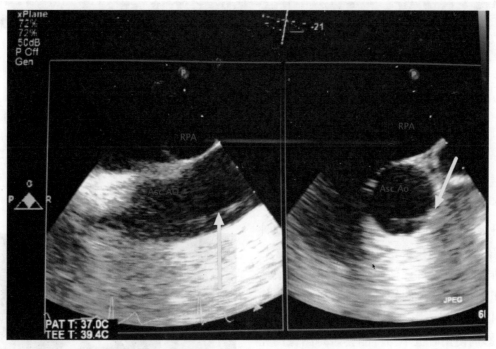

图2　TEE X-平面图像的升主动脉

X平面信号（由蓝色三角形标识）穿过右肺动脉和升主动脉。使用X平面成像可对二维图像进行90°评估。在活动 TEE 中，短轴平面上可看到高回声结构（黄色箭头），延伸到正常解剖平面外。黄色箭头显示线性结构延伸到主动脉壁的区域。解剖外结构的存在应提示超声心动图检查者可能存在超声伪影。2D，二维显示；ASC Ao，升主动脉；RPA，右肺动脉；TEE，经食管超声心动图。

Andover，MA）。TEE 图像未见任何升主动脉或主动脉弓夹层的证据（图2）。在 TEE 图像，升主动脉可见一高回声曲线结构，类似动脉夹层游离瓣，但该结构在 M 模式评估时未显示独立运动，且当使用 X 平面在短轴上观察时，其在解剖平面上延续，因此怀疑是一个干扰（图3）。主动脉弓远端未见夹层游离瓣，无主动脉瓣反流和心包积液，进一步证明不存在夹层。由于 TEE 和 CTA 的发现不一致，且 TEE 没有发现明显的夹层证据，在与心脏外科医师和放射科医师讨论后中止了原计划手术。患者被转至重症监护病房。由于对 CTA 伪像的关注，我们进行了心电门控 CTA 检查，其显示正常的主动脉解剖，未见夹层。鉴于患者各项情况基本稳定，遂在第3天出院。

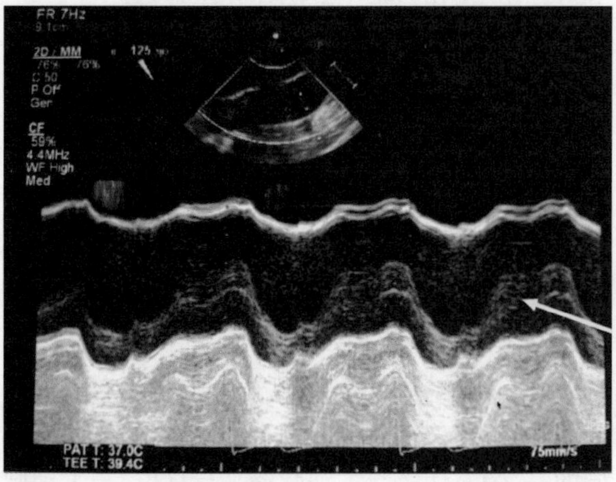

讨论

动脉造影已取代 MRI、CTA 和 TEE 成为评价主动脉损伤的首选方法。最近的一项汇总分析显示，不同检查方式诊断 A 型主动脉夹层的准确性几乎相同。表1[1]回顾了每种检查方式的常见优缺点。MRI 的敏感性和特异性最高，能提供优越的解剖细节，且不需要对比增强。然而，MRI 获取图像所需的时间很长，对体内含有铁磁装置的患者属禁忌。考虑到情况不稳定患者的安全性，在评估急性主动脉损伤的应用上受到限制[2]。

CTA 作为首选诊断方法的应用越来越多。在国际主动脉夹层的官方记录中，有多达73%的医院将 CTA 作为初始评估方法[3]。此外，鉴于 A 型主动脉夹层的急诊性质，以及需要快速、准确的

图3　升主动脉长轴 M 模式

高回声结构再次出现在 M 型（黄色箭头）上。曲线结构模仿主动脉后壁的运动，这表明伪影起源于升主动脉。

表 1 MRI、CT、TEE 对 A 型主动脉夹层的评估比较		
敏感性/特异性	**优 势**	**不 足**
MRI 100%/98%~99%	良好的解剖细节,无放射/对比要求,能够定位内膜撕裂,显示整个主动脉,识别心包积液	时间较长,患者限制,运输
CT 100%/98%	快速,提供出色的解剖细节,主动脉全长可见,鉴别心包积液	需要造影剂,可能有伪影、心电图门控;不能识别主动脉瓣反流或主动脉瓣病理学
TEE 98%/95%~98%	立刻得到检查结果,评估主动脉瓣功能和完整性,鉴别心包积液,无辐射/造影剂照射	需要镇静剂和有经验的操作者,有伪影风险,超声波需透过气管评估升主动脉,放置和操作过程中致血流动力学变化

缩写:AR,主动脉瓣反流;CTA,CT 血管造影;EKG,心电图;MRI,磁共振成像;TEE,经食管超声心动图。

检查以开展适当的外科或内科治疗,CTA 是一种合理的首选方法。在解剖细节呈现上,尽管与 MRI 不同,但 CTA 可评估底层结构以及积液情况或组织损伤。CTA 的缺点包括增加肾脏损伤的风险,以及使用造影剂引起的严重过敏反应。此外,造影剂使用时机不当可能会妨碍图像的充分采集[4,5]。最后,CTA 不能发现主动脉瓣关闭不全,容易出现伪影。

伪影降低了 CTA 的敏感性,经常因心脏搏动或患者活动、患者位置改变以及来自机械或金属装置的干扰而发生。运动伪影可能导致曲线伪影,从而提示主动脉损伤[6]。当患者的假体、装置或高对比度界面(如肺动脉和主动脉之间的界面)导致光束移位并有损图像质量时,就会出现条纹伪像。条纹伪像可能导致线条的出现,被误认为出现夹层瓣。CTA 伪影通常仅限于 1 个或 2 个图像。

本例患者最初的非心电门控 CTA 中有运动伪影,导致误诊为主动脉夹层。进一步的检查发现肺动脉内出现曲线结构,且"组织瓣"延伸超出解剖平面,因此证实是伪影(图 4)。此外,CTA 并非在心电门控条件下进行,这增加了运动伪影的概率[7]。

TEE 与 CTA 和 MRI 具有相似的敏感性(但特异性较低),但其作为初始诊断手段的使用有所下降[1]。这可能反映了医师对 TEE 花费时间较长有所考虑,加之 TEE 需要镇静,且在探头操作过程中可能发生血流动力学变化而可能造成损害。TEE 的敏感性高,但因可能出现伪影且无法观察整个升主动脉和主动脉弓,故其对 A 型主动脉夹层诊断的特异性不及 CTA 和 MRI。在 TEE

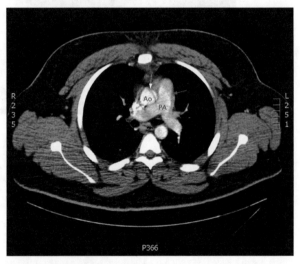

图 4 AP 增强的胸部 CTA

怀疑运动伪影是因为在升主动脉(黄色箭头)和肺动脉(红色箭头)都可以看到线性结构。在进一步检查后,放射科医师怀疑运动伪像,因为存在主动脉和肺动脉的线性结构。线状结构的解剖外延伸也是存在的。AO,主动脉;AP,前后位;CTA,计算机断层扫描血管造影;PA,肺动脉。

怀疑为 A 型主动脉夹层的患者中,26%存在升主动脉伪影,这使超声心动图评估变得复杂[8]。

用于识别主动脉夹层的 TEE 切面包括食管中段长轴平面、食管中段主动脉瓣短轴略微上拉以观察升主动脉、食管上主动脉弓切面以及从食管上部至胃的降主动脉扫描。主动脉夹层在 TEE 上确诊条件的是,超过 1 个 TEE 平面中发现一个独立于主动脉壁存在的移动性夹层瓣[9]。超声心动图的操作者必须熟悉超声伪影,能够区分伪影和真正的病理结构。旁瓣和混响伪影表现为曲线结构,类似于主动脉夹层。与主动脉夹层不同的是,旁瓣伪影与主动脉壁平行移位,与主动脉壁相比缺乏独立运动,可延伸到解剖平面以外,两侧血流速度相似。M 模式和彩色多普勒有助于鉴别旁瓣伪影[10]。混响伪影需要多平面成像才能与真正的解剖结构相鉴别。

TEE 未能诊断出主动脉夹层时，还应排除有类似"主动脉区疼痛"临床表现的其他病理改变。其他急性主动脉综合征包括穿透性主动脉溃疡、钝性主动脉损伤和主动脉瘤破裂[9]。钝性主动脉损伤可能导致一些主动脉病变包括壁内血肿、主动脉分支病变和外膜下主动脉破裂伴或不伴完全环周延伸。闭合性主动脉损伤患者的 TEE 表现包括主动脉壁的月牙形或环状增厚、主动脉轮廓异常、峡部扩张、假性动脉瘤、腔内侧皮瓣或附着在主动脉壁上的可动的线性密度回声[9]。因此，TEE 操作者必须有足够的训练和经验来鉴别这些病变。

综上所述，本文报道 1 例因 CTA 运动伪影而误诊为 A 型主动脉夹层的患者。虽然 CTA 是大多数医疗中心首选的初始诊断方法，但必须考虑到其局限性并能识别伪影。遇到其他检查结果与CTA 诊断结果不一致的患者，建议使用另一种检查方法或通过心电门控 CTA 图像予以进一步鉴别[5]。TEE 可作为可靠的次选检查方法。

（李岩　译，尹安琪　审）

参考文献

[1] Shiga T，Wajima Z，Apfel CC，Inoue T，Ohe Y. Diagnostic accuracy of transesophageal echocardiography, helical computed tomography，and magnetic resonance imaging for suspected thoracic aortic dissection：systematic review and meta-analysis. *Arch Intern Med*. 2006；166：1350 - 1356.

[2] Zeman RK，Berman PM，Silverman PM，et al. Diagnosis of aortic dissection：value of helical CT with multiplanar reformation and three-dimensional rendering. *AJR Am J Roentgenol*. 1995；164：1375 - 1380.

[3] Pape LA，Awais M，Woznicki EM，et al. Presentation, diagnosis, and outcomes of acute aortic dissection：17-year trends from the international registry of acute aortic dissection. *J Am Coll Cardiol*. 2015；66：350 - 358.

[4] Brown JR，Thompson CA. Contrast-induced acute kidney injury：the at-risk patient and protective measures. *Curr Cardiol Rep*. 2010；12：440 - 445.

[5] Batra P，Bigoni B，Manning J，et al. Pitfalls in the diagnosis of thoracic aortic dissection at CT angiography. *Radiographics*. 2000；20：309 - 320.

[6] Sharma U，Ghai S，Paul SB，et al. Helical CT evaluation of aortic aneurysms and dissection：a pictorial essay. *Clin Imaging*. 2003；27：273 - 280.

[7] Giambuzzi M，Seitun S，Salsano A，Passerone G，Ferro C，Santini F. Nongated vs electrocardiography-gated CT imaging of blunt aortic root rupture in a trauma patient. *J Cardiovasc Comput Tomogr*. 2015；9：146 - 148.

[8] Vignon P，Spencer KT，Rambaud G，et al. Differential transesophageal echocardiographic diagnosis between linear artifacts and intraluminal flap of aortic dissection or disruption. *Chest*. 2001；119：1778 - 1790.

[9] Goldstein SA，Evangelista A，Abbara S，et al. Multimodality imaging of diseases of the thoracic aorta in adults：from the American Society of Echocardiography and the European Association of Cardiovascular Imaging：endorsed by the Society of Cardiovascular Computed Tomography and Society for Cardiovascular Magnetic Resonance. *J Am Soc Echocardiogr*. 2015；28：119 - 182.

[10] Alter P，Herzum M，Maisch B. Echocardiographic findings mimicking type A aortic dissection. *Herz*. 2006；31：153 - 155.

19. 外科黏合剂过多被误诊为主动脉根部脓肿

娜塔莉·A. 希弗顿(Natalie A. Silverton),大卫·A. 布尔(David A. Bull),
康迪斯·K. 莫里斯(Candice K. Morrissey)

摘要

主动脉根部脓肿是主动脉瓣心内膜炎的一种并发症,具有较高的发病率和死亡率。经食管超声心动图对诊断该疾病时具有高度的敏感性和特异性。本文报道1例因主动脉瓣心内膜炎行机械性主动脉瓣置换术后1周怀疑出现主动脉根部脓肿的患者。采用经食管超声心动图做出该诊断,但手术检查发现,瓣膜周围积液实为过量的外科黏合剂。本文旨在探讨感染性心内膜炎合并主动脉根部脓肿的临床意义及鉴别诊断。

主动脉根部脓肿由严重的感染性心内膜炎(IE)所致,需要尽快手术治疗。主动脉瓣 IE 形成的脓肿通常累及主动脉瓣间纤维[1]。手术延迟会导致严重并发症,如假性动脉瘤、心脏瘘或完全性心脏传导阻滞。脓肿清创、瓣膜置换、主动脉根部重建术是其首选治疗方法。然而,这种手术的围术期死亡率为 11%～38%[2-4]。

在所有 IE 患者中,当超声心动图无法诊断或怀疑有 IE 并发症(如瓣周脓肿)时,建议使用 TEE[5]。超声心动图下主动脉根部脓肿的表现包括主动脉瓣环周围组织肿胀或增厚、主动脉根部或周围不均匀的回声、和/或彩色多普勒显示主动脉根部与周围结构(如左心房、右心房或右心室)之间的心内瘘。

此例患者在主动脉瓣置换术后一周内出现脓毒症、心源性休克和完全性心脏传导阻滞。TEE 图像显示主动脉根部附近有不均匀的液体聚集,与主动脉根部脓肿的影像一致(图 1)。然而,在再次手术时发现这些积液仅是一个正常运作的机械性主动脉瓣周围多余的外科黏合剂。此病例报道已获得患者书面同意。

病例描述

1 名 23 岁男性因主动脉瓣心内膜炎行机械

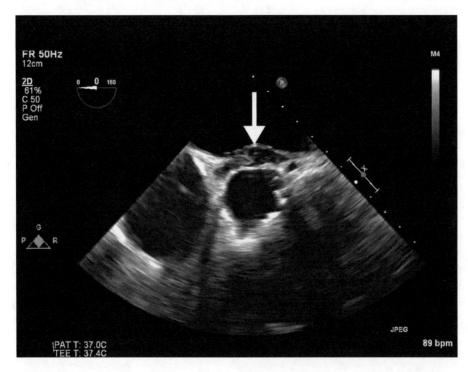

图 1　主动脉瓣的食管中段短切面。白色箭头显示左侧和非冠状窦附近聚集的不均匀液体

瓣置换术后 1 周发生心源性休克,收入心血管重症监护病房(CVICU)。患者最初在院外就诊,有 1 个月的发热病史,并发现患有链球菌菌血症和主动脉瓣心内膜炎。使用直径为 23 mm 的双叶机械瓣行主动脉瓣置换术,并用 CorMatrix 补片(CorMatrix Cardiovascular, Roswell, GA)修补"心内"瘘。患者在术后出现心搏骤停和完全性心脏传导阻滞,后一情况紧急经静脉放置起搏器予以治疗。尽管患者经静脉持续泵注 0.4 μg/(kg·min) 去甲肾上腺素,但仍表现为低血压和血流动力学不稳定,因此被转至我们的病房。

患者在收入 CVICU 后,TEE 检查显示左心室收缩功能严重下降,射血分数为 11%,多节段室壁运动异常(见补充数字影像 1,http://links.lww.com/AACR/A98)。双叶机械主动脉瓣位置良好(见补充数字影像 2,http://links.lww.com/AACR/A99),射血正常,且没有瓣旁渗漏的证据(见补充数字影像 3,http://links.lww.com/AACR/A100)。在主动脉瓣的左侧、非冠状窦附近有一组不均匀的回声物,考虑为主动脉根部脓肿(图 1)。在三尖瓣的间隔小叶上也有 1 cm×2 cm 的可移动回声密度影和严重的三尖瓣反流(图 2)。

左心导管显示冠状动脉正常。采用主动脉内球囊反搏泵维持血流动力学。24 h 后,患者血流动力学已有较大改善,遂进入手术室行主动脉根部脓肿清除术、同种异体主动脉瓣主动脉根部置换术、三尖瓣置换术。再次开胸后,探查发现主动脉根部后方有过量的外科黏合剂 BioGlue(CryoLife, Kennesaw, GA),用吸引器很容易取出。再次行 TEE 则未显示回声致密物,也未见主动脉根部脓肿的证据。

图 3 显示了主动脉瓣去除多余外科黏合剂前后的长轴视图。对三尖瓣的检查显示,隔瓣上的大片赘生物几乎完全破坏瓣膜的正常结构。三尖瓣置换后,主动脉切开以检查主动脉位置的机械瓣膜。瓣膜运作正常,没有周围主动脉脓肿的证据。随后放置一根心外膜导联,患者术后被送回 CVICU 恢复。患者术后出现因心室导联传导不良和 R on T 现象引起的短暂室颤和心搏骤停。患者之后逐渐恢复,脱离了所有的血流动力学支持,并拔除了气管导管,没有发生其他并发症。

讨论

BioGlue 是一种外科黏合剂,由牛血清白蛋白和戊二醛混合制成。它采用双腔混合式注射器,并应用于外科吻合术以形成机械密封。这种类型的外科黏合剂通常用于心脏手术以改善沿缝合线的止血。在本病例中,外科黏合剂常被用来加强主动脉环周围的缝线,因在 IE 瓣膜置换术中常发生因感染灶周围组织质量差而导致持续出血的并发症。本病例中,在主动脉根部和横窦使用过量的 BioGlue 导致 TEE 检查中出现不均匀的液体聚集,从而提示主动脉根部脓肿。

对主动脉根部附近的异常液体或物质的鉴别诊断包括,主动脉窦瘤(通常为先天性异常)、瓣周

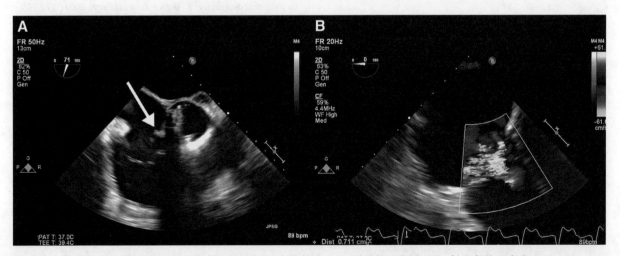

图 2　A. 附着在三尖瓣隔瓣上的可移动回声密度影(白色箭头);B. 严重的三尖瓣反流,射流紧缩口宽度 0.71 cm。

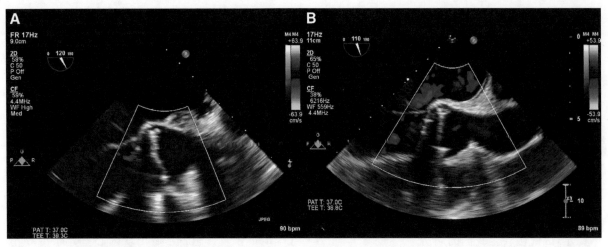

图3　A. 主动脉瓣的食管中段长轴切面显示主动脉根部附近有不均匀的液体聚集。彩色多普勒血流显示无瓣周渗漏；B. 取出过量的外科黏合剂后的相同视野。

血肿（常在主动脉瓣置换术后立即出现）、脓肿或假性动脉瘤。在本病例中，结合患者近期 IE、持续性脓毒症、三尖瓣隔瓣上可疑的新生物（解剖学上邻近主动脉瓣的非冠状静脉窦）、严重的心脏传导阻滞以及需要紧急放置起搏器的病史，临床上高度怀疑为主动脉根部脓肿。主动脉根部脓肿通常与人工瓣膜感染有关。在本病例中，其人工瓣膜功能正常，位置良好，没有裂开迹象。当时考虑到人工主动脉瓣并无异常，因此主动脉根部脓肿这一诊断的可能性不大，但无论三尖瓣的损害是否继发于 IE，手术仍有必要[5]。如果并非这种情况，我们可能会考虑推迟手术以进一步通过影像检查确诊。当怀疑瓣周感染而 TEE 无法清楚划定感染界限时，其他成像方法如心脏 CT 或 MRI 也是一种合理的选择[1,5]。

结论

　　主动脉根部脓肿是 IE 的一种并发症，需要早期干预，且围术期死亡率较高。一般推荐使用 TEE 来诊断瓣周脓肿，并评估脓肿向周围组织的延伸范围。超声心动图医师应了解引起主动脉根部异常增厚或积液的其他原因，因为这些疾病的表现可能与主动脉根部脓肿相似。然而，如果临床高度怀疑主动脉根部脓肿，则必须进行手术，仅使用抗生素不能充分治疗瓣周脓肿，而未经治疗的主动脉根部脓肿可能引起严重后果。

（李岩　译，尹安琪　审）

参考文献

［1］Habib G，Badano L，Tribouilloy C，et al；European Association of Echocardiography. Recommendations for the practice of echocardiography in infective endocarditis. *Eur J Echocardiogr*. 2010；11：202-219.

［2］David TE，Regesta T，Gavra G，Armstrong S，Maganti MD. Surgical treatment of paravalvular abscess；long-term results. *Eur J Cardiothorac Surg*. 2007；31：43-48.

［3］Kirali K，Sarikaya S，Ozen Y，et al. Surgery for aortic root abscess：a 15-year experience. *Tex Heart Inst J*. 2016；43：20-28.

［4］Cosmi JE，Tunick PA，Kronzon I. Mortality in patients with paravalvular abscess diagnosed by transesophageal echocardiography. *J Am Soc Echocardiogr*. 2004；17：766-768.

［5］Nishimura RA，Otto CM，Bonow RO，et al；ACC/AHA Task Force Members. 2014 AHA/ACC guideline for the management of patients with valvular heart disease；a report of the American College of Cardiology/American Heart Association Task Force on Practice Guidelines. *Circulation*. 2014；129：e521-e643.

20. 胸部刺伤后经胸超声心动图检查漏诊外伤性室间隔缺损

阿宾波拉·O. 法洛耶(Abimbola O. Faloye),拉斐尔·Y. 格肖(Raphael Y. Gershon)

摘要

创伤性室间隔缺损可能在胸部闭合伤或穿透伤后持续存在。其严重程度可能包括无症状到急性失代偿性心力衰竭。本文报道 1 例胸部刺伤患者,初始手术修复了撕裂的右心室,但术后血流动力学恶化,床旁经胸超声心动图未能明确病因。随后经食管超声心动图检查发现有室间隔缺损。该病例凸显了目前标准化临床检查中的不足,推荐临床使用经食管超声心动图作为穿透性心脏损伤患者的筛查工具。

外伤性室间隔缺损(VSD)可在胸部闭合性或穿透性损伤后持续存在。根据损伤大小、位置和合并损伤的不同,临床表现不同。其严重程度从无症状到失代偿性心力衰竭不等。在活着到达医院的患者中,由于严重的血流动力学损害或濒临死亡,多达 50% 的患者需在急诊科进行开胸手术[1,2]。急诊开胸手术的死亡率接近 90%[1]。创伤后室间隔缺损的真实发生率尚不清楚,部分原因是院前死亡率高和胸部创伤后缺乏常规筛查。通常只对有症状的患者进行超声心动图和/或导管检查。本文报道 1 例胸部刺伤导致室间隔缺损但并未即时发现的患者。本文强调了术前和术中将经食管超声心动图(TEE)用于胸部穿透伤患者的诊断与监测的价值。

本病例报道的发表已获得患者亲属的书面同意。

病例描述

1 名 34 岁男性,左上胸部被刺伤后来到我院急诊科 1 级创伤中心。初步检查发现其血压正常,觉醒、定向力正常,血压为 110/70 mmHg,心率为 80 次/min(bpm)。胸部 X 线片检查结果正常。12 导联心电图显示右束支传导阻滞。

胸部 CT 显示皮下和胸骨下积气,心包内有少量液体,肺野清晰,无气胸迹象。患者在 CT 扫描过程中出现急性低血压(血压 80/40 mmHg)和心动过速(心率约 110 bpm)。由于怀疑心脏穿透伤,紧急输注 1 个单位浓缩红细胞,血压反应良好

并送至手术室进行探查。麻醉诱导前,患者血压再次降至 90/40 mmHg 左右。紧急行气管插管,有创监测建立与胸骨正中切开术同时进行。

进入胸腔后,发现患者右心室前壁有一处 0.5 cm 长撕裂伤,但未累及冠状动脉。从心包取出血块后,缝合撕裂的伤口。此时患者仍有轻微的低血压,收缩压徘徊在 100 mmHg,遂给予积极的输血治疗。这一过程中并未使用 TEE。在纵隔间隙放置 1 根 Blake 引流管,并用钢丝重新缝合胸骨。缝皮后,患者带管被转至重症监护病房(ICU)。在离开手术室前,动脉血气显示血红蛋白为 160 g/L,碱剩余为 -8。患者血流动力学稳定,血压 110/50 mmHg,心率 104 次/min,SpO$_2$ 100%。

在 ICU,患者血压下降至大约 80/40 mmHg,心率大约下降至 120 次/min。尽管输入多个单位血液,但血压的反应很小。ICU 团队担心出现心脏压塞,遂进行床边经胸超声心动图(TTE)检查,显示心包轻微渗出,右心室(RV)功能下降,有证据表明右心室压力增加,但没有填塞。考虑到血流动力学的不稳定性,患者转回手术室再次探查,手术团队要求术中采用 TEE 排除心包填塞。心脏外科麻醉医师进行了 TEE 检查,结果显示有一个巨大的室间隔缺损,伴血液由左向右流动(图 1-3;补充数字内容 1 和 2,补充视频 1 和 2,http://links.lww.com/AACR/A101 和 http://links.lww.com/AACR/A102)以及三尖瓣前叶横断、右心室扩张伴功能下降。

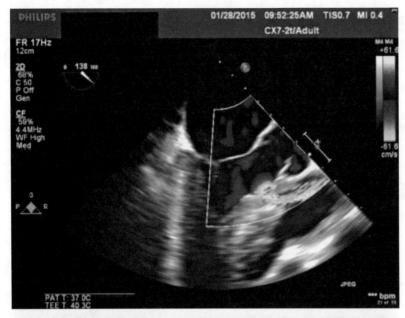

图 1 彩色多普勒 Me LAX 视图,显示收缩期左向右分流

Me LAX 显示食管中段长轴。

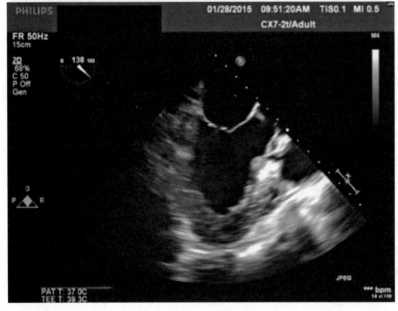

图 2 Me LAX 显示左心室和右心室之间的通道

Me LAX 显示食管中段长轴。

患者在体外循环下修复心室损伤,用牛心包补片修补 VSD,用生物假体瓣膜替换三尖瓣,开放胸骨以减少肿胀和水肿,最后使用 gortex 暂时关闭胸腔。在右股总动脉置入主动脉球囊,以减少心脏负荷,增加冠脉灌注。患者随后被转至 ICU。

不幸的是,该患者随后出现严重的急性呼吸窘迫综合征,需要双水平机械通气,还因急性肾损伤需连续肾脏替代治疗。患者因呼吸衰竭于住院第 14 天死亡。

讨论

一系列研究显示,心脏穿透伤的残余或延发性后遗症发生率高达 31%[2-5]。这些病变包括分流(VSD、房间隔缺损、主-肺动脉瘘)、瓣膜病变、血栓、心包积液、室壁运动异常和异物残留。心脏创伤后室间隔缺损的真实发生率尚不清楚,因此类患者在院前死亡较多。有研究表明,5%~10% 此类患者有机会活着进入手术室接受手术探查。常规并不进行超声心动图或心导管检查。

心脏穿透伤后有症状的 VSD 发生率约为 5%[2,3]。患者所表现出的体征和症状多种多样,取决于损伤处血液分流量、位置、心脏电信号传导是否受累,相关的瓣膜有无反流和其他并发情况。心电图虽不具有特异性,但可提供一些关于心脏

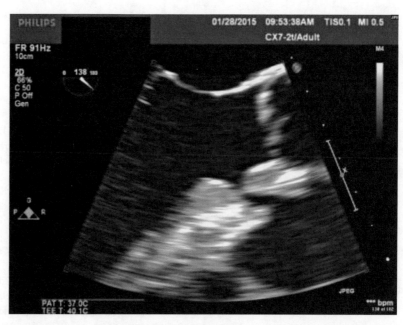

图3 图2的放大视图

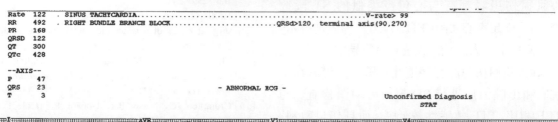

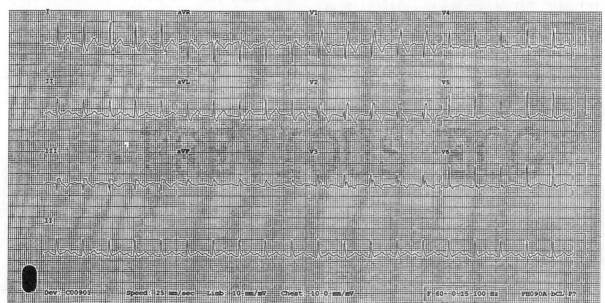

图4 患者入院时 ECG 结果

ECG：心电图

电信号传导有无受累的线索。本例患者的心电图显示右束支传导阻滞（图4），但可惜没有既往心电图以供比较。

大多数穿透性损伤涉及右心室[6]。一开始，室间隔的穿透损伤可能不明显[7,8]。起初可能只是小的撕裂或瘘管，但随时间推移而逐渐扩大，以致初次检查可能无法发现 VSD[9]。患者病情一旦恶化，必须高度怀疑 VSD 并进行多种影像学检查[8]。患者在首次手术中，有轻微但持续的低血压，这被错误地归因于急性失血和血容量相对降低。术中 TEE 无疑有助于正确诊断，并可避免再次手术。

未修复的 VSD 可能会自发闭合或扩大，从而导致患者出现先天性 VSD 常见的后遗症,包括肺动脉高压和 Eisenmenger 综合征[10]。是否手术取决于患者的临床表现。快速进展的严重分流 > 1.5∶1 时,必须进行手术。在导管室进行经皮房间隔缺损封堵也是可行的[11]。由于后遗症可能延迟出现[12],出院后密切随访穿透性心脏损伤患者非常重要。出院前应考虑行超声心动图检查。

早期体格检查的敏感性低,可能不会发现心脏异常[13],这就导致晚期并发症高达 25%[3,4,12]。残留或延迟性病变的临床表现取决于病变大小,患者可能完全无症状,也有可能在几天、几周、几个月或几年后出现严重症状[4]。心电图在检测残余病变方面已被证明是非特异性的。几乎所有的心肌损伤患者都有与心包炎类似的 ST 段改变[2]。2D 超声心动图(TTE)作为一种微创技术,能检测房室扩大、分流、积液和瓣膜异常。基于这些风险,我们认为所有穿透性心脏损伤患者在入院时和出院前应进行 2D 超声心动图检查。与 TEE 相比,TTE 敏感性较低[14],而且伤口敷料、胸腔导管和引流管常会使观察存在困难。

初诊时,尽管有足够的容量复苏,本例患者仍有轻微但持续的低血压。其病情迅速恶化,可能因为心内分流急剧增加。床旁初步 TTE 未能显示 VSD。然而,心脏外科麻醉医师再次手术 1 h后使用 TEE 却发现 VSD 的存在。我们猜测,如果在初次手术期间或在床边进行 TEE,可能也会显示 VSD。

(李岩　译,尹安琪　审)

参考文献

[1] Asensio JA, Berne JD, Demetriades D, et al. One hundred five penetrating cardiac injuries: a 2-year prospective evaluation. *J Trauma*. 1998; 44: 1073 – 1082.

[2] Mattox KL, Limacher MC, Feliciano DV, et al. Cardiac evaluation following heart injury. *J Trauma*. 1985; 25: 758 – 765.

[3] Symbas PN, DiOrio DA, Tyras DH, Ware RE, Hatcher CR Jr. Penetrating cardiac wounds. Significant residual and delayed sequelae. *J Thorac Cardiovasc Surg*. 1973; 66: 526 – 532.

[4] Symbas PN. Residual or delayed lesions from penetrating cardiac wounds. *Chest*. 1974; 66: 408 – 410.

[5] Demetriades D. Cardiac penetrating injuries: personal experience of 45 cases. *Br J Surg*. 1984; 71: 95 – 97.

[6] Symbas PN. Cardiothoracic trauma. *Curr Probl Surg*. 1991; 28: 741 – 797.

[7] Caffery T, Robinson D, O'Neal H, Kahn A, Thurston S, Musso M. Delayed detection of a ventricular septal defect following penetrating trauma. *J La State Med Soc*. 2014; 166: 239 – 241.

[8] Harling L, Ashrafian H, Casula RP, Athanasiou T. Late surgical repair of a traumatic ventricular septal defect. *J Cardiothorac Surg*. 2014; 9: 145.

[9] Thandroyen FT, Matisonn RE. Penetrating thoracic trauma producing cardiac shunts. *J Thorac Cardiovasc Surg*. 1981; 81: 569 – 573.

[10] Crompton JG, Nacev BA, Upham T, et al. Traumatic ventricular septal defect resulting in severe pulmonary hypertension. *J Surg Case Rep*. 2014; 2014.

[11] Ali TA, Fatimi SH, Hasan BS. Transcatheter closure of a traumatic ventricular septal defect using an Amplatzer™ atrial septal occluder device. *Catheter Cardiovasc Interv*. 2013; 82: 569 – 573.

[12] Cha EK, Mittal V, Allaben RD. Delayed sequelae of penetrating cardiac injury. *Arch Surg*. 1993; 128: 836 – 839.

[13] Demetriades D, Charalambides C, Sareli P, Pantanowitz D. Late sequelae of penetrating cardiac injuries. *Br J Surg*. 1990; 77: 813 – 814.

[14] Sugiyama G, Lau C, Tak V, Lee DC, Burack J. Traumatic ventricular septal defect. *Ann Thorac Surg*. 2011; 91: 908 – 910.

21. 床旁超声观察门静脉搏动及吸入米力农和依前列醇治疗重度右心室衰竭的疗效

珍妮-阿里克斯・特兰布莱（Jan-Alexis Tremblay），威廉・博比宁-苏利尼（William Beaubien-Souligny），马赫萨・埃尔米-萨拉比（Mahsa Elmi-Sarabi），乔治・德雅尔丹（Georges Desjardins），安德烈・Y.德纳特（André Y. Denault）

摘要

本文报道2例急性重度右心室衰竭引起循环休克的病例。床旁超声显示门静脉搏动提示有临床相关的静脉淤血。治疗方法包括降低心脏前负荷，联合吸入米力农和依前列醇以降低右心室后负荷。门静脉超声检查对评估危重患者右心室功能有一定的临床应用价值。

从术后恢复来看，右心室衰竭的病残率和死亡率非常高[1]。为更加有效地管理血流动力学，临床必须高度警惕且快速诊断右心室衰竭。本文通过床旁超声检测门静脉搏动变化，以此作为右心室衰竭引起的静脉淤血的指标，本文还介绍了吸入米力农和依前列醇可降低右心室后负荷。2名患者的家属均签署病例发表的书面许可。

病例描述

患者1

1名83岁男性，临床表现为急性胸痛。冠状动脉造影显示冠状动脉严重病变，左主干狭窄90%。床旁经胸超声心动图（TTE）显示左心室下壁运动明显减弱，左心室射血分数为50%，右心室功能中度障碍。

患者接受紧急冠状动脉旁路移植术和血管重建。术中液体净出入为750 mL。手术结束时，经食管超声心动图显示左心室下壁无运动，左心室射血分数35%，右心室壁扩张且运动功能严重降低。所有移植血管多普勒信号均正常。体外循环脱机需要大剂量去甲肾上腺素0.9 μg/(kg·min)、肾上腺素1.1 μg/(kg·min)和血管升压素（共6个单位）来维持血流动力学稳定，并使用主动脉内球囊反搏。

患者进入外科重症监护病房（ICU）时，床旁TTE表现为进行性右心室扩张，伴弥漫性运动功能减退，下腔静脉增宽，无呼吸异常，门静脉血流搏动异常：舒张期反流（图1A，视频1参见 http://

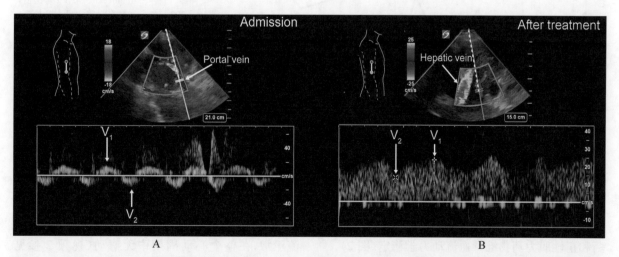

图1 （患者1）A.进入ICU时患者床旁经胸超声心动图，从腋后线使用频谱多普勒示踪找寻门静脉。门静脉异常搏动伴有短暂的舒张期血流逆转（V1表示峰值流速；V2表示流速，请参阅视频1：http://links.lww.com/AACR/A109）。B.术后第1天TTE检查。频谱多普勒示踪可观测到，门静脉主干的搏动性显著降低。（请参阅视频3：http://links.lww.com/AACR/A111）

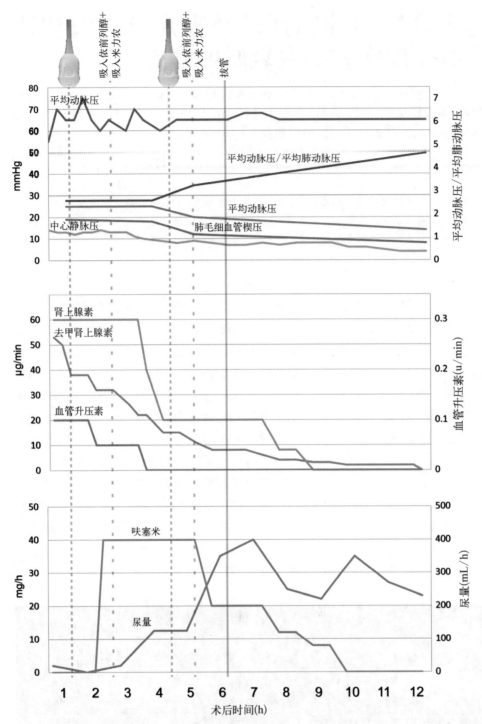

图2 （患者1）术后12 h 血流动力学参数、用药、利尿情况

联合吸入依前列醇和吸入米力农后,肺毛细血管楔压（PCWP）、平均肺动脉压（mPAP）和中心静脉压（CVP）逐渐下降。平均肺动脉压与体循环平均动脉压（mPAP/MAP）的比值,在整个过程中呈上升趋势。此外,正性肌力药物和血管升压药的输注速度明显降低。停用呋塞米后,尿量维持不变。HR 心率;MAP 平均动脉压;TTE 经胸超声心动图。

links.lww.com/AACR/A109)。肺动脉压（PAP）36/18 mmHg,平均动脉压（MAP）65 mmHg,MAP 与平均 PAP 之比为 2.6。心脏指数 1.85 L/(min·m²)。此时患者无尿,需大剂量血管收缩药和正性肌力药物维持血流动力学稳定（图2）。

接下来开始持续输注呋塞米,通过附加在呼吸机吸气管道上的超声雾化器,吸入依前列醇（60 μg）和米力农（4 Mg）以减少右心室后负荷[2]。

在接下来 1 h 里,患者血流动力学支持药物的需求量迅速减少（图2）。雾化结束后 45 min,尽管下腔静脉仍扩张且无呼吸变异,右心室仍扩张且弥漫性运动功能减退,但 TTE 显示门静脉血流正常,在整个心动周期中无搏动（视频2参见 http://links.lww.com/AACR/A110）。与雾化前相比,肾上腺素和去甲肾上腺素输注速度明显降低,肺动脉压降低至 30/14 mmHg,心指数维持在 1.83 L/(min·m²)。尿量开始增加。2 h 后重复雾化给予依前列醇和米力农。患者于术后 6 h 苏醒,拔除气管导管,恢复自主呼吸和胸内负压后,右心后负荷进一步减轻。

进入 ICU 后 12 h,停止血管收缩药物,取出主动脉内球囊反搏泵。当时,肺动脉压 20/10 mmHg,MAP/平均 PAP 比值升至 4.6。在停输呋塞米的情况下患者尿量正常,肌酐水平较术前略有升高(83 vs. 108 μmol/L),未见进一步升高。入 ICU 后 24 h,复查 TTE 显示门静脉轻度搏动,下腔静脉正常(图 1B,视频 3 参见 http://links.lww.com/AACR/A111)。患者在进入 ICU 后 36 h 转出,液体净出入量为 −2.4 L,于术后第 6 天顺利出院回家。

患者 2

1 名 49 岁男性在无人目击的情况下发生院外心搏骤停。初始节律为无脉性室性心动过速。患者接受了包括复律在内的长时间心肺复苏,在心肺复苏 43 min 后恢复自主循环。患者入院时,其携带的外院心电图显示左室下壁 ST 段抬高型心肌梗死,遂给予溶栓治疗。患者出现明显的心源性休克,在最初的复苏过程中接受了超过 6 L 晶体液。患者对疼痛刺激没有反应。第二天被诊断为缺氧性脑死亡,在患者有可能进行器官捐赠前,被转至我院确诊并进行维持治疗。

患者在首次心搏骤停 48 h 后到达我院,需要大剂量药物维持血流动力学,多巴酚丁胺 15 g/(kg·min)、血管升压素 2.4 U/h、肾上腺素 1.2 g/(kg·min),还存在严重低氧(呼气末正压通气 10 cm H₂O 时,FiO₂ 1.0,SaO₂ 91%)和无尿。心脏超声检查显示有严重的右心室扩张及运动减退,左心室正常,门静脉血流明显搏动(图 3)。肝酶和肌酐在心搏骤停后 48 h 持续升高[丙氨酸氨基转移酶(ALT)711 U/L、胆红素 31 μmol/L、肌酐 406 μmol/L]。

通过呼吸机吸气管道同时雾化吸入依前列醇(60 μg)和米力农(4 mg)。1 h 后,中心静脉压由 17 cm H₂O 降至 9 cm H₂O,门静脉血流搏动减弱(图 3B)。

持续静脉血液滤过,12 h 内液体净出入量为 −2.8 L。给予上述干预措施后,超声显示右心室收缩力明显改善,右心室扩张度降低。此时,门静脉血流没有明显搏动(图 3C)。逐渐减少维持血流动力学的药物[多巴酚丁胺 2.5 μg/(kg·min)、血管升压素 2.4 U/h、去甲肾上腺素 0.05 μg/min]。次日肝酶水平下降(ALT 170 U/L、胆红素 17.2 μmol/L)。转移到我院约 48 h 后,成功实施肝脏摘取和随后的移植手术。

讨论

这 2 个病例着重说明了床旁超声如何用于监测门静脉搏动的变化,而该检查可作为监测严重右心室衰竭引起的静脉淤血的替代指标,并结合其他超声心动图和临床参数,帮助识别通过积极利尿和减少右心室后负荷可能会获益的患者。我们还描述了在严重右心室衰竭患者中,联合吸入依前列醇和米力农具有很好的疗效,并首次报道了其对门静脉搏动的影响,这也说明了门静脉搏动作为体现右心室功能和负荷适应性指标的意义。

右心室衰竭导致心排血量和全身灌注减少。

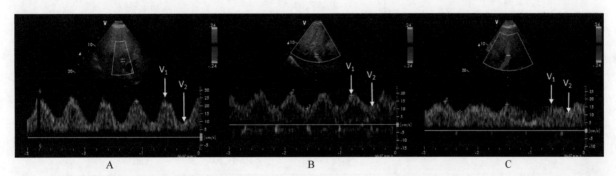

图 3 (患者 2)A. 门静脉超声频谱多普勒示踪,显示强波形搏动[V1 表示峰值流速;V2 表示流速;搏动指数定义为(V1−V2)/V1=64%]。B. 多普勒超声监测吸入依前列醇和米力农后门静脉血流变化。搏动指数为 48%。C. 净体液减少 2.8 L 后,搏动指数为 29%。

同时,右心充盈压力的增加会引起静脉充血,并增加脑、肾和肝脏等重要器官的流出压,进一步减少组织灌注[1,3]。在这种情况下,静脉输液只会加剧这一现象。这一机制可部分解释过度输液和右心房压力升高为何会增加危重患者死亡率[4]。

门静脉血液通常流向肝脏,呈小振幅(通常小于30%)节律,通过肝窦传递部分肝静脉震荡[5]。右心室衰竭时,右心充盈压升高,血液被反流回肝静脉和血窦,降低了血管顺应性,进一步促进搏动压力波从右心房向门静脉的逆行传递。门静脉搏动的定义为搏动指数高于50%以上,搏动指数是峰值流速和穿透流速之差除以峰值流速(V1 − V2)/V1(图3)。目前已证实,这一指数与右心房压力升高、三尖瓣反流和右心室衰竭[5]显著相关,在肝硬化和正常瘦体型(BMI<20 kg/m²)患者中这一指数也有变化,可能反映了下腹部和肝脏的超声衰减[6]。最终,当右心室衰竭进一步发展,右心房压力超过门静脉压力时,可能发生部分或完全的血流逆转(肝淤血)[5],恰如病例1所述。上述发现反映了严重的静脉淤血状态,不仅对门静脉支流是有害的,对其他重要器官,如大脑、肠道[7]或肾脏[3,8],也是有害的。

从概念上讲,在合理的临床条件下,门静脉搏动可间接反映右心室衰竭(无论是收缩期还是舒张期),而非收缩功能障碍的直接征象。最近一项报道中,14例心脏手术患者均有液体超负荷和门静脉搏动的表现,只有1例患者超声心动图直接提示右心室功能衰竭(室壁运动减退和/或扩张)[9]。重要的是,门静脉位于肝脏实质中,几乎所有患者(即使超声心动图成像质量较差的患者)都可通过床旁超声清晰观察到门脉血流[9]。这在评估血流动力学不稳定的手术患者中具有重要价值,可以作为其他临床参数和超声心动图的辅助指标(图4)。

2例患者的门静脉搏动,与右心室衰竭的其他症状有关,这促使我们予以联合吸入伊前列醇和米力农扩张肺血管。上述药物通过两种不同机制作用于肺血管,联合用药具有叠加效应,可显著改善心脏手术中血流动力学参数,减少血管活性药物的使用[2,11]。

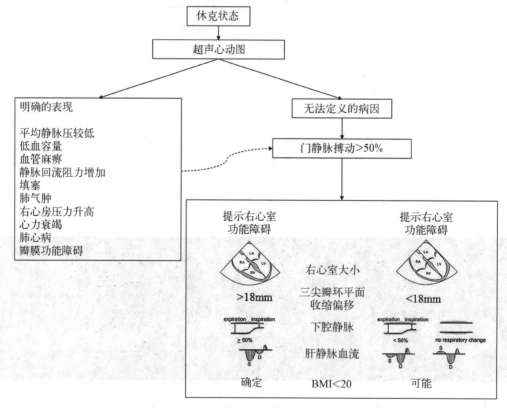

图4 血流动力学不稳定患者行超声心动图检查的推荐方法

在超声心动图检查视野不佳时,可进行门静脉探查,以与其他检查结果相对照。存在门静脉搏动时,必须考虑假阳性的可能,并寻求与其他超声结果和临床因素进一步核实。

综上,这 2 个病例描述了床旁超声评估门静脉血流从而发现右心室充盈压增高并监测对治疗的反应。文中还介绍了联合吸入依前列醇和米力农可迅速减轻液体超负荷和内脏充血,消减门静脉搏动。尚需进一步研究探讨这种治疗的作用,以及门静脉搏动在评价疑似右心室衰竭患者中的作用。

(龚海蓉 译,王丽妮 审)

参考文献

[1] Denault AY, Haddad F, Jacobsohn E, Deschamps A. Perioperative right ventricular dysfunction. *Curr Opin Anaesthesiol*. 2013;26:71-81.

[2] Laflamme M, Perrault LP, Carrier M, Elmi-Sarabi M, Fortier A, Denault AY. Preliminary experience with combined inhaled milrinone and prostacyclin in cardiac surgical patients with pulmonary hypertension. *J Cardiothorac Vasc Anesth*. 2015;29:38-45.

[3] Beaubien-Souligny W, Bouchard J, Desjardins G, et al. Extracardiac signs of fluid overload in the critically ill cardiac patient: a focused evaluation using bedside ultrasound. *Can J Cardiol*. 2017;33:88-100.

[4] Vincent JL, Sakr Y, Sprung CL, et al; Sepsis Occurrence in Acutely Ill Patients Investigators. Sepsis in European intensive care units: results of the SOAP study. *Crit Care Med*. 2006;34:344-353.

[5] McNaughton DA, Abu-Yousef MM. Doppler US of the liver made simple. *Radiographics*. 2011;31:161-188.

[6] Gallix BP, Taourel P, Dauzat M, Bruel JM, Lafortune M. Flow pulsatility in the portal venous system: a study of Doppler sonography in healthy adults. *AJR Am J Roentgenol*. 1997;169:141-144.

[7] Sundaram V, Fang JC. Gastrointestinal and liver issues in heart failure. *Circulation*. 2016;133:1696-1703.

[8] Tang WH, Kitai T. Intrarenal venous flow: a window into the congestive kidney failure phenotype of heart failure? *JACC Heart Fail*. 2016;4:683-686.

[9] Denault AY, Beaubien-Souligny W, Elmi-Sarabi M, et al. Clinical significance of portal hypertension diagnosed with bedside ultrasound after cardiac surgery. *Anesth Analg*. 2017;124:1109-1115.

[10] Haddad F, Elmi-Sarabi M, Fadel E, Mercier O, Denault AY. Pearls and pitfalls in managing right heart failure in cardiac surgery. *Curr Opin Anaesthesiol*. 2016;29:68-79.

[11] St-Pierre P, Deschamps A, Cartier R, Basmadjian AJ, Denault AY. Inhaled milrinone and epoprostenol in a patient with severe pulmonary hypertension, right ventricular failure, and reduced baseline brain saturation value from a left atrial myxoma. *J Cardiothorac Vasc Anesth*. 2014;28:723-729.

22. 经食管超声心动图发现脊柱侧弯患者俯卧位后重度梗阻性低血压

阿诺利·S. 阿塞乔(Arnoley S. Abcejo),胡安·迪亚兹·索托(Juan Diaz Soto),
柯特妮·卡斯特罗(Courtney Castoro),莎拉·阿莫尔(Sarah Armour),
蒂莫西·R. 朗(Timothy R. Long)

摘要

1名健康的12岁脊柱侧弯女性,俯卧位后出现顽固的心血管事件。恢复仰卧位后患者血流动力学立即改善。术中经食管超声心动图(TEE)显示左心房塌陷和双心室衰竭。重回俯卧位后再次出现低血压。重新将胸垫向下移动,血压即可恢复并维持血流动力学稳定。患者进行了6 h平稳的脊柱侧弯修复术,未发生围术期并发症。该病例旨在强调:① 重新认识机械性梗阻是造成可逆性低血压的一个原因;② 强调术中俯卧位发生血流动力学事件时应使用TEE;③ 如果胸部受压导致血流动力学不稳定,建议采用另一种俯卧策略。

俯卧位有利于脊柱手术操作和暴露背部解剖。然而,这种姿势可引起几种血流动力学变化,包括降低心排血量和动脉血压[1,2]。脊柱手术要求血流动力学稳定,而缺血可能导致神经损伤。儿童的胸壁顺应性高,可能更易因俯卧位受到机械压迫。有病例报道接受脊柱侧弯手术的儿童发生严重低血压[3]和血流动力学不稳定[4,5]。这些病例报道推测,纵隔压迫导致了梗阻性心源性休克。本例脊柱侧弯儿童在俯卧位后发生严重的顽固性低血压。术中经食管超声心动图(TEE)提示心源性休克。此外,我们还介绍了一种非常规的俯卧位策略,能够保证患者血流动力学稳定,以便完成大型脊柱手术且不出现围术期并发症。本病例已获得该患者法定监护人的书面同意书。

病例描述

1名12岁女性,体重40 kg,身高159 cm,患有青少年特发性脊柱侧弯(Cobb角29°),L5至S1椎体严重前移,需行椎板切除术和腰椎后路融合术。8个月来,因L5神经根病变导致其持续出现后背部放射痛,而不能进行剧烈体育活动。患者心音正常,无心脏杂音的病史。从心血管角度来看,患者没有相关症状,故术前未进行心脏评估。结缔组织病检查呈阴性。体格检查提示马方综合征,胸廓前后径缩短,无漏斗胸。

静脉预先给予咪达唑仑后,麻醉诱导采用丙泊酚、利多卡因和芬太尼。在顺利完成气管插管后,进行动脉穿刺。采用丙泊酚和舒芬太尼进行全身静脉麻醉,同时监测体感和运动诱发电位。输注负荷剂量的氨甲环酸。在放置Mayfeld三点式头架后,患者在Jackson手术床上被置于俯卧位。患者血流动力学立即恶化,收缩压从110 mmHg降至50 mmHg,心率从90次/min升至140次/min,但无心律失常或ST段改变。

快速输注1 L晶体和静脉给予去氧肾上腺素(100 μg×3)和麻黄碱(5 mg×3),均未改善低血压,给予肾上腺素(5 μg×3)后略有改善。在这段时间内,尽管患者呼气末二氧化碳分压有所下降,但SpO$_2$或气道压力没有变化,呼气末二氧化碳曲线也提示未发生呼吸阻塞。患者四肢末端苍白、冰冷、潮湿,没有荨麻疹、潮红,听诊无哮鸣音。由于对上述药物的反应很小,恢复至仰卧位后,患者血流动力学立即得到改善。用温和的手法压迫其胸壁,顺应性良好。

在患者血流动力学恢复后不久,心脏科医师行TEE检查显示,左心室轻度增大,左右心室收缩功能中重度下降,左室射血分数30%。此外,TEE显示左心房前后径缩短,主动脉根部距离食管仅1.3 cm(图1)。更重要的是,通过观察TEE图像变化,发现心室收缩力在整个过程中逐渐改

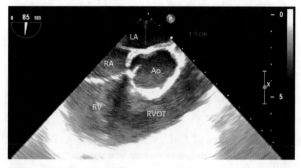

图1 术中TEE

右室流入、流出道切面。AO：主动脉瓣；LA：左心房；RA：右心房；RV：右心室；RVOT：右心室流出道；TEE：经食管超声心动图。左心房前后径为1.3 cm。

善。仰卧位30 min后，左右心室功能完全正常，射血分数55%。

考虑到血流动力学和诱发电位恢复到基线水平，TEE显示心功能正常，排除了结构性/器质性心脏疾病，还有多学科团队和监测手段，该患儿下一步手术方案由骨科医师、儿童心脏科医师和麻醉科医师共同决定。随着恢复俯卧位，患者再次发生低血压，但手动将其胸部抬离手术台面，患者血流动力学可以得到明显改善。将楔形胸垫向下移至肋下区域，血流动力学随即恢复稳定状态（图2）。这一操作使体重负荷重新分布，即从中前胸移至上腹部。患者保持俯卧位大约6 h，未出现进一步的并发症。患者共输入2 L晶体液和1.5 L 5%白蛋白，间歇性输注去氧肾上腺素0.1～0.4 μg/(kg·min)。术中血红蛋白最低为85 g/L，通过自体血回输，共输入793 mL自体血。整个手术中，患者尿量约为4 mL/(kg·h)。手术过程平稳。再次复查神经功能后，患者在手术室内拔管并转至儿科重症监护病房进行密切的神经监测。患者康复顺利，次日即被转出重症监护室，并在住院第6天出院。

讨论

在脊柱手术中，术中TEE被用以监测与患者俯卧位相关的血流动力学变化[1,3,6]。最常发现的是左心室顺应性下降，这可能由于胸腔内压力增加，导致每搏量和心指数下降，而射血分数保持不变。这些变化经常导致低血压，而且似乎在脊柱侧弯儿童患者中更为明显[3]。俯卧位引起血流动力学显著变化并不常见，但既往也有报道在使用横形胸垫时导致血流动力学不稳定[3,7-10]。一种可能的机制是因纵隔受压，进一步增加心室充盈阻力而引起梗阻性休克。脊柱侧弯儿童胸壁顺应性高和左胸前后径缩小，增加了这一风险[11]。

本病例为这一机制提供了证据。低血压发生的时机，即俯卧位后立即发生，而仰卧位（或将患者的胸部抬离手术床面）后可立即恢复正常血压，

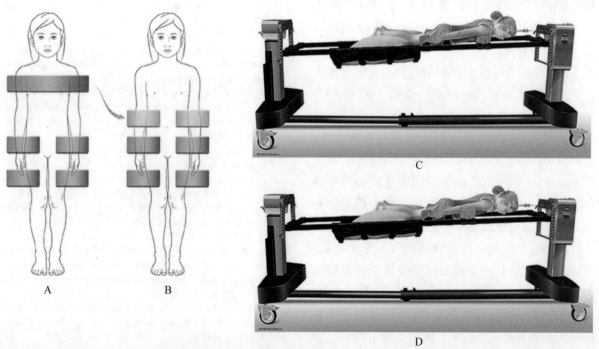

图2 水平胸垫（A和C）换成位于肋下区的2个楔形垫（B和D）

高度证明这一机制。该患者临床表现为呼气末二氧化碳降低和四肢发冷,这与周围血管阻力增加和心源性休克的表现一致。禁食引起的相对低血容量可导致低血压,但无法解释仰卧位与俯卧位出现的明显血压变化及其可逆性。患者未见充血、支气管痉挛、皮疹或荨麻疹,说明没有发生过敏反应。

术中 TEE 对心源性休克的原因诊断提供了关键信息。最初严重的左右心室功能不全,是在低血压导致冠状动脉灌注压显著降低一段时间后出现的。之后 TEE 显示左右心室功能完全正常,表明先前未发生结构性或功能性心脏疾病,并证明急性梗阻性心源性休克的可逆性机制。这一信息有助于心脏科医师和骨科医师联合做出决定,即此时不取消手术,并尝试另一种体位。

有趣的是,TEE 还显示了左心房前后径非常短(图 1),该部位容易受梗阻影响,表现为在食管和主动脉之间的塌陷。在 B 型主动脉夹层或持续上腔静脉受压[12]患者中,左房受压可导致左心室前负荷降低和心排血量减少。本例患者左心室充盈受 3 个方面受限:俯卧位、低血容量和纵隔受压。

将横向胸垫换成 2 个楔形垫,然后将垫子重新置于患者下胸部,血流动力学恢复稳定(图 2)。事实上,用 2 个楔形胸垫替换 Jackson 手术床水平胸垫已被证明能显著减轻胸骨受压[13]。Neira[9]等报道 1 例脊柱侧弯患儿,在俯卧位后因纵隔压迫和右心室流出道梗阻,经历了严重低血压,其中也描述了类似策略。既往相关的病例报道中,有的手术中止[3,7,8],有的发生明显出血[5]或酸中毒等并发症,有的术中使用大剂量血管升压素[9],本文所述的非常规体位(图 2)可支持完成大型脊柱手术,且未发生围术期并发症。必须要注意的是,当使用本文所述体位时,上腹部承担了更多的重量负荷。在脊柱手术中,腹内压增高与失血量增加有关,原因可能是硬膜外静脉充血所致[14]。

在胸壁呈高顺应性的脊柱侧弯儿童中,低血压在鉴别诊断时,应考虑与俯卧位相关的机械压力导致的心血管系统受抑制。本文描述 Jackson 手术床的另一体位摆放策略,其对不能耐受正常胸垫的患者具有良好效果。胸垫垫于上腹部已被证明是脊柱侧弯修复术中一种合适的体位策略,若患者血流动力学、诱发电位监测和尿量满意,则应考虑这一体位策略。

(龚海蓉 译,王丽妮 审)

参考文献

[1] Dharmavaram S, Jellish WS, Nockels RP, et al. Effect of prone positioning systems on hemodynamic and cardiac function during lumbar spine surgery: an echocardiographic study. *Spine*. 2006; 31: 1388 - 1393.

[2] Poon KS, Wu KC, Chen CC, et al. Hemodynamic changes during spinal surgery in the prone position. *Acta Anaesthesiol Taiwan*. 2008; 46: 57 - 60.

[3] Soliman DE, Maslow AD, Bokesch PM, et al. Transoesophageal echocardiography during scoliosis repair: comparison with CVP monitoring. *Can J Anaesth*. 1998; 45: 925 - 932.

[4] Bagshaw ON, Jardine A. Cardiopulmonary complications during anaesthesia and surgery for severe thoracic lordoscoliosis. *Anaesthesia*. 1995; 50: 890 - 892.

[5] Dykes MH, Fuller JE, Goldstein LA. Sudden cessation of cardiac output during spinal fusion. *Anesth Analg*. 1970; 49: 596 - 599.

[6] Toyota S, Amaki Y. Hemodynamic evaluation of the prone position by transesophageal echocardiography. *J Clin Anesth*. 1998; 10: 32 - 35.

[7] Alexianu D, Skolnick ET, Pinto AC, et al. Severe hypotension in the prone position in a child with neurofibromatosis, scoliosis and pectus excavatum presenting for posterior spinal fusion. *Anesth Analg*. 2004; 98: 334 - 335.

[8] Bafus BT, Chiravuri D, van der Velde ME, Chu BI, Hirshl R, Farley FA. Severe hypotension associated with the prone position in a child with scoliosis and pectus excavatum undergoing posterior spinal fusion. *J Spinal Disord Tech*. 2008; 21: 451 - 454.

[9] Neira VM, Gardin L, Ryan G, Jarvis J, Roy D, Splinter W. A transesophageal echocardiography examination clarifies the cause of cardiovascular collapse during scoliosis surgery in a child. *Can J Anaesth*. 2011; 58: 451 - 455.

[10] Shukry M, D'Angelo JA, Joshi M, Cure JA, de Armendi AJ. Profound intraoperative metabolic acidosis and hypotension in a child undergoing multilevel spinal fusion. *Case Rep Med*. 2009; 2009: 190263.

[11] Chu WC, Li AM, Ng BK, et al. Dynamic magnetic resonance imaging in assessing lung volumes, chest wall, and diaphragm motions in adolescent idiopathic scoliosis versus normal controls. *Spine*. 2006; 31: 2243 - 2249.

[12] van Rooijen JM, van den Merkhof LF. Left atrial impression: a sign of extra-cardiac pathology. *Eur J Echocardiogr*. 2008; 9: 661 - 664.

[13] MacNeil JA, Francis A, Lane T, El-Hawary R. Pressure distribution of intraoperative chest pad designs in patients with adolescent idiopathic scoliosis. *J Spinal Disord Tech*. 2015; 28: E96 - E100.

[14] Park CK. The effect of patient positioning on intraabdominal pressure and blood loss in spinal surgery. *Anesth Analg*. 2000; 91: 552 - 557.

23. 术中经食管超声心动图对扩大右肝切除术后急性布-加综合征的诊断

加布里埃拉·阿尔卡拉兹 (Gabriela Alcaraz), 马西米里亚诺·梅内瑞 (Massimiliano Meineri), 凯萨琳·达蒂洛 (Kathleen Dattilo), 马辛·瓦索维奇 (Marcin Wasowicz)

摘要

布-加综合征 (Budd-Chiari syndrome, BCS) 是一种由肝静脉流出道梗阻引起的充血性肝病。扩大右肝切除术后残余肝脏扭转是急性 BCS 的潜在原因,可导致急性肝功能衰竭或死亡。本文报道 1 例扩大右肝切除术后经食管超声心动图 (TEE) 诊断的急性 BCS 患者。TEE 可及时发现急性 BCS 及随后的下腔静脉梗阻和右心房充盈减少,这些情况会导致出现对血管内容量治疗和正性肌力药物毫无反应的危急的血流动力学事件。TEE 提供了一种较为高级的监测,有助于立即开展手术再次探查,最终解决血流动力学不稳定的问题。

BCS 是由肝静脉流出道梗阻引起的一种充血性肝病,从肝小静脉到下腔静脉 (IVC) 和右心房的交界处,可发生于肝静脉流出道的任何部位[1]。因此,BCS 可导致肝功能损伤,在大多数急性情况下,可导致肝功能衰竭和死亡。BCS 最常见的病因是高凝状态[1],血管腔内血栓形成导致原发性 BCS。既往报道发现继发性 BCS 可由外部压迫[2]、原位肝移植和右肝切除后[3,4]肝的机械性扭转所导致[5-8]。本报道发表前已获得患者书面知情同意。

病例描述

1 名 44 岁男性患者,行右肝扩大切除术以治疗肝内胆管癌。患者因慢性乙型肝炎,接受过保肝治疗。因为预测剩余肝脏过小,患者的肿瘤最初被认为是无法切除的。右门静脉栓塞使残余肝增长 30%,因此再次考虑外科治疗。手术包括扩大右肝切除术 (5、6、7、8、4 的一部分和尾状叶)、胆囊切除术和门静脉淋巴结清扫术。剩余肝脏将被固定在镰状韧带上以防止扭转。预计失血量为 4 L,需要输入 2 个单位红细胞、5 L 晶体液和 1 L 5%白蛋白 (Alburex; CS Behring AG, Berne, Switzerland)。

在准备关腹时,患者血压进行性降低,动脉血压降至 90/50 mmHg。手术探查及腹腔吸引排除急性出血可能。继续关腹,通过补充血容量和间歇性给予去氧肾上腺素进行复苏。在缝皮完成后,患者血流动力学变得越来越不稳定。尽管持续使用 1 个单位红细胞、2 L 晶体液和高剂量去氧肾上腺素 (高达 25 μg/kg) 进行复苏,低血压更加严重,测量值为 70/40 mmHg。在不改变通气参数的情况下,中心静脉压保持不变,约为 5 mmHg,呼气末二氧化碳从平均 40 mmHg 降至 32 mmHg。

1 位有资质的超声心动图医师进行了一次紧急经食管超声心动图 (TEE) 检查。经胃乳头中部短轴切面显示左心室充盈严重受损、左心室高动力 (视频 1 参见 http://links.lww.com/AACR/A66)。食管中段四腔切面显示右心房受到外部压迫;这一切面同时也可看到右心室功能正常 (视频 2 参见 http://links.lww.com/AACR/A67)。一种改良的食管中段双腔切面显示,右心房和下腔静脉受到外部压迫,导致血液流入右心房时发生湍流 (图 1)。上腔静脉扩张 28%。可显示湍流的彩色多普勒特征模式视图,能够观察到肝内下腔静脉狭窄和湍流 (视频 3 参见 http://links.lww.com/AACR/A68),但是无法看到左肝静脉。

尽管又输注了 3 个单位红细胞、1 L 晶体液和 1 L 5%白蛋白,但患者血流动力学仍处于不稳定状态。考虑到超声心动图的检查结果和患者的危重情况,手术团队选择重新探查。直视下可见肝扭转、淤血、肝左静脉扭曲和下腔静脉受压,但无血肿。此时,TEE 食管中段双腔切面显示下腔静脉阻塞和流入右心房的湍流得到缓解 (图 2),血

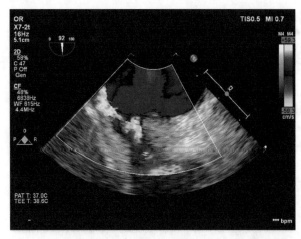

图1 改良的食管中段双腔切面显示右心房和下腔静脉受到外部压迫,右心房有湍流

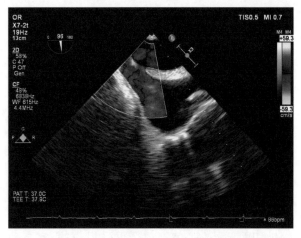

图2 食管中段双腔切面显示下腔静脉梗阻缓解和右心房层流

流动力学得到明显改善。然后,将肝脏在镰状韧带上向左侧和尾侧复位。术中不再需要进一步血流动力学支持。患者在镇静及机械通气下被送往重症监护室。

讨论

在此病例中,床旁 TEE 有助于及时发现急性 BCS 及随之发生的下腔静脉回流障碍,这导致右心房充盈减少,引发了致命性低血压和血流动力学不稳定。更重要的是,TEE 检查的同时允许外科及时干预,大大改善患者临床状况。此外,TEE 还有助于动态监测下腔静脉血流和心功能,在手术修复下腔静脉压迫时利于复苏。因此,TEE 帮助医师克服常规血流动力学监测的局限性,有助于对此例患者发生急性低血压的病因进行鉴别诊断。在这种紧急情况下,我们没有进行经胸心脏

超声检查,因既往报道上腹部手术后,经胸超声心动图视野会立即变得很差[9],况且本单位有随时可用的 TEE 设备。据我们所知,既往未见术中 TEE 诊断急性 BCS 的病例报道。

急性 BCS 是肝切除术后一种罕见但潜在致命的并发症[5]。扩大右肝切除术后,因下腔静脉扭转或肝左静脉扭曲,残余肝段可能受到静脉流出道梗阻的影响。将肝脏剩余部分置于解剖位置,可改善肝静脉流出量,减少扩大右肝切除术后急性 BCS 的发生率[10]。此例患者行扩大右肝切除术和结扎右肝静脉后,肝血流通过肝中静脉和肝左静脉流出。最有可能的是,由于残存肝段的扭转导致左肝静脉梗阻,导致这部分肝实质充血,最终压迫下腔静脉并影响右心房充盈。但是,静脉淤血引起肝脏代谢功能急剧下降,在多大程度上导致血流动力学不稳定却很难确定。

当怀疑 BCS 时,只要血流动力学维持稳定,首选检查技术是多普勒超声,其敏感性为 85%,特异性为 85%[11]。然而,该技术在手术室中经常无法实施。BCS 的典型超声表现包括肝静脉不显影或其与下腔静脉汇合,以及肝静脉或下腔静脉血流减少或扭转[11]。其他诊断方法包括 CT,在急性期最常见特征是肝脏充血和水肿,肝静脉血栓形成,下腔静脉阻塞或血栓形成[12]。磁共振成像在鉴别急、亚急性或慢性 BCS 方面有优势[12]。当临床高度怀疑 BCS 时,即使其他影像学检查中没有典型发现,也推荐行肝静脉造影。前者仍是制订 BCS 治疗计划的金标准,应与下腔静脉造影相结合[12]。

然而,所有这些诊断方法都因无法及时获得而使其在手术室的应用受到限制,也无法在矫正静脉流出道梗阻的手术过程中提供持续动态监测。作为克服上述局限的方法,TEE 在非心脏手术中已成为一种很有前途的辅助监测工具,尤其适用于接受广泛肝脏手术或移植的患者[13]。在此病例中,TEE 无法识别急性 BCS 的病理征象,但能快速探测到血管狭窄的关键超声心动图特征,如显示狭窄部位(例如狭窄的肝内下腔静脉)和狭窄远端的湍流[14]。这些发现,加上患者刚接受过一次扩大肝切除手术,可推断出肝静脉流出道梗阻和继发于残余肝扭转的急性 BCS。

综上,TEE 通过排除心脏收缩力下降或近端肺栓塞等重要原因,有助于鉴别诊断急性致命性低血压。因此,TEE 提供了高水平的监测手段,提示立即需要手术修复。

与全面的 TEE 检查所不同,围术期基础 TEE 侧重于发现血流动力学不稳定的心脏原因,包括心室大小和功能、容量状态、心包异常以及侵入性手术的并发症。因此,全面和定量检查不在基础 TEE 的检查范围内。然而,正如美国超声心动图学会和心血管麻醉医师学会所指出的,不正确的解读可能会导致不良后果。因此,医师围术期使用 TEE 的准确性至关重要[15]。应该指出的是,我们的 TEE 设备超出了基础 TEE 范围,例如彩色多普勒血流显像和可调整的超声心动图视图。同时识别右心房严重充盈不足和受压伴下腔静脉狭窄,都包括在基础 TEE 频谱中,可以得到类似的诊断和处理。

术中急性顽固性低血压是进行急诊 TEE 的合理指征[16]。此外,与其他有创性静态指标(如中心静脉压)相比,它可更早地在血流动力学不稳定的患者中发现容量变化或心肌收缩力下降[13]。尽管广泛的肝切除手术中常规使用 TEE 仍有争议,但本篇病例报道证明,对于非心脏手术中发生的不明原因、危及生命、纠正治疗后循环仍不稳定的患者,TEE 有不可否认的价值,这与美国麻醉医师学会的建议是一致的[16]。

(龚海蓉 译,王丽妮 审)

参考文献

[1] Menon KV, Shah V, Kamath PS. The Budd-Chiari syndrome. N Engl J Med 2004; 350: 578 – 85

[2] Okuda K, Kage M, Shrestha SM. Proposal of a new nomenclature for Budd-Chiari syndrome: hepatic vein thrombosis versus thrombosis of the inferior vena cava at its hepatic portion. Hepatology 1998; 28: 1191 – 8

[3] Yamagiwa K, Yokoi H, Isaji S, Tabata M, Mizuno S, Hori T, Yamakado K, Uemoto S, Takeda K. Intrahepatic hepatic vein stenosis after living-related liver transplantation treated by insertion of an expandable metallic stent. Am J Transplant 2004; 4: 1006 – 9

[4] Mizuno S, Yokoi H, Yamagiwa K, Tabata M, Isaji S, Yamakado K, Takeda K, Uemoto S. Outflow block secondary to stenosis of the inferior vena cava following living-donor liver transplantation? Clin Transplant 2005; 19: 215 – 9

[5] Wang JK, Truty MJ, Donohue JH. Remnant torsion causing Budd-Chiari syndrome after right hepatectomy. J Gastrointest Surg 2010; 14: 910 – 2

[6] Bai XL, Chen YW, Zhang Q, Ye LY, Xu YL, Wang L, Cao CH, Gao SL, Khoodoruth MA, Ramjaun BZ, Dong AQ, Liang TB. Acute iatrogenic Budd-Chiari syndrome following hepatectomy for hepatolithiasis: a report of two cases. World J Gastroenterol 2013; 19: 5763 – 8

[7] Paineau J, Bourgoin S, Letessier E, Hamy A, Visset J. [Acute Budd-Chiari syndrome following hepatectomy. Apropos of two cases]. J Chir (Paris) 1993; 130: 453 – 6

[8] Pitre J, Panis Y, Belghiti J. Left hepatic vein kinking after right hepatectomy: a rare cause of acute Budd-Chiari syndrome. Br J Surg 1992; 79: 798 – 9

[9] Kratz T, Campo Dell'Orto M, Exner M, Timmesfeld N, Zoremba M, Wulf H, Steinfeldt T. Focused intraoperative transthoracic echocardiography by anesthesiologists: a feasibility study. Minerva Anestesiol 2015; 81: 490 – 6

[10] Ogata S, Kianmanesh R, Belghiti J. Doppler assessment after right hepatectomy confirms the need to fix the remnant left liver in the anatomical position. Br J Surg 2005; 92: 592 – 5

[11] Chaubal N, Dighe M, Hanchate V, Thakkar H, Deshmukh H, Rathod K. Sonography in Budd-Chiari syndrome. J Ultrasound Med 2006; 25: 373 – 9

[12] Copelan A, Remer EM, Sands M, Nghiem H, Kapoor B. Diagnosis and management of Budd Chiari syndrome: an update. Cardiovasc Intervent Radiol 2015; 38: 1 – 12

[13] Pissarra F, Oliveira A, Marcelino P. Transoesophageal echocardiography for monitoring liver surgery: data from a pilot study. Cardiol Res Pract 2012; 2012: 723418

[14] Sharma V, Wąsowicz M, Brister S, Karski J, Meineri M. Postoperative transesophageal echocardiography diagnosis of inferior vena cava obstruction after mitral valve replacement. Anesth Analg 2011; 113: 1343 – 6

[15] Reeves ST, Finley AC, Skubas NJ, Swaminathan M, Whitley WS, Glas KE, Hahn RT, Shanewise JS, Adams MS, Shernan SK; Council on Perioperative Echocardiography of the American Society of Echocardiography and the Society of Cardiovascular Anesthesiologists. Special article: basic perioperative transesophageal echocardiography examination: a consensus statement of the American Society of Echocardiography and the Society of Cardiovascular Anesthesiologists. Anesth Analg 2013; 117: 543 – 58

[16] American Society of Anesthesiologists and Society of Cardiovascular Anesthesiologists Task Force on Transesophageal Echocardiography. Practice guidelines for perioperative transesophageal echocardiography. An updated report by the American Society of Anesthesiologists and the Society of Cardiovascular Anesthesiologists Task Force on Transesophageal Echocardiography. Anesthesiology 2010; 112: 1084 – 1096

第四部分

门诊麻醉和围术期用药

要点概览由通·J. 甘撰写

24. 气管插管全身麻醉下行上消化道内镜检查时 $PtCO_2$ 骤增提示气管食管瘘

2017,9(4): 109 - 111

① 获得性气管食管瘘管(TEF)是肺癌的一种罕见的严重并发症。

② 临床体征和症状可提示 TEF 的发生,如吞咽后咳嗽。钡餐食管造影可明确其诊断。

③ 全麻患者术中 $PtCO_2$ 突然升高可能提示存在 TEF。

25. 丙泊酚麻醉后苏醒延迟:基因分析

2016,7(11): 243 - 246

① 基因变异会导致丙泊酚作用延迟。

② 除高龄外,CYP2B6 516 G /T 和 UGT1A9 I399 C /C 基因变异也被认为是高风险因素。

③ 不明原因的苏醒延迟应考虑丙泊酚代谢相关的基因变异。

26. 斜视日间手术后出现红色尿液

2017,8(4): 75 - 77

① 非尿道手术麻醉后,排出红色尿液是一种急症。

② 横纹肌溶解的特点是肌酸激酶水平升高,至少达到正常值的 5~10 倍以上。

③ 未确诊的杜氏肌营养不良症患者短暂接触七氟醚,可能发生麻醉诱发的横纹肌溶解。

24. 气管插管全身麻醉下行上消化道内镜检查时 $PtCO_2$ 骤增提示气管食管瘘

罗斯玛丽·E. 加西亚·盖特宁(Rosemarie E. Garcia Getting)，
辛西娅·L. 哈里斯(Cynthia L. Harris)

摘要

获得性气管食管瘘是一种罕见的、破坏性的肺癌并发症。通常可通过钡剂造影确诊。本文报道1例肺癌患者，经姑息性放化疗和置入食管支架后，出现气管食管瘘的症状及体征，但钡剂造影未见瘘管。随后进行食管、胃、十二指肠镜检查时注入 CO_2，呼末 CO_2 浓度随即急剧升高，证实瘘管的存在。

获得性气管食管瘘(TEF)是原发性肺癌的一种罕见并发症，常提示肺癌预后不佳[1]。支气管在胃内容物反复作用下可致呼吸衰竭、脓毒症和死亡，因此需要及时诊断和治疗。钡剂食管造影可确诊该疾病，食管和气管的内镜检查可进一步诊断[2]。呼气末二氧化碳波形图，作为气管插管全身麻醉时通气功能的标准监测，可用于诊断先天性 TEF[3,4]。然而，目前未见其对获得性 TEF 诊断价值的报道。本文报道1例肺腺癌患者，行食管、胃、十二指肠镜检查期间，根据呼气末二氧化碳分压($PtCO_2$)突然升高诊断为获得性 TEF。患者已提供本病例发表的书面同意。

病例描述

1 名 T4N2MX 肺腺癌患者，9 个月前置入食管支架后出现恶性食管狭窄，完成姑息性同步放化疗后，近 3 个月出现吞咽困难、吞咽痛和体重下降。该患者亦主诉近期饮用液体后咳嗽，尽管接受了抗生素治疗但仍有浓痰。近期胸部 CT 显示右肺结节状阴影，有些伴有空洞，食管中有液体。因怀疑气管食管瘘，行钡剂造影，吞咽时从口咽到气管有造影剂轻度吸入，但没有气管食管瘘征象。计划行视频透视吞咽检查以进一步评估误吸病因，由介入放射科医师放置胃造口管以优化营养状况，以及通过食管、胃、十二指肠镜检查支架状况。患者在等待食管、胃、十二指肠镜和进一步检查期间，没有吃或喝任何东西。

患者术前吸空气时氧饱和度为 88%，经鼻导管以 2 L/min 吸氧时氧饱和度增加到 97%，其他生命体征在正常范围内。体格检查时，右胸部可闻及连续的细碎声响，两肺底部呼吸音均减弱。实验室检查显示贫血、白细胞计数升高和低白蛋白血症。胸片显示右中、下肺实变。

在快速诱导和气管插管全身麻醉前，连接监护仪，并给患者预充氧。静脉注射丙泊酚和琥珀胆碱后立即气管插管。输注丙泊酚维持麻醉。随后自主呼吸恢复，不需要辅助通气。脉搏血氧饱和度、$PtCO_2$、呼吸频率、血压、心率和心律在正常范围内，直到内镜插入食管，此时 $PtCO_2$ 值突然急剧升高(图 1)。除了不稳定的、升高的 $PtCO_2$，患者血氧饱和度和其他重要生命体征保持稳定并在正常范围内。为再次确认 $PtCO_2$，并排除仪器故障，我们使用便携式二氧化碳测量仪再次测量 $PtCO_2$。正准备进行动脉血气分析，以确定 $PtCO_2$ 升高对动脉 pH 和 $PaCO_2$ 的影响。此时，胃肠科医师已找到明显的食管支架，扩张了支架近端的狭窄区域，注意到胃中有大量食物，被完全吸出后，可看到广泛的幽门部。值得注意的是，在停止注入 CO_2 后，$PtCO_2$ 值迅速恢复正常。胃肠科医师也注意到这一变化。麻醉科医师和肠胃科医师的结论是，$PtCO_2$ 的变化与内窥镜充入 CO_2 的时间一致，表明 CO_2 是通过气管食管瘘口进入远端气道，提示存在瘘管。胃肠科医师重新仔细检查食管，尤其是支架近端。部分覆膜金属支架的近端已埋入食管壁，支架裸露部分被纤维蛋白脓性渗出物覆盖。使用活检钳探测此区域，移除渗出物，

93

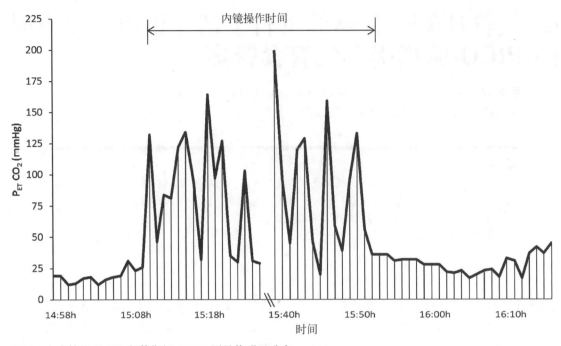

图 1　在内镜注入 CO_2 气体期间，$PtCO_2$ 测量值明显升高

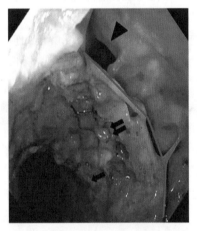

图 2　内镜下食管视野。箭头尖：气管食管瘘；红线：食管支架的近端；双箭头：支架近端上皮化部分；单箭头：食管支架内腔。

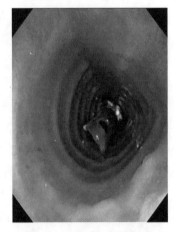

图 3　内镜下气管视野。儿科内镜通过气管食管瘘向前推进观察到气管导管的远端。

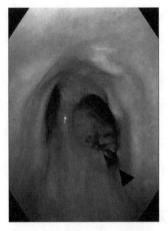

图 4　支气管镜下气管视野。箭头：右主支气管起始处的气管食管瘘。

显示出一个小瘘管（图 2）。将内镜换为儿科内窥镜，胃肠科医师能够将其穿过瘘管进入气管和支气管，并吸出食物和碎片（图 3）。在确诊气管食管瘘后 $PtCO_2$ 恢复正常，遂不再行动脉血气分析。麻醉科医师行支气管镜检查，在右主支气管隆嵴附近定位瘘管（图 4）。胸科医师认为瘘管位置不适合放支架。患者拔管后转到重症监护病房，计划进行胃造口减压术、空肠造口术，并请胸外科会诊，考虑是否进行气管食管瘘修复手术或姑息治疗。不幸的是，患者发生急性呼吸窘迫和感染性休克，并在诊断气管食管瘘 2 周后死亡。

讨论

　　获得性气管食管瘘的病因很多，但最常见的是恶性肿瘤，主要是食管癌，由原发性肺癌引起的比例很小[2]。获得性恶性气管食管瘘的诊断以吞咽后咳嗽等临床症状和体征为依据，通过钡剂食管造影确诊[5]。尽管症状非特异，但延迟诊断不利于患者预后，故应保持高度警惕。胃内容物反复污染呼吸道会导致呼吸衰竭、脓毒症和死亡。

平均而言,患者诊断后预期寿命以数周至数月来衡量[6]。本文报道了 1 例继发于原发性肺癌的获得性气管食管瘘患者,此病例在钡剂食管造影上无征象,但在气管插管全麻下行食管胃十二指肠内镜检查时,因呼气末二氧化碳波形图发生显著变化而最终诊断。

连续的呼气末二氧化碳监测是气管插管全麻过程中的标准监测,也是一种有用的诊断工具。通气不足、重复吸入、高代谢状态、麻醉机故障、内镜二氧化碳注入,都能引起 $PtCO_2$ 升高。$PtCO_2$ 值随时间的变化以及二氧化碳波形的变化提示可能存在某种潜在病因。本病例中,在食管、胃、十二指肠内镜检查期间,随着二氧化碳的注入,$PtCO_2$ 极度升高并迅速恢复到正常值的变化模式证实了气管食管瘘的诊断(图)。如果没有这一发现,因食管镜检查并未及时发现瘘管开口,诊断可能会被推迟。

综上所述,本病例报道证实了呼气末二氧化碳波形图对继发性恶性气管食管瘘的诊断价值。

本病例同时强调了在诊断和介入过程中跨学科交流的重要性。

(龚海蓉 译,王丽妮 审)

参考文献

[1] Spigel DR, Hainsworth JD, Yardley DA, et al. Tracheoesophageal fistula formation in patients with lung cancer treated with chemoradiation and bevacizumab. *J Clin Oncol*. 2010; 28: 43-48.

[2] Reed MF, Mathisen DJ. Tracheoesophageal fistula. *Chest Surg Clin N Am*. 2003; 13: 271-289.

[3] Fazlollah TM, Tosone SR. End-tidal carbon dioxide monitoring may help diagnosis of H-type tracheoesophageal fistula. *Anesthesiology*. 1995; 83: 878-879.

[4] Kwok WH, Wong MK, Ho AM, Critchley LA, Karmakar MK. Left mainstem bronchial tear manifesting as sudden upsurge in end-tidal CO_2 during thoracoscopic tracheoesophageal fistula repair. *J Cardiothorac Vasc Anesth*. 2013; 27: 539-541.

[5] Diddee R, Shaw IH. Acquired tracheo-oesophageal fistula in adults. *Cont Educ Anaesth Crit Care Pain*. 2006; 6: 105-108.

[6] Balazs A, Kupcsulik PK, Galambos Z. Esophagorespiratory fistulas of tumorous origin. Non-operative management of 264 cases in a 20-year period. *Eur J Cardiothorac Surg*. 2008; 34: 1103-1107.

25. 丙泊酚麻醉后苏醒延迟：基因分析

米仓浩(Hiroshi Yonekura)，村山纪江(Norie Murayama)，山崎浩(Hiroshi Yamazaki)，
祖父江和也(Kazuya Sobue)

摘要

1名71岁女性患者接受丙泊酚麻醉后发生苏醒延迟，苏醒期长达3h并最终转入重症监护室(ICU)。其病因可能是丙泊酚代谢酶基因突变，患者细胞色素P450 2B6(CYP2B6)及尿苷5′-二磷酸-葡萄糖醛酸基转移酶1A9(UGT1A9)基因多态性显示，其存在多种与丙泊酚代谢延迟的高危因素(高龄、CYP2B6 516 G/T及UGT1A9 I399 C/C)。因此，发生无法解释的苏醒延迟时应考虑与丙泊酚代谢相关的基因变异。

苏醒延迟是一种不可预料的全麻并发症。目前，关于丙泊酚麻醉后苏醒延迟的病例中，尚未见与基因相关的报道。丙泊酚代谢酶基因变异确实可能是患者全麻后苏醒存在差异的原因。本文报道1例丙泊酚麻醉后苏醒延迟的老年女性患者，检测到细胞色素P450 2B6(CYP2B6)及尿苷5′-二磷酸-葡萄糖醛酸基转移酶1A9(UGT1A9)基因多态性。本病例报道发表已获患者授权。

病例描述

1名71岁日本女性(体重68.6 kg，身高156 cm，体重指数28.2 kg/m²；ASA Ⅱ级)，拟在全身麻醉下行腰椎椎板部分切除术。其病史包括腰椎管狭窄症、高血压、糖尿病、乳腺癌及多次手术史。平常服用的药物有普瑞巴林、度洛西汀、氯硝西泮、神经营养因子、对乙酰氨基酚/曲马朵、替托尼定、米拉贝隆、番泻苷、氨氯地平、赖脯胰岛素和他莫昔芬。术前检查血尿素氮、肌酐、电解质及肝功能均在正常范围内。

麻醉严格按照名古屋城市大学麻醉科标准流程实施。无术前用药，麻醉监测包括心电图、有创血压、脉搏氧饱和度、呼气末CO_2及外周体温。预充氧后，给予瑞芬太尼$0.3\ \mu g/(kg \cdot min)$、1%丙泊酚靶控输注、罗库溴铵(0.6 mg/kg)，诱导后行气管插管。诱导及麻醉维持均采用TCI，依据脑电双频指数(BIS)将血浆靶控浓度控制在2.0～3.0 μg/mL。术中BIS为40～60，无异常脑电图表现。丙泊酚输注时间为274 min，剂量为1 700 mg。术中追加芬太尼(300 μg)和对乙酰氨

基酚(1 000 mg)，未追加肌松剂，未使用阿托品。患者在俯卧位行显微镜下椎板切除术(L3～L5)，未出现并发症，生命体征正常。手术时间为238 min，麻醉持续297 min，晶体液总入量为1 500 mL。麻醉停止后，用2.0 mg/kg的舒更葡糖钠拮抗罗库溴铵，但患者仍处于昏迷状态。由于氧合充分，通气量足够(潮气量大于6 mL/kg)，血流动力学稳定，肌松完全逆转，咽喉/咳嗽反射正常，体温正常且无预期的困难气道，除患者意识状态外，拔管条件均较为满意，于是拔除气管导管。拔管时，Marsh模型计算的丙泊酚效应室浓度(Ce)为1.2 μg/mL，Shafer模型计算的芬太尼效应室浓度(Ce)为0.57 μg/mL。拔除气管导管后，在麻醉恢复室(PACU)内对患者进行严密观察。刚到达PACU时，患者对强烈的触觉和痛觉刺激仍无反应，呼吸无异常(呼吸频率12～18次/min)，且不费力。其他生命体征正常。经股动脉穿刺获得动脉血气分析标本，未引起任何疼痛反应。血气分析显示，氧流量为3 L时，pH 7.38，$PaCO_2$ 42.6 mmHg，PaO_2 82.2 mmHg，HCO_3^- 24.8 mmol/L。血清电解质和血红蛋白水平正常。术后测得肾功能、肝功能参数均在正常范围内，未见恶化。为排除阿片类药物的残余效应，给予0.2 mg纳洛酮后患者意识状态没有任何改善。停药90 min时意识仍未恢复，遂将患者送至ICU，并请神经科医师会诊。患者Richmond躁动镇静评分(RASS)[1]为-5分(无法唤醒)，但其临床神经学检查和脑部影像(CT和MRI)未发现任何器质性异常。术后2 h时，患者出现因疼痛刺激移动四肢的情况(RASS，

-4)；术后 3 h，患者逐渐苏醒，对自己的名字可睁眼回应，并能完全服从所有指令（RASS，-1）。神经科医师排除颅内意外的可能性（包括卒中和癫痫），但无法确定麻醉后苏醒延迟的原因。患者完全苏醒后，未见任何精神异常表现或神经后遗症。患者此后无特殊，于术后第 11 天出院。

仔细检查患者既往医疗记录发现，其 2 年前曾因行乳腺手术接受丙泊酚静脉麻醉。术中以丙泊酚持续输注（血浆靶控浓度 2.2～3.0 μg/mL）和瑞芬太尼维持，无不良事件。手术持续时间 87 min，丙泊酚总输注量为 800 mg。患者术后在 PACU 停留期间，对大声呼唤无应答、无反应的时间超过 30 min。术后 70 min，患者睁眼并开始听从指令。该患者在 PACU 的停留时间为 101 min，比一般患者长。

基因分析

征得患者书面知情同意后，抽取 5 mL 血液，样本经肝素化后进行分析。从血细胞中提取 DNA 并按文献所述方法进行分析[2]。将聚合酶链反应产物经限制酶消化后对 CYP2B6 516 G>T（CYP2B6 * 9 或 CYP2B6 * 6）和 CYP2B6 785 A>G（CYP2B6 * 4 或 CYP2B6 * 6）进行基因分型。通过引物直接对 UGT1A9 进行基因分型。该患者基因分型为 CYP2B6 * 4 / * 6、CYP2B6 516 G/T 杂合、CYP2B6 785 G/G 纯合，且 UGT1A9 I399 C/C（野生型）。堪萨库（Kansaku）等[2]提出的丙泊酚风险指数评分最高为 3 分（0～3 分），当受试者携带 CYP2B6 516 G/T 或 T/T、UGT1A9 I399 T/C 或 C/C 基因型时，或年龄>65 岁，则在评分的相应项中增加 1 分。

讨论

本例患者在两年内接受了 2 次全麻，2 次均出现类似于昏迷状态的苏醒延迟（70 min 至 3 h）。该患者排除了所有器质性病因。2 次全麻给予了相似的药物，且阿片类药物未过量使用。纳洛酮拮抗也未能促进患者苏醒。因此，我们推测最可能的病因是丙泊酚蓄积。术中，我们使用药物动力学模拟软件计算血药浓度和 BIS 监测仪，但测量参数与临床病程并不相关。因此，我们怀疑可

能是丙泊酚代谢酶的基因多态性导致其药代动力学或药物代谢发生改变。

丙泊酚是全麻诱导及维持期常用的一种静脉镇静剂，虽然通常苏醒很快且具有良好的安全性，但仍有可能出现苏醒延迟。丙泊酚代谢主要由 CYP2B6（负责丙泊酚羟基化）和 UGT1A9（催化丙泊酚葡萄糖醛酸化）2 种酶介导[3,4]。CYP2B6 和 UGT1A9 是具有高度多态性的基因。CYP2B6 516G>T 多态性可降低 CYP2B6 活性，使丙泊酚分解减少，在血浆内停留时间延长，从而延长镇静时间[2,5]。内含子单核苷酸多态性（SNP）UGT1A9 I399C>T 与 UGT1A9 蛋白水平的升高和丙泊酚葡萄糖醛酸化的活性有关[6]。基因多态性与患者丙泊酚代谢差异的相关性已有报道[2]。有报道指出，CYP2B6 * 6 等位基因是一种与药物分布相关的生物标记物。随输注时间延长，丙泊酚的最大血药浓度受 CYP2B6 G516T 变异（与功能受损有关）的影响，特别是受到包含 CYP2B6 G516T、UGT1A9 I399C>T（高表达）基因型和高龄这 3 项丙泊酚风险指数评分结果的显著影响。本例患者的 DNA 分析结果为 CYP2B6 G/T 和 UGT1A9 C/C，这种多态性可能导致丙泊酚持续输注时血药浓度升高，麻醉苏醒延迟。该患者丙泊酚风险指数评分为 3 分（老龄与基因型都存在），这一结果与其临床表现相符合。前瞻性大规模基因分析可明确丙泊酚风险指数用于评估丙泊酚麻醉后苏醒延迟风险的有效性。

CYP2B6 和 UGT1A9 基因中的 SNPs，可能与丙泊酚代谢物生成率在个体间的差异性相关。然而，SNPs 种类>100，有大量复杂的单体型，而且民族及种族间基因频率存在巨大差异，CYP2B6 是人类基因多态性最丰富的 CYP 基因之一[7]。CYP 酶的数量及基因变异都可能存在差异[4]。关于 CYP2B6 和 UGT1A9 基因型是否与在体和离体研究发现的患者间丙泊酚生物转化差异相关，尚无一致的报道[2,5,8,9]。姆斯特里亚克（Mstrogianni）等[5]报道，CYP2B6 516G>T 多态性与希腊女性丙泊酚高血药浓度有关。相比之下，洛兰（Loryan）等[9]在其初步研究中，发现 CYP2B6 或 UGT1A9 单核苷酸多态性或年龄对丙泊酚代谢率没有显著影响，但提出患者性别是丙泊酚清除的另一重要影响因素。几项研究[8,9]

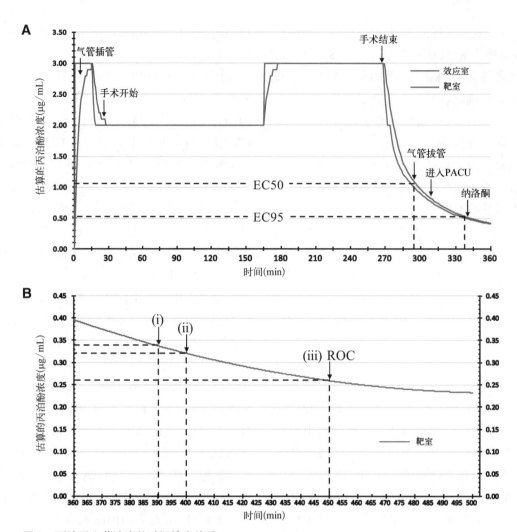

图1 丙泊酚血药浓度的时间效应关系

上图显示靶区和效应区丙泊酚浓度,此浓度基于 Marsh 等[14] 药代动力学参数设计的 Tivatrainer 10 软件 (GuttaBV)计算。A. 麻醉和 PACU 期间,即输注开始后 360 min 内。横坐标:时间点,如插管、手术开始、手术结束、拔管、纳洛酮给药和进入 PACU。图中还标明了通过 Shafer[18] 方法预测的丙泊酚 EC50 和 EC95。B. 输注 360 min 后,即在 PACU 和 ICU 期间:(i) 进入 ICU 时(丙泊酚输注开始后 390 min),患者对语言或物理刺激没有反应。估算效应室浓度(Ce)= 0.34 μg/mL。(ii) 手术后 2 h(输注丙泊酚 400 min 后),患者可因疼痛而活动四肢。Ce = 0.32 μg/mL。(iii) 手术后 3 h(丙泊酚开始输注后 450 min),患者逐渐苏醒,呼唤名字时可睁眼,完全听从所有指令。

Ce = 0.2 6 μg/mL。EC50 表示 50% 的患者处于清醒状态时的效应室浓度;EC95 表示 95% 的患者处于清醒状态的效应室浓度;ROC 表示意识恢复。

表明,患者性别是丙泊酚麻醉后恢复时间的一个非常重要的预测因素。已观察到,女性麻醉苏醒时间更快,女性患者术中知晓发生率更高[10]。有趣的是,穆凯(Mukai)等[11] 指出,丙泊酚通过肝脏微粒体进行葡萄糖醛酸化的动力学特征,在不同物种和性别间存在显著差异,包括 UGT1A9 在内的 UGT 异构体参与了其代谢过程,但药物遗传学检测尚未发现一致性的关联。由于某些罕见基因的多态性分析群体较小,将以上研究结果数据分类后可能会削弱其分析效力[12]。

我们的研究有一定局限性。首先,我们没有测量苏醒延迟时的血浆丙泊酚浓度,因此无法证实丙泊酚浓度是否升高。由于排除了所有器质性原因,我们推测苏醒延迟的最可能原因是丙泊酚药代动力学异常。苏醒延迟的其他可能性为术后中枢抗胆碱能综合征(CAS)[13]。术后 CAS 的临床特征不具特异性,故其临床诊断困难。CAS 的诊断依靠排除其他可能性,并且对中枢胆碱酯酶抑制剂(通常是毒扁豆碱)有反应[13]。日本没有毒扁豆碱,因此未在本例患者中使用。在此病例中,患者症状与 CAS 不太一致,为逆转肌松使用了舒更葡糖钠,而非文献报道中会导致 CAS 的新斯的明和阿托品[13]。此外,患者此前乳腺手术时也经历过类似的丙泊酚麻醉后苏醒延迟。虽然不能完全排除 CAS 的可能性,但我们认为丙泊酚蓄积比 CAS 更有可能是此例患者苏醒延迟的原因。其次,我们使用 Diprifuor 泵是基于 Marsh 等[14]开发的药代动力学变量($K_{e0} = 0.26 / min$)。Marsh 模型中的计算方法仅基于患者体重,易导致丙泊酚过量[15]。Marsh 模型未根据年龄进行任何调整且低估老年人的血浆丙泊酚浓度[16]。年龄增长也与丙泊酚药效学敏感性升高有关[17]。如图所示,我们根据 Marsh 模型[14]的药代动力学参数,利用 Tivatrainer 10 软件(GuttaBV, Aerdenhout, NL)计算丙泊酚浓度的时间进程。我们绘制了丙泊酚的预期时间进程和预期意识恢复(ROC)时间,与观测到的 ROC 相对照。谢弗(Shaferetal)等[18]报道了 50% 和 95% 患者清醒时丙泊酚的效应室浓度分别为 1.07 和 0.52 $\mu g / mL$。本例患者进入 ICU 时,丙泊酚效应室浓度为 0.34 $\mu g / mL$,低于 95% 的患者清醒时的效应室浓度,应足以使其苏醒。患者术后 3 h 苏醒,此时效应室浓度为 0.26 $\mu g / mL$。术中我们根据 BIS 调整了丙泊酚剂量,因此不太可能给予过量的丙泊酚。这些药代动力学/药效学模型与临床过程的差异,不能单独用药代动力学模型来解释,这提示可能存在与丙泊酚代谢相关的某些异常遗传变异。

总之,我们遇到 1 名因丙泊酚代谢异常所致的全麻苏醒延迟患者。基因分析证实其丙泊酚风险指数较高(高龄、CYP2B6 516 G/T 和 UGT1A9 I399 C/C),因此该患者应避免使用丙泊酚。丙泊酚麻醉后出现不明原因苏醒延迟的患者,应考虑丙泊酚代谢遗传变异。

(吴志新 译,李健楠 审)

参考文献

[1] Sessler CN, Gosnell MS, Grap MJ, et al. The Richmond Agitation-Sedation Scale: validity and reliability in adult intensive care unit patients. *Am J Respir Crit Care Med*. 2002; 166: 1338 – 1344.

[2] Kansaku F, Kumai T, Sasaki K, et al. Individual differences in pharmacokinetics and pharmacodynamics of anesthetic agent propofol with regard to CYP2B6 and UGT1A9 genotype and patient age. *Drug Metab Pharmacokinet*. 2011; 26: 532 – 537.

[3] Girard H, Court MH, Bernard O, et al. Identification of common polymorphisms in the promoter of the UGT1A9 gene: evidence that UGT1A9 protein and activity levels are strongly genetically controlled in the liver. *Pharmacogenetics*. 2004; 14: 501 – 515.

[4] Court MH, Duan SX, Hesse LM, Venkatakrishnan K, Greenblatt DJ. Cytochrome P – 450 2B6 is responsible for interindividual variability of propofol hydroxylation by human liver microsomes. *Anesthesiology*. 2001; 94: 110 – 119.

[5] Mastrogianni O, Gbandi E, Orphanidis A, et al. Association of the CYP2B6 c. 516G>T polymorphism with high blood propofol concentrations in women from northern Greece. *Drug Metab Pharmacokinet*. 2014; 29: 215 – 218.

[6] Girard H, Villeneuve L, Court MH, et al. The novel UGT1A9 intronic I399 polymorphism appears as a predictor of 7-ethyl-10-hydroxycamptothecin glucuronidation levels in the liver. *Drug Metab Dispos*. 2006; 34: 1220 – 1228.

[7] Zanger UM, Klein K, Saussele T, Blievernicht J, Hofmann MH, Schwab M. Polymorphic CYP2B6: molecular mechanisms and emerging clinical significance. *Pharmacogenomics*. 2007; 8: 743 – 759.

[8] Choong E, Loryan I, Lindqvist M, et al. Sex difference in formation of propofol metabolites: a replication study. *Basic Clin Pharmacol Toxicol*. 2013; 113: 126 – 131.

[9] Loryan I, Lindqvist M, Johansson I, et al. Influence of sex on propofol metabolism, a pilot study: implications for propofol anesthesia. *Eur J Clin Pharmacol*. 2012; 68: 397 – 406.

[10] Pandit JJ, Andrade J, Bogod DG, et al; Royal College of Anaesthetists; Association of Anaesthetists of Great Britain and Ireland. 5th National Audit Project (NAP5) on accidental awareness during general anaesthesia: summary of main findings and risk factors. *Br J Anaesth*. 2014; 113: 549 – 559.

[11] Mukai M, Isobe T, Okada K, Murata M, Shigeyama M, Hanioka N. Species and sex differences in propofol glucuronidation in liver microsomes of humans, monkeys, rats and mice. *Pharmazie*. 2015; 70: 466 – 470.

[12] Searle R, Hopkins PM. Pharmacogenomic variability and anaesthesia. *Br J Anaesth*. 2009; 103: 14 – 25.

[13] Brown DV, Heller F, Barkin R. Anticholinergic syndrome after anesthesia: a case report and review. *Am J Ther*. 2004; 11: 144 – 153.

[14] Marsh B, White M, Morton N, Kenny GN. Pharmacokinetic model driven infusion of propofol in children. *Br J Anaesth*. 1991; 67: 41 – 48.

[15] Masui K, Upton RN, Doufas AG, et al. The performance of compartmental and physiologically based recirculatory pharmacokinetic models for propofol: a comparison using bolus, continuous, and target-controlled infusion data. *Anesth Analg*. 2010; 111: 368 – 379.

[16] Swinhoe CF, Peacock JE, Glen JB, Reilly CS. Evaluation of the predictive performance of a 'Diprifusor' TCI system. *Anaesthesia*. 1998; 53(suppl 1): 61 – 67.

[17] Absalom AR, Mani V, De Smet T, Struys MM. Pharmacokinetic models for propofol — defining and illuminating the devil in the detail. *Br J Anaesth*. 2009; 103: 26 – 37.

[18] Shafer A, Doze VA, Shafer SL, White PF. Pharmacokinetics and pharmacodynamics of propofol infusions during general anesthesia. *Anesthesiology*. 1988; 69: 348 – 356.

26. 斜视日间手术后出现红色尿液

普莱迪安·卡罗林(Pregardien Caroline),娜索格尼·玛丽-塞西尔
(Nassogne Marie-Cécile),尤克塞尔·德梅特(Yuksel Demet),
维克曼斯·弗朗西斯(Veyckemans Francis)

摘要

非尿道手术后出现红色尿液应,应考虑突发疾病,可能是血尿、血红蛋白尿、输血反应、大量肌红蛋白血尿或卟啉症。本病例描述 1 名 12 岁男孩接受斜视日间手术后出现红色尿液的相关管理。患者父母允许记录并发表该病例。

病例描述

1 名 12 岁白人男孩拟在门诊行斜视手术。该患者 7 岁时曾首次接受斜视手术,当时吸入七氟烷全麻,无特殊。该患者还因跟腱挛缩在骨科医师处就诊,接受激光和物理疗法保守治疗。本次手术全麻诱导为面罩吸入七氟烷后给予丙泊酚 1 mg/kg 加舒芬太尼 0.1 μg/kg,置入喉罩后在空氧混合下吸入七氟醚维持麻醉。手术持续 30 min,未使用神经肌肉松弛剂。麻醉及苏醒无特殊,未见肌肉强直、呼吸紧促、心动过速、心律不齐及高热。该患者静脉给予对乙酰氨基酚 15 mg/kg 和酮洛酸 0.5 mg/kg 后送至日间恢复中心。

麻醉诱导 3 h 后即将出院,患者排出红色尿液(图 1),但无其他不适。当询问是否肌肉疼痛时,患者诉其双腿中度肌痛。当时患者生命体征

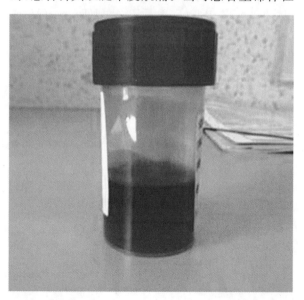

图 1 红色尿液

为心率 101bpm,无创血压 140/70 mmHg,SpO$_2$ 99%,但未监测体温。遂将血样及尿样送往实验室检测以确定红色尿液是否因① 血尿症;② 血红蛋白尿症;③ 肌红蛋白尿症或④ 因食物或药物有染料而致染色。床旁尿试纸检测示血红蛋白阳性(+++)。尿液显微镜分析显示红细胞阴性,故排除血尿症。血液检测显示肌酸激酶(CK):80 255 UI/L(通常[nl]<200)、乳酸脱氢酶 2 399 UI/L(nl<250)、天冬氨酸转氨酶 1 017 UI/L(nl 15~40)、丙氨酸转氨酶 419 UI/L(nl 10~40)均升高。将严重肌酸激酶升高与红色尿液及肝功酶类升高联系起来后,提示诊断为横纹肌溶解伴肌红蛋白尿症。血红蛋白 151 g/L(nl 11~14.5)、胆红素 5.13 mmol/L (nl<1.2)、钾 4.29 mmol/L 均在正常范围内。

为预防肾衰竭,积极补液,给予复方电解质注射液和 5% 葡萄糖,给予碳酸氢钠溶液(30 mEq/L)碱化尿液。肌酸激酶水平于术后 24 h 达峰值(97 778 U/L),但未见电解质紊乱及肾功能不全。再次针对性询问病史,患者无家族性神经肌肉或代谢障碍病史。患者自述其因频繁肌肉痉挛而口服镁剂治疗,在一次学校露营期间曾首次出现红色尿液,未行治疗而自愈。这种情况不伴有发热,患者承认因跟腱挛缩引起步行障碍因而不擅长运动,但用药后已经改善许多。神经系统检查显示小腿增粗,Grower 征轻度阳性。心电图结果提示左心室肥大,但超声心动图显示正常,无左心室肥大表现。

为确定横纹肌溶解原因,我们进行大量实验

室检查,包括血清学、有机酸和血浆酰基肉碱,但未检出异常。

几周后分子生物学检查结果肯定了临床推测的贝克型肌营养不良(BMD)的诊断,此类患者肌缩蛋白基因的 13～42 号外显子缺失。后续对其母亲的基因进行检测,发现她并非基因缺失的携带者。

讨论

非尿道手术后出现红色尿液应考虑可能出现的突发状况,可能是血尿症(出血)？血红蛋白尿症(溶血)？输血反应？大量肌红蛋白血尿症(肌肉损伤)？卟啉症、输血反应或染料染色？卟啉症的尿液只有暴露于空气后才呈现红色(波特酒样),本病例可排除该诊断。显微镜下分析尿液沉淀物使我们可排除血尿症。因肌红蛋白与血红蛋白在尿试纸上可发生交叉反应,这两种蛋白不能在床旁区分。红色尿液与血中肌酸激酶显著增高共同提示亚急性横纹肌溶解的诊断。

横纹肌溶解的特点是肌酸激酶 CK 值至少上升至正常高限的 5～10 倍,并伴有色素尿液和肌痛。患者临床表现差别较大,可能症状轻微,也可能出现高钾血症、心律失常、急性肾功能衰竭及弥漫性血管内凝血而危及生命。有颜色的尿液是横纹肌溶解的表现,因血浆肌红蛋白浓度高于 150 g/L 时才会出现于尿液,当其在尿液中的浓度高于 1 000 g/L 才肉眼可见[1]。检测尿肌红蛋白对进一步鉴别诊断并无意义,故未进行。

在麻醉方面,横纹肌溶解可因恶性高热、代谢性或肌肉疾病引起。首要处理包括对症治疗以预防并发症,同时开始相关检查以明确诊断[1-3]。

恶性高热(MH)临床评分表[4]是一种用于评估恶性高热可能性的量表,该患者初步评分为 15(未使用琥珀胆碱情况下,麻醉后 CK＞10 000)；MH等级为 3 级,恶性高热危象可能性不高。

区别麻醉所致的横纹肌溶解(AIR)与 MH 可能较难,仅有横纹肌溶解或急性高钾性心搏骤停不伴有系统性代谢亢进则强烈提示 AIR。AIR主要认为是由琥珀胆碱和/或吸入麻醉药诱发。其病理生理机制尚不清楚。有假说认为是由一种抗肌萎缩糖蛋白复合物(肌膜稳定骨架)异常,导

致肌纤维膜不稳定。暴露于触发源时,肌细胞膜紧张,进一步使肌纤维膜不稳定性及渗透性升高,导致 Ca^{2+} 内流及细胞内 K^+ 和 CK 从肌细胞流失。还包括兰尼碱受体 1(RYR1)(该受体基因突变可导致恶性高热)异常。这些可能的机制也许可解释此类患者身上观察到的高钾血症、高热、心动过速和横纹肌溶解[4,5]。

因怀疑该患者可能还有其他潜在的肌肉疾病[1],我们对其进行了其他特殊检查。血清酰基高丝氨酸和尿有机酸正常,可排除代谢性疾病。为明确是否为 BMD,基因检测发现 Xp21.2 上抗肌萎缩蛋白基因的 13～42 外显子缺失。这证实了 BMD 的临床诊断。

肌营养不良症(MDs)是一种罕见的 X 染色体隐性遗传病,其抗肌萎缩糖蛋白复合物异常。杜氏肌营养不良症(DMD)表现为抗肌萎缩蛋白完全缺失。该病在幼年早期即出现进行性肌肉退化,青春期时快速恶化为严重的肌肉萎缩。BMD以抗肌萎缩蛋白部分流失为特点,进展较慢,症状最早出现于青春期或更晚。肌营养不良症患者的麻醉风险除呼吸和心脏并发症外,还包括横纹肌溶解和高钾性心搏骤停[4,5]。

有文献报道患 BMD 的男孩出现 AIR 致围术期心搏骤停的案例。其中,6 岁和 18 岁的两位男孩麻醉前明确诊断为 BMD,3 个月和 3 岁的两位男孩在出现不良事件后才诊断为 BMD[6]。BMD 患者临床症状和体征出现较晚,可能因一次严重麻醉不良事件才诊断出肌病。所有需镇静或全麻的儿童均应在术前评估其运动发育。存在任何运动发育迟缓或张力减退时,应立刻怀疑无症状型肌病且须行神经功能评估。

本例患者表现为单一的横纹肌溶解症状,但既往病例报道强调横纹肌溶解可恶化成为高钾性心搏骤停。早期诊断及正确治疗横纹肌溶解至关重要。

总之,这位"健康的"青少年接受择期斜视日间手术,在症状轻微未诊断出 BMD 的情况下,短暂暴露于七氟烷后出现麻醉所致的横纹肌溶解。在日间快通道手术时,应该告知家长如孩子在家排红色或可乐色尿液应及时回院就诊。

（吴志新 译,李健楠 审）

参考文献

［1］Zutt R，van der Kooi AJ，Linthorst GE，Wanders RJ，de Visser M. Rhabdomyolysis：review of the literature. *Neuromuscul Disord*. 2014；24：651－659.

［2］Pedrozzi NE，Ramelli GP，Tomasetti R，Nobile-Buetti L，Bianchetti MG. Rhabdomyolysis and anesthesia：a report of two cases and review of the literature. *Pediatr Neurol*. 1996；15：254－257.

［3］Klingler W，Lehmann-Horn F，Jurkat-Rott K. Complications of anaesthesia in neuromuscular disorders. *Neuromuscul Disord*. 2005；15：195－206.

［4］Hayes J，Veyckemans F，Bissonnette B. Duchenne muscular dystrophy：an old anesthesia problem revisited. *Paediatr Anaesth*. 2008；18：100－106.

［5］Gurnaney H，Brown A，Litman RS. Malignant hyperthermia and muscular dystrophies. *Anesth Analg*. 2009；109：1043－1048.

［6］Poole TC，Lim TY，Buck J，Kong AS. Perioperative cardiac arrest in a patient with previously undiagnosed Becker's muscular dystrophy after isoflurane anaesthesia for elective surgery. *Br J Anaesth*. 2010；104：487－489.

第五部分

临床麻醉药理学

要点概览由肯·B.詹森撰写

27. 糖皮质激素引发嗜铬细胞瘤多系统危象并因枸橼酸透析而加重

2017,8(3):58-60

① 嗜铬细胞瘤可表现为多器官衰竭,又称多系统危象,可致危及生命的情况出现,治疗时需特别注意。

② 很多原因可诱发嗜铬细胞瘤释放较高浓度的内源性血管活性物质,其中1个是口服糖皮质激素。

③ 迅速和有效的治疗包括转入ICU,应用哌唑嗪和酚妥拉明。对器官衰竭进行支持治疗,包括气管插管、机械通气和透析。

28. 清醒腰麻患者关节周围使用吗啡导致Oddi括约肌痉挛引起严重疼痛及心动过缓

2016,7(7):152-154

① 吗啡和其他阿片类药物可诱发括约肌痉挛,严重时导致上腹部疼痛。

② 胰高血糖素可逆转痉挛。

③ 麻醉科医师认识到阿片类药物可能会引起围术期疼痛这一点非常重要。

29. 病态肥胖患者恶性高热耗竭社区丹曲林资源

2017,9(9):251-253

① 恶性高热是一种罕见疾病,主要由肌肉组织细胞内钙离子失调,导致高代谢状态和横纹肌溶解。

② 治疗包括使用2.5 mg/kg丹曲林,但该剂量基于健康志愿者的研究。目前,尚无超重或肥胖

患者使用剂量的研究报道。

③ 对病态肥胖患者,丹曲林的临床推荐剂量可能不足。

30. 营养不良致假性胆碱酯酶缺乏

2016,7(5):112-114

① 假性胆碱酯酶是一种在肝脏中合成的酶,释放入血后在胆碱水解过程中发挥关键作用。

② 假性胆碱酯酶缺乏既有遗传也有后天原因,如减肥手术和严重营养不良。

③ 任何减肥手术都可能使患者出现假性胆碱酯酶缺乏。根据肠道切除的范围,营养不良程度不一。

31. 甲己炔巴比妥和右美托咪定用于线粒体肌病患者麻醉维持

2017,8(2):33-35

① 线粒体肌病是一种罕见疾病,是指线粒体功能障碍导致细胞能量产生不足,其临床表现各不相同。

② 线粒体肌病可能容易发展为恶性高热,挥发性麻醉药和(或)琥珀胆碱可能对患者产生致命反应,丙泊酚可抑制线粒体功能。

③ 丙泊酚可用于恶性高热易感患者,但对线粒体肌病患者则恰恰相反。

32. 曾对青霉素发生速发型超敏反应的理发师出现多种麻醉药物过敏

2017,9(5):151-153

① 一般情况下,全麻前不常规行麻醉药物皮肤过敏实验。已知有速发型过敏反应高危因素时,

则需要术前评估。

② 抗生素过敏患者在神经肌肉阻滞剂过敏试验中,出现阳性结果较为普遍。

③ 美发行业的职业暴露可通过皮肤接触或呼吸道吸入某些物质,这可能是其对特定麻醉药物产生 IgE 致敏的危险因素。

27. 糖皮质激素引发嗜铬细胞瘤多系统危象并因枸橼酸透析而加重

杨贞洁(Chuen Jye Yeoh),吴申义(Shin Yi Ng),布莱恩·K. P. 戈尔(Brian K. P. Goh)

摘要

嗜铬细胞瘤多系统危象是嗜铬细胞瘤最严重的临床表现。我们报道1名68岁嗜铬细胞瘤多系统危象幸存者,因口服地塞米松治疗左侧眶底骨折修复术后炎症和肿胀而触发临床症状。患者首先表现为严重的上腹痛及头痛,随后在重症监护室出现神经、心脏、呼吸、肝脏、肾脏和免疫系统的持久损伤。我们认为在重症监护室突发的高血压危象,是由使用枸橼酸透析这一医源性原因引发的。

本文报道1例因类固醇诱发引起的出血性嗜铬细胞瘤多系统危象(PMC),并导致多器官功能衰竭。随后进行枸橼酸透析时,注射钙剂引发短暂高血压危象而使患者病情复杂。患者已阅读本病例报道并同意发表。

病例描述

1名68岁男性,马拉松运动爱好者,无特殊病史,因突发严重腹痛及头痛到急诊就医。2个月前患者跌倒致左侧眶底骨折,4天前行修复手术,术中无特殊。出院医嘱为口服地塞米松4 mg,每天3次,患者遵医嘱执行。

患者心动过速,心率91次/min,表现为高血压,血压为198/65 mmHg。右侧季肋部压痛。

患者最初诊断为急性胰腺炎和非ST段抬高型心肌梗死,淀粉酶高达1 575 μ/L(30～100 μ/L)、脂肪酶45 μ/L(14～140 μL)、心肌酶(肌酸激酶)2 171 μ/L(40～210 μ/L)、肌酸激酶MB 5.5 ng/mL(<5 ng/mL)、肌钙蛋白T0.18 ng/L(0～19 ng/L)。心电图表现为窦性心律伴左心室肥厚、ST段明显下移、室性心动过速。末梢血糖为30.6 mmol/L(3.1～7.8 mmol/L)。

腹部CT显示疑似右侧肾上腺肿瘤破裂,导致腹膜后血肿(图1和图2)。遂立即静脉注射哌唑嗪和酚妥拉明。经胸二维超声心动图显示射血分数为58%,多处室壁异常。因患者有出血风险及抗血小板治疗的禁忌证,心导管术被推迟。

患者随后进入外科重症监护室(ICU)实施气管插管,因其存在1型呼吸衰竭给予通气支持。胸部X线检查显示左肺上段有新发实变,双肺斑片状浸润,诊断为急性呼吸窘迫综合征合并肺炎。

患者ICU住院第2天因横纹肌溶解和急性肾损需要持续肾脏替代治疗。患者最初进行无肝素持续静脉-静脉血液透析。然而,由于体外循环滤器反复凝结,于第5天尝试枸橼酸透析。枸橼酸透析开始时,患者出现高血压危象,收缩压超过200 mmHg,并发展为心房颤动伴快速心室率。有观点认为,静脉输注氯化钙可通过枸橼酸引起儿茶酚胺囊泡释放从而置换血清游离钙。最终通过静脉注射酚妥拉明和停止静脉补钙控制了高血压危象。枸橼酸透析停止后,给予患者缓慢低效透析法透析。

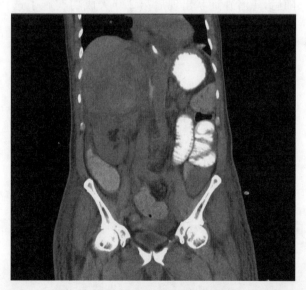

图1 右侧肾上腺嗜铬细胞瘤破裂伴腹膜后血肿(冠状位)

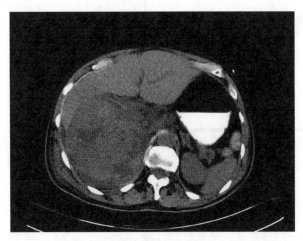

图2 右侧肾上腺嗜铬细胞瘤破裂伴腹膜后血肿(横断面)

患者还出现了缺血性肝炎,急性转氨酶升高,丙氨酸转氨酶为 6 926 μ/L(10~55 μL),天门冬氨酸转氨酶为 5 877 μ/L(10~45 μ/L)。

入院第 6 天时患者静脉血去甲肾上腺素浓度为 44 nmol/L(<0.50 nmol/L),血浆去甲肾上腺素浓度为 270 nmol/L(<0.90 nmol/L),是正常值的 270 倍,诊断为以分泌去甲肾上腺素为主的嗜铬细胞瘤。

患者肝肾功能随后改善,在 ICU 停留的第 20 天停止肾脏替代治疗。在第 16 天进行气管切开术,以便早期脱离呼吸机。在 ICU 期间,多次行腹部 CT 检查,腹膜后血肿保持稳定。每日行全血细胞计数,血细胞比容未进一步下降。

该患者离开 ICU 后,因肺炎反复发作使病情又变得复杂,导致在隔离病房的住院时间延长。随后,患者在症状出现后第 220 天成功实施了选择性肾上腺切除术,并于 3 周后出院。

讨论

我们报道了 1 例由地塞米松引起短暂嗜铬细胞瘤出血而导致的嗜铬细胞瘤多系统危象(PMC)。患者在 ICU 出现的高血压危象怀疑在枸橼酸盐透析过程中由补钙引起。

1965~2015 年[1-3],Medline 数据库报道了 15 例由类固醇引起的嗜铬细胞瘤危象。15 例中有 7 例与地塞米松有关,5 例出血性嗜铬细胞瘤中有 4 例与地塞米松有关。2 例出血性嗜铬细胞瘤发展为 PMC,1 例死亡。

出血性嗜铬细胞瘤是一种严重的临床状况,肺水肿和成人呼吸窘迫综合征是其最常见的并发症,死亡率高达 31%[4]。

出血性嗜铬细胞瘤可能发展为 PMC。1988 年纽厄尔(Newell)等[4]首次将 PMC 描述为一组由四方面状况组成的疾病:多器官系统衰竭、脑病、高热和严重的血压紊乱。与出血性嗜铬细胞瘤相比,PMC 发病率和死亡率更高。在内田(Uchida)等[5]的一系列研究中,11 例 PMC 中有 5 例死亡。

该病例提醒我们,给未经确诊的嗜铬细胞瘤患者使用麻醉和重症监护的常用药物可能会引起不良后果。糖皮质激素可诱导生成促进儿茶酚胺合成的酶,包括苯乙醇胺 - N -甲基转移酶、酪氨酸羟化酶和多巴胺 β 基羟化酶[6,7]。给犬肾上腺灌注糖皮质激素可刺激儿茶酚胺释放。此外,糖皮质激素能够增强外周组织对儿茶酚胺的血管活性反应[8]。通过作用于一氧化氮合酶通路上的不同环节,糖皮质激素还能导致血压升高[9]。

我们认为,地塞米松引起该患者儿茶酚胺释放及作用增强,导致动脉血管强烈收缩。嗜铬细胞瘤灌注减少进一步导致其出血性坏死和大量的儿茶酚胺释放,从而加速 PMC 形成。

该患者一开始即出现严重的高血压和心肌缺血,在 ICU 期间逐渐出现呼吸衰竭、缺血性肝炎、横纹肌溶解和急性肾损伤。

PMC 时出现的呼吸衰竭,可能是由血管收缩和儿茶酚胺引起的血管通透性增加所致[10]。儿茶酚胺激增也可能引起严重的冠状动脉痉挛而导致心肌缺血。给家兔输注去甲肾上腺素后 48 h,能观察到冠状动脉显著收缩和心肌损伤[11]。肝肾功能衰竭可能是由嗜铬细胞瘤危象后,严重的血管痉挛和容量减小所致[12]。血液循环中高水平的儿茶酚胺可引起其他血管强烈收缩。骨骼肌中烟碱受体可能受到过度刺激和反复刺激,造成进一步损伤[13]。骨骼肌广泛损伤导致横纹肌溶解,加重急性肾损伤。

众所周知,嗜铬细胞瘤患者会发展为阵发性高血压。该患者使用哌唑嗪阻断 α 肾上腺素能受体,以控制高血压,但在 ICU 第 5 天开始枸橼酸透析时,意外出现高血压危象和心房纤颤,并出现了快速心室率。我们怀疑,枸橼酸透析过程中补钙引起钙水平变化,从而引发了高血压危象。

行枸橼酸透析时,于体外循环开始时向血液中加入枸橼酸盐溶液以隔离钙离子,使回路中钙离子浓度保持<0.35 mmol/L。并分次滴入钙剂,如氯化钙溶液,以维持全身钙离子水平于生理范围。这可能导致患者血清钙离子浓度的变化。我院每隔6 h检查一次离子钙浓度。

突触结合蛋白 I 和 IX 是嗜铬细胞瘤细胞分泌囊泡上的两个主要的 Ca^{2+} 感受器,在钙调节释放去甲肾上腺素上发挥协同和加强两方面作用。钙离子快速增加时,通过电压门控钙离子通道进入突触后,与钙离子结合的突触结合蛋白增加,诱导 C2 结构域插入突触前膜,引起膜的弯曲。这导致胞外分泌,分泌颗粒与突触前膜融合而释放去甲肾上腺素[14]。

停止补钙后,高血压危象减轻。高血压危象的出现及消失,与枸橼酸透析的开始及终止相一致,表明枸橼酸透析是嗜铬细胞瘤危象的潜在触发因素。这一联系尚未在既往文献中报道过。

结论

我们报道了使用麻醉和 ICU 常用药物地塞米松,导致 1 名健康男性出现 PMC 的病例。我们还观察到,枸橼酸透析期间输注钙可能会导致这类患者发生高血压危象。

(吴志新 译,李健楠 审)

参考文献

[1] Yi DW, Kim SY, Shin DH, Kang YH, Son SM. Pheochromocytoma crisis after a dexamethasone suppression test for adrenal incidentaloma. *Endocrine*. 2010;37:213 - 219.

[2] Ogino-Nishimura E, Nakagawa T, Tateya I, Hiraumi H, Ito J. Systemic steroid application caused sudden death of a patient with sudden deafness. *Case Rep Otolaryngol*. 2013;2013:734131.

[3] Ibrahim M, Banga S, Venkatapuram S, Mungee S. Transient cardiogenic shock during a crisis of pheochromocytoma triggered by high-dose exogenous corticosteroids. *BMJ Case Rep*. 2015;2015:bcr2014208683.

[4] Brown H, Goldberg PA, Selter JG, et al. Hemorrhagic pheochromocytoma associated with systemic corticosteroid therapy and presenting as myocardial infarction with severe hypertension. *J Clin Endocrinol Metab*. 2005;90:563 - 569.

[4a] Newell KA, Prinz RA, Pickleman J, et al. Pheochromocytoma multisystem crisis. A surgical emergency. Arch Surg. 1988;123:956 - 959.

[5] Uchida N, Ishiguro K, Suda T, Nishimura M. Pheochromocytoma multisystem crisis successfully treated by emergency surgery: report of a case. *Surg Today*. 2010;40:990 - 996.

[6] McMahon A, Sabban E. Regulation of expression of dopamine β-hydroxylase in PC12 cells by glucocorticoids and cyclic AMP analogues. *J Neurochem*. 2006;59:2040 - 2047.

[7] Udelsman R, Holbrook N. Endocrine and molecular responses to surgical stress. *Curr Probl Surg*. 1994;31:662 - 720.

[8] Ullian ME. The role of corticosteriods in the regulation of vascular tone. *Cardiovasc Res*. 1999;41:55 - 64.

[9] Whitworth JA, Schyvens CG, Zhang Y, Andrews MC, Mangos GJ, Kelly JJ. The nitric oxide system in glucocorticoid-induced hypertension. *J Hypertens*. 2002;20:1035 - 1043.

[10] Sukoh N, Hizawa N, Yamamoto H, Suzuki A. increased neutrophils in bronchoalveolar lavage fluids from a patient with pulmonary edema associated with pheochromocytoma. *Intern Med*. 2004;43:1194 - 1197.

[11] Simons M, Downing S. Coronary vasoconstriction and catecholamine cardiomyopathy. *Am Heart J*. 1985;109:297 - 304.

[12] Takeno Y, Eno S, Hondo T, Matsuda K, Zushi N. [Pheochromocytoma with reversal of tako-tsubo-like transient left ventricular dysfunction: a case report]. *J Cardiol*. 2004;43:281 - 287.

[13] Bhatnagar D, Carey P, Pollard A. Focal myositis and elevated creatine kinase levels in a patient with phaeochromocytoma. *Postgrad Med J*. 1986;62:197 - 198.

[14] Fukuda M, Kowalchyk JA, Zhang X, Martin TF, Mikoshiba K. Synaptotagmin IX regulates Ca2 + -dependent secretion in PC12 cells. *J Biol Chem*. 2002;277:4601 - 4604.

28. 清醒腰麻患者关节周围使用吗啡导致 Oddi 括约肌痉挛引起严重疼痛及心动过缓

尤里·库普曼(Yuri Koumpan),戴尔·恩根(Dale Engen),
罗伯特·坦佐拉(Robert Tanzola),塔利特萨哈(Tarit Saha)

摘要

阿片类药物会引起 Oddi 括约肌痉挛已有报道,表现为严重的腹上区疼痛,且可能在鉴别诊断时被忽视。本文报道 1 例腰麻患者在关节周围使用吗啡后引起 Oddi 括约肌痉挛并导致严重疼痛,给予胰高血糖素治疗后缓解。对麻醉科医师而言,应将此视为围术期疼痛的一个重要原因,并熟悉其治疗,而使用阿片类药物可能难以缓解此类疼痛。同样重要的是,要考虑到关节周围给药会引起全身吸收。

口服阿片类药物引起 Oddi 括约肌(SO)痉挛已有充分证据,但少有功能障碍,可表现为严重腹上区疼痛,鉴别诊断时容易被忽视[1]。以往研究表明,在胆囊切除术中使用阿片类药物会引起 SO 痉挛,导致胆总管扩张和胆道压力增加[2-8]。SO 痉挛疼痛有独特的治疗方法,常规使用阿片类药物可能难以缓解甚至会加重疼痛。我们报道了一位清醒接受腰麻的患者,使用吗啡浸润关节后引起 SO 痉挛,导致严重疼痛,使用胰高血糖素治疗有效。

该报道的副本已邮寄给患者,文章发表得到患者的书面同意书。我们还获得了医院伦理委员会批准。包括第一作者在内的 4 名作者中有 3 人直接参与了该患者的治疗。

病例描述

1 名 76 岁女性患者拟行双膝关节置换术。患者有甲状腺功能减退病史及吸烟史。手术史为胆囊切除术,无特殊。无心脏病或呼吸系统疾病,心脏-呼吸查体无异常。自述服用阿司匹林、可待因、哌替啶和吗啡后曾出现过腹上区烧灼样疼痛。

腰麻采用 0.5% 丁哌卡因 15 mg 加芬太尼 10 μg。未使用其他镇静剂或止痛药。术中生命体征稳定。在一侧膝关节置换术快结束时,配置了含有 300 mg 罗哌卡因[125 ml 生理盐水(0.25%)]、300 μg 肾上腺素、30 mg 酮咯酸和 10 mg 吗啡的关节浸润液,向膝关节内注入一半。约 30 min 后,患者感到胸骨及腹上区局部有"挤压"感。随后出现高血压,收缩压为 160 mmHg,脉搏为 70 次/min,5 导联心电图(ECG)监护仪未发现 ST 段改变。患者无呼吸困难,外周血氧饱和度保持在 98%。静脉给予 150 μg 芬太尼,疼痛未见缓解。随后不久,疼痛突然加剧,患者开始痛苦大哭。进展性窦性心动过缓,心率最低 30 次/min,静脉给予 0.4 mg 阿托品后窦缓消失。心电图显示为正常窦性心律,且无 ST 段改变。进一步询问患者,其表示该疼痛与其 5 年前膀胱镜检查使用吗啡后的疼痛特点相似。至此开始考虑为关节周围溶液中的吗啡吸收入循环后引起 SO 痉挛,立即静脉注射 0.2 mg 纳洛酮,但未见缓解。行 12 导联心电图监测及高敏肌钙蛋白测定,进一步判断疼痛是否为心脏原因。心电图未见任何缺血性改变,肌钙蛋白水平正常。

向胃肠科医师咨询 SO 痉挛的治疗,其建议舌下含服硝酸甘油后静脉注射胰高血糖素。予硝酸甘油 0.4 mg 舌下给药,未见缓解。静脉注射胰高血糖素 1 mg,疼痛几乎立即缓解。随后 1 h 内,患者又出现 2 次腹上区疼痛和压痛,每次予 1 mg 胰高血糖素后治疗效果很好。在术后恢复室期间其血流动力学保持稳定,不久被转送至骨科病房,未出现其他并发症。每次使用胰高血糖素后均在床旁监测血糖,血糖保持在正常范围内。连续监测血清肌钙蛋白都显示正常。其天冬氨酸转氨酶为 79(正常值 = 12~35)U/L,丙氨酸氨基转移酶

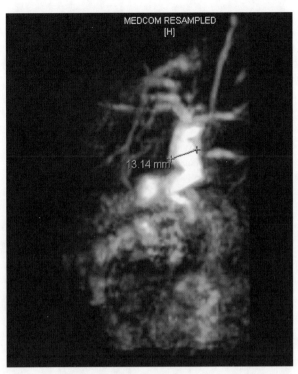

图1 MRI 胰胆管成像显示胆总管扩张，无梗阻性病变，提示 Oddi 括约肌功能障碍。

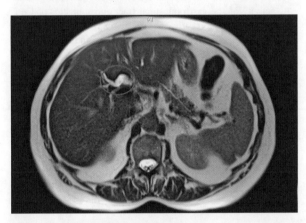

图2 CT 成像显示胆总管扩张

为 108（正常值＝7～35）U/L，γ-谷氨酰基转移酶为 118（正常值＝5～36）U/L，碱性磷酸酶为 281（正常值＝53～141）U/L，总胆红素为 16（正常值为 0～17）μ/L。术后 MRI 和 CT 检查显示胆总管扩张达 13 mm，无胆石症或其他梗阻性病变，与 SO 功能障碍一致（见图1和图2）。2天后其肝功酶恢复正常。随后避免使用吗啡，未见疼痛再发作。术后通过口服氢吗啡酮和对乙酰氨基酚控制疼痛。

讨论

SO 是一种肌肉瓣，在胆汁运输和储存中起着重要而复杂的作用[1,9]。胆汁通过肝内和肝外胆管输送到十二指肠，以促进脂肪的消化和吸收。通过阶段性收缩，SO 能增加胆道内压力且松弛胆囊，产生压力梯度，使胆汁通过胆囊管流向胆囊。类似地，胆囊有推进机制，在消化时通过松弛的 SO 释放胆汁。SO 还调节胰腺分泌物进入十二指肠的量。上述机制由多种神经激素介导，紊乱时可导致腹痛、肝酶或胰酶升高、胆总管扩张甚至胰腺炎。研究表明，麻醉药可缩短 SO 收缩持续时间，同时增加收缩频率，导致 SO 排空减少和括约肌段充盈受损[10]。这意味着胆道压力增加。有趣的是，有胆囊的动物在使用麻醉药后胆道压力没有明显变化。这表明当给予麻醉药时，胆囊可以缓解胆道压力的增加[11]。胆囊切除术也是患者出现 SO 痉挛症状的一个危险因素，通常发生在胆囊切除术后几年，且大多为女性[12,13]。

有症状的 SO 痉挛的发生率尚未可知，但被认为相当罕见。一项研究表明，全身麻醉下行胆囊切除术的患者使用芬太尼后出现 SO 痉挛的概率有 3%[5]。研究表明，所有麻醉药物都可能增加 SO 的压力，吗啡的作用最为显著[6-10]。幸运的是，患者大多情况下并无临床症状，但其临床表现也可能很严重且难于鉴别。

诊断 SO 痉挛依赖于对疼痛位置及严重程度、疼痛与吗啡使用的时效关系的确定，还要合理排除其他原因，观察胰高血糖素是否可逆转疼痛。术后影像学结果与我们的诊断一致（图1和图2）。该病例则较特殊，是从关节浸润液中吸收入血的吗啡触发了疼痛。清醒患者使用阿片类药物进行关节周围浸润时，膝关节或髋部手术中的痉挛性疼痛可能被误诊为急性冠状动脉综合征、脂肪栓塞综合征、肺栓塞、胆绞痛或消化性溃疡等疾病。此外，该患者出现了严重的心动过缓。这种强烈的迷走神经反射可在剧烈疼痛后发生，特别是在腰麻下行交感神经切除术时，可能会导致窦性心脏停搏。我们并不认为鞘内注射芬太尼是激发因素，因该患者过去曾使过芬太尼且无特殊情况。然而，芬太尼和吗啡联合使用可能进一步加重 SO 功能障碍，并加剧疼痛。

既往用于治疗 SO 痉挛的药物包括纳洛酮、硝苯地平、纳布啡、硝酸甘油和胰高血糖素[2-4,12,14]。

然而在对照试验中，没有一种药物被证明疗效确切或可以作为首选药物。本例患使用纳洛酮和硝酸甘油后无效。胰高血糖素可增加血糖，松弛胃、十二指肠、小肠和结肠的平滑肌[6]。胰高血糖素还可用于治疗低血糖，也可辅助胃肠道放射检查。过量给药会引起恶心、呕吐和腹泻，还可能有正性肌力和变时效应[15]。胰高血糖素用于松弛平滑肌的静脉注射推荐剂量为 0.5 mg，于 60 s 内迅速起效，血浆消除半衰期为 8～18 min[15]。鉴于其半衰期很短，可能需要重复给药。虽然临床医师应该注意上述提及的不良影响，但似乎没有最大剂量的相关记录[15]。

从该病例中应吸取一个重要教训是认识和治疗 SO 痉挛，并认识到关节周围注射药物可因全身吸收而引起潜在不良反应。若未诊断出 SO 痉挛，而常规使用阿片类药物治疗疼痛，可能无效或进一步加剧症状，给患者造成更大痛苦。因此，认识到 SO 痉挛是围术期疼痛的原因之一并熟悉其治疗方法，对麻醉科医师非常重要。

（吴志新　译，李健楠　审）

参考文献

[1] Behar J, Corazziari E, Guelrud M, Hogan W, Sherman S, Toouli J. Functional gallbladder and sphincter of Oddi disorders. *Gastroenterology*. 2006；130：1498 – 1509.

[2] Jones RM, Fiddian-Green R, Knight PR. Narcotic-induced choledochoduodenal sphincter spasm reversed by glucagon. *Anesth Analg*. 1980；59：946 – 947.

[3] Toyoyama H, Kariya N, Hase I, Toyoda Y. The use of intravenous nitroglycerin in a case of spasm of the sphincter of Oddi during laparoscopic cholecystectomy. *Anesthesiology*. 2001；94：708 – 709.

[4] Bird KJ. Narcotic-induced choledochoduodenal sphincter spasm reversed by naloxone. A case report and review. *Anaesthesia*. 1986；41：1120 – 1123.

[5] Jones RM, Detmer M, Hill AB, Bjoraker DG, Pandit U. Incidence of choledochoduodenal sphincter spasm during fentanyl-supplemented anesthesia. *Anesth Analg*. 1981；60：638 – 640.

[6] Ferrucci JT Jr, Wittenberg J, Stone LB, Dreyfuss JR, Hypotomic cholangiography with glucagon. *Radiology*. 1976；118：466 – 467.

[7] Wu SD, Zhang ZH, Jin JZ, et al. Effects of narcotic analgesic drugs on human Oddi's sphincter motility. *World J Gastroenterol*. 2004；10：2901 – 2904.

[8] Radnay PA, Duncalf D, Novakovic M, Lesser ML. Common bile duct pressure changes after fentanyl, morphine, meperidine, butorphanol, and naloxone. *Anesth Analg*. 1984；63：441 – 444.

[9] Gregg JA. Function and dysfunction of the sphincter of Oddi. In：*ERCP: Diagnostic and Therapeutic Applications*. New York, NY：Elsevier Science, 1989；139 – 170.

[10] Thompson DR. Narcotic analgesic effects on the sphincter of Oddi：a review of the data and therapeutic implications in treating pancreatitis. *Am J Gastroenterol*. 2001；96：1266 – 1272.

[11] Coelho JC, Senninger N, Runkel N, Herfarth C, Messmer K. Effect of analgesic drugs on the electromyographic activity of the gastrointestinal tract and sphincter of Oddi and on biliary pressure. *Ann Surg*. 1986；204：53 – 58.

[12] Ho AM. Previous cholecystectomy and choledochal sphincter spasm after morphine sedation. *Can J Anaesth*. 2000；47：50 – 52.

[13] Toouli J. Sphincter of Oddi：function, dysfunction, and its management. *J Gastroenterol Hepatol*. 2009；24(suppl 3)：S57 – S62.

[14] Butler KC, Selden B, Pollack CV Jr. Relief by naloxone of morphine-induced spasm of the sphincter of Oddi in a post-cholecystectomy patient. *J Emerg Med*. 2001；21：129 – 131.

[15] *Glucagon（rDNA origin）for Injection Prescribing Information*. Indianapolis, IN：Eli Lilly and Company；1999.

29. 病态肥胖患者恶性高热耗竭社区丹曲林资源

法比奥·玛吉斯蔡斯(Fabio Magistris),乔纳森·甘布(Jonathan Gamble)

摘要

1 名 28 岁病态肥胖女性,在十二指肠类癌切除过程中疑似出现恶性高热。鉴于类癌危象和恶性高热在术中的相似表现,这种高代谢状态的诊断有一定难度。患者体重较大使治疗面临很大挑战,大剂量、长时间应用丹曲林很快耗尽了可用的药物。对于肥胖患者,目前建议根据实际体重计算丹曲林用量,但相关文献很少。我们推测,由于吸入麻醉药在患者脂肪组织中持续释放,导致丹曲林使用时间延长。

恶性高热(MH)是麻醉科医师熟知但很少遇到的一种疾病。MH 的基本病理生理机制是,细胞内钙调节异常而导致高代谢状态和严重的横纹肌溶解症[1]。尽管 MH 有一系列相对独特的体征和实验室表现(强直、呼吸急促、心动过速、高热、高钾血症和混合性酸中毒),麻醉科医师必须考虑更广泛的鉴别诊断,包括类癌危象[1]。治疗方法因病情而异,正确诊断和及时有效的处理对患者生存至关重要。MH 危象的治疗方法明确,但又十分复杂,需要大量人力协作,还要使用丹曲林[2]。丹曲林目前的使用剂量是基于对体重正常的健康志愿者的研究,还没有针对超重或肥胖患者的剂量研究。

我们描述了一例类癌肿瘤切除患者出现急性高代谢危象所面临的挑战,讨论了丹曲林临床应用剂量的依据,但病态肥胖患者如何应用丹曲林还缺乏证据。本病例报道已获患者书面同意。

病例描述

1 位 28 岁女性(身高 169 cm,体重 153 kg,BMI 53 kg/m²)拟行十二指肠类癌切除术。患者类癌无症状,10 个月前因腹痛进行检查时发现。患者术前否认有类癌综合征的症状(潮红、喘息、腹泻和心悸),生化检测尿 5-羟基吲哚乙酸未见升高。患者的其他病史包括淋巴瘤(已治愈)、阻塞性睡眠呼吸暂停、2 型糖尿病、高血压、痛风和重度抑郁症。患者服用的药物包括培哚普利、别嘌呤醇、二甲双胍、米氮平、佐匹克隆和胰岛素。患者没有药物过敏史。此前,患者曾在全身麻醉下接受阑尾切除术,接受动力髋螺钉的放置和取出术,以及第三磨牙的拔除,但都没有出现 MH。患者家族史中没有与麻醉相关的不良事件。术前生命体征、全血计数、电解质和凝血检查无明显异常。

术前连接标准监护,开放 2 条大口径静脉通道,放置胸段硬膜外导管,完成桡动脉穿刺置管。上午 9:00,给予舒芬太尼、丙泊酚和罗库溴铵用于全麻诱导。采用可视喉镜置入气管导管,插入食管温度探头。上午 9:05 开始吸入地氟烷维持麻醉(呼出浓度为 3.3%~3.8%),注入舒芬太尼 0.5 μg/(kg·h)、右美托咪定 0.2 μg/(kg·h)、顺式阿曲库铵(滴定至 1~2 次肌颤搐),硬膜外注射利多卡因 1.5 mg/(kg·h)。预防性静脉滴注奥曲肽 50 μg/h。采用允许性高碳酸血症通气策略,每分通气量为 7.0~7.6 L,目标呼末二氧化碳(EtCO₂)为 45~50 mmHg。患者基础体温为 36.4℃,外部加温器(3M Bair HuggerTM 系统,Maplewood,MN)设置为 43℃ 以保持正常体温。

肿瘤于上午 11:00 被切除,但还需要进行胰十二指肠切除术。上午 11:02(表 1)动脉血气(ABG)结果显示为高钾血症和混合性酸中毒。中午 12:40 左右,患者体温从最初的 36.8℃ 上升至 37.6℃,然后上升至 38.2℃,同时,EtCO₂ 在几分钟内从 51 mmHg 上升至 58 mmHg。根据这些临床症状与 ABG(中午 12:28)所提示的高钾血症和混合性酸中毒,临床诊断为 MH 危象。患者此时并未出现明显的肌肉强直。立即启动标准的 MH 处理方案,包括召集额外人力,停止使用吸入

治疗时间	地氟烷麻醉时间(min)	pH	PaCO₂(mmHg)	PaO₂(mmHg)	HCO₃⁻(mmol/L)	乳酸盐(mmol/L)	K⁺(mmol/L)	体温(℃)	丹曲林剂量(mg/kg)
9:10 am	5	7.21	63	79.6	25.1	2.9	4.4	36.4	
11:02 am	117	7.25	48.3	103	21.1	3.3	6	37	
12:28 am	203	7.2	54	158	20.9	4.1	6.6	38.2	
13:11 pm	246	7.25	57.8	302	25.3	3.9	6.1	38.3	2.5
13:30 pm	265	7.31	50.5	242	25.6	4	6.2	38.4	2.5
13:53 pm	288	7.3	53.8	352	26.4	4.2	6.1	37.8	
14:24 pm	329	7.32	48.6	356	25.1	4.7	6.6	37.8	2.5
14:54 pm	349	7.34	55.6	258	30	5.5	5.4	37.6	2.5
15:05 pm	360	7.34	50.1	300	26.8	5.9	5.1	37.8	
15:25 pm	380	7.32	51.3	233	26.6	6.5	5.8	37.8	
15:42 pm	397	7.27	51.3	152	23.7	7.8	4.2	38	1.5
16:10 pm	425	7.22	51.3	141	21.1	10.1	4.2	37.3	

表 1　动脉血气分析、体温以及全身麻醉中丹曲林用药时间

麻醉药,在呼吸机两条管路上放置活性炭过滤器,以 15 L/min 的流量吸入 100% 氧气进行过度通气。外部加热装置被设置为室温,以帮助患者降温。给予丹曲林钠(20 mg/瓶)2.5 mg/kg 静脉滴注。首次给药是在下午 13:00 左右(麻醉诱导后 4 h,诊断为 MH 后约 15 min)。同时应用呋塞米、碳酸氢钠、葡萄糖酸钙、沙丁胺醇、胰岛素和肾上腺素静脉滴注等支持措施。下午 13:10 的 ABG 显示,尽管有过度通气和持续的高钾血症,但高碳酸血症仍在恶化。血清肌球蛋白升高为 368 μg/L(正常值为 11.4～46.7 μg/L)。经与手术小组协商,于下午 16:10 结束手术,患者在腹部开放的情况下被转到重症监护病房(ICU)。

进入 ICU 后,进一步应用丹曲林控制高热和高碳酸血症。72 h 内丹曲林总剂量为 33 mg/kg,总数量达 252 瓶(包括术中给药)。患者肌酸激酶和肌红蛋白水平在术后第 2 天分别达到峰值 11 345 U/L 和 4 332 μg/L。3 天后,该患者在麻醉下平稳接受腹部闭合手术,但在 ICU 内还需长期进行血液透析和有创呼吸支持。完整的 MH 基因测试并未发现已知的 MH 易感基因。因当地缺乏试验设施,未能进行咖啡因-氟烷挛缩试验。患者在第一次手术后约 75 天出院回家。

讨论

术中诊断 MH 危象比较困难的主要原因是

部分体征并不特异,另一些征象则出现较晚。而患者在上午 11:02(麻醉诱导后 2 h)已出现混合性酸中毒和轻度高钾血症。事后回看,MH 早期生化证据被忽视的原因可能是多方面的,包括我们选择的肺保护性通气策略、患者血流动力学稳定和体温维持等。直到患者出现快速升高的 EtCO₂、心动过速、峰值 T 波和体温升高,才做出 MH 危象的诊断。ABG 为混合性酸中毒恶化和高血钾支持这一诊断。在这一阶段开始 MH 的正规治疗,单因高热和高碳酸血症未能改善,需要反复静脉注射丹曲林[2]。

鉴于这种症状,最有可能的诊断还有抗精神病药物恶性综合征和类癌危象,但如不使用抗精神病药物,前者不太可能发生。该病例的多个特点均不支持类癌危象的诊断。首先,肿瘤定位于肝前区;这一部位的肿瘤所分泌的激素,常在到达全身循环前就由肝脏迅速代谢[3]。此外,术前 5-羟基吲哚乙酸水平正常和预防性输注奥曲肽表明,这并非类癌危象[3,4]。最后,缺乏与类癌危象(潮红、支气管收缩、血流动力学不稳定)一致的其他术中特征,使这一诊断的可能性降低。该患者术中体温升高的其他可能性较低的诊断包括脓毒症和内分泌疾病,如甲状腺危象和嗜铬细胞瘤。

已经明确的是,以往接受过平稳麻醉的患者

并不能排除 MH 发生的可能性[5,6]。最近一篇回顾性研究认为,在没有琥珀胆碱的情况下,暴露于触发剂后发生 MH 的中位发病时间如下:地氟醚 113.5 min(与本病例一致)、七氟醚 45 min、氟醚 15.5 min。[7]

早期针对猪的研究表明,静脉注射丹曲林对 MH 有效[8],后来发现丹曲林对人类 MH 也有效[9]。美国恶性高热协会(MHAUS)建议至少使用 36 瓶规格为 20 mg 的丹曲林,并根据实际体重而非理想体重或去脂体重来给予丹曲林。丹曲林单次剂量的给药量为 380 mg 或 19 瓶[11]。成人(平均体重为 75.8 kg)和儿童的丹曲林剂量为 2.2~2.5 mg/kg(根据总体重计算),可使其血药浓度达到或超过已知的最大效应浓度。许多其他常用麻醉药物均有针对肥胖患者的指导剂量,但目前没有数据可指导超重和肥胖患者如何使用丹曲林。

我们意识到,本病例需要大剂量丹曲林,并已通知药房。整个医院可供使用的约 60 瓶规格为 20 mg 丹曲林在治疗的前 2 h 内耗尽。此后使用的丹曲林来自当地其他医院、外科手术机构及附近社区,甚至从其他城市空运过来。考虑到紧急获取外部药物资源的过程复杂且紧急,而处理 MH 危象的工作庞杂,麻醉科医师最好能在早期即可获得所在医院药房的协助。

患者肥胖和长时间吸入地氟烷,可能导致地氟烷从脂肪组织中持续释放,从而延长了 MH 危象的持续时间。这一问题很可能随着外科手术人群中肥胖患者比例的增加而日趋普遍[14]。本病例涉及的其他问题还包括,我们的卫生部门规定,除非丹曲林库存可在 1~2 天内补齐,否则某些医院仅能实施"危及生命或肢体安全"的手术。该病例表明,美国恶性高热协会目前对医疗机构储备丹曲林的建议可能不够充分,需要根据患者体型进行更新。

（李健楠 译,李岩 审）

参考文献

[1] Hopkins PM. Malignant hyperthermia: advances in clinical management and diagnosis. *Br J Anaesth*. 2000; 85: 118 - 128.

[2] Krause T, Gerbershagen MU, Fiege M, Weisshorn R, Wappler F. Dantrolene — a review of its pharmacology, therapeutic use and new developments. *Anaesthesia*. 2004; 59: 364 - 373.

[3] Bajwa SJS, Panda A, Kaur G. Carcinoid tumours: challenges and considerations during anesthetic management. *J Sci Soc*. 2015; 42: 132 - 137.

[4] Powell B, Al Mukhtar A, Mills GH. Carcinoid: the disease and its implications for anaesthesia. *BJA Educ*. 2011; 11: 9 - 13.

[5] Rosenberg H, Davis M, James D, Pollock N, Stowell K. Malignant hyperthermia. *Orphanet J Rare Dis*. 2007; 2: 21.

[6] Larach MG, Gronert GA, Allen GC, Brandom BW, Lehman EB. Clinical presentation, treatment, and complications of malignant hyperthermia in North America from 1987 to 2006. *Anesth Analg*. 2010; 110: 498 - 507.

[7] Visoiu M, Young MC, Wieland K, Brandom BW. Anesthetic drugs and onset of malignant hyperthermia. *Anesth Analg*. 2014; 118: 388 - 396.

[8] Harrison GG. Control of the malignant hyperpyrexic syndrome in MHS swine by dantrolene sodium. *Br J Anaesth*. 1975; 47: 62 - 65.

[9] Kolb ME, Horne ML, Martz R. Dantrolene in human malignant hyperthermia. *Anesthesiology*. 1982; 56: 254 - 262.

[10] Malignant Hyperthermia Association of the United States. FAQs: Dantrolene. Available at: http://www. mhaus. org/faqs/dantrolene. Accessed January 23, 2017.

[11] Flewellen EH, Nelson TE, Jones WP, Arens JF, Wagner DL. Dantrolene dose response in awake man: implications for management of malignant hyperthermia. *Anesthesiology*. 1983; 59: 275 - 280.

[12] Lerman J, McLeod ME, Strong HA. Pharmacokinetics of intravenous dantrolene in children. *Anesthesiology*. 1989; 70: 625 - 629.

[13] Kim TK, Obara S, Johnson KB. Chapter 24 basic principles of pharmacology. In: Miller RD, ed. *Miller's Anesthesia*. 8th ed. Philadelphia, PA: Elsevier Saunders; 2015: 590 - 613.

[14] Flegal KM, Carroll MD, Ogden CL, Curtin LR. Prevalence and trends in obesity among US adults, 1999 - 2008. *JAMA*. 2010; 303: 235 - 241.

30. 营养不良致假性胆碱酯酶缺乏

克里斯托弗·J. 拉罗卡(Christopher J. LaRocca),格雷格·J. 比尔曼(Greg J. Beilman),马丁·伯奇(Martin Birch)

摘要

假性胆碱酯酶缺乏是遗传因素和后天因素共同作用的结果。本文报道1例有减重手术史及严重营养不良的患者,在使用琥珀胆碱后出现长时间的神经肌肉阻滞。事件发生时,其假性胆碱酯酶水平明显下降,其运动功能在支持治疗下恢复正常。经过多周积极的营养支持,患者假性胆碱酯酶水平大幅改善。对营养不良、突发呼吸暂停或长时间神经阻滞的患者,医师必须始终将营养不良引起的假性胆碱酯酶缺乏作为一种潜在病因。

假性胆碱酯酶(又称为血浆胆碱酯酶或丁酰胆碱酯酶)缺乏,既有遗传原因也有后天原因。营养不良是一种严重影响血清假性胆碱酯酶水平的原因。本文报道1例减重手术后病情复杂的患者,继之发展为营养不良导致的假性胆碱酯酶缺乏,出现长时间的神经肌肉阻滞。患者已审阅本病例报道,并书面同意其发表。

案例描述

1名63岁肥胖女性(体重指数32 kg/m²),有复杂的内科和外科病史,因精神问题住院。约一年前,患者在外院接受袖状胃切除术,因食管支架放置、肠瘘、腹壁脓肿和严重营养不良而使病情变得复杂。此外,患者还有右侧输尿管结石伴肾积水病史,需要放置经皮肾造瘘管并多次因泌尿系统脓毒症而入院。

入院后检查提示,白细胞计数和C反应蛋白升高,尿检提示尿道感染,腹部影像学显示在食管支架和脾脏附近有积液,遂开始使用广谱抗生素。因食管支架已经无法控制瘘出,患者恶心明显且无法进食,食管支架在入院第4天被取出。入院后第7天,患者接受上消化道内镜检查,并放置了鼻空肠饲管。同时,患者还将接受膀胱镜检查、结石取出和右侧输尿管支架置入术。

麻醉诱导前,给予昂丹司琼(4 mg)、咪达唑仑(1 mg)、芬太尼(100 μg)。在充分预给氧后,给予丙泊酚(120 mg)和罗库溴铵(50 mg)全麻诱导。麻醉维持采用地氟醚(4%~5%)。手术过程持续约3 h,予以新斯的明(5 mg)和格隆溴铵(1.2 mg)拮抗肌松。

手术结束后,患者在手术室里未醒,遂带气管导管转移至恢复室。值得注意的是,除在诱导过程中给予神经肌肉阻滞剂和麻醉药外,其未接受任何额外神经肌肉阻滞剂或麻醉药。气管拔管前,患者有自主呼吸,潮气量为400 mL(压力支持下),对问题能点头应答,双手能握住。拔管后5~10 min,患者呼吸功增加,呼吸困难,氧饱和度降至90%。此后,患者需要面罩-气囊通气,以使氧饱和度维持稳定。患者在这段时间里仍有反应,但我们认为需要重新气管插管来控制气道。在给予丙泊酚(70 mg)和琥珀胆碱(80 mg)后进行气管插管,然后转至外科ICU。检查发现患者体温过低(92°F),但血压、心率和氧分压均在正常范围。查体发现患者神经肌肉阻滞时间延长,四肢松弛,无深腱反射,但患者可眨眼和轻轻点头。肌松监测显示,患者双侧尺骨和胫骨后肌肉收缩消失。面部肌颤搐为1/4且双侧减弱。

实验室检查发现,患者存在明显的电解质异常,包括低钾血症(2.2 mmol/L)、低磷血症(0.5 mmol/L)和低镁血症(0.45 mmol/L)。同样值得注意的是,白蛋白(12 g/L)和前白蛋白(110 mg/L)水平显著下降。肝功能检查和随机皮质醇和促甲状腺激素水平在正常范围内。头部和颈椎CT扫描未见任何急性病变。

在ICU几个小时内,患者运动功能逐渐改善。此外,随着积极复温和补充电解质,其体温和实验室检查指标也恢复到正常水平。患者于次日成功拔除气管导管。神经肌肉阻滞24 h后,其假性胆碱酯酶总水平为 232 U/L(参考范围：2 900～7 100 U/L),地布卡因指数为 71%(正常范围：70%～80%)。

经过大约 1 个月的管饲营养支持和全肠外营养支持,患者各项指标得到大幅改善。白蛋白升至 30 g/L,前白蛋白升至 230 mg/L。此外,假性胆碱酯酶总水平也有类似趋势,上升至 1 445 U/L,地布卡因指数为 76%。

讨论

假性胆碱酯酶在肝脏合成并释放到血浆中,在人体许多组织中发挥作用[1]。红细胞主要是乙酰胆碱酯酶的作用部位,缺乏假性胆碱酯酶[2]。尽管假性胆碱酯酶的确切作用范围尚有争议,但它显然在胆碱酯水解过程中发挥关键作用。在麻醉后,假性胆碱酯酶活性异常通常表现为呼吸暂停或长时间的神经肌肉阻滞。病因可能有遗传原因和/或后天原因,部分原因包括肝病、营养不良、恶性肿瘤或严重烧伤。

假性胆碱酯酶缺乏通常是在使用神经肌肉阻滞剂后才被发现。琥珀胆碱是一种常用的起效迅速的去极化神经肌肉阻滞剂。在正常情况下,假性胆碱酯酶能快速有效地分解琥珀胆碱,故其作用时间很短。静脉注射标准剂量的琥珀胆碱后,绝大多数药物在 1 min 内即可被假性胆碱酯酶水解[3],显著降低琥珀胆碱到达神经终板的数量。接着,神经终板上的受体数目和琥珀胆碱从终板扩散的速度决定了麻痹的恢复时间[4]。注射 1 mg/kg 琥珀胆碱后,其恢复时间为 9 min 4 个成串刺激中第一次(T_1)达到 90% 的时间[5]。

接受减肥手术的患者,存在营养素全面缺乏的风险[6]。任何减肥手术都可能使患者出现营养不良,且随肠道切除或排斥程度增加,营养不良的可能性也会增加[7]。本例患者袖状胃切除术后康复过程较为复杂,发展成严重的营养不良。患者曾反复住院,其中一次为建立紧急气道而使用琥珀胆碱。患者既往使用该药物时并未出现不良反应,此次却出现长时间的神经肌肉阻滞。此次事件发生时,其白蛋白水平为 12 g/L(参考范围 33～49 g/L),假性胆碱酯酶水平为 232 U/L(参考范围 2 900～7 100 U/L)。既往研究表明,营养不良

与假性胆碱酯酶水平缺乏存在联系。有分析表明,营养不良的德国男性出现假性胆碱酯酶水平降低,当获得高营养饮食后,假性胆碱酯酶水平显著改善[8]。与该项研究结果的趋势类似,本患者在积极补充营养后,假性胆碱酯酶水平增加 6 倍。此外,假性胆碱酯酶检测以往也被用于临床诊断为营养不良的儿童的预后评估。超过 80% 的营养不良患儿,血清假性胆碱酯酶水平存在异常[9]。此外,神经性厌食症患者假性胆碱酯酶水平下降,可能与营养状况不佳有关[10]。有病例报道显示,1 例在手术过程中使用米库氯铵的营养不良患者出现了神经肌肉阻滞时间延长。与本例患者相似,该患者也曾接触神经肌肉阻滞剂但无不良反应。随后的血液检测表明,患者因营养不良致假性胆碱酯酶水平较低。

注射琥珀胆碱后,胆碱酯酶活性与 100% 收缩恢复时间存在明显的负相关(图 1)。Viby-Mozensen[5]发现,假性胆碱酯酶基因正常但酶水平低至 150～200 U/L 的患者,仅表现为神经肌肉阻滞时间中度延长,达到 100% 肌颤搐恢复的最长时间为 22 min(接受标准剂量的琥珀胆碱)。尽管该患者血清胆碱酯酶水平被认为"正常",但其神经肌肉阻滞时间却延长。这一结果至少可由以下事实来部分解释:其在使用琥珀胆碱进行紧急重新插管前使用了新斯的明。新斯的明可延长琥珀胆碱的神经肌肉阻滞时间,但通常只额外增加 20～30 min[12]。假性胆碱酯酶水平较低是导致其神经肌肉阻滞时间延长的主要原因,但最近

达到100%肌颤恢复时间

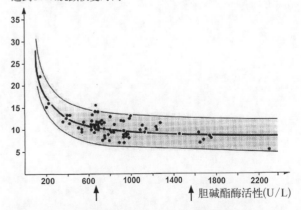

图 1　假性胆碱酯酶活性(U/L)与琥珀胆碱作用时间(至100%收缩恢复的分钟数)的关系

X轴箭头表示假性胆碱酯酶活性的正常范围[5]。

一次使用新斯的明以及低热和电解质异常可能使之进一步加剧。

虽然假性胆碱酯酶缺乏有已知的遗传原因，但本例患者不太可能存在遗传因素。首先，患者既往多次接触琥珀胆碱但未见任何不良反应。其次，患者地布卡因指数并不支持任何遗传原因。地布卡因指数表示地布卡因对假性胆碱酯酶的抑制程度。作为一种局部麻醉药，地布卡因对正常的假性胆碱酯酶的抑制程度比异常的酶高得多。Kalow 和 Genest[13] 提出了 3 种类型的个体：典型个体（正常纯合子）地布卡因指数＞70%、中间型（杂合子）地布卡因指数为 40%～70%、非典型个体（非典型纯合子）地布卡因指数＜20%。本例患者地布卡因指数为 71%、76%，提示其假性胆碱酯酶正常。

本病例报道描述了 1 例因减肥手术而并发严重营养不良的患者，在使用琥珀胆碱后发生了神经肌肉阻滞时间延长。在有效治疗下，患者康复且次日即脱离呼吸机。在神经肌肉阻滞延长期间，患者假性胆碱酯酶水平非常低（是正常下限的 1/10），经过 1 个月的营养补充后患者情况大幅改善。该患者的病程说明，严重的营养不良会导致性假性胆碱酯酶缺乏。与有营养不良风险的人群一样，接受减肥治疗的患者应密切随访以确保最佳营养状况。营养状况不良的患者并发意外的呼吸暂停或神经肌肉阻滞时间延长时，麻醉科和重症科医师必须始终谨记，营养不良引起的假性胆碱酯酶缺乏可能是病因的一种。

（李健楠 译，李岩 审）

参考文献

[1] Davis L, Britten JJ, Morgan M. Cholinesterase. Its significance in anaesthetic practice. Anaesthesia 1997; 52: 244 – 60

[2] Lehmann H, Liddell J. Human cholinesterase (pseudocholinesterase): genetic variants and their recognition. Br J Anaesth 1969; 41: 235 – 44

[3] Kalow W. Pharmacogenetics: Heredity and the Response to Drugs. Philadelphia, PA: W. B. Saunders Co., 1962

[4] Lockridge O. Genetic variants of human serum cholinesterase influence metabolism of the muscle relaxant succinylcholine. Pharmacol Ther 1990; 47: 35 – 60

[5] Viby-Mogensen J. Correlation of succinylcholine duration of action with plasma cholinesterase activity in subjects with the genotypically normal enzyme. Anesthesiology 1980; 53: 517 – 20

[6] Toh SY, Zarshenas N, Jorgensen J. Prevalence of nutrient deficiencies in bariatric patients. Nutrition 2009; 25: 1150 – 6

[7] Buchwald H, Ikramuddin S, Dorman RB, Schone JL, Dixon JB. Management of the metabolic/bariatric surgery patient. Am J Med 2011; 124: 1099 – 105

[8] McCance RA, Widdowson EM, Hutchinson AO. Effect of under-nutrition and alterations in diet on the choline esterase activity of serum. Nature 1948; 161: 56

[9] Barclay GP. Pseudocholinesterase activity as a guide to prognosis in malnutrition. Am J Clin Pathol 1973; 59: 712 – 6

[10] Umeki S. Biochemical abnormalities of the serum in anorexia nervosa. J Nerv Ment Dis 1988; 176: 503 – 6

[11] Niazi A, Leonard IE, O'Kelly B. Prolonged neuromuscular blockade as a result of malnutrition-induced pseudocholinesterase deficiency. J Clin Anesth 2004; 16: 40 – 2

[12] Sunew KY, Hicks RG. Effects of neostigmine and pyridostigmine on duration of succinylcholine action and pseudocholinesterase activity. Anesthesiology 1978; 49: 188 – 91

[13] Kalow W, Genest K. A method for the detection of atypical forms of human serum cholinesterase: determination of dibucaine numbers. Can J Biochem Physiol 1957; 35: 339 – 46

31. 甲己炔巴比妥和右美托咪定用于线粒体肌病患者麻醉维持

艾略特·L. 伍德沃德(Elliott L. Woodward),熊志凌(Zhiling Xiong)

摘要

线粒体疾病患者的麻醉有一系列独特的挑战。这些疾病非常罕见,难以为此类患者制订高质量的围术期管理指南。因此,病例报道仍然是获取相关治疗信息的重要来源。本文报道 1 名 27 岁女性线粒体肌病患者,曾连续 2 次接受全麻手术,存在较高的恶性高热易感性。麻醉诱导使用芬太尼、氯胺酮和甲己炔巴比妥。麻醉维持药物为甲己炔巴比妥、舒芬太尼和右美托咪定。

线粒体疾病是一组十分严重的异质性罕见病。尽管与线粒体异常相关的病理生理变化在某些疾病中十分清楚,但在其他疾病中仍未被阐明[1]。线粒体疾病发病率低,针对此类疾病的研究并制订围术期管理指南非常困难[2]。即便对最熟悉此类患者的医护人员,病例报道和回顾性调查仍是获取治疗方案的重要来源[3]。

本文报道 1 名 27 岁女性,患有电子传递链复合物Ⅲ缺乏引起的线粒体肌病,既往病史提示恶性高热(MH)高易感性。患者在连续 2 次手术中接受芬太尼、氯胺酮和甲己炔巴比妥诱导,并应用甲己炔巴比妥、舒芬太尼和右美托咪定维持麻醉。手术包括腹腔镜下乙状结肠腺癌切除术和左胸腔镜辅助下(VATS)肺叶楔形切除术治疗肺转移瘤。

病例描述

1 名 27 岁女性,身高 164 cm,体重 54 kg,患线粒体肌病,疑似 MH 易感性较高,最近诊断为乙状结肠腺癌,拟在腹腔镜下行乙状结肠腺癌切除术。回顾病史发现,患者线粒体疾病早期症状包括严重的运动性横纹肌溶解,随后的检查结果诊断为电子传递链复合物Ⅲ缺乏。患者多次出现功能障碍(包括行走困难),成年后早期一直存在抽筋和疲劳。患者在发作间期并无特别症状,最终从护理学校毕业成为一名 ICU 护士。患者没有明显的神经异常,心电图和经胸超声心动图检查均无异常。尽管没有明确的个人或家族史,但医疗记录的确写明其具有 MH 高易感性。患者既往史没有其他重要并发症。

该手术为当天第 1 台手术,术前用药包括对乙酰氨基酚 1 000 mg、加巴喷丁 300 mg、咪达唑仑 4 mg。全麻诱导为氯胺酮 20 mg、甲己炔巴比妥 70 mg。给予顺式阿曲库铵 14 mg 和芬太尼 100 μg,便于气管插管并抑制喉镜引起的交感反应。诱导后即刻开始予以右美托咪定 0.5 μg/(kg·h)、甲己炔巴比妥 45～60 μg/(kg·h)、舒芬太尼 0.3 μg/(kg·h)维持全麻,持续至手术结束前 30 min 左右。BIS 监护仪(Medtronic/Covidien, Minneapolis, MN)用于监测麻醉深度。术中使用其他镇痛药,包括氢吗啡酮 1 mg、酮洛酸 30 mg。整个术中持续输注 5%糖盐溶液。

室温保持在 24℃,在上下半身放置 Bair Hugger 以保持体温。预防性应用地塞米松 4 mg、甲氧氯普胺 10 mg、昂丹司琼 8 mg。患者术中血流动力学稳定,苏醒后无呼吸功能不全迹象,在手术室内顺利拔管,未出现术后恶心呕吐(PONV),无术中知晓。患者术后疼痛控制充分,代谢稳定,术后第 2 天出院。

11 个月后,患者再次接受支气管镜检查,随后在 VATS 下行左下肺叶楔形切除术,以治疗肺转移瘤。全麻诱导予以芬太尼 100 μg、氯胺酮 20 mg、甲己炔巴比妥 150 mg,麻醉维持方案类似前次手术。为维持全身麻醉,共使用甲己炔巴比妥 455 mg,静脉泵注右美托咪定 0.5～0.7 μg/(kg·h)、舒芬太尼 0.3 μg/(kg·h)。患者围术期稳定,未出现与疾病相关的并发症,术后恢复平稳并出院。本病例的撰写遵循了 CARE 病例报道报道规范指南[4]。

讨论

线粒体疾病给麻醉科医师带来一定挑战,原因包括:① 这些疾病十分罕见,很少会被麻醉科医师遇到;② 这一异质性群体的临床表现多样多变[2];③ 目前缺乏相对高质量的指南以指导此类患者的围术期管理。此外,线粒体功能障碍导致细胞能量供应中断,使对能量需求较高的器官和组织(脑、心脏和骨骼肌)在围术期变得脆弱[5]。一般而言,线粒体功能障碍患者出现神经功能障碍、呼吸衰竭、心脏抑制、传导缺陷、吞咽困难和整体代谢失代偿的风险极高。因此,术前对已有疾病和功能障碍进行详细的评估,避免增加组织耗能,避免对线粒体造成额外负担是围术期管理的重要部分[6]。

患者术前病史未提示呼吸无力或神经功能障碍,术前心电图和经胸超声心动图均为阴性,未见疾病相关的严重心功能不全。减少线粒体代谢负担的措施包括将该患者作为第 1 台手术,并输入含有葡萄糖的液体,而葡萄糖是组织中非线粒体依赖的能量来源[5]。避免输注含有乳酸的液体,尽量减少线粒体处理该底物的负担。维持常温以避免寒战,采用多模式镇痛策略减少插管及手术刺激引起的术中和术后交感反应。积极预防PONV 以避免与呕吐有关的能量消耗,术后尽早恢复进食。

由于存在 MH 高易感性,该患者的麻醉管理变得更为复杂。包括线粒体肌病在内的所有神经肌肉疾病患者,暴露于挥发性麻醉药和/或琥珀胆碱后,均可能发生这种危及生命的情况[3]。最新证据表明,除 King 综合征和中央轴空病等具体疾病外,此类患者并不比一般人群更容易发生 MH[3,6]。虽然该患者没有与 MH 易感性增高相关的疾病,但MH 易感的诊断的确记录在病历中。在无法获得任何检查结果的情况下,应避免使用琥珀胆碱和挥发性麻醉药。

在考虑使用其他镇静药时,我们意识到几乎每一种麻醉药都会一定程度上抑制线粒体功能[5]。在现有治疗方法中,丙泊酚的负面效应可能最严重。丙泊酚通过多条途径抑制线粒体功能,最终抑制电子传递链功能,并至少通过 4 种不同的机制抑制脂肪酸进入细胞器[5]。丙泊酚可作为部分短小手术的麻醉诱导和维持药物,但本例患者可能会延长手术时间,遂避免将其作为该患者手术的主要镇静药。

替代药物包括氯胺酮、咪达唑仑和巴比妥类镇静剂。这些药物在这些患者中可能相对安全,但均能抑制与电子传递链复合物 I[5,7]。当大剂量使用时,存在恢复时间延长等不良反应,将其作为该患者的独立用药并不恰当。考虑到其可靠的降压效果和可滴定性,最终选择甲己炔巴比妥作为麻醉诱导和维持药物,并通过补充其他麻醉药物以减少所需的总剂量。我们选择在诱导过程中补充氯胺酮,利用氯胺酮的交感血流动力学效应,以抵消甲己炔巴比妥对心血管系统的抑制。在维持阶段,我们选择右美托咪定作为补充用药。该患者术中未使用氧化亚氮,以尽量降低 PONV 风险,并在 VATS 术中最大限度地提高其氧合。

右美托咪定是一种选择性 α_2 肾上腺素能激动剂,具有交感神经抑制、镇静、催眠、抗焦虑、遗忘、镇痛及预防寒战等多种作用。值得注意的是,其对缺血大鼠的线粒体膜有保护作用[3]。理论上,这些效应对线粒体疾病患者有明显优势,但发病率过低使系统性研究非常困难。据我们所知,尚无评价右美托咪定或任何其他镇静剂在线粒体肌病患者中的使用的对照试验[2]。已有少数病例报道表明,线粒体肌病患者可使用右美托咪定,但对患病时间如此长、需接受多种麻醉药或在传递链复合物Ⅲ缺乏症的患者中,尚未见使用右美托咪定的报道。总之,必须要认识到,想了解右美托咪定如何影响此类异质性患者的线粒体功能,尚需开展大量工作。本病例的麻醉经过提示,右美托咪定对此类具有挑战性的病例可能是一种有用药物,未来肯定会有更多证据予以支持,而本病例为此提供了一个重要的早期证据。

(李健楠 译,李岩 审)

参考文献

[1] Finsterer J, Stratil U, Bittner R, Sporn P. Increased

sensitivity to rocuronium and atracurium in mitochondrial myopathy. *Can J Anaesth*. 1998；45：781－784.

[2] Chow SY，Woon KL. General anesthesia for adults with mitochondrial myopathy. *A A Case Rep*. 2015；4：52－57.

[3] Rafique MB，Cameron SD，Khan Q，Biliciler S，Zubair S. Anesthesia for children with mitochondrial disorders：a national survey and review. *J Anesth*. 2013；27：186－191.

[4] Gagnier JJ，Kienle G，Altman DG，Moher D，Sox H，Riley D；CARE Group. The CARE guidelines：consensus-based clinical case reporting guideline development. *Glob Adv Health Med*. 2013；2：38－43.

[5] Niezgoda J，Morgan PG. Anesthetic considerations in patients with mitochondrial defects. *Paediatr Anaesth*. 2013；23：785－793.

[6] Lerman J. Perioperative management of the paediatric patient with coexisting neuromuscular disease. *Br J Anaesth*. 2011；107(suppl 1)：i79－i89.

[7] Colleoni M，Costa B，Gori E，Santagostino A. Biochemical characterization of the effects of the benzodiazepine, midazolam, on mitochondrial electron transfer. *Pharmacol Toxicol*. 1996；78：69－76.

32. 曾对青霉素发生速发型超敏反应的理发师出现多种麻醉药物过敏

克里斯蒂娜·彼得里索（Cristina Petrisor），纳迪亚·格尔曼（Nadia Gherman），
曼努埃拉·斯菲奇（Manuela Sfichi），马吕斯·穆雷桑（Marius Muresan），
娜塔莉娅·哈高（Natalia Hagaŭ）

摘要

评估术中速发型过敏反应的危险因素时，可能需要进行变态反应检查。本文报道一位理发师，在以往进行的全身麻醉期间有青霉素过敏史和过敏性休克史，患者体内和体外过敏试验均提示，其对神经肌肉阻滞剂、阿片类药物和咪达唑仑反应呈阳性。对抗生素有速发型过敏反应及经常暴露于专业美发产品，可能导致对全麻期间使用的多种药物同时产生交叉过敏。

目前，皮肤过敏原测试尚未在拟接受全身麻醉的患者中应用。本文报道 1 名曾有抗生素过敏史的患者在体内和外过敏测试中，对神经肌肉阻滞剂（NMBAs）呈阳性反应，提示此类患者可从术前过敏检测中受益，从而避免术中出现高敏反应[1]。

本病例报道旨在提高麻醉科医师和免疫科医师对麻醉期间发生速发型超敏反应的危险因素的认识。对某些高危患者，可能需要进行适当的过敏检测，以免麻醉药过敏可能危及生命。患者已提供书面知情同意书并同意本文发表。

病例描述

1 名 34 岁的理发师前来过敏门诊，就其 5 年前气管插管全麻下紧急剖宫产时发生的 3 级过敏反应（严重低血压和心动过速）进行咨询。患者当时未进行类胰蛋白酶和组胺测定。患者自诉在童年早期使用青霉素后曾出现过敏反应，表现为面部血管水肿和荨麻疹。其对头孢呋辛和阿莫西林耐受性良好。术中出现过敏反应时，罗马尼亚国内尚无相关的过敏测试。在告知有关过敏诊断性检测的情况后，患者签署知情同意书。过敏试验包括体内试验和体外测试。

皮肤过敏试验包括对全身麻醉期间常用物进行皮肤点刺试验（SPT）和皮内试验（IDT）。针对全身麻醉期间使用的药物和乳胶、洗必泰和碘化消毒剂进行 SPT。阿曲库铵、罗库溴铵、琥珀胆碱、泮库溴铵、丙泊酚、依托咪酯、咪达唑仑、芬太尼、瑞芬太尼、哌替啶、乳胶、琥珀酰明胶和碘化二钠溶液也在检测之列（表 1）。SPT 检测结果均为阴性。IDT 结果显示，患者对阿曲库铵、咪达唑仑、芬太尼和瑞芬太尼的反应呈阳性。

体外试验包括流式细胞术分析嗜碱性粒细胞活化试验（BAT）和放射免疫试验（RIA）检测药物特异性 IgE 抗体。体外试验检测操作人员，对体内试验结果并不知情。

对于 BAT，Flow2CAST 技术将 CD63 作为激活标记物，对体外激活的嗜碱粒细胞进行流式细胞术分析。BAT 结果显示，患者对 4 种神经肌肉阻滞剂（阿曲库铵、罗库溴铵、琥珀胆碱和潘库溴铵），咪达唑仑和芬太尼均表现为阳性反应（表 1）。

我们利用抑制试验（"三明治"型放射免疫分析，以琼脂糖为固相）检测药物特异性 IgE 抗体。结果显示，患者对阿曲库铵、罗库溴铵、泮库溴铵、咪达唑仑、芬太尼和瑞芬太尼均为阳性反应。

患者在体试验（SPT 和 IDT）和体外试验（BAT 和 RIA）对青霉素反应均为阴性。

我们建议患者避免使用含有季铵离子的化妆品和其他物品。患者听从并改变了工作环境。

在首次检测 8 年后，因需要再次接受手术，患者要求再次检测。这些检测由同一过敏病专家和临床免疫专家在我院过敏门诊进行。在体试验和 BAT 显示，患者对阿曲库铵、罗库溴铵、琥珀胆碱、咪达唑仑、芬太尼和瑞芬太尼的反应均为阴性。

	SPT	IDT	BAT	RIA
表1 术中过敏反应5年后的体内外诊断测试结果				
阿曲库铵	−(1 mg/mL)	+(10 µg/mL)	+(2.5 mg/mL)	+(20.59%)
罗库溴铵	−(10 mg/mL)	−(50 µg/mL)	+(0.5 mg/mL)	+(23.53%)
琥珀胆碱	−(10 mg/mL)	−(500 µg/mL)	+(0.5 mg/mL)	—
泮库溴铵	−(2 mg/mL)	−(40 µg/mL)	+(5 mg/mL)	+(21%)
丙泊酚	−(10 mg/mL)	−(1 000 µg/mL)	−(0.5 mg/mL)	—
依托咪酯	−(2 mg/mL)	−(200 µg/mL)	−(5 µg/mL)	—
咪达唑仑	−(5 mg/mL)	+(500 µg/mL)	+(0.1 mg/mL)	+(27.3%)
芬太尼	−(0.05 mg/mL)	+(5 µg/mL)	+(5 µg/mL)	+(30.98%)
瑞芬太尼	−(0.05 mg/mL)	+(5 µg/mL)	+(5 µg/mL)	+(30.02%)
哌替啶	−(10 mg/mL)	−(2.5 µg/mL)	−(2 mg/mL)	—
乳胶	−(undiluted)	NP	NP	
琥珀酰明胶	−(undiluted)	−(undiluted)	NP	NP
碘化消毒剂	−(undiluted)	NP	NP	NP
丁哌卡因	−(2.5 mg/mL)	−(250 µg/mL)	NP	NP
青霉素	−(10.000 IU)	−(10.000 IU)	−(2 mg/mL)	

对SPT、IDT和BAT,括号内表示检测浓度。RIA为放免法检测药物特异性IgE,括号内是阳性结果的抑制指数。缩写:＋阳性;－阴性;BAT嗜碱性细胞激活试验;IDT皮内试验;NP未进行;RIA放射免疫试验;SPT皮肤点刺试验。

讨论

麻醉中发生过敏反应需要复杂的过敏检查。预防措施包括避免接触致敏剂和提供个体化建议,以避免使用致敏药物和具有交叉反应的致敏化合物[2,3]。

麻醉科医师负责启动过敏检查,确定致敏药物和交叉反应致敏化合物,以便采取一级和二级预防措施。此外,确定哪项体内和体外诊断性测试更合适的关键在于,临床评估时明确危险因素[2]。

NMBAs是术中速发型超敏反应的最常见原因[4,5]。无接触史的患者对NMBAs出现速发型超敏反应,提示NMBAs与其他化合物存在交叉致敏。理发行业的职业暴露是IgE对NMBAs致敏的危险因素,从业者通过吸入和皮肤接触致敏源[6]。放射免疫检查结果阳性并不意味着患者一定会对NMBAs过敏,因为细胞反应性改变也是一个必要因素[7]。BAT等细胞功能测试,可能更适合于这一情况。

该患者还存在一个继发而重要的危险因素,即既往抗生素诱发的速发型超敏反应。这可能是导致皮肤过敏试验中NMBAs阳性的危险因素[1],进而使其在麻醉期间发生过敏反应的风险增加,但两者的临床相关性尚待确定。

围术期过敏反应难于诊断[8]。对当前使用的NMBAs进行SPT和IDT,对确定致敏药物和交叉反应致敏药物是必要的。但是,皮肤试验的敏感性和特异性受到质疑[4]。对NMBAs而言,检测结果受到现实问题的制约。该患者皮肤试验结果提示仅对阿曲库铵呈阳性反应。然而,两种体外试验(BAT和RIA)均显示,患者存在交叉致敏,还对阿曲库铵、罗库溴铵和琥珀胆碱呈阳性反应。因此,体外试验可识别交叉反应的化合物,并提高过敏检查的敏感性。我们发现,咪达唑仑,芬太尼和瑞芬太尼的体内和体外试验结果的一致性很好。真正由IgE介导的对阿片类药物和咪达唑仑的过敏十分罕见[9]。本例患者对NMBAs、阿片类药物和咪达唑仑同时敏感,这提示对所有潜在致敏药物均应进行测试,以免忽略其中一种药物,尽管对多种不同化合物均过敏并不常见。

体外诊断试验的准确性并非100%(中等敏感性、高度特异性)。在强烈怀疑过敏但皮肤试验仍为阴性时,可将其作为辅助试验。

诊断试验的敏感性,随时间延长而降低。这就解释了本例患者针对青霉素的所有过敏检测均为阴性,而其儿童时期确实发生过青霉素过敏。在发生术中过敏反应5年后,该患者依然对几种

121

常用麻醉药物同时过敏，但在 8 年后，检测结果却为阴性。这一结果表明，在急性事件发生后，过敏检测需在适当的时间范围内进行。体外检测应在药物反应后 1 年内进行[10]。改变工作环境和避免接触交叉反应物质，可能导致诊断试验的敏感性下降。

总之，既往发生的抗生素速发型超敏反应，可能是该患者发生术中过敏反应的一个危险因素。职业性接触美发产品可能导致患者对全身麻醉常用的多种药物同时发生交叉致敏。

（李健楠 译，李岩 审）

参考文献

［1］ Hagau N, Gherman N, Cocis M, Petrisor C. Antibiotic-induced immediate type hypersensitivity is a risk factor for positive allergy skin tests for neuromuscular blocking agents. *Allergol Int*. 2016; 65: 52 - 55.

［2］ Thong BY. Prevention of anaphylaxis based on risk factors and cofactors. *Curr Treat Options Allergy*. 2016; 3: 212 - 223.

［3］ Ensina LF, Félix MM, Aranda CS. Drug-induced anaphylaxis: clinical scope, management, and prevention. *Curr Treat Options Allergy*. 2016; 3: 243 - 252.

［4］ Baldo BA, Fisher MM, Pham NH. On the origin and specificity of antibodies to neuromuscular blocking (muscle relaxant) drugs: an immunochemical perspective. *Clin Exp Allergy*. 2009; 39: 325 - 344.

［5］ Mertes PM, Volcheck GW, Garvey LH, et al. Epidemiology of perioperative anaphylaxis. *Presse Med*. 2016; 45: 758 - 767.

［6］ Dong S, Acouetey DS, Guéant-Rodriguez RM, et al. Prevalence of IgE against neuromuscular blocking agents in hairdressers and bakers. *Clin Exp Allergy*. 2013; 43: 1256 - 1262.

［7］ Aalberse RC, Kleine Budde I, Mulder M, et al. Differentiating the cellular and humoral components of neuromuscular blocking agent-induced anaphylactic reactions in patients undergoing anaesthesia. *Br J Anaesth*. 2011; 106: 665 - 674.

［8］ Garvey LH. Perioperative hypersensitivity reactions: diagnosis, treatment and evaluation. *Curr Treat Options Allergy*. 2016; 3: 113 - 128.

［9］ Decuyper II, Ebo DG, Uyttebroek AP, et al. Quantification of specific IgE antibodies in immediate drug hypersensitivity: more shortcomings than potentials? *Clin Chim Acta*. 2016; 460: 184 - 189.

［10］ Hoffmann HJ, Knol EF, Ferrer M, et al. Pros and cons of clinical basophil testing (BAT). *Curr Allergy Asthma Rep*. 2016; 16: 56.

第六部分

技术、计算和模拟设备

要点概览由迈克西姆·坎尼森撰写

33. 患者全身麻醉期间 SpO_2 低而 SaO_2 正常

2017, 9(7): 197-198

① 外周脉搏氧饱和度（SpO_2）和动脉血氧饱和度的测定结果可不一致。

② 评估患者的心肺功能时,有时血气分析中动脉血氧分压和氧饱和度正常但 SpO_2 较低,应结合病史具体分析。SpO_2 既有其重要性也有其局限性。

③ 脉搏氧饱和度测定有诊断价值但又有局限性,麻醉科医师可结合血气分析结果,排除非血流动力学因素而得出正确结论。

34. 闭环控制全凭静脉麻醉用于术中大量失血

2017, 9(8): 239-243

① 在手术情况迅速变化时,闭环控制给药仍可使患者保持适当的麻醉深度,脑电图可辅助监测脑灌注以防脑灌注不足的发生。

② 麻醉闭环控制可使药物按照设定靶浓度自动输注,这可使麻醉科医师有精力关注其他更加复杂的问题,如血流动力学管理。

③ 未来若能更好地了解血压和脑灌注对麻醉深度的影响,闭环控制在提高患者全麻期间安全上有很大潜力。

33. 患者全身麻醉期间 SpO₂ 低而 SaO₂ 正常

斯特凡·布鲁格(Stefan Brugger),玛丽亚-多洛雷斯·桑塔菲-马蒂
(Maria-Dolores Santafé-Marti),马利卡·拉赫尔(Malika Lakhal)

摘要

1 名 25 岁白人男性,有球形红细胞增多症、反复输血病史,曾行脾脏切除术,无心肺疾病病史,拟急诊行腹腔镜胆囊切除术。患者呼吸空气时 SpO₂ 为 88%。在吸入 100%氧气下行预充氧后,患者 SpO₂ 仅达 89%。多次动脉血气检测显示患者 SaO₂ 高达 100%,平均 PaO₂ 为 390 mmHg。最终,患者被诊断为科隆血红蛋白症(Hb Köln)。在此病例中,尽管患者 SpO₂ 测量值较低,但从心肺功能来看,血气分析显示患者 PaO₂ 和 SaO₂ 均正常,患者病情稳定,这些并存的情况提示综合考虑患者现病史的重要性,以及了解脉搏血氧的重要性和局限性也十分必要。

脉搏血氧饱和度(SpO₂)是麻醉学科的重要监护指标。然而,如果未能发现因血红蛋白异常而导致低 SpO₂,往往会产生误导性诊断,导致对患者进行不必要、大规模的重复性心肺系统检查。血红蛋白异常通常只有在进行特定检查后仍未找到原因时,才被认为是导致低 SpO₂ 的潜在原因。常见类型为碳氧血红蛋白或高铁血红蛋白异常,本例患者不存在这 2 种类型的异常。本报道取得患者的书面同意。

病例描述

患者因急性腹痛被送到急诊中心,经超声检查诊断为急性胆囊结石合并胆石症,随后在全麻下行腹腔镜胆囊切除术。患者主诉有先天性球形红细胞溶血性贫血病史,但无心肺功能异常病史,METS>4,血红蛋白值为 82 g/L,吸空气时 SpO₂ 为 88%。在手术和麻醉期间记录 SpO₂,其信号稳定、波形典型。毛细血管充盈时间约为 1 s。心肺听诊均正常。患者在纯氧下行预充氧 3 min 后,SpO₂ 仅为 89%。从心肺角度来看,麻醉诱导、维持都十分平稳。由于患者 SpO₂ 基础值较低,因此采取有创动脉监测。其结果显示 SaO₂ 值高达 100%,而 PaO₂ 平均值为 390 mmHg(pH 为 7.44,PCO₂ 为 41 mmHg,体温 36.5℃)。

由于患者具有球形红细胞增多、脾切除术和反复输血病史,符合 Hb Köln 的临床诊断标准。Hb Köln 是一种血红蛋白变异体,由于 β 珠蛋白突变使得血红蛋白性质不稳定(Hb Köln 相关典型数值为 SpO₂ 89%,PaO₂ 101 mmHg)。

讨论

某些血红蛋白变异表现为低 SpO₂ 但 SaO₂ 值正常。其中 SpO₂ 测定值偏低的原因是不同结构的血红素与正常血红蛋白相比吸收光谱不同。在 SpO₂ 测定中,只有在没有异常血红蛋白存在的情况下,其数值才与氧合血红蛋白一致。目前,有 11 种不同类型的血红蛋白变异体,每一种都是根据它们最初被发现的位置来命名的,例如,兰辛血红蛋白(Hb Lansing)、泰特斯维尔血红蛋白(Hb Titusville)、波恩血红蛋白(Hb Bonn)[1-4]。研究发现低 SpO₂ 测量值的血红蛋白变异体在 660 nm 左右有更高的光吸收率,而通常 660 nm 处吸收光谱主要反映的是缺氧血。因此,血红蛋白变异体在 660 nm 处的光吸收率导致红外比值较高,最终导致 SpO₂ 测量值偏低(表 1)。

表 1 低 SpO₂ 伴正常 SaO₂ 的血红蛋白变异体

血红蛋白变异体	SpO₂	PaO₂ (mmHg)	SaO₂
Hb M - Iwate	31%～36%	84	96%
Hb Hammersmith	45%～83%	106～418ᵃ	99%
Hb Cheverly	70%～89%	82	100%
Hb Titusville	82%～85%	78	96%
Hb Lansing	84%	117	98%
Hb Delaware	85%	93	96%
Hb Köln	82%～89%	102	95%
Hb Bonn	87%～88%	86～99	96%～97%
Novel Hb	88%	88	98%
Hb Okazaki	92%	无数据	98%
Hb Regina	91%～96%	无数据	96%

a:吸入纯氧时,PaO₂ 为 418 mmHg,而 SpO₂ 为 60%。

综上所述,充分了解血氧饱和度的诊断价值和局限性,麻醉科医师在排除非血液因素后结合血气分析,可以得出正确的结论。这不但提升了患者治疗的安全性,而且缓解患者住院期间的经济压力。

(王家强 译,薄禄龙 程婷婷 审)

参考文献

[1] Katoh R, Miyake T, Arai T. Unexpectedly low pulse oximeter readings in a boy with unstable hemoglobin Köln. *Anesthesiology*. 1994; 80: 472 - 474.

[2] Gottschalk A, Silverberg M. An unexpected finding with pulse oximetry in a patient with hemoglobin Köln. *Anesthesiology*. 1994; 80: 474 - 476.

[3] Luo HY, Irving I, Prior J, et al. Hemoglobin Titusville, a low oxygen affinity variant hemoglobin, in a family of Northern European background. *Am J Hematol*. 2004; 77: 384 - 386.

[4] Zur B, Hornung A, Breuer J, et al. A novel hemoglobin, Bonn, causes falsely decreased oxygen saturation measurements in pulse oximetry. *Clin Chem*. 2008; 54: 594 - 596.

[5] Nitzan M, Romem A, Koppel R. Pulse oximetry: fundamentals and technology update. *Med Devices (Auckl)*. 2014; 7: 231 - 239.

34. 闭环控制全凭静脉麻醉用于术中大量失血

索尼娅·M. 布罗迪(Sonia M. Brodie),马蒂亚斯·格尔戈斯(Matthias Görges),
J. 马克·安塞米诺(J. Mark Ansermino),盖伊·A. 杜蒙特(Guy A. Dumont),
理查德·N. 梅尔尚(Richard N. Merchant)

摘要

闭环控制麻醉是根据处理后的脑电图连续反馈来调整药物剂量以达到所需的镇静深度,让麻醉科医师能够专注于更复杂的任务。本文描述1例接受闭环控制全凭静脉麻醉的患者术中突然大量失血需要紧急处理的病例。结果表明,在快速变化的手术情形下,闭环控制给药能够维持合适的镇静深度。同时,脑电图可能成为脑灌注不足的一个有效的辅助检查指标。

闭环麻醉系统可根据处理后的脑电图(pEEG)结果自动调整镇静和镇痛药物的输注,具有给药剂量个体化及不断优化的特点,使它能适应动态的临床情况[1]。反馈控制器的工作频率不但高,还不存在注意力分散,从而使麻醉科医师能集中精力在更复杂的事务上[2]。闭环控制的优势可能在需要集中精力做出决策和需要迅速处理等特殊情况下最为明显[3,4]。本文描述1例患者在闭环控制麻醉下突发大量失血需要紧急处理的情况,同时记录相关数据和pEEG结果。

此病例是闭环控制麻醉研究(ClinicalTrials. gov:NCT01771263)的一部分,经当地研究伦理委员会和加拿大卫生部批准。该报道也取得患者的书面同意。

病例描述

1名79岁男性患者,173 cm,106 kg,ASA Ⅲ级,拟行乙状结肠肿瘤切除术 + 回肠环切术 + 右肾癌根治术 + 下腔静脉瘤栓切除术。既往有高血压病和肥胖病史。

患者入室后,给予常规监测并放置 EasyPrep EK - 701 脑电极(NeuroWave Systems Inc,Cleveland Heights,Ohio)以监测麻醉深度。行胸段硬膜外置管、桡动脉穿刺并置管后开始麻醉诱导,随后于颈内静脉置入中心静脉导管。手术结束前不经硬膜外导管给药,术中镇痛采用瑞芬太尼自动输注。

麻醉诱导和维持采用自主研发的"iControl"闭环控制系统自动调节[5],从 NeuroSENSE NS - 701 监测仪(NeuroWave Systems Inc)获得双侧额叶 pEEG 数据,最终通过 Alaris 靶控泵(CareSiON,San Diego,California)调整丙泊酚和瑞芬太尼输注剂量。通过中枢神经系统监测所得的脑电图波形分析值(WAV_{CNS})作为镇静深度指数[6],范围从 0 到 100 不等。其中,90~100 为完全清醒状态,40~60 为全身麻醉的合适范围[7]。设置 WAV_{CNS} 目标值为 50,此时瑞芬太尼基础输注速率为 0.1 $\mu g/(kg \cdot min)$。麻醉科医师通过调整监测值的靶目标,使在闭环麻醉下达到所需麻醉深度或最小镇痛水平。通过监护仪(Carescape B850;GE Healthcare,Buckinghamshire,Chalfont St Giles,UK)按秒收集监护数据,iControl 系统对重大事件,比如调整用药或医师诊断等,进行时间标记。图 1 显示此病例的总体情况。

麻醉诱导完成后($WAV_{CNS} < 60$,持续 30 s)插入气管导管,期间罗库溴铵用量为 0.5 mg/kg。切皮时给予瑞芬太尼 0.5 $\mu g/kg$。手术开始后,血压升高(收缩压 > 170 mmHg),将瑞芬太尼泵注速度增至 0.14 $\mu g/(kg \cdot min)$,使 WAV_{CNS} 降至 45,并给予拉贝洛尔(5 mg)和氢萘嗪(5 mg)。给予氨甲环酸(2 g)为可能的失血做准备。

在阻断下腔静脉,行腔静脉切开取栓,切除肿瘤时开始大量出血(图 2)。紧急快速补液,联系红细胞等血制品。麻醉科医师将 WAV_{CNS} 目标调整为 50,瑞芬太尼输注速率降至 0.1 $\mu g/(kg \cdot min)$。失血 20 min 后,NeuroSENSE 监测仪显示等电位

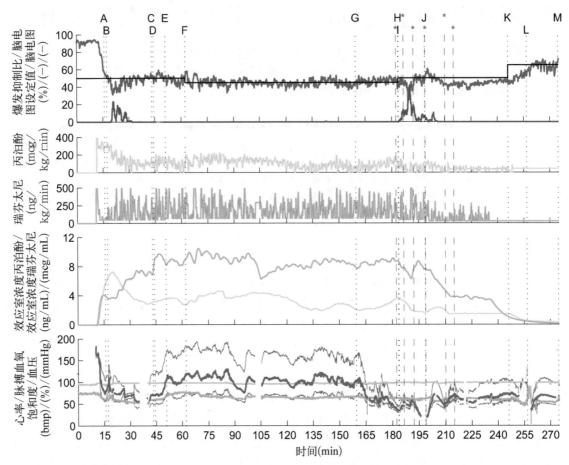

图 1　本病例的事件和数据回顾

第一行：平均 WAV$_{CNS}$（红色）、与目标 WAV$_{CNS}$（WAVset）之比（黑色）、爆发抑制比（SR；蓝色）。第二行：丙泊酚剂量（黄色）。第三行：瑞芬太尼剂量（浅蓝色）。第四行：丙泊酚和瑞芬太尼的预计效应室浓度（Ce）。第五行：生命体征。事件标记：A. 诱导完成（WAV$_{CNS}$<60，持续 30 秒）；B. 气管内插管；C. 瑞芬太尼负荷量（53 μg）；D. 手术开始（切皮）；E. 瑞芬太尼增至 0.14 μg/kg/min；F. WAV$_{CNS}$降至 45；G. 外科医师提醒可能大失血；H. WAV$_{CNS}$增至 50；I. 瑞芬太尼降至 0.1 μ/kg/min；J. 瑞芬太尼降至 0.06 μg/(kg·min)；K. WAV$_{CNS}$增至 65；L. 患者睁眼；M. 气管插管拔除。＊红细胞输注标记。注意：大量失血和输血期间 Ce 值可能偏高。BP：血压；HR：心率；SpO$_2$：脉搏血氧饱和度；WAV$_{CNS}$：中枢脑电波

线和爆发抑制交替出现（图 3）。进一步输血后，将瑞芬太尼降至 0.06 μg/(kg·min)。在场主治医师认为，持续补液恢复血容量可纠正低血压，而在静脉回流明显受损的情况下血管收缩剂会进一步减少心排血量，所以没有使用血管收缩剂。麻醉科医师手动调整镇痛和镇静目标值时，丙泊酚和瑞芬太尼的输注速率在闭环控制下仍保持自动化，以达到设定目标。平均动脉血压估计≤50 mmHg 共 24.6 min，在第 197 min 时出现最低值 16 mmHg，但此时的桡动脉血压很可能无法准确反映中枢血压。

关闭切口时，停止输注瑞芬太尼和丙泊酚。静脉给予芬太尼（75 μg），硬膜外镇痛泵内 0.1% 丁哌卡因和芬太尼 2 μg/mL 以 6 mL/h 的速率泵

入，给予阿托品（0.6 mg）和新斯的明（1.2 mg）拮抗残余肌松作用。当患者自主呼吸恢复并能执行指令时停止记录 pEEG。在硬膜外给药时，患者出现血压下降，给予去氧肾上腺素纠正。患者随后转入 PACU 内无特殊情况，未述及有术中知晓。

BP 大幅度下降导致了 WAV$_{CNS}$下降和计算得到的爆发抑制比（BSR）增加。闭环麻醉系统相应调整药物输注速率，目的是通过瑞芬太尼调节镇静-镇痛平衡，以降低 BSR。本病例麻醉维持期间（从诱导完成到停止丙泊酚输注时）91% 的时间里，WAV$_{CNS}$仍保持在目标值±10 个单位。

术后第 1 天，患者出现构音困难和左侧近端肌无力，足底反射增强。在术后第 4 天，头部 CT

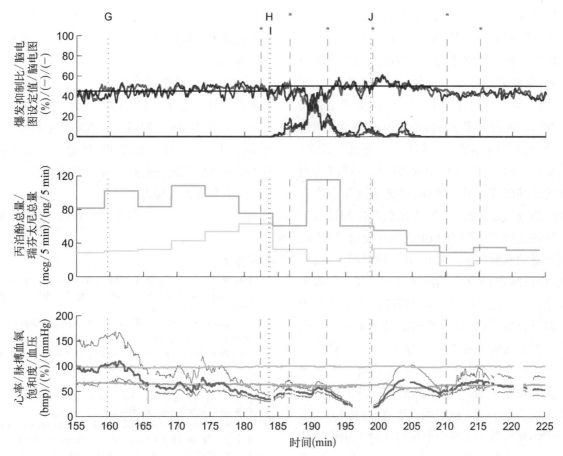

图2 术中失血情况记录

第一行：WAV_CNS（左脑：红色，右脑：暗红色）、与 WAVset 之比（黑色）、爆发抑制比（SR；左脑：蓝色，右脑：深蓝色）。第二行：每5分钟用药量（异丙酚：黄色，瑞芬太尼：浅蓝）。第三行：生命体征。术中事件记录：G. 外科医师提示可能出血，I. 瑞芬太尼输注速率降至 0.1 μg/(kg·min)，J. 瑞芬太尼降至 0.06 μg/(kg·min)。（＊）红细胞输注标记。BP，血压；HR，心率；SpO₂，脉搏血氧饱和度；WAV_CNS，中枢神经系统监测的小波分析数值

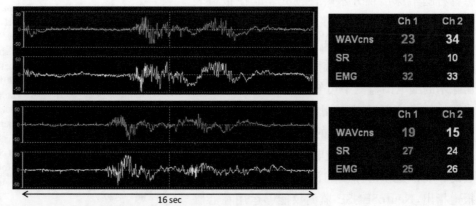

图3 同期两图分别显示诱导后（上图）和失血时（下图）

术中脑电图（左）和 NeuroSENSE 处理后的 EEG 值（右）显示的等电点和爆发抑制的对比周期。橙色（Ch1）：右脑，黄色（Ch2）：左脑。EEG，脑电图；EMG，肌电图；爆发抑制比（60秒内与等电点的比率）

扫描显示右侧大脑中动脉区皮质下白质低密度，符合缺血表现。术后第20天磁共振成像证实大脑中动脉后部存在亚急性缺血性梗死，但没有证据显示患者存在脑梗死。分析后认为，这是术中低血压导致的分水岭效应。6个月和2年再随访时，该患者症状几乎完全消失。

讨论

本案例描述了患者在闭环控制全凭静脉麻醉下行择期手术，期间大量失血导致血流动力学不稳定。结果提示：① 在手术情形发生突变时，闭环控制麻醉在血液置换导致药物动力学状态不明的情况下，有效地保持了稳定镇静深度，从而使麻

129

醉科医师能够专注于更复杂的病情。② 同时，pEEG 对监测脑灌注不足可能具有一定意义。

闭环控制麻醉成功用于术中血流动力学波动的患者，从多方面体现了此种方式的有效性。例如，血容量减少会降低心排血量，这改变了瑞芬太尼[8]和丙泊酚的药理学特性[9]。丙泊酚的室间清除较慢，而在终末器官具有较高的敏感性。最终，在低血压期间，可能需要较少的麻醉药就能达到同等的镇静深度。另一方面，快速输液等措施会稀释丙泊酚的血药浓度[10]，可能会产生与低血压时相反的效果[11]。没有 pEEG 的连续反馈，很难预测合适的麻醉剂量。因此，在这种情况下，闭环控制麻醉提供的个体化给药方式可提高麻醉效率和安全性[4]。在此病例中，麻醉科医师根据经验修改麻醉目标值，而控制器则根据 pEEG 信号反馈调整丙泊酚和瑞芬太尼剂量，直至达到设定目标。由于药物动力学/药效学模型没有考虑到术中大量失血这一因素，所以麻醉药物的实际血浆浓度无疑会低于图 1 所示的计算值。而 pEEG 反馈的个体化给药方式则使麻醉科医师不用反复估计血浆药物浓度。相比不停地调整药物剂量，改变 pEEG 目标值需要更少的精力，让麻醉科医师能够更专注于液体管理。

另一个值得注意的问题是，在发生大出血后，患者右脑半球出现分水岭性梗死。既往报道表明，脑电图信号可作为脑灌注减少的指标[12]。当脑血流量明显减少时，脑电图出现振幅和频率急剧下降，最终导致等电抑制[13,14]。在颈动脉内膜切除术的脑电图监测中可知，当观察到单侧减慢或原始信号抑制时，就会出现脑缺血[15]，大脑缺血损伤的程度与脑电抑制的程度和持续时间成正比[12,16]。不论如何分析脑电图，缺血对 pEEG 指数的影响都是镇静深度加深和 BSR 增高。曾有报道指出，NeuroSENSE 监测仪能够运用在心脏手术中以监测大面积脑卒中[17]。该报道中每例患者早期均伴有明显的左右脑半球不对称的 WAV$_{CNS}$和爆发抑制。本文患者所经历的轻度脑缺血，未观察到明显的 WAV$_{CNS}$不对称。相反，在两个脑半球均发生 WAV$_{CNS}$减少和 BSR 升高，右半球 BSR 略明显(图 2)。这表明，排除药物干扰，即使是镇静深度的微小下降和/或两个大脑半球 BSR

增加，都可能预示着大脑低灌注的开始[14,18,19]。通过反馈给闭环控制系统，应立即做出反应，避免这一问题被忽略。

综上，闭环控制麻醉使麻醉科医师能够专心于血流动力学管理等更复杂的事件，而药物剂量的调整则通过系统控制输注以达到设定目标。将来，随着进一步血压和脑灌注对镇静深度的影响，闭环控制麻醉系统在提高全身麻醉患者的安全性方面将会有更大的潜力。

（王春 译，程婷婷 审）

参考文献

[1] Dumont GA, Ansermino JM. Closed-loop control of anesthesia: a primer for anesthesiologists. *Anesth Analg*. 2013; 117: 1130-1138.

[2] Dussaussoy C, Peres M, Jaoul V, et al. Automated titration of propofol and remifentanil decreases the anesthesiologist's workload during vascular or thoracic surgery: a randomized prospective study. *J Clin Monit Comput*. 2014; 28: 35-40.

[3] Glass PS, Rampil IJ. Automated anesthesia: fact or fantasy? *Anesthesiology*. 2001; 95: 1-2.

[4] Liu N, Chazot T, Trillat B, et al; Foch Lung Transplant Group. Closed-loop control of consciousness during lung transplantation: an observational study. *J Cardiothorac Vasc Anesth*. 2008; 22: 611-615.

[5] van Heusden K, Ansermino JM, Dumont GA. Robust MISO control of propofol-remifentanil anesthesia guided by the NeuroSENSE monitor. *IEEE Trans Control Syst Technol*. 2017.

[6] Bibian S, Zikov T. *NeuroSENSE® Monitor With WAVcns Cortical Quantifier: A Deterministic Approach to EEG Analysis*. Cleveland Heights, OH: NeuroWave Syst Inc; 2012.

[7] Agrawal G, Bibian S, Zikov T. Recommended clinical range for WAVCNS index during general anesthesia. In: Proceedings of the 2010 Annual Meeting of the American Society of Anesthesiologists, 2010: A1347.

[8] Johnson KB, Kern SE, Hamber EA, McJames SW, Kohnstamm KM, Egan TD. Influence of hemorrhagic shock on remifentanil: a pharmacokinetic and pharmacodynamic analysis. *Anesthesiology*. 2001; 94: 322-332.

[9] Johnson KB, Egan TD, Kern SE et al. The influence of hemorrhagic shock on propofol: a pharmacokinetic and pharmacodynamic analysis. *Anesthesiology*. 2003; 99: 409-420.

[10] Adachi YU, Satomoto M, Higuchi H, Watanabe K. Rapid fluid infusion therapy decreases the plasma concentration of continuously infused propofol. *Acta Anaesthesiol Scand*. 2005; 49: 331-336.

[11] Doi M, Gajraj RJ, Mantzaridis H, Kenny GN. Relationship between calculated blood concentration of propofol and electrophysiological variables during emergence from anaesthesia: comparison of bispectral index, spectral edge frequency, median frequency and auditory evoked potential index. *Br J Anaesth*. 1997; 78: 180-184.

[12] Prior PF. EEG monitoring and evoked potentials in brain ischaemia. *Br J Anaesth*. 1985；57：63 - 81.

[13] Gregory PC，McGeorge AP，Fitch W，Graham DI，MacKenzie ET，Harper AM. Effects of hemorrhagic hypotension on the cerebral circulation. II. Electrocortical function. *Stroke*. 1979；10：719 - 723.

[14] Umegaki N，Hirota K，Kitayama M，Yatsu Y，Ishihara H，Mtasuki A. A marked decrease in bispectral index with elevation of suppression ratio by cervical haematoma reducing cerebral perfusion pressure. *J Clin Neurosci*. 2003；10：694 - 696.

[15] Visser GH，Wieneke GH，van Huffelen AC. Carotid endarterectomy monitoring：patterns of spectral EEG changes due to carotid artery clamping. *Clin Neurophysiol*. 1999；110：286 - 294.

[16] Malone M，Prior P，Scholtz CL. Brain damage after cardiopulmonary by-pass：correlations between neurophysiological and neuropathological findings. *J Neurol Neurosurg Psychiatry*. 1981；44：924 - 931.

[17] Momeni M，Baele P，Jacquet LM，et al. Detection by NeuroSENSE cerebral monitor of two major neurologic events during cardiac surgery. *J Cardiothorac Vasc Anesth*. 2015；29：1013 - 1015.

[18] Azim N，Wang CY. The use of bispectral index during a cardiopulmonary arrest：a potential predictor of cerebral perfusion. *Anaesthesia*. 2004；59：610 - 612.

[19] Welsby IJ，Ryan JM，Booth JV，Flanagan E，Messier RH，Borel CO. The bispectral index in the diagnosis of perioperative stroke：a case report and discussion. *Anesth Analg*. 2003；96：435 - 437.

第七部分

患者安全

要点概览由理查德·派睿里皮撰写

35. 脑电图捕获全身麻醉下强直阵挛性癫痫发作

2017,9(1):9-12

① 围术期癫痫发作可能是药物、代谢、创伤、直接电刺激所致,还可能是特发性癫痫。

② 丙泊酚被视为治疗强直性阵挛发作的药物,但临床医师应意识到丙泊酚也会引起肌阵挛,其表现与癫痫类似。

③ 目前的指南建议,静脉注射劳拉西泮或咪达唑仑是术中惊厥的一线治疗药物,其次为立即服用抗惊厥药(丙戊酸钠、苯妥英钠、磷苯妥英钠或左乙拉西坦)。

36. Aquamantys 双极射频止血系统致高血压危象

2016,7(12):270-271

① 高血压在全身麻醉中很常见,但极少严重到被归类为高血压危象。

② 即使操作无意中碰到肾上腺,也很少导致高血压危象。

③ 电刀刺激肾上腺可无意中激发肾上腺。

37. 麻醉机自检时因未检测到 CO_2 吸收罐内嵌装置故障导致流量阻力增加和呼吸机故障

2017,8(8):192-196

① 麻醉机自检不能确保已排除所有通气故障。

② 全麻诱导后麻醉机可能出现的故障包括二氧化碳吸收罐故障,即吸收性颗粒堆积并阻塞吸气通道。

③ 附加测试,如麻醉机和回路的二袋测试,需要测试从吸收罐和气囊之间的气体流动,以排除此类故障。

38. 局部麻醉引起脑干分层阻滞

2017,9(10):277-279

① 在开颅患者术后镇痛上,局部麻醉可阻滞头皮神经,存在麻醉药转移到脑干的危险,特别是有颅骨缺损、VP 分流和明确有脑脊液(CSF)漏患者。

② 枕后路注射存在一种特殊风险,即从 CN Ⅲ(动眼神经)到 CN Ⅻ(舌下神经)逐步发生功能障碍。

③ 局麻药也会转移到髓质,导致呼吸困难和迷走神经功能障碍,容易与脑干梗死混淆。

39. 锁骨下静脉穿刺置管相关的臂丛损伤

2017,9(7):207-211

① 锁骨下静脉置管的多次尝试可能直接损伤臂丛神经下干。

② 锁骨下静脉置管术还可损伤其他神经,包括膈神经、喉返神经以及臂丛神经的其他分支。

③ 静脉置管直接损伤臂丛神经时,清醒患者可立即出现症状,全麻患者在麻醉苏醒室(PACU)内可被发现。

40. 髋关节脱位患者连续两次发生与万古霉素相关的术前心搏骤停

2017,9(9):262－264

① 术前/围术期过敏或类过敏反应,通常与神经肌肉阻滞药和抗生素有关,也包括罕见但可致过敏反应的万古霉素。

② 万古霉素的急性过敏反应是由 1 型免疫球蛋白 E(IgE)介导或 4 型细胞介导的即刻或延迟反应。

③ 术中血流动力学波动反复发作时,临床医师也应考虑到肥大细胞综合征(全身性肥大细胞增多症)。

35. 脑电图捕获全身麻醉下强直阵挛性癫痫发作

马克·A. 伯布里奇(Mark A. Burbridge),理查德·A. 谢菲(Richard A. Jaffe),
安东尼·G. 杜法斯(Anthony G. Doufas),詹姆·R. 洛佩兹(Jaime R. Lopez)

摘要

1 名 34 岁男性患者,在全麻下行开颅动静脉畸形切除术,术中脑电图捕获患者发生强直阵挛性癫痫发作。给予丙泊酚单次静注后症状消除。该患者术前无癫痫发作史,也无癫痫诱发因素。既往文献报道曾有患者全麻术中出现脑电癫痫波,本次观察则首次通过脑电图结合明显的运动表现证实这一结果。本文对全麻术中癫痫发作的鉴别诊断进行讨论,以期为可能遇到此类事件的麻醉科医师提供诊疗指导。

全身麻醉下无明显诱因突发强直阵挛性癫痫发作或癫痫样活动的同时,未曾有文献报道有脑电图记录到相关波形。围术期癫痫发作的潜在诱因很多,包括特发性、药物所致、代谢因素、创伤及直接电刺激等。因麻醉药物在神经传导方面的抑制作用,使以上诱发因素在全麻状态下大幅减少。丙泊酚作为麻醉诱导及麻醉维持的常用药物,通常被推荐用于中止癫痫持续状态。丙泊酚也会导致肌阵挛,与癫痫发作表现极为相似,但其脑电图形态与癫痫发作不一致[1]。尽管脑电图明确显示癫痫样活动,术中癫痫发作也可能无运动表现[2]。

本文描述 1 名 34 岁患者在全麻下行择期开颅动静脉畸形(AVM)切除术,术中发生全身性强直阵挛性癫痫发作,且在实时监测的脑电图上捕获到相关波形。本病例报道的发表已取得患者书面知情同意。

病例描述

1 名 34 岁男性患者,体重 85 kg,身高 177 cm,择期行导航辅助右顶枕开颅 AVM 切除术。患者 1 年前出现恶心、呕吐、头痛恶化及左侧视野完全缺损等症状。脑血管造影检查显示,右顶枕区有一直径 2 cm 高流量 AVM,Spetzler - Martin 分级 2 级。术前影像学检查提示,AVM 周围巨大慢性血肿及周围脑组织含铁血黄素沉积,已排除脑栓塞可能。因头痛加剧及持续视野缺损,该例患者选择开放手术而非介入手术。

患者既往史为睡眠呼吸暂停(未分级,未接受治疗)、原发性高血压(未药物治疗)。术前唯一用药为每晚阿米替林 20 mg 辅助睡眠。无药物过敏史、手术史或药物滥用史。实验室检查提示,全血细胞计数、凝血功能、尿素、肌酐及电解质均在正常范围。

在手术准备区成功开放静脉通路,予以咪达唑仑 2 mg 后进入手术室。麻醉诱导用药:丙泊酚 150 mg、芬太尼 500 μg、罗库溴铵 50 mg;气管插管无困难;麻醉维持用药:丙泊酚 50 μg/(kg·min)、瑞芬太尼 0.05～0.1 μg/(kg·min)输注复合七氟醚 0.5MAC(经年龄校正)吸入;其他用药包括地塞米松 8 mg、头孢曲松 1 g;给予右桡动脉及左锁骨下静脉穿刺置管;为预防神经系统损伤,在患者身下放置水循环毯行降温治疗。

术中行神经系统监测,通过刺激皮下针刺电极获得经颅电刺激运动诱发电位(TcMEPs)、体感诱发电位及双通道脑电图波形。麻醉诱导后 90 min,放置 Mayfield 头架前给予瑞芬太尼 150 μg,以确保血流动力学平稳。切皮前未行局部麻醉。诱导后约 180 min,行颅骨钻孔时,EEG 显示低电压 θ 波,并出现短暂爆发抑制。去骨瓣期间,患者开始表现为全身节律性抽搐运动伴脑电图广泛癫痫波,过程持续 100 s。发生此现象前 45 min 内,未进行电刺激以获取体感诱发电位或 TcMEP。静推丙泊酚 50 mg 后,该症状快速消除。为预防癫痫再发作,给予左乙拉西坦 1 000 mg 静注,并将麻醉维持用药丙泊酚输注速度调整为 75 μg/(kg·min)。因 TcMEP 可能诱发癫痫再发作,故整个手术过程中除非必要,否则不刺激 TcMEP。

给予上述预防措施后继续手术。手术过程顺利，AVM病灶完全切除。癫痫发作过后，为获取TcMEPs进行了 4 次电刺激，无任何证据表明EEG出现脑电癫痫波或癫痫样活动。患者于术后第 4 天出院，术后再无癫痫发作，也无手术相关不良事件。

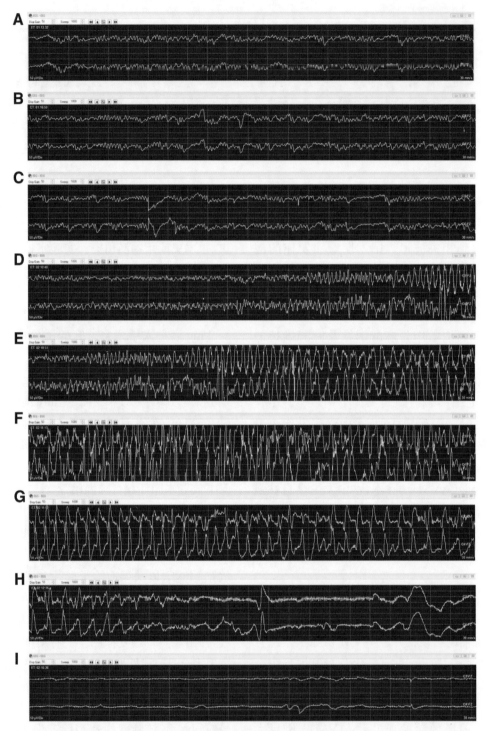

图 1 癫痫发作时脑电波演变过程。癫痫发作前约 14 min，左（图 A，C3′- Fz）右（图 B，C4′-Fz）双极导联所记录图形显示，明显的双侧低电压 θ 波。C. 基础 EEG 显示双侧对称的低电压θ 波，并在癫痫发作前 150 s 出现一短暂爆发抑制。D. 开始出现癫痫样活动，且右侧出现时间更早，C4′- Fz。E. 脑电图广泛癫痫波，与双侧上下肢体末端节律性运动有关。F. 持续癫痫样活动。G. 癫痫样活动减慢。H. 癫痫发作持续 100 s 时，给予丙泊酚单次静注后癫痫样活动消失。I. 丙泊酚单次静注后 EEG 显示等电位线。

讨论

全身麻醉下癫痫发作与多种常见麻醉药有关[3]。既往文献报道，神经外科手术中同步脑电监测捕获术中癫痫发作，但没有运动表现[2]。作者回顾分析400例接受术中连续脑电监测患者的EEG记录，以期获得癫痫样活动的证据，仅2例术中出现脑电癫痫波。第一例患者行垂体腺瘤切除术，因外科手术操作导致EEG爆发抑制基础上出现孤立癫痫样信号。第二例患者行前交通动脉瘤夹闭术，术中经历两次癫痫发作。第一次发生在手术操作和脑电爆发抑制模式出现前；第二次发生在手术过程中，而EEG显示爆发抑制大于80%。结合该患者术后发生难治性癫痫发作，作者提出蛛网膜下腔出血可能是导致术中癫痫发作的原因。

本例患者术中癫痫发作诱因尚不确定。全血细胞计数、凝血功能、尿素、肌酐、血糖及电解质的术前实验室检查结果，均在正常范围。由于缺乏临床表现，患者并未进行毒理学筛查，因此仍不能排除患者是由药物（如酒精或阿片类药物）戒断所致癫痫发作的可能。不过，患者术后并未出现任何戒断症状。另一可能的解释是，患者长期服用安眠药阿米替林导致癫痫发作，因阿米替林已知的不良反应包括癫痫发作。患者多年服用低剂量阿米替林20 mg，每天1次，从未发作过癫痫，因此这种可能性也不大。AVM周围脑组织含铁血黄素沉积也可能是癫痫发作的诱因，但患者术前及术后均未出现任何癫痫样活动，故这一可能性同样很低。

本例患者术中癫痫发作的一种解释是，麻醉过程中所用的某种药物导致或促发癫痫发作。直到癫痫发作前，该患者所有术中用药包括芬太尼、丙泊酚、罗库溴铵、七氟醚、瑞芬太尼、头孢曲松钠、地塞米松。上述药物中仅丙泊酚和七氟醚被证实可导致癫痫发作或癫痫样活动表现。丙泊酚既可引起类似于强直阵挛性癫痫发作的肌阵挛运动，也可用于治疗癫痫持续状态。电休克治疗相关研究表明，与美索比妥相比，使用丙泊酚的患者癫痫持续时间更短[4]。

丙泊酚被认为可引起与癫痫发作非常类似的肌阵挛运动[5]。这种肌阵挛运动甚至在术后恢复

室也有过病例报道[6]。Li等[1]发表的病例报道，描述了1名23岁男性患者在丙泊酚诱导及地氟醚维持麻醉下接受外科手术时，术中发生全身抽搐。给予丙泊酚单次推注并开始持续泵注后运动症状停止，随后再次发生全身抽搐，导致手术取消。由于无法确定癫痫发作的病因，患者2天后再入手术室并在EEG监测下完成手术。尽管术中再次发生类似的全身性运动，但EEG并未出现癫痫波。这些运动可能是丙泊酚导致的肌阵挛运动。该病例表明，虽然丙泊酚引起的肌阵挛运动与癫痫发作类似，但EEG表现与癫痫发作并不一致。七氟醚吸入麻醉下行同步脑电监测，记录到强直阵挛性癫痫样活动的病例报道已有几篇。在一项仅有一名志愿者的研究中，受试者既往健康且无癫痫病史，在呼气末七氟烷浓度为4.14%时发生癫痫样活动，持续35 s，直至给予丙泊酚后癫痫发作才终止[7]。另一研究中，有2名受试者在呼气末七氟醚浓度约4%时发生EEG改变[8]。本文所描述的患者为丙泊酚泵注复合七氟醚吸入，七氟醚吸入浓度仅为0.5 MAC（经年龄校正，0.9%），故七氟醚不太可能是癫痫发作的病因。

另一可能的解释是，为获得TcMEP所用的电刺激，导致癫痫发作。新近发表的一项回顾性研究，回顾了4 000余例患者术中接受运动诱发电位（MEP）监测的相关记录，调查分析了包括开颅、脊柱手术在内的多种手术术中电刺激引起癫痫发作的发生率[9]。所用的电刺激包括单独经颅电刺激（TES）或TES结合直接皮层电刺激（DCES）。区分这两种不同的电刺激方式十分重要，DECS通常被认为引起癫痫发作的风险更大。

识别癫痫的发作也同样重要。在他们的研究中，癫痫发作被定义为"通过临床观察监测到运动"，结果发现TES和DCES诱发癫痫发作的发生率分别为0.7%和5.4%。29例接受颅内手术并有术中癫痫发作的患者中，有6例单独接受了TES，且其中3例曾有癫痫病史。首次癫痫发作后，69%的患者停止使用MEPs；然而，即使首次发作后未再继续行MEP监测，22名患者中仍有2名再发癫痫，1名患者发生3次癫痫[6]。基于这些数据，本例患者似乎属于癫痫发作概率最低的一类。尽管如此，TcMEP监测仍有可能是引起本

例患者癫痫发作的诱因,但其术中神经系统监测记录显示,癫痫发作时距离最近一次 TcMEP 已有 45 min 之久。而且,在癫痫发作后,还分别进行过 4 次 TcMEP 监测,均未发现临床癫痫发作或 EEG 癫痫波的证据。因此,TcMEP 似乎不太可能是癫痫发作的唯一原因或重要原因。

目前,尚无关于术中癫痫发作最佳处理方法的公开指南。急性癫痫发作的医疗处理属于紧急医疗事件,需立即治疗,以消除临床及脑电癫痫活动。其首要任务是快速评估并控制气道、呼吸和循环。初始治疗药物应以快速消除癫痫发作为目的。

现有指南建议静脉注射劳拉西泮或咪达唑仑作为一线用药。维持治疗的目的在于,若初使给药已经中止癫痫,则将抗惊厥药物浓度快速维持在治疗中;若初给药无效,则继续用药进一步消除癫痫。推荐维持用药包括丙戊酸钠、苯妥英钠、磷苯妥英及左乙拉西坦。并无证据表明哪种药物对消除癫痫发作具有特效,因此治疗用药主要取决于临床情况。

同时,应查明癫痫发作病因,并收集患者下述资料,包括连续监测生命体征、血糖、全血细胞计数、基础代谢情况、钙离子、镁离子、头颅 CT 及连续 EEG 监测。根据临床表现决定进一步检查,包括头颅 MRI、腰椎穿刺、全面的毒理学检查、肝功能检查、动脉血气分析,抗惊厥药物血浆浓度也可能有用[10~12]。

结论

本文首次报道全身麻醉下术中癫痫发作,同步 EEG 监测记录到相关脑电癫痫波。尽管本例患者并未发现明显诱因,但治疗目标必须包括快速终止癫痫发作、预防性应用抗惊厥药物。通过检查代谢、机械、电解质及药物相关诱因,以预防进一步癫痫发作。终止手术需多学科讨论决定,包括外科、麻醉科及神经监测团队,且须权衡不完成手术所带来的风险。

(张清荣 译,薄禄龙 程婷婷 审)

参考文献

[1] Li Y, Flood P, Cornes S. Electroencephalography of seizure-like movements during general anesthesia with propofol: seizures or nonepileptic events? A A Case Rep. 2015; 5: 195 – 198.

[2] Howe J, Lu X, Thompson Z, Peterson GW, Losey TE. Intraoperative seizures during craniotomy under general anesthesia. Seizure. 2016; 38: 23 – 25.

[3] Voss LJ, Sleigh JW, Barnard JP, Kirsch HE. The howling cortex: seizures and general anesthetic drugs. Anesth Analg. 2008; 107: 1689 – 1703.

[4] Mårtensson B, Bartfai A, Hallén B, Hellström C, Junthé T, Olander M. A comparison of propofol and methohexital as anesthetic agents for ECT: effects on seizure duration, therapeutic outcome, and memory. Biol Psychiatry. 1994; 35: 179 – 189.

[5] San-juan D, Chiappa KH, Cole AJ. Propofol and the electroencephalogram. Clin Neurophysiol. 2010; 121: 998 – 1006.

[6] Zeiler SR, Kaplan PW. Propofol withdrawal seizures (or not). Seizure. 2008; 17: 665 – 667.

[7] Pilge S, Jordan D, Kochs E, Schnieder G. Sevoflurane-induced epileptiform electroencephalographic activity and generalized tonic-clonic seizures in a volunteer study. Anesthesiology. 2012; 119: 447.

[8] Kaisti KK, Jaaskelainen SK, Rinne JO, Metsahonkala L, Scheinin H. Epileptiform discharges during 2 MAC sevoflurane anesthesia in two healthy volunteers. Anesthesiology. 1999; 91: 1952 – 1955.

[9] Ulkatan S, Jaramillo AM, Tellez MJ, Kim J, Deletis V, Seidel K. Incidence of intraoperative seizures during motor evoked potential monitoring in a large cohort of patients undergoing different surgical procedures. J Neurosurg. 2016; 24: 1 – 7.

[10] Unterberger I. Status epilepticus: do treatment guidelines make sense? J Clin Neurophysiol. 2016; 33: 10 – 13.

[11] Ziai WC, Kaplan PW. Seizures and status epilepticus in the intensive care unit. Semin Neurol. 2008; 28: 668 – 681.

[12] Brophy GM, Bell R, Claassen J, et al; Neurocritical Care Society Status Epilepticus Guideline Writing Committee. Guidelines for the evaluation and management of status epilepticus. Neurocrit Care. 2012; 17: 3 – 23.

36. Aquamantys 双极射频止血系统致高血压危象

布莱恩·C. 哈迪(Brian C. Hardy),克里斯托弗·R. 乔丹诺(Christopher R. Giordano)

摘要

高血压是全身麻醉过程中的常见并发症。除高血压的病理原因外,很少有极端情况被诊断为高血压危象(收缩压>180 mmHg 或舒张压>120 mmHg)。已有文献报道关于肾上腺意外电灼伤时导致高血压危象,但迄今为止,尚无使用 Aquamantys 双极射频止血系统时刺激肾上腺引发高血压危象的报道。本文报道 1 例肝移植期间使用 Aquamantys 双极射频止血时意外刺激肾上腺后发生高血压危象(收缩压>300 mmHg)。

收缩压>180 mmHg 或舒张压>120 mmHg 被定义为高血压危象。在全身麻醉期间,出现高血压较为常见,而高血压危象并不常见。临床上发生的高血压,可分为亚急性或急性。急性高血压是指出现极端高血压并伴有终末靶器官损害[1],包括心肌梗死、脑卒中、主动脉夹层。

麻醉期高血压危象常发生在手术切除嗜铬细胞瘤时伴儿茶酚胺过度释放。在这些情况下,发生高血压往往是能够预料的,并在手术前开始治疗。如果在术前没有预料到发生高血压危象,将是一个更大的挑战。本文描述了一名无嗜铬细胞瘤的患者在肝移植期间使用 Aquamantys 双极射频止血系统时发生急性、未预料的高血压危象。

病例描述

1 名 55 岁女性,既往有色素沉着病、控制良好的高血压和胃食管反流病史,拟行肝脏移植手术。术前诊断为终末期肝病合并肝硬化、肝性脑病、腹水和食管静脉曲张。移植前 5 天,患者因肝衰竭合并急性肾衰竭和急性呼吸窘迫综合征需血液透析和气管插管入院。随着容量状态的改善,其呼吸状况恢复正常,移植前 1 天拔除气管导管。患者无嗜铬细胞瘤等肾上腺疾病史。辅助检查未见甲状腺功能异常。该患者终末期肝病评分模型评分为 29 分。

获得供体肝脏后,将患者送往手术室准备移植手术。经全身麻醉诱导后放置动脉导管和 9.0F 中心静脉导管,操作顺利无殊。诱导药物包括丙泊酚 100 mg、利多卡因 100 mg、琥珀胆碱 140 mg。麻醉诱导后收缩压在 109～151 mmHg。全身麻醉维持

异氟醚 0.4%～0.8%,芬太尼 50 μg/h 泵注。

无肝期采用 Aquamantys 双极射频止血系统对右后腹膜的弥漫性出血进行止血。立即可见血压急剧上升,收缩压从 150 mmHg 上升至 308 mmHg,平均动脉压从 118 mmHg 上升至 204 mmHg。心率从 103 次/min 增加到 123 次/min。此时停止手术操作,并确认麻醉设备正常工作。未见急性靶器官损害迹象,心电图波形无异常。采用 80 μg 硝酸甘油降压治疗,同时增加异氟烷浓度。6 min 后血压恢复至正常水平。

在血压恢复正常后,发现手术操作部位靠近肾上腺,外科医师认为在右侧腹膜后使用 Aquamantys 双极止血时刺激了肾上腺,导致储存的儿茶酚胺以激增的方式进入循环。在后续手术操作中注意避免进一步刺激肾上腺,且未发现进一步的血压急剧变化。

手术结束后,患者被送往重症监护室,生命体征平稳。术后第 3 天拔除气管导管。患者于第 15 天出院,住院期间无血压并发症发生。

讨论

本病例虽然罕见,但术中刺激肾上腺导致儿茶酚胺的释放是麻醉管理中的一种急性危象。正如本病例所见,高血压危象发生在没有嗜铬细胞瘤的肾上腺被刺激时,腹膜后手术操作增加了这种风险。奇尼(Chini)等[2]报道 1 例使用射频切除肾上腺转移瘤时发生高血压危象的病例。某学者等[3]还报道 1 例在肝切除术中由于电烧灼肾上腺导致儿茶酚胺释放发生高血压危象的病例。本

文首次报道了使用 Aquamantys 双极射频止血系统时刺激肾上腺导致的高血压危象。

双极射频止血是美国食品和药物管理局新近批准的手术止血方法,适用于脊柱、整形外科和肝脏手术[4]。双极射频止血包括使用射频能量结合生理盐水加热至 100℃ 用于组织止血。止血是通过在 100℃ 下控制热能传递到组织,减少炭化和焦痂形成。热量导致静脉壁和动脉壁胶原收缩,减少失血而不灼伤组织。双极射频止血的优点包括减少失血,减少组织坏死深度,不产生燃烧组织产生的烟雾。初步研究表明,双极射频止血可减少肝脏手术术中和术后输血[5]。组织坏死深度的降低(6 周时＜0.3 mm,12 周时无)也可增加愈合组织的血管化[4]。

术中 Aquamantys 双极射频止血系统刺激肾上腺导致高血压危象。通过停止手术刺激,给予硝酸甘油和加深挥发性麻醉药来控制血压升高。本病例强调了术中保持警惕性,并做好应对并发症的准备的重要性。

(谢芳 译,程婷婷 审)

参考文献

[1] Jones DW, Hall JE. Seventh report of the Joint National Committee on Prevention, Detection, Evaluation, and Treatment of High Blood Pressure and evidence from new hypertension trials. *Hypertension*. 2004;43:1-3.

[2] Chini EN, Brown MJ, Farrell MA, Charboneau JW. Hypertensive crisis in a patient undergoing percutaneous radiofrequency ablation of an adrenal mass under general anesthesia. *Anesth Analg*. 2004;99:1867-1869.

[3] Doo AR, Son JS, Han YJ, Yu HC, Ko S. Hypertensive crisis caused by electrocauterization of the adrenal gland during hepatectomy. *BMC Surg*. 2015;15:11.

[4] Currò G, Lazzara S, Barbera A, et al. The Aquamantys® system as alternative for parenchymal division and hemostasis in liver resection for hepatocellular carcinoma: a preliminary study. *Eur Rev Med Pharmacol Sci*. 2014;18:2-5.

[5] Geller DA, Tsung A, Maheshwari V, Rutstein LA, Fung JJ, Marsh JW. Hepatic resection in 170 patients using saline-cooled radiofrequency coagulation. *HPB* (*Oxford*). 2005;7:208-213.

37. 麻醉机自检时因未检测到 CO_2 吸收罐内嵌装置故障导致流量阻力增加和呼吸机故障

英格丽德·莫雷诺-杜阿尔特 (Ingrid Moreno-Duarte),朱莉奥·蒙特纳格罗 (Julio Montenegro),康斯坦丁·巴洛诺夫 (Konstantin Balonov),罗曼·舒曼 (Roman Schumann)

摘要

大多数现代麻醉工作站都提供了自动检查程序,以确保麻醉机在使用前准备就绪。本例报告中,麻醉机通过了自检程序,但在全身麻醉诱导后几分钟,出现容量模式下设定和输送的潮气量不匹配及手动通气期间吸气阻力增加。在排除气管导管扭结、管路阻塞或泄漏、患者相关因素后,进一步检查发现为 CO_2 吸收罐内嵌装置破损,使吸附剂颗粒对吸气和呼气流造成部分阻塞,进而触发警报。由此我们得出结论,即使自检结果表明机器准备就绪,也可能发生由于意外事件导致的设备故障,麻醉实施人员应保持警惕。

现代麻醉工作站提供的自动检查,对在麻醉实施前检测和解决故障以及患者安全至关重要,但即使当自检程序提示麻醉机准备就绪时,也可能发生意外机械故障,需要麻醉科医师保持警惕。既往报道显示,尽管自检程序记录一切正常,机器故障大多数与可调节限压阀有关[1-4]。我们遇到1例 CO_2 吸收罐损坏但通过自检程序,在麻醉诱导后出现机器故障。

病例描述

实施全身麻醉前,1 台 Dräger Apollo 麻醉机通过了自检。麻醉诱导后成功放置了喉罩进行通气。呼吸机设置为容量模式,潮气量设定为 600 mL,吸入氧浓度为 30%,呼气末正压 5 cm H_2O,呼吸频率 12 次 /min。随后呼吸机提示管路泄漏,未能达到设定的吸气压力和潮气量。呼气末二氧化碳(ETCO₂)从 39 mmHg 增加至 58 mmHg,第三阶段斜率发生变化,提示二氧化碳描记图上有阻塞波形。

尽管没有明显的管路泄漏,我们还是将患者改为气管内插管以排除喉罩通气不佳导致的泄漏。肌松药选用罗库溴铵。听诊双肺呼吸音清,并确认检测到 ETCO₂。几分钟后,在相同的通气模式下,监护仪再次显示无法达到吸气压力、ETCO₂ 升高和管路泄漏(图 1)。鉴于设定和输送的潮气量之间不匹配,我们增加了新鲜气体流量来补偿可疑的泄漏。

随后不久,监视器报告"负压"且需要"重新安装呼吸机"。进一步尝试手动通气后,显示吸气阻力增加。我们排除支气管痉挛、肌松不足及其他与患者相关的因素。在评估机械和手动通气间的矛盾后,我们决定换为全凭静脉麻醉(TIVA)并通过呼吸囊提供手动通气,此时未出现吸气阻力增加。手术过程中,生物医学工程师进行了完整的麻醉机自动检查后并没有发现任何问题。对吸气和呼气阀以及内部面板中二氧化碳吸收罐的连接也进行了检查,但仍未找到明确的原因。将呼吸机重新连接到气管导管后,问题又重新出现,最终我们在 TIVA 下通过手动通气完成该病例的麻醉。

经过详细检查发现,当回路连接到用作人工肺的气囊进行模拟通气时就会发生完全一样的机器故障,实为二氧化碳吸收罐(部件号♯M3319)内嵌的导管插件(部件号♯M33728,图 2)上部过滤器损坏,导致吸附剂颗粒进入呼吸机(图 3),这就解释了为什么吸气阻力增加。Draeger 公司于 2016 年 5 月 24 日获悉此事件。

讨论

我们报道了 1 例因机器自检未检测到二氧化碳吸收罐损坏导致麻醉机故障的病例,源自二氧化碳吸收罐内嵌装置(保护性过滤器)的上部损坏

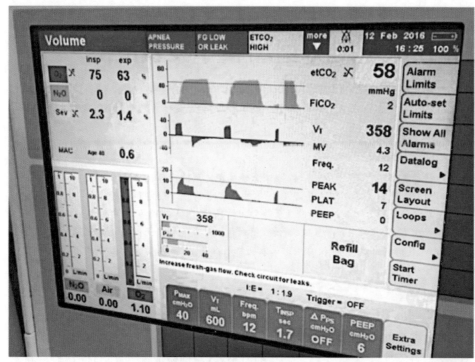

图 1 监护仪截图显示管路泄漏、潮气量低、ETCO₂ 升高,不能达到吸气压力。ETCO₂ 为呼气末二氧化碳浓度

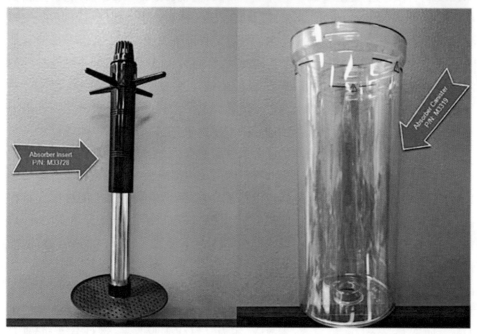

图 2 二氧化碳吸收罐组成部分

(图 3)。在重新填充期间,吸附剂颗粒已进入吸收罐内管。这些颗粒随后阻塞了呼吸机的吸气回路,导致手动通气时吸气阻力增加,同时警报显示系统内部存在泄漏。出于对报警的主要关注,我们排除了泄漏的常见原因,且改为气管插管确保管路紧闭性。由于对呼吸囊的抵抗力增加,手动通气很困难,但当通过独立于麻醉机的呼吸囊进行通气时,该故障不再发生。我们通过电子邮件告知 Draeger 公司,对方于 2016 年 5 月 26 日通过电话协助解决了此次机械故障。公司代表向我们介绍了 Apollo 麻醉机操作手册,该手册为我们提供的一张图表显示了呼吸机阀门、压力传感器和呼吸囊的内部布局(图 4)。呼吸囊位于二氧化碳吸收罐阻塞处的上游,这就解释了使用机器回路进行手动通气时吸气阻力增加的原因,因此挤压呼吸囊将遇到来自下游阻塞的阻力。同时,整个期间该患者的气道压力并不高,因为压力传感器位于二氧化碳吸收罐的下游。相反,由于二氧

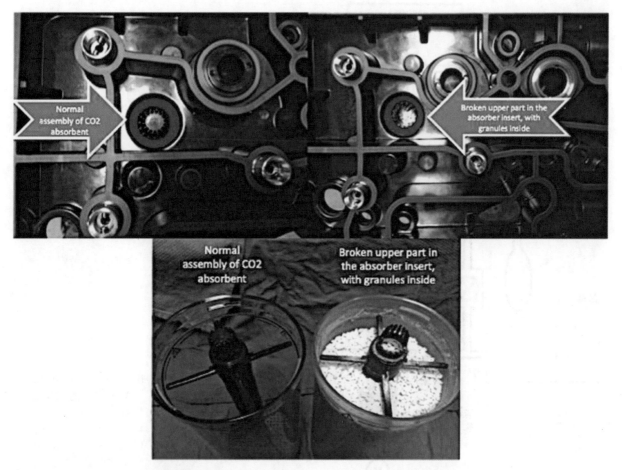

图3 正常与损坏的二氧化碳吸收罐对比

化碳吸收罐收集了部分气体，压力传感器在控制通气期间检测到容量和压力不足。在机器本身报告故障前，我们并没有怀疑机器发生了故障。由于"呼吸机故障"警报再次出现，我们决定在TIVA下通过手动通气完成手术。患者否认术中知晓。经过彻底检查后，我们更换了二氧化碳吸收罐内部滤芯，之后没有出现其他问题。到目前为止，Draeger公司还没有收到过任何类似我们此次观察到的报告。

麻醉机在使用前必须通过自检程序排除并及时处理故障。早期的麻醉机允许手动检查机器。而当前一些复杂的机器均内置了检测系统，并遵循制造商的算法。许多麻醉学会，包括美国麻醉医师协会（ASA），已经发布了麻醉机使用前的检查指南。由于现有麻醉工作站之间的差异，ASA网站目前包括了针对Draeger Apollo麻醉机专用的3个不同机构审查后的检查流程。例如，ASA指南建议对机器和回路进行2次呼吸囊测试，确保Draeger Apollo麻醉机手动下能正常通气而不需要设置特定的通气模式进行检测。相比之下，英国和爱尔兰麻醉医师协会则要求打开呼吸机测试通气[1]。按照ASA的建议，2次测试并不能发现我们此次遇到的问题。而根据英国和爱尔兰麻醉医师协会的指南，在检测期间使用呼吸机模式能提高该问题的检出率。

一些麻醉机自检无故障而无法通气的案例与APL阀作用下气体采样管堵塞有关[3-6]。"人为错误"已被一些文献确定为机器故障的潜在因素，但定义并不明确[7]。在我们的案例中，设备故障是由于二氧化碳吸收罐内嵌的过滤器损坏造成的。机器检查无法识别组件内部的部分阻塞物。麻醉机组装和运行时人员粗心、培训不足，或设备维护相关人员的疏忽可能导致了这一事件。对特定问题的公开报告有助于改进机器，从而降低后续使用发生技术故障的风险。

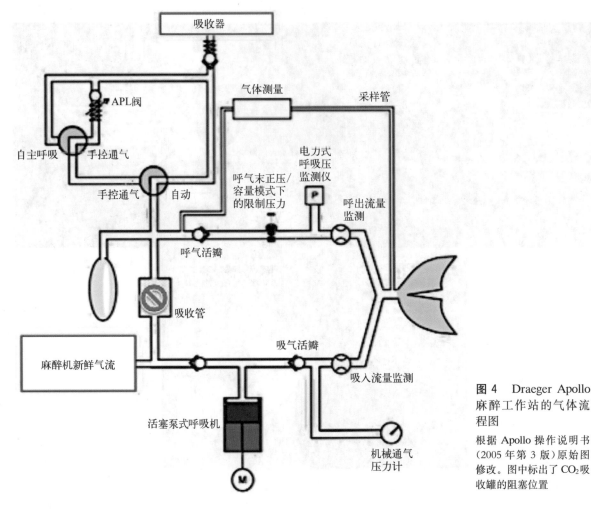

图 4 Draeger Apollo 麻醉工作站的气体流程图

根据 Apollo 操作说明书 (2005 年第 3 版) 原始图 修改。图中标出了 CO_2 吸 收罐的阻塞位置

为防止此类特殊事件发生,麻醉安全委员会可考虑选择使用一次性二氧化碳吸收罐。针对此案例的研究结果及其意义,我们向同事做了简要介绍;然而,该案例强调供应商和麻醉技术人员要对麻醉机有全面的了解,并随着技术变革定期更新这部分知识。在经验丰富的麻醉技术人员或医疗工程人员指导下,定期安排设备展览会和研讨会可帮助实现这一目标。各部门需要认识到麻醉实施者维护设备对患者安全的重要作用,并系统地促进和支持其职业发展。

我们的经验表明,即使机器自检表明麻醉机功能正常,也可能导致无法预料的机械故障,这要求麻醉实施人员应时刻保持警惕。任何参与麻醉机使用和维护的人员都应对其部件及组装有透彻了解,并鼓励随着技术日益进步的接受继续教育。

(王芷 译,程婷婷 审)

参考文献

[1] Recommendations for Pre-Anesthesia Checkout Procedures. Sub-committee of ASA committee on equipment and facilities. 2008. Available at: http://www. asahq. org/For-Members/Clinical-Information/2008-ASA-Recommendations-for-PreAnesthesia-Checkout. aspx. Accessed August 30, 2016.

[2] Association of Anaesthetists of Great Britain and Ireland. Checking anaesthetic equipment 2012. *Anaesthesia*. 2012; 67: 660 - 668.

[3] Hennenfent S, Suslowicz B. Circuit leak from capnograph sampling line lodged under adjustable pressure limiting valve. *Anesth Analg*. 2010; 111: 578.

[4] Kibelbek MJ. Cable trapped under Dräger Fabius automatic pressure limiting valve causes inability to ventilate. *Anesthesiology*. 2007; 106: 639 - 640.

[5] Robards C, Corda D. A potential hazard involving the gas sampling line and the adjustable pressure limiting valve on the Drager Apollo Anesthesia Workstation. *Anesth Analg*. 2010; 111: 578 - 579.

[6] Vijayakumar A, Saxena DK, Sivan Pillay A, Darsow R. Massive leak during manual ventilation: adjustable pressure limiting valve malfunction not detected by pre-anesthetic checkout. *Anesth Analg*. 2010; 111: 579 - 580.

[7] Fasting S, Gisvold SE. Equipment problems during anaesthesia — are they a quality problem? *Br J Anaesth*. 2002; 89: 825 - 831.

38. 局部麻醉引起脑干分层阻滞

布莱顿·沃特斯(Braden Waters),瑞安·R. 克罗尔(Ryan R. Kroll),
约翰·穆塞德雷(John Muscedere),莱萨·博斯·罗麦克斯(Lysa Boissé Lomax),
杰西卡·E. 布尔乔吉(Jessica E. Burjorjee)

摘要

医源性颅脑神经阻滞几乎很少导致神经外科、口腔颌面部及耳鼻喉科手术复杂化。在众多颅脑神经阻滞导致的严重并发症中,尤以上呼吸道梗阻致命。本文报道1例利多卡因浸润麻醉治疗枕骨去骨瓣术后脑脊液漏患者,出现多根颅脑神经阻滞,并在短期内进展为脑干分层阻滞。该患者发生了需要呼吸机辅助治疗的低氧性呼吸衰竭。该病例是目前首次报道在枕骨去骨瓣区域采用利多卡因浸润麻醉时意外引起脑干阻滞,同时提醒临床医师应谨慎对待类似患者。

医源性颅脑神经阻滞可影响单根或多根颅脑神经,并引起一些严重并发症,包括吞咽困难、发音困难、视觉受损以及副交感神经功能障碍[1-3]。如果颅脑神经阻滞影响上呼吸道结构,可能会导致上呼吸道梗阻。见诸文献报道的引起医源性颅脑神经阻滞的原因包括,眼科手术球后神经阻滞,神经外科、耳鼻喉科和口腔颌面部手术过程中引起的永久性神经损伤[1-6]。经患者书面同意,本文报道1例枕骨去骨瓣术后局部应用利多卡因治疗脑脊液漏,引起多根颅脑神经阻滞,并短期内进展为脑干分层阻滞,进而导致低氧性呼吸衰竭的病例。本文旨在描述这一未曾报道的现象,并建议临床医师在颅骨切口应用局部麻醉时提高警惕。

病例描述

1名36岁女性患者,既往体健,因右侧椎动脉损伤行切开修补术后,引起右侧小脑梗死。随后行枕骨切开减压术,术后恢复良好。出院当天,应用2%利多卡因合并肾上腺素(5 μg/mL)20 mL浸润纵向切口,行二期修补术以封堵可疑的脑脊液漏。

利多卡因浸润后即刻,患者主诉不适,呼吸困难。患者最初仍有意识。随后发音困难,进而完全失语。患者最初可对语音指令做出反应,并能够移动四肢。当患者发绀后,遂启动医疗紧急事件呼叫。患者基础生命体征如下,脉搏氧饱和度60%(经非再呼吸面罩吸入纯氧),血压124/63 mmHg,脉搏规律140 bpm。双肺呼吸音降低,符合上呼

吸道梗阻体征。持续托下颌一段时间后喘鸣有所改善,在氧气面罩辅助下,脉搏氧饱和度升高至100%。起初,患者视力及瞳孔大小正常。随病情进展,患者瞳孔出现显著散大,随后出现完全眼肌麻痹,对光反射消失。随后患者无法睁开双眼,并迅速出现双侧眼睑下垂。患者出现以双上肢开始的四肢轻度瘫痪。基于进展性的颅脑神经相关性症状,该例患者诊断为利多卡因引起的脑干意外麻醉,随后行气管插管以保护患者气道。CT扫描以排除急性脑梗死(图1)。患者被转运至ICU进一步呼吸支持治疗和监护。

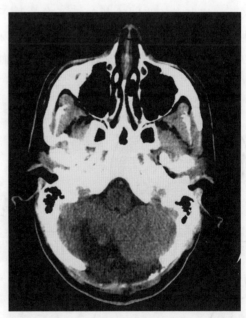

图1 头颅CT显示枕骨切开术后和右侧小脑半球的缺血后变化
患者出现低氧性呼吸衰竭后未出现急性梗死。

患者情况很快改善,3 h 后拔除气管导管,这与蛛网膜下腔注射利多卡因阻滞的作用时间一致[7]。患者能够清楚回忆最初一些症状,感觉有一个巨大的无法动弹的舌头,干扰说话和呼吸。据患者回忆,在出现复视前,视力和听力正常,能够清楚识别医师的声音,理解医师说话的内容。在整个过程中,患者具有完整的认知和语言功能。患者于次日出院,仅舌尖感觉异常。出院后的 3 个月,患者虽未出现神经系统相关症状,但仍感觉疲倦。

讨论

本例患者在枕骨切口及其周围浸润利多卡因后出现脑干麻醉,导致患者发生呼吸衰竭而需要呼吸机支持治疗。该症状在利多卡因作用时间结束后得到有效缓解。

据推测,本例患者出现脑干分层阻滞的可能机制在于,注射在皮下的利多卡因通过枕骨切口脑脊液漏部位扩散进入脑脊液(图 2)。患者临床表现为快速进行性的颅神经功能障碍,推测从动眼神经(脑神经Ⅲ)尾端至脑桥段开始,随后随局麻药扩散至脑脊膜,舌咽神经(脑神经Ⅸ)、迷走神经(脑神经Ⅹ)和舌下神经(脑神经Ⅻ)分别出现功能障碍。随后是皮质脊髓束受累,可能发生在髓质水平。该患者的鉴别诊断包括新发的脑干梗阻、脑疝、局部麻醉药入血引起的全身性局部麻醉药中毒或过敏反应。CT 扫描排除急性脑出血或

梗死(图 1)。尽管 MRI 加权成像技术对脑干急性梗死有更高的敏感性[8],但因患者存在外科手术钉而禁用。考虑到局部麻醉药的剂量和途径(利多卡因合并肾上腺素不足 5 mg/kg,且主要通过皮下注射),且未出现癫痫样发作和心律失常症状,故局部麻醉药中毒可能性不大。此外,在局部麻醉药浸润后 1 h 内无法检测出血清利多卡因水平。上呼吸道梗阻也可能由过敏引起,但患者没有其他过敏症状或体征,且肌肉注射肾上腺素无效。

头皮神经阻滞和局部麻醉药浸润可用于清醒和镇静患者颅骨切开术,具有改善围术期血流动力学和镇痛的益处。如果术前实施局麻,局部麻醉药通过完整的颅骨和硬脑膜进入脑脊液的风险非常低。近期一项关于局部头皮神经阻滞用于颅骨切开的系统评价和荟萃分析,未发现任何不良事件(局部血肿、感染、神经损伤),但作者确实警告应避免意外注射入蛛网膜下腔[9]。奥田(Okuda)等[10]报道 1 例类似罕见的脑干麻醉病例,一名患有先天枕骨缺损的清醒患者经小范围枕神经阻滞治疗头痛。如果头皮神经阻滞联合全身麻醉,则无法检测到脑干麻醉,由此引起的苏醒延迟可能会归因于神经外科操作。尽管脑干麻醉属罕见并发症,但若在术后对手术部位附近或有颅骨缺损、已知脑脊液漏的患者进行头皮阻滞或浸润麻醉,则需要提高警惕。

本文是首次报道意外脑干麻醉,在颅骨切除

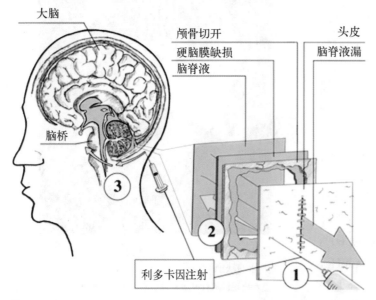

图 2 利多卡因通过硬脑膜缺口进入脑脊液的可能机制

1:利多卡因注射在头皮。2:利多卡因通过颅骨切开后的硬脑膜缺口进入脑脊液。3:脑干被麻醉引起患者一系列症状和体征。CSF(cerebrospinal fluid)脑脊液

大脑
颅骨切开
硬脑膜缺损
脑脊液
头皮
脑脊液漏
脑桥
利多卡因注射

术后局部浸润利多卡因后病程迅速进展,这是导致医源性呼吸衰竭的少见原因。除存在本病例所描述的进行性脑干麻醉外,注入局部麻醉药或头皮局部阻滞还可能发生其他不良神经事件。我们希望此病例能提醒临床医师,在颅骨切除术患者浸润头皮切口或进行头皮阻滞术时应保持警惕。

(胡宝吉 译,王芷 审)

参考文献

[1] Fritz MA, Kang BJ, Fox TP, Bhatia N, Mandel SM. Iatrogenic hypoglossal nerve palsy. *Pract Neurol*. 2014; January/February: 13-16.

[2] Cardan E, Azzam A, Simu M. [Extra-arachnoid subdural injection, an accident of peridural anesthesia] [in Romanian]. *Rev Chir Oncol Radiol O R L Oftalmol Stomatol Chir*. 1989; 38: 151-154.

[3] Kahn SA, Brandt LJ. Iatrogenic Horner's syndrome: a complication of thoracostomy-tube replacement. *N Engl J Med*. 1985; 312: 245.

[4] Schönfeld CL, Brinkschmidt T. [Brainstem anesthesia with respiratory arrest after retrobulbar block - a case report with a review of literature] [in German]. *Klin Monbl Augenheilkd*. 2000; 217: 130-132.

[5] Cavazza S, Bocciolini C, Gasparrini E, Tassinari G. Iatrogenic Horner's syndrome. *Eur J Ophthalmol*. 2005; 15: 504-506.

[6] King RJ, Motta G. Iatrogenic spinal accessory nerve palsy. *Ann R Coll Surg Engl*. 1983; 65: 35-37.

[7] Cousins MJ, Carr DB, Horlocker TT, Bridenbaugh, PO. *Neural Blockade in Clinical Anesthesia and Pain Medicine*. 4th ed. Philadelphia, PA: Wolters Kluwer; 2009; 64, 215.

[8] Engelter ST, Wetzel SG, Radue EW, Rausch M, Steck AJ, Lyrer PA. The clinical significance of diffusion-weighted MR imaging in infratentorial strokes. *Neurology*. 2004; 62: 574-580.

[9] Guilfoyle MR, Helmy A, Duane D, Hutchinson PJ. Regional scalp block for postcraniotomy analgesia: a systematic review and meta-analysis. *Anesth Analg*. 2013; 116: 1093-1102.

[10] Okuda Y, Matsumoto T, Shinohara M, Kitajima T, Kim P. Sudden unconsciousness during a lesser occipital nerve block in a patient with the occipital bone defect. *Eur J Anaesthesiol*. 2001; 18: 829-832.

39. 锁骨下静脉穿刺置管相关的臂丛损伤

埃兹吉·戈祖布尤克(Ezgi Gozubuyuk),梅赫迈特·I. 布盖特(Mehmet I. Buget),
特古特·阿古尔(Turgut Akgul),德迈特·阿尔滕(Demet Altun),苏莱曼·库奇
(Suleyman Kuçukay)

摘要

本文描述 1 例肌电图和磁共振成像确诊的中心静脉穿刺置管相关的臂丛神经损伤。这一并发症几乎未见病例报道,文献较少提及。臂丛神经损伤可因解剖变异而发生,而锁骨下静脉穿刺置管时应避免多次尝试或旋转穿刺针。锁骨下静脉穿刺置管后同侧手臂出现疼痛,应警惕臂丛神经损伤。应尽快找出原因以便有效地正确治疗。超声引导下静脉穿刺置管是预防并发症的较好选择。

Aubaniac 于 1952 年首次描述锁骨下静脉穿刺置管[1]。中心静脉置管用于营养支持、透析、化疗、长期使用抗生素、血管活性药物和中心静脉压的监测。[2]中心静脉穿刺置管并发症的发生率为 4%～35%[1]。并发症主要有血栓、创伤和感染 3 种类型。创伤并发症可由解剖变异、多次旋转穿刺针或多次尝试引起。

本文描述 1 例穿刺针直接损伤臂丛神经下干的病例,因多次尝试锁骨下静脉穿刺置管造成。我们使用肌电图(EMG)和磁共振成像(MRI)确诊为中心静脉穿刺置管相关的臂丛神经损伤。该病例报道和相关图像已取得患者书面同意。

病例描述

1 名 40 岁女性患者,体重 92 kg,BMI 29 kg/m²,因椎管狭窄拟行腰椎后路内固定术。患者无肺部、代谢、神经、全身或精神方面疾患。患者心电图和胸片正常,血常规、凝血及血生化检查均正常,既往无出血史。患者进入手术室后,拟行全身麻醉。常规监测心电图、脉搏血氧饱和度,袖带测量左臂无创血压。诱导时给予咪达唑仑 0.05 mg/kg、芬太尼 2 µg/kg、丙泊酚 2 mg/kg、罗库溴铵 0.6 mg/kg,随后经口插入内径 7 mm 气管导管,给予 8 mL/kg 的潮气量,进行无 PEEP 的机械通气。麻醉维持采用丙泊酚和瑞芬太尼持续静脉输注,因脊柱手术的大出血发生率高,故诱导后用 Seldinger 技术于右锁骨下静脉置入 7F 多腔导管以便频繁采血分析并密切监测血流动力学。在上级医师的监督下,该操作由具有 3 年以上麻醉工作经验的麻醉科住院医师在无菌条件下完成。尝试使用 18G 穿刺针通过锁骨下入路行右侧锁骨下静脉穿刺置管,而后置入导丝进入静脉。3 次尝试后穿刺成功。使用传感器识别系统确认导管位置,并观察到静脉波形。置管期间,患者仰卧位,手臂和肩膀处于中立位置。手术持续 3 小时 40 分钟。手术期间,患者俯卧位。手臂和肩成角小于 90°,肘部弯曲,双手掌心向下。臂板上用软凝胶垫来支撑上肢。俯卧位时枕头(面朝下)用于头部支撑。双侧胸部垫垂直放于乳房侧面,且未压及腋窝。患者体位由至少 3 个人摆放,麻醉科医师、外科医师和护士各 1 人。手术期间无并发症。患者在恢复室苏醒并继续监护 2 h,且无明显的右上肢疼痛。当 Aldrete 评分为 9 分,患者被转出恢复室。

术后 3～4 h,患者主诉右上肢严重疼痛,继而给予非甾体类药物镇痛治疗。据骨科护士和陪护人员了解,术后患者一直处于仰卧位,无明显的危险体移动。患者胸片显示导管在位,且影像学上无异常。

次日经 X 线检查后拔除中心静脉导管。第 3 天患者右臂运动稍弱。因患者持续右臂疼痛和右指骨轻度运动无力而转诊至神经内科。术后第 7 天患者行颈椎 MRI 检查,发现右侧臂丛神经创性神经炎。尽管没有血肿、动脉瘤或导致神经压迫的肿块的迹象,但 MRI 显示右侧臂丛的弥漫性信号改变和水肿,符合神经炎表现(图 1)。MRI 未发现明显的解剖结构变异。神经内科建议损伤后

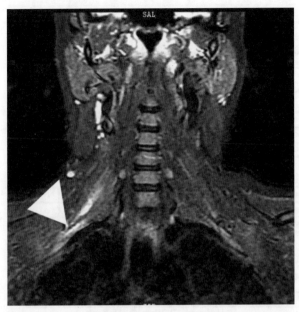

图1 MRI 显示右侧臂丛的弥漫性信号改变和水肿,与神经炎症(白色箭头)相一致。

2～3 周行肌电图检查以便观察失神经支配电位及纤颤电位。术后 21 天的肌电图显示臂丛神经中下干轻度损伤,C7～C8 神经束受累。肌电图显示受 C7～C8 支配的指总伸肌的去神经电位(图2)。肌电图报告中提到了指总伸肌的纤颤、少量正向波和正常运动单位电位,考虑为 C7～C8 神经纤维的轻度损伤(图3)。这些检查表明锁骨

下静脉穿刺置管过程中损伤了臂丛神经。疼痛科调整了患者的疼痛治疗方案,增加了加巴喷丁、文拉法辛(选择性 5 -羟色胺再吸收抑制剂)和碳酸镁等药物。患者被转到理疗和康复中心门诊。6 个月后,神经内科推荐复查肌电图评估临床改善程度,但患者因疼痛日渐减轻而拒绝了 2 次肌电图检测。患者最初的视觉模拟评分(VAS)为 10/10(VAS 评分:0～10;0 = 无痛,10 = 最痛)。治疗后 3 个月,患者的 VAS 评分为 2/10。1 年后,患者右臂已无疼痛。在第 1 个月,患者右指骨无力加重,但 5 个月后已完全恢复。

讨论

臂丛神经损伤是锁骨下静脉穿刺置管的一种罕见并发症,许多研究没有考虑到这种并发症[3]。文献中有部分病例报道涉及锁骨下静脉穿刺置管导致的周围神经损伤[1,2],如膈神经[4]、喉返神经[5]和臂丛神经[1,2]的损伤。臂丛神经损伤可由静脉穿刺或动脉穿刺引起的直接针刺损伤或血肿压迫所致。有学者[6]描述了两例直接穿刺导致的臂丛神经损伤,与本报道类似。卡拉卡亚(Karakaya)等[2]报道了 1 例由血肿压迫所致的臂丛神经损伤。大多数静脉穿刺置管导致的臂丛

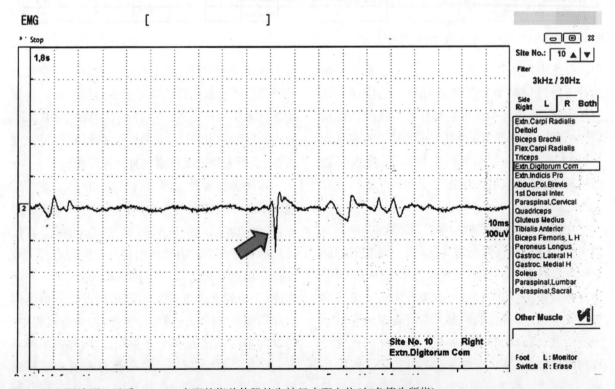

图2 肌电图波形显示受 C7～C8 支配的指总伸肌的失神经支配电位(红色箭头所指)

Motor Nerve Conduction Study

Site	Latency (ms)	Amplitude	Area	Segment	Distance (mm)	Interval (ms)	NCV (m/s)	NCV N.D.
Median, R								
Wrist	2,98ms	12,85mV	16,56mVms	Wrist		2,98ms		
Elbow	6,52ms	10,01mV	15,08mVms	Wrist - Elbow	220mm	3,54ms	62,1m/s	
Ulnar, R								
Wrist	2,24ms	20,22mV	34,04mVms	Wrist		2,24ms		
Elbow	5,78ms	19,82mV	32,94mVms	Wrist - Elbow	190mm	3,54ms	53,7m/s	
Axilla	7,04ms	18,96mV	32,85mVms	Elbow - Axilla	110mm	1,26ms	87,3m/s	

F-wave Study

Nerve		Stim.Site	F-Lat.	F-Lat. N.D.	M Lat.	F-M Lat.	F-Occurr.	Distance	FWCV	N.D.
Median	R	Wrist	23.85ms		2.8ms	21.05ms	8/10,80%			
Ulnar	R	Wrist	23.55ms		2.65ms	20.9ms	10/10,100%			

Sensory Nerve Conduction Study

Site	Latency (ms)	Amplitude	Area	Segment	Distance (mm)	Interval (ms)	NCV (m/s)	NCV N.D.
Median, R								
Wrist	2,38ms	58,20uV	5,98uVms	Wrist	140mm	2,38ms	58,8m/s	
Ulnar, R								
Wrist	2,04ms	71,10uV	3,00uVms	Wrist	120mm	2,04ms	58,8m/s	
Radial, R								
Forearm 1.Dig	2,64ms	17,70uV	3,64uVms	Forearm 1.Dig	135mm	2,64ms	51,1m/s	

EMG Findings Summary

Muscle/Side		Ins. Act.	Fibs.	Pos. Wave	Fasc.	MYO. Disch.	Normal MUP	Poly	Low Amp.	High Amp.	Dur.	Recruit	Int. Patt.
Deltoid	R						Normal MUP						+1
Biceps Brachii	R						Normal MUP						+1
Triceps	R						Normal MUP						+1
Extn. Digitorum Com	R		++	+			Normal MUP						+1
Abduc.Pol.Brevis	R						Normal MUP						+1
1st Dorsal Inter.	R						Normal MUP						+1

图 3 肌电图报告显示指总伸肌的颤动和少量正向波,以及正常运动单位电位,表示 C7～C8 神经纤维的轻度病变

神经损伤多发生在下干。有学者[1]记录了 1 例锁骨下静脉穿刺置管导致的臂丛上干损伤。在这些案例中,神经损伤可由操作或人体解剖结构变异所致。本例患者的 MRI 并无明显的解剖变异(如 C7 上有一根额外的肋骨)。根据大多数的报道描述,多次尝试操作会增加神经损伤并发症的风险[1,2]。

在以往的诸多病例中,患者是清醒的,主诉肩部突然疼痛或神经侧感觉异常,提示锁骨下静脉穿刺置管时很可能损伤到神经。本案例中,因静脉穿刺置管在全麻下进行,故患者无法反馈感觉异常或疼痛。因此,本例患者主要表现为术后临床症状,如难治性的严重疼痛。清醒穿刺置管可以预防这种并发症,因患者会主诉置管期间的疼痛。文献中大多数病例因同侧锁骨下静脉穿刺置

管引起血肿所致臂丛神经损伤。血肿[2]或假性动脉瘤[7]压迫引起的臂丛神经损伤通常发生在导管放置后数小时或数天。神经症状可在早期(几小时内)或晚期(几周内)出现[8]。神经病变很快便发作,说明主要原因可能是直接神经损伤[8]。

本例患者术后立即出现疼痛,而迟发性疼痛通常与炎症或肿胀有关[8]。因 MRI 未见血肿形成,本例患者肌电图和 MRI 结果提示穿刺针直接导致的神经损伤。由于使用软凝胶垫将患者上肢支撑在填充臂板上,双臂与肩部成角＜90°,肘部弯曲、手掌朝下以防止臂丛损伤,因此排除由体位引起周围神经损伤的可能。另外,在置管过程中,患者仰卧位,双侧肢体处于中立位,肩部或手臂未受到牵拉。术后,应用转移板把患者安全转移到床上,患者取仰卧位以保护脊柱。当患者清醒时,

并不处于容易导致臂丛神经损伤的倾斜位。本例患者无糖尿病、肥胖症、高龄或感染等周围神经损伤的易感因素,术中无低血容量、低血压、低氧、电解质紊乱等并发症[9]。大部分压迫导致的臂丛神经损伤由体位引起,包括上神经根损伤(除非手术包括胸骨正中切开术)[8],本例患者臂丛神经的中下干受影响。针刺伤的另一个指标是伤口恢复无痛状态所需要时间长——本例患者耗时一年,而大多数体位导致的损伤恢复要快得多。如果我们使用超声引导下穿刺,可能将避免多次尝试或旋转穿刺针。

神经内科会诊为我们的治疗计划提供了便利。肌电图的检查时间也是一个重要的问题。潜在的周围神经损伤后,至少需要 10～14 天时间才会完全退变[9]。失神经支配电位和正锐波是肌肉纤维失去神经支配所致[8]。建议复查肌电图以便观察症状改善和神经再生的情况,但该患者拒绝了第 2 次肌电图检查。

谨慎拔除锁骨下静脉导管非常重要。沃尔登(Walden)[7]报道一例由锁骨下动脉瘤导致的臂丛神经损伤,动脉瘤被静脉导管本身所掩盖。严格监测疼痛评分和神经学检查可以提醒医师注意并发症。如果疼痛出现在锁骨下静脉穿刺置管的同侧手臂,应怀疑静脉穿刺置管的并发症。此时立即明确诊断并开始有效的治疗非常重要。在我们的病例中,通过采用多学科治疗方法,患者的疼痛于 1 年后消失。

锁骨下入路是一种常用的中心静脉穿刺入路;就像任何操作一样,它也有潜在并发症。超声引导下锁骨下静脉穿刺置管需要大量的培训和经验,也有很多与超声引导下深静脉穿刺置管相关的并发症[10]。腋静脉解剖定位更清楚,与锁骨下静脉穿刺置管相比,选择超声引导下腋静脉穿刺置管可能更安全[11]。我们认为,超声引导下中心静脉穿刺置管是一种预防并发症的较好方法。操作前超声检查可早期发现解剖结构异常,提供置管失败的线索[12]。如果使用超声观察到神经样结构,那么可以避免穿刺针直接刺伤神经[13]。

臂丛神经损伤更多发生在盲法穿刺(与超声引导相比)、患者麻醉后(相较于清醒状态)及多次尝试时,这些都增加了并发症的风险,故应当避免。当出现并发症时,有必要进行多学科治疗。早期诊断与正确治疗可以防止永久性神经损伤。

(卢文斌 译,王芷 审)

参考文献

[1] Porzionato A, Montisci M, Manani G. Brachial plexus injury following subclavian vein catheterization: a case report. *J Clin Anesth*. 2003; 15: 582 – 586.

[2] Karakaya D, Baris S, Güldogus F, Incesu L, Sarihasan B, Tür A. Brachial plexus injury during subclavian vein catheterization for hemodialysis. *J Clin Anesth*. 2000; 12: 220 – 223.

[3] Kim E, Kim HJ, Hong DM, Park HP, Bahk JH. Influence of mechanical ventilation on the incidence of pneumothorax during infraclavicular subclavian vein catheterization: a prospective randomized noninferiority trial. *Anesth Analg*. 2016; 123: 636 – 640.

[4] Akata T, Noda Y, Nagata T, Noda E, Kandabashi T. Hemidiaphragmatic paralysis following subclavian vein catheterization. *Acta Anaesthesiol Scand*. 1997; 41: 1223 – 1225.

[5] Zohar Y, Buller N, Shvilly Y. Recurrent laryngeal nerve paralysis during transvenous insertion of a permanent endocardial pacemaker. *Ann Otol Rhinol Laryngol*. 1993; 102: 810 – 813.

[6] García-Fages LC, Castillo J, Gomar C, Villalonga A, Nalda MA. [Transient block of the brachial plexus after catheterization of the subclavian vein]. *Ann Fr Anesth Reanim*. 1990; 9: 93 – 94.

[7] Walden FM. Subclavian aneurysm causing brachial plexus injury after removal of a subclavian catheter. *Br J Anaesth*. 1997; 79: 807 – 809.

[8] Sawyer RJ, Richmond MN, Hickey JD, Jarrratt JA. Peripheral nerve injuries associated with anaesthesia. *Anaesthesia*. 2000; 55: 980 – 991.

[9] Sondekoppam RV, Tsui BC. Factors associated with risk of neurologic complications after peripheral nerve blocks: a systematic review. *Anesth Analg*. 2017; 124: 645 – 660.

[10] Airapetian N, Maizel J, Langelle F, et al. Ultrasound-guided central venous cannulation is superior to quick-look ultrasound and landmark methods among inexperienced operators: a prospective randomized study. *Intensive Care Med*. 2013; 39: 1938 – 1944.

[11] Bannon MP, Heller SF, Rivera M. Anatomic considerations for central venous cannulation. *Risk Manag Healthc Policy*. 2011; 4: 27 – 39.

[12] Brogi E, Martinelli G, Forfori F. Response to: influence of mechanical ventilation on the incidence of pneumothorax during infraclavicular subclavian vein catheterization: a prospective randomized noninferiority trial. *Anesth Analg*. 2017; 124: 1015 – 1016.

[13] Sermeus LA, Sala-Blanch X, McDonnell JG, et al. Ultrasound-guided approach to nerves (direct vs. tangential) and the incidence of intraneural injection: a cadaveric study. *Anaesthesia*. 2017; 72: 461 – 469.

40. 髋关节脱位患者连续两次发生与万古霉素相关的术前心搏骤停

特里普·埃文斯(Trip Evans),塞法莉·帕特尔(Sephalie Patel)

摘要

已有大量文献描述万古霉素的不良反应(如恶心呕吐、红人综合征、急性肾损伤),但很少有证据表明万古霉素过敏反应需要进行心肺复苏。本文报道1例患者在间隔4周、两次使用万古霉素后均发生术前心搏骤停。两次事件中均对患者进行心肺复苏,患者结局良好。本文讨论了万古霉素所致的过敏反应的鉴别诊断与治疗。

万古霉素是一种常用于肿瘤患者的有效抗生素,因该人群革兰阳性菌感染率很高。但是,不良反应与超敏反应显著限制了万古霉素的使用。其不良反应包括肾毒性、耳毒性和血液毒性[1]。超敏反应包括IgE介导的1型速发型反应和细胞介导的4型迟发型反应。既往研究表明,因万古霉素不良反应导致该药治疗中断的比例高达14%~16%[2]。

Minhas等[2]最近的1篇综述表明,自1982~2015年由万古霉素导致的超敏反应共71例,其中仅7例被确认为过敏反应。上述7例患者中,仅2例需要心肺复苏。本文所描述的患者在间隔4周、2次接受万古霉素治疗后,均发生心搏骤停并成功进行了心肺复苏。本文发表已获得患者的书面知情同意。

病例描述

1名59岁女性患者,体重80 kg,因左股肉瘤导致左髋脱位。既往重要病史包括高血压、甲状腺功能减退症与焦虑症。患者术晨口服2 mg阿普唑仑、100 mg美托洛尔缓释片、100 μg左甲状腺素、5 mg羟考酮和20 mg依他普仑。患者术前生命体征:血压112/74 mmHg,心率68次/min,呼吸频率18次/min,呼吸室内空气下脉搏氧饱和度95%。前往手术室前几分钟,患者在术前准备区开始缓慢静脉输注1 g万古霉素。随后,患者被带往手术室并转移至手术台。在连接好五导联心电图、脉搏血氧饱和度与血压监测仪后,静脉注射1 mg咪达唑仑。给药后1 min内,患者无应

答且脉搏不可触及。因出现无脉性电活动,立即启动心肺复苏,并立即停止输注万古霉素并取消手术。静脉注射2 mg肾上腺素后,患者自主循环恢复。患者在接下来1 h内,仍需静脉输注去甲肾上腺素以维持平均动脉压大于60 mmHg。患者的鉴别诊断包括脑血管事件、癫痫、肺栓塞、心肌梗死、脓毒症和过敏反应。在排除过敏反应外的上述所有可能后,考虑到给药时间,认为患者对咪达唑仑过敏。到达重症监护室不久,经胸超声心动图显示左心室功能正常,射血分数为65%~70%,瓣膜无异常,其余结果无异常。12导联心电图显示窦性心动过速,心率133次/min,房性期前收缩,没有缺血迹象,前外侧心壁ST/T段存在非特异性改变。患者初始肌钙蛋白水平为0.02 ng/mL,且8 h后没有升高,故心内科医师排除患者为急性冠脉综合征。

在第一次尝试手术4周后,再次安排患者进行手术。在术前准备区对患者进行初步咨询后,决定放置硬膜外导管进行术后镇痛。患者基础生命体征:血压124/82 mmHg,心率82次/min,呼吸频率16次/min,呼吸室内空气下脉搏氧饱和度97%,体温97.5°F。在术前准备区,使用1%利多卡因0.5 mL进行局部浸润后,将硬膜外导管置于L4~L5间隙。在放置硬膜外导管期间未使用咪达唑仑进行镇静。通过硬膜外导管给予2.5 mL 1.5%的利多卡因混合1:200 000肾上腺素的试验剂量,无血管内或蛛网膜下腔置管的体征或症状。患者能很好地耐受该操作过程并在担架床舒适地休息了5 min。患者离开术前准备区前,开始

滴注万古霉素。患者在几秒钟内开始主诉呼吸困难,1 min后无应答。立即停止输注万古霉素,并针对无脉性电活动启动高级心脏生命支持方案。使用1 mg肾上腺素和20个单位血管升压素后,患者自主循环恢复。患者被转移至重症监护室进行气管插管与镇静。接下来的12 h,患者血流动力学稳定,无须进一步正性肌力药物支持,但血清类胰蛋白酶水平升高至125 μg/L(正常值<10.9 μg/L)。在过敏反应后约30 h,患者直接从重症监护室被推入手术室进行手术,手术过程平稳。患者在术后第1天拔管并在9天后出院。

讨论

围术期过敏反应与类过敏反应通常在麻醉诱导后发生,且常与神经肌肉阻滞剂和抗生素相关[3]。通常,过敏反应与类过敏反应的皮肤表现是反映潜在化学或免疫介导的炎症反应的公认线索。

急性过敏反应被归为免疫介导的1型过敏反应,涉及肥大细胞释放IgE。过敏反应是直接的非免疫介导的肥大细胞与嗜碱性粒细胞释放介质的表现。万古霉素最常见的类过敏反应为红人综合征(RMS)[4]。RMS通常以面部、颈部和躯干上部的红斑样、瘙痒性皮疹为特征[4],很少发生低血压和血管性水肿。RMS常发生于药物使用后4～10 min,且常因快速输注而出现,可通过减缓药物输注速度和使用抗组胺药治疗。

临床上很难鉴别万古霉素的过敏反应与类过敏反应。苯二氮䓬类药物过敏很少见,发生率为1:3 500～1:20 000[5],但仍比万古霉素所致的过敏反应常见。万古霉素过敏且需心肺复苏的,至今仅有2例报道[6]。

患者第2次心搏骤停发生在仅给予万古霉素和利多卡因(硬膜外)后,遂认为患者对万古霉素产生过敏反应。类胰蛋白酶水平升高支持这一结论,因该变化不发生在类过敏反应中[7]。局部麻醉药物的过敏反应发生率极低,且患者在几周前接受静脉注射利多卡因进行内镜检查时,并未出现任何不良反应。

对此病例中,第一次错误地将心搏骤停归因为对咪达唑仑的过敏反应。咪达唑仑给药和随后

心搏骤停存在时间上的逻辑关系,IgE介导的反应发生率较高,加之万古霉素的输注总量极少,这几点均让医师排除了万古霉素的嫌疑。在正确地认识到万古霉素是致敏药物后,我们将咪达唑仑从过敏原列表中移除。该病例说明,在过敏反应中如果未能找到真正的致敏药物,患者将可能继续发生过敏。此外,在寻找病因时无论该因素的可能性多低,都应保持警惕。

多项研究强调了识别术中过敏反应原因的重要性与巨大挑战。有学者等[8]回顾了2013～2016年间英国发生的31例术中过敏事件。尽管过敏学专家进行了详尽的测试与评估,但仍有6例(19.4%)患者的过敏病因未明。此外,该学者等认为在试图确定病因时,麻醉科医师与过敏学专家多学科合作的重要性。

弗伦德利希(Freundlich)等[9]最近的一项研究发现,系统性肥大细胞增多症是患者术中反复出现对血流动力学影响显著的过敏反应的原因。肥大细胞的异常增殖,使患者更易发生非IgE介导的过敏反应,对于多次发生过敏反应且对血流动力学影响显著者,应始终考虑该疾病[9]。虽然对血流动力学影响显著的过敏反应复发相当罕见,但它显然是再次发生过敏反应的重要危险因素[9]。

史密斯(Smith)等[10]最近报道了1例先前未确诊的肥厚性心肌病患者在梅奥诊所接受全髋关节置换术时,发生了对万古霉素的过敏反应。梅奥诊所的麻醉团队进行了详尽的调查,包括通过骨髓活检评估系统性肥大细胞增多症,与过敏学专家合作对手术室内除万古霉素外所有使用过的药物进行皮试,因为万古霉素测试的假阳性率很高。

澳大利亚与新西兰麻醉医师学会、澳大利亚与新西兰麻醉过敏小组根据共识指南与现有文献,制订了对过敏反应的初步治疗与持续管理的指南[11]。这份指南包括根据药物反应严重程度及早使用肾上腺素,静脉液体复苏,建立大口径静脉通路以及停用可能的致敏药物。

对血流动力学不稳定的患者进行鉴别诊断时,即使皮肤没有过敏表现,也必须将过敏和类过敏反应作为考虑因素。面对血流动力学崩溃的严

重药物过敏反应,在试图找出原因并避免未来再次暴露时,保持警惕十分重要。此外,当致敏因素未知时,与过敏学专家的多学科合作十分重要。

（黄捷 译,王芷 审）

参考文献

［1］Bruniera FR, Ferreira FM, Saviolli LR, et al. The use of vancomycin with its therapeutic and adverse effects: a review. *Eur Rev Med Pharmacol Sci*. 2015; 19: 694-700.

［2］Minhas JS, Wickner PG, Long AA, Banerji A, Blumenthal KG. Immune-mediated reactions to vancomycin: a systematic case review and analysis. *Ann Allergy Asthma Immunol*. 2016; 116: 544-553.

［3］Dewachter P, Mouton-Faivre C, Hepner DL. Perioperative anaphylaxis: what should be known? *Curr Allergy Asthma Rep*. 2015; 15: 21.

［4］Sivagnanam S, Deleu D. Red man syndrome. *Crit Care*. 2003; 7: 119-120.

［5］Haybarger E, Young AS, Giovannitti JA Jr. Benzodiazepine allergy with anesthesia administration: a review of current literature. *Anesth Prog*. 2016; 63: 160-167.

［6］Glicklich D, Figura I. Vancomycin and cardiac arrest. *Ann Intern Med*. 1984; 101: 880.

［7］Renz CL, Laroche D, Thurn JD, et al. Tryptase levels are not increased during vancomycin-induced anaphylactoid reactions. *Anesthesiology*. 1998; 89: 620-625.

［8］Meng J, Rotiroti G, Burdett E, Lukawska JJ. Anaphylaxis during general anaesthesia: experience from a drug allergy centre in the UK. *Acta Anaesthesiol Scand*. 2017; 61: 281-289.

［9］Freundlich RE, Duggal NM, Housey M, Tremper TT, Engoren MC, Kheterpal S. Intraoperative medications associated with hemodynamically significant anaphylaxis. *J Clin Anesth*. 2016; 35: 415-423.

［10］Smith BB, Nickels AS, Sviggum HP. A rare combination of undiagnosed hypertrophic cardiomyopathy revealed by intraoperative anaphylaxis resulting in acute left ventricular outflow obstruction and cardiac arrest. *J Clin Anesth*. 2016; 31: 212-214.

［11］Kolawole H, Marshall SD, Crilly H, Kerridge R, Roessler P. Australian and New Zealand Anaesthetic Allergy Group/Australian and New Zealand College of Anaesthetists Perioperative Anaphylaxis Management Guidelines. *Anaesth Intensive Care*. 2017; 45: 151-158.

第八部分

急救与复苏

要点概览由埃弗·里董撰写

41. 患蓬佩病和胸椎前凸的青年男性出现严重气道狭窄

2017,9(7):199-203

① 迟发性蓬佩病患者常存在限制性肺部疾病和脊柱曲度异常。

② 蓬佩病典型的临床表现为肌无力和呼吸神经元功能障碍,另一潜在表现是长段支气管软化及远端支气管闭塞。

③ 有呼吸系统症状的迟发性蓬佩病患者的脊柱曲度异常,尤其是胸椎侧凸,故应考虑应用高级成像技术评估患者气道情况。

42. 罗库溴铵与舒更葡糖混合物致过敏反应的首次报道

2016,7(9):190-192

① 舒更葡糖可能引起过敏反应。

② 该病例报道描述了一例对舒更葡糖-罗库溴铵络合物的超敏反应,但对舒更葡糖或罗库溴铵不过敏。

③ 意识到这种可能性有助于围术期过敏反应的诊断及处理。

43. 蜱叮咬后食用哺乳动物肉类诱发迟发型过敏反应及其对心脏手术麻醉管理的影响

2017,8(7):175-177

① 蜱虫叮咬可引起成人对红肉过敏,过敏发生在接触后3至6小时。

② 有蜱虫叮咬史的患者对肝素和生物瓣过敏的风险较高。

③ 术前检查及围术期应用预防过敏的药物,如苯海拉明、法莫替丁或氢化可的松等,可能会预防这种反应的发生。

44. 通过气管交换导管供氧引起严重皮下气肿和双侧张力性气胸

2017,8(2):26-28

① 气管交换导管常辅助用于插管困难患者(如发生气管阻塞),这类设备可通过其中心通道输送氧气。

② 气管交换导管的高压供氧,可能导致皮下气肿和双侧张力性气胸。

③ 气管交换导管插入过深到气管-支气管树处,更易发生这种并发症。

45. 羟钴胺素治疗肝移植术中血管麻痹综合征:恢复血压而不造成血管痉挛

2016,7(12):247-250

① 肝移植过程中常出现血管麻痹,部分原因是一氧化氮(NO)、一氧化碳(CO)和硫化氢(H_2S)气体信号分子产生过量。

② 常规的血管收缩药物治疗血管麻痹综合征,可引起外周动脉痉挛。

③ 通过结合 NO、CO、H_2S,羟钴胺可在不引起动脉痉挛的情况下有效治疗肝移植术中的血管麻痹。

46. 非典型神经阻滞剂恶性综合征：一项诊断及扩大治疗方案的建议

2017,9(12)：339 - 343

① 神经阻滞剂恶性综合征(NMS)是一种罕见疾病,可由药物偶然触发,表现为体温升高、自主神经不稳定、僵硬、精神状态改变、肌酸激酶(CK)升高。

② NMS 不伴有 CK 升高者较为少见。

③ NMS 在很大程度上是一种排除性诊断,但标准化的治疗原则可促进 NMS 的及时治疗。

47. 经椎间孔腰椎融合术后并发急性硬脑膜下血肿

2017,9(3)：94 - 96

① 脊柱手术后的患者偶尔发生硬膜下血肿。

② 其潜在机制是脑脊液(CSF)渗漏导致 SDH。由于颅内压降低,CSF 循环回流至颅内增多。

③ SDH 可能发生于脊柱手术后。

48. 胰十二指肠切除术后短期视力丧失

2017,8(8)：216 - 218

① 枕叶癫痫可导致短暂失明。

② 围术期失明的鉴别诊断应包括枕叶癫痫发作。

③ 脑电图检查可能有助于诊断枕叶癫痫活动。

49. 病态肥胖伴顽固性低氧血症的机械通气优化

2017,8(1)：7 - 10

① 呼气末正压(PEEP)在 $5\sim7$ cm H_2O 时,不能预防呼吸衰竭的病态肥胖插管患者肺不张的发生。

② 在不引起低血压的情况下,联合应用大潮气量通气和 PEEP 递减法能逆转肺不张,可允许呼吸衰竭的肥胖患者拔除气管导管。

③ 对于难治性患者,不伴有低血压时可采取肺复张手法和 PEEP 递减法以减少肺不张,改善氧合。

50. 既往多次在麻醉恢复室发生谵妄的患者的麻醉管理

2017,8(12)：311 - 315

① 术后谵妄的药物治疗,目前仍有争议。

② 反复发作的术后谵妄患者,可能对特定的麻醉方案敏感。

③ 麻醉管理可影响此类患者围术期谵妄的发生率。

41. 患蓬佩病和胸椎前凸的青年男性出现严重气道狭窄

B. 兰德尔·布伦(B. Randall Brenn),玛丽·T. 塞鲁(Mary T. Theroux),
苏肯·A. 沙阿(Suken A. Shah),威廉·G. 麦肯齐(William G. Mackenzie),
罗伯特·海因勒(Robert Heinle),梅娜·T. 斯卡维纳(Mena T. Scavina)

摘要

1 名患有迟发性蓬佩病(2 型糖原贮积病)的青年男性,在进行肝脏活检麻醉期间出现限制性通气功能障碍甚至呼吸心跳停止,怀疑因支气管痉挛所致。后来,该患者行脊柱后路融合术时,出现呼吸心跳停止而导致手术中止。心肺复苏后立即对其进行支气管镜检查,结果显示患者远端气管和细支气管存在不明原因狭窄。这是对迟发性蓬佩病在行胸椎前凸手术过程中出现不明原因严重气道狭窄的首次描述,该患者最终通过后路脊柱融合术得到完全缓解。

蓬佩病或 2 型糖原贮积病是一种罕见的常染色体隐性疾病,由酸性 α-葡萄糖苷酶缺乏导致溶酶体糖原贮积。该疾病多见于婴儿或儿童,临床表现为进行性肌无力、呼吸功能不全和肥厚性心肌病[1]。本文所描述的是 1 例迟发性蓬佩病(late-onset Pompe disease,LOPD)患者,合并不明原因严重气管狭窄导致 2 次严重气道事件,第 1 次是肝脏活检期间,第 2 次是脊柱后路融合术(PSF)期间。本病例报道已获得患者父母/监护人书面同意。

病例描述
经颈静脉行肝脏活检术

1 名体重 36 kg 的 15 岁男孩,在全身麻醉下行经颈静脉肝脏活检术。患者 9 岁时被确诊为 LOPD,已使用 α 葡萄糖苷酶进行酶替代治疗。该患者临床症状包括进行性肌无力,因一直存在限制性和阻塞性气道疾病,在夜间使用支气管扩张剂和双水平气道正压通气(BiPAP)进行治疗。在清醒期,患者呼气末二氧化碳(ETCO$_2$)为 55 上下。肺功能提示轻度阻塞性和中至重度限制性肺病,肋间肌及膈肌功能较弱但仍在正常范围之内。最大肺活量(FVC)、1 秒钟用力呼气量(FEV1)和 FEV1/FVC 分别为预测值的 32%、25% 和 80%。最近一次的心脏检查提示心脏解剖和功能正常。此外,已知患者患有胸椎前凸和脊柱侧凸伴有骨盆倾斜,一直在进行 PSF 术前评估。

患者可耐受静脉诱导,因此行丙泊酚输注后放置喉罩。活检操作顺利,并在 35 min 后患者仍处于深度麻醉状态时取出喉罩。当患者有反应但在离开介入治疗室前,出现氧饱和度下降伴有不对称的胸部运动。即刻行胸部平扫,未见气胸。尝试双手通气但收效甚微,患者氧饱和度进一步下降。立即行紧急气管插管,但患者胸廓抬起不明显,几乎未见 ETCO$_2$ 波形。患者出现心动过缓,遂呼救院内抢救,开始胸外按压,以 10 μg/kg 初始剂量给予肾上腺素。患者仍然难以通过气管导管进行通气,怀疑出现严重的支气管痉挛,给予第二剂肾上腺素。随后,患者通气得以改善。患者被转移至儿科重症监护病房(PICU)并进行通气约 2 个小时,随后拔除气管导管,未出现异常。与患者、家属和呼吸科医生讨论后认为,严重支气管痉挛是导致通气困难的可能病因。患者于次日出院回家,进行沙丁胺醇和阿达木单抗组成的药物治疗,并预约再次行肺功能检查。

肝活检麻醉出现首次气道意外事件 3 个月后,检查结果提示为轻度阻塞性和中度至重度限制性肺功能障碍,与患者之前检查结果一致。

脊柱后路融合术

1 年后,患者 16 岁时再次入院拟行 PSF,患者入手术室前服用的肺疾患相关药物已至最大量。

全麻诱导后,插入 7.0 号气管导管,患者再次出现胸部运动不对称,左半胸的通气量大于右侧。气管插管后的胸片确认气管导管位置良好。留置中心静脉导管,穿刺动脉并置管,开放两条外周静脉。患者俯卧位后约 30 min 外科开始切皮,麻醉科医师注意到患者通气困难逐渐加重,伴随 ETCO₂ 和 SpO₂ 下降。外科医师暂停手术。改用 100% 纯氧手动高压通气,仅轻微改善通气和氧合。因怀疑支气管痉挛,给予肾上腺素后患者 ETCO₂ 和 SpO₂ 恢复正常。患者心率和血压也趋于稳定,继续进行手术。约 15 min 后,ETCO₂ 和 SpO₂ 再次开始下降,再次恢复手动通气但难度增加,遂准备将患者恢复至仰卧位以进一步评估通气困难。通过气管导管插入吸痰管,抽吸出大量泡沫样痰。患者出现心动过缓至 45 次/min,平均动脉压降至 35 mmHg。在对患者进行快速包扎并且缝合脊柱伤口后,患者被转回仰卧位。患者随后出现室颤,给予数次肾上腺素和除颤处理。患者心律稳定后,行纤维支气管镜检查,通过气道检查以确定是否有分泌物导致的闭塞,发现远端气管和细支气管几乎完全消失,左主干支气管压缩比右侧更为明显(图 1A)。患者被送往 PICU,气管插管下行机械通气。

胸部 CT 血管造影显示,远端气管从胸骨和 T4 椎体至隆凸段严重压缩。远端气管的狭窄延伸至右主支气管和左主支气管。图 1B 是隆凸水平的轴向视图,显示异常居中的椎体伴有气管变平。增强 CTA 侧面图可显示骨结构和气道轮廓,提示胸腔入口处的气管突然变窄(图 2A)。CTA

三维图像显示都存在从气管远端至 2 个主支气管(图 2B)。

回到手术室完成 PSF

呼吸科、整形外科和麻醉科等相关学科专家进行了详细的病史回顾和讨论,以期安全地进行气道管理,消除气管上的外部压迫,确保 PSF 顺利完成。方案"A"为使气管导管尽可能靠近隆凸,以期能够支撑远端气管和主干支气管。当方案"A"失败,则使用方案"B"——尝试双腔气管导管以支撑左主干支气管。此外还讨论了是否使用体外膜氧合。专家还考虑是否可放置金属支气管支架,但因存在接近大血管以及出现刺破气管壁导致灾难性出血的风险,而放弃使用。

由于气管导管套囊漏气,故更换为 7.5 号气管导管,借此增加气管导管尺寸进一步改善通气。随后发现 7.5 号气管导管存在漏气现象,于是改用 8.0 号气管导管以提供最大通气支持。行支气管镜检查并将气管导管推进至隆凸上方 0.5~1 cm。由于通气压力降低和潮气量增大,通气变得容易。与最初的支气管镜检查相比(图 1A),气管导管似乎可以支撑远端气管和主气管(图 3A)。

PSF 手术过程中患者无特殊,手术结束后带气管导管转运回 PICU。2 天后拔除气管导管,并恢复 BiPAP 呼吸支持。在为期 1 个月的随访中,患者体重增加 2.72 kg,并且夜间使用低水平 BiPAP,抽查的 ETCO₂ 结果低至 51 mmHg。患者 PSF 后约 3 个月返回医院,支气管镜检查提示气道持续重塑以及气管轮廓改善(图 3B)。

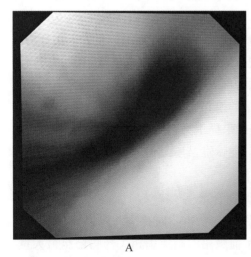

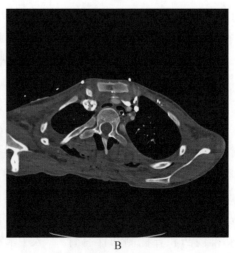

A   B

图 1 A. 在脊柱后路融合术中成功复苏后拍摄的支气管软镜显示,存在明显的气管狭窄。B. 复苏后次日胸部 CT 显示,气管远端水平的椎体和胸骨之间存在狭窄。

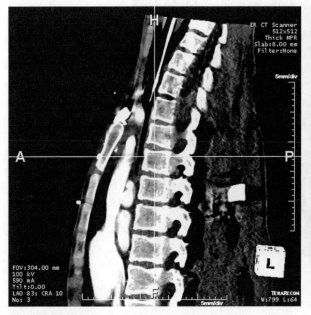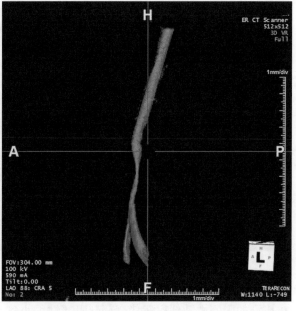

图2 经过处理的 CT 血管造影图像

A. 侧视图显示胸椎前凸影响 T4 椎体和后胸骨之间的空间。B. 经过处理的 CT 血管造影三维图像,斜视图,显示远端气管的长段延伸至主干支气管的临界处逐渐变细。

图3 A. 在手术室重新气管插管后完成脊柱后路融合(PSF)。支气管软镜图像显示,气管导管可支撑远端气管和主气管。B. 患者出院后约 3 个月拍摄的支气管镜图像显示,PSF 后患者气道开放。

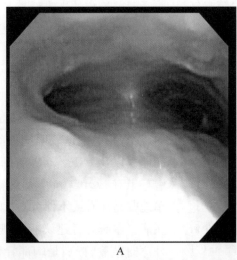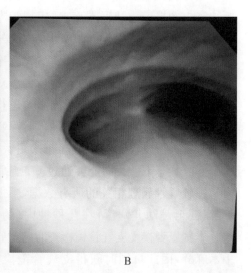

A   B

PSF 通过塑型胸段脊柱,使患者脊柱胸段更接近正常,通过最大程度地减轻患者脊柱前凸对气道的影响,气道通畅性得以改善。颈椎和上胸椎 X 线显示,T4 椎体前缘和胸骨后缘的距离几乎加倍(图 4A、B)。

讨论

本文首次报道 LOPD 患者因胸椎前凸伴有远端气管从胸骨到隆突水平的侵犯,导致的严重长段气管支气管软化症。PSF 术重建正常胸椎后凸似乎可以缓解外部压迫并改善术后肺部功能。

脊柱侧凸会造成限制性肺病,但几乎不会造成气道受损[2]。存在漏斗胸和脊柱侧凸的马方综合征患者,也会出现胸腔入口狭窄[3]。气管阻塞很少被认为是直背综合征的并发症[4]。本例 LOPD 患者所经历的严重且广泛的气管支气管软化导致两次近乎致命的事件,既往尚未见报道。

蓬佩病导致的呼吸功能受损在文献中有详细描述,且常归因于进行性呼吸肌无力[5-7]。睡眠呼吸障碍是在膈肌无力[6]和肋间肌无力[5]共同影响下,加之舌体的参与所导致的上呼吸道阻塞[8]。有文献报道,呼吸性神经功能障碍使肺功能进一

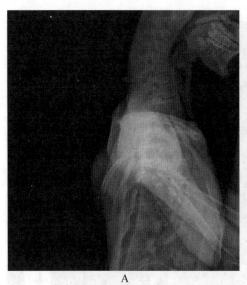
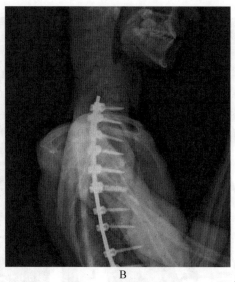

图4 A. 术前侧位 X 线显示胸椎前凸和狭窄的胸腔入口。B. 术后侧位 X 线片显示胸椎后凸矫正,T4 椎体与后胸骨之间距离的增加。

步恶化[9]。肺功能检查证实,本例 LOPD 患者存在典型的限制性肺部疾病伴有部分阻塞性的小气道疾病,不存在其他可疑或明确的病理学改变。

气管或支气管狭窄不是 LOPD 的常见表现。既往有 1 例报道为肺远端疾患,表现为左侧支气管软化伴轻度气管软化,经单侧腔内支气管支架术进行治疗[10];该报道并未探讨气道狭窄形成的原因,也未提到任何脊柱的异常弯曲。对于出现呼吸道症状的蓬佩病患者,可能需要进行支气管镜检查以排除下气道病变。然而,对呼吸功能受损的患者进行支气管镜检查会带来更大风险,尤其是麻醉状态下。我们能够通过 CT 血管造影获得与患者气管病理相关的所有数据,不需要进行麻醉(甚至是幼儿)且可在几秒钟内(约 10 s)获取。本例患者接受支气管镜检查时已进行了外科手术麻醉,因此可同时获得支气管镜检查和 CT 血管造影数据,且具有较好一致性。

近期,皮彻(Pitcher)等[2]证实胸腔入口指数(thoracic inlet index)能较好地评估上呼吸道阻塞,无论是由脊柱异常还是胸壁畸形如漏斗胸等所致。使用轴向 CT 扫描,其测量值是计算无名动脉交叉处的胸廓前后径除以椎骨-胸骨距离的比值,或胸骨柄处的胸廓前后径除以椎骨至胸骨柄距离的比值。其正常值为 3.5～3.9,在该研究中少数患者具有明显的胸廓入口狭窄,比值是正常值的 2～3 倍。本例患者计算出的比值是 8～9。这方法用于此病例的缺点是,皮彻等[2]的研究仅评估一个特定节段的胸腔入口指数,而本例患

者从胸廓入口到隆凸的气管均高度塌陷。值得注意的是,本例患者的气管病变在全身麻醉期间最为明显。患者气管和支气管软化是动态变化的,某些情况下会出现完全阻塞。

营养治疗的进步延长了 LOPD 人群的寿命,随之可能增加脊柱侧凸的发病率[11]。蓬佩病患者合并脊柱侧凸在儿童和青少年中比在成年人中更常见(分别为 57%、53% 和 25%)。有证据表明,PSF 可改善患者术后肺功能[12,13]。本例患者的影像学表现与正常胸椎后凸曲线缺失相似。然而,没有相关报道表明胸椎前凸是严重气道受损的原因以及 PSF 术可改善肺功能。

患有 LOPD 和呼吸系统症状的儿童不能简单地归为伴有或不伴有支气管痉挛的限制性肺部疾病。本研究者建议,有呼吸系统症状并患有脊柱弯曲异常(特别是胸部脊柱侧凸)的 LOPD 患者,应进行高级影像学检查以评估其气道。通过 CT 血管造影可在数秒内完成气道和血管的快速成像,同时可获得气道三维成像。儿童患者接受 CT 血管造影时可使用减量技术,辐射量大约相当于两次胸部 X 射线,且不需要镇静。若患者情况稳定,也可考虑行支气管镜检查。

(卢凌宇 译,胡宝吉 审)

参考文献

[1] van Capelle CI, van der Meijden JC, van den Hout JM, et al. Childhood Pompe disease：clinical spectrum and genotype in 31 patients. *Orphanet J Rare Dis*. 2016；11：65.

[2] Pitcher G, Zaghal A, Sato Y, Shilyansky J. The Thoracic

Inlet Index in patients with tracheal obstruction caused by chest wall deformity: validation in patients and age-matched controls. *J Pediatr Surg*. 2015; 50: 2028 – 2031.

［3］ Kolilekas L, Manali E, Kalomenidis I, Mouchtouri E, Spyrou K, Papiris S. Tracheal compression in Marfan syndrome. *Intern Med*. 2008; 47: 1069 – 1070.

［4］ Grillo HC, Wright CD, Dartevelle PG, Wain JC, Murakami S. Tracheal compression caused by straight back syndrome, chest wall deformity, and anterior spinal displacement: techniques for relief. *Ann Thorac Surg*. 2005; 80: 2057 – 2062.

［5］ Carlier RY, Laforet P, Wary C, et al. Whole-body muscle MRI in 20 patients suffering from late onset Pompe disease: involvement patterns. *Neuromuscul Disord*. 2011; 21: 791 – 799.

［6］ Gaeta M, Barca E, Ruggeri P, et al. Late-onset Pompe disease (LOPD): correlations between respiratory muscles CT and MRI features and pulmonary function. *Mol Genet Metab*. 2013; 110: 290 – 296.

［7］ Berger KI, Chan Y, Rom WN, Oppenheimer BW, Goldring RM. Progression from respiratory dysfunction to failure in late-onset Pompe disease. *Neuromuscul Disord*. 2016; 26: 481 – 489.

［8］ Dubrovsky A, Corderi J, Lin M, Kishnani PS, Jones HN. Expanding the phenotype of late-onset Pompe disease: tongue weakness: a new clinical observation. *Muscle Nerve*. 2011; 44: 897 – 901.

［9］ Fuller DD, ElMallah MK, Smith BK, et al. The respiratory neuromuscular system in Pompe disease. *Respir Physiol Neurobiol*. 2013; 189: 241 – 249.

［10］ Yang CF, Niu DM, Jeng MJ, Lee YS, Taso PC, Soong WJ. Late-onset Pompe disease with left-sided bronchomalacia. *Respir Care*. 2015; 60: e26 – e29.

［11］ Roberts M, Kishnani PS, van der Ploeg AT, et al. The prevalence and impact of scoliosis in Pompe disease: lessons learned from the Pompe Registry. *Mol Genet Metab*. 2011; 104: 574 – 582.

［12］ Kawakami K, Kawakami N, Nohara A, Tsuji T, Ohara T. Spinal fusion as a viable treatment option for scoliosis management in Pompe disease: a postoperative 3-year follow-up. *Eur Spine J*. 2016; 25(suppl 1): 140 – 146.

［13］ Haaker G, Forst J, Forst R, Fujak A. Orthopedic management of patients with Pompe disease: a retrospective case series of 8 patients. *ScientificWorldJournal*. 2014; 2014: 963861.

42. 罗库溴铵与舒更葡糖混合物致过敏反应的首次报道

格蕾丝·霍(Grace Ho),拉塞尔·C. 克拉克(Russell C. Clarke),
保罗·H. M. 萨德莱尔(Paul H. M. Sadleir),彼得·R. 普拉特(Peter R. Platt)

摘要

1名50岁男性患者在平稳接受腹腔镜阑尾切除术临近结束时,在给予舒更葡糖后出现严重过敏反应。随后对患者接触过的所有药物(包括舒更葡糖)进行皮试,结果均为阴性。考虑到给药时间对舒更葡糖的影响,遂对预先混合的罗库溴铵和舒更葡糖混合物进行皮试,结果为明显的阳性反应。本例患者为对单个药物无过敏反应,但对罗库溴铵和舒更葡糖混合物发生过敏反应的首次病例报道。

舒更葡糖是一种 γ-环糊精,能选择性地与非去极化的氨基甾体类神经肌肉阻滞剂(nondepolarizing aminosteroid neuromuscular blocking drugs,NMBDs)结合,形成复合物[1,2]。它在许多国家使用的频率增加,正在改变现代麻醉药的使用方式,因其能迅速、可预测地逆转罗库溴铵和维库溴铵等药物所产生的肌肉松弛。自从舒更葡糖进入临床使用,关于其发生超敏反应的病例报道屡见不鲜[2-5],致使美国 FDA 推迟其上市时间,要求对其安全性进行更深入研究,直到 2015 年 12 月才获批在美上市。

既往一项研究中,本研究者描述了舒更葡糖过敏史患者对游离的舒更葡糖皮试阳性,但对舒更葡糖-罗库溴铵混合物没有反应[2]。在另一项研究中,对罗库溴铵过敏的患者对罗库溴铵-舒更葡糖混合物没有反应[6]。根据舒更葡糖的作用机制,舒更葡糖包裹罗库溴铵引起舒更葡糖诱发变态反应的抗原决定簇发生占位或构象改变,形成非致敏性混合物,否则会与 IgE 结合[1]。本病例报道显示,对舒更葡糖和罗库溴铵均不过敏的患者,对 2 种药物混合物也可能过敏。在麻醉过程中,若未对上述混合物进行过敏检测,可能无法正确诊断出病因。本报道中皮试、拍照、激光灌注成像及发表,已获得患者书面知情同意。

病例描述

1名50岁男性患者,体重 95 kg,无任何严重疾病史、服药史或药物过敏史,全身麻醉下行限期腹腔镜阑尾切除术。麻醉过程所用药物无特殊,术中麻醉诱导和维持无特殊。麻醉及术中药物包括芬太尼、丙泊酚、琥珀胆碱、罗库溴铵、特治星(哌拉西林/他唑巴坦)、地塞米松、格雷司琼、帕瑞昔布,使用氯己定/酒精皮肤消毒剂、丁哌卡因/肾上腺素处理切口。术中七氟醚维持麻醉。手术结束时,由于存在残余神经肌肉阻滞,静注 200 mg(2 mg/kg)舒更葡糖,拟将患者转至病房进行拔管。在转移过程中,间断监测患者心电图和血压,但持续监测 SpO_2。搬运时,患者发生短暂咳嗽,SpO_2 降至 91%。未出现明显的呼吸顺应性变化或喘息、肿胀或红斑。在 SpO_2 和呼气末二氧化碳浓度快速下降之前,患者 SpO_2 因手控通气暂时得到维持。重新连接无创血流动力学监测,患者出现循环衰竭,即血压测不出和心动过缓(心率,40~50 次/min)。静脉滴定间羟胺(总量 10 mg)和肾上腺素(总量 1 mg)及 3 000 mL 复方乳酸钠液。可扪及颈动脉搏动,未行胸外按压。约 20 min 后,患者病情稳定,给予 100 mg 氢化可的松。开始静脉注射肾上腺素,以维持平均动脉压>75 mmHg,并转移到重症监测病房,8 h 后拔除气管导管。患者除轻微的眼眶周围肿胀,住院期间无其他特殊。患者在出现上述情况后 1 h、4 h、24 h 血清肥大细胞类胰蛋白酶,分别为 60 μg/L、22.8 μg/L 和 6.1 μg/L(参考范围上限 11.4 μg/L)。

在此事件发生 6 周后,患者在西澳大利亚麻醉不良反应诊所接受相关检查。患者诉儿童哮喘、季节性干草热和轻度皮炎病史。患者对食物中的柠檬味和猫毛敏感。

根据澳大利亚和新西兰麻醉药过敏组织的指南，对患者进行阳性和阴性对照皮内试验。患者接触过的所有药物包括芬太尼、琥珀胆碱、丙泊酚、罗库溴铵、哌拉西林、他唑巴坦、格雷司琼、地塞米松、帕瑞昔布、舒更葡糖、氯己定、聚维酮碘、利多卡因、罗哌卡因、丁哌卡因和琥珀酰明胶。考虑到给药时机与过敏的时间关系，研究者将舒更葡糖稀释成 1∶10（10 mg/mL）和 1∶1 稀释液（100 mg/mL）进行进一步皮试。测试结果均阴性。

研究者随后测试舒更葡糖和罗库溴铵混合物。该混合物采用相同体积罗库溴铵（1∶500 稀释，0.02 mg/mL）和舒更葡糖（1∶50 稀释，2 mg/mL）混合而成。因此，该溶液是含有 1∶1 000 罗库溴铵和 1∶100 舒更葡糖的稀释液，这两种药物均已证明不具有刺激性。皮内注射时产生强烈的阳性结果，20 min 后测量到 16 mm×10 mm 的水疱和红晕。

患者 2 周后返回诊所作进一步检查。对罗库溴铵和舒更葡糖皮试结果阴性。此外，还测试了其他肌松药，包括维库溴铵、潘库溴铵、阿曲库铵、顺式阿曲库铵和亚紫杉醇等，结果均为阴性。

为进一步评估患者对甾体类肌松药和舒更葡糖混合物的反应，对这些药物的组合进一步测试。首先，再次进行第一次试验（等体积 1∶500 罗库溴铵和 1∶50 舒更葡糖稀释液）。视觉检查和激光斑点灌注成像（FLPI；Moor Instruments Ltd, Axminster, Devon, UK）均再次产生明显的皮肤反应。其次，皮内试验用维库溴铵和舒更葡糖混合，用目前推荐的每种药物的最终浓度进行皮内试验（等体积 1∶500 维库溴铵和 1∶50 舒更葡糖稀释液），也产生了超过 10 mm 水疱的阳性结果（图 1）。

测定琥珀胆碱、吗啡、罗库溴铵和聚维酮碘特异性 IgE，结果均＜0.35 ku/L，可视为阴性。肥大细胞类胰蛋白酶基线值（2.9 μg/L）正常。建议患者麻醉过程中可安全使用甾体类神经肌肉阻滞药，但逆转其作用时应使用舒更葡糖以外的药物。

讨论

尽管有报道罗库溴铵比维库溴铵和苯基异喹

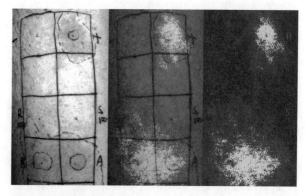

图 1　右前臂掌侧
0.01 mg/mL 罗库溴铵（R）和 1 mg/mL 舒更葡糖（S）的激光散斑图像（右）和皮试照片（左）。预混合的维库溴铵与舒更葡糖（A），预混合的罗库溴铵与舒更葡糖（B）和组胺阳性对照（H）。中间图片是与激光散斑图的组合。

啉类药物如阿曲库铵过敏发生率更高，但其起效快且可被舒更葡糖有效逆转，已成为世界上多数地区使用最广泛的肌松药[7,8]。值得注意的是，美国对 NMBDs 过敏的关注度并不像许多欧洲国家、澳大利亚和新西兰那样受重视。罗库溴铵过敏率的区域差异致使人们猜测，暴露于环境致敏剂（如福尔可定）是造成这种情况的重要原因[9]。自 2008 年以来，美国 FDA 因担忧舒更葡糖在逆转 NMBDs 潜在的过敏作用，多次拒绝批准其上市，直至 2015 年 12 月中旬。随着这种新药物的广泛使用，很重要的一点是麻醉科医师要意识到过敏反应可能由游离舒更葡糖或舒更葡糖-罗库溴铵混合物引起。在调查使用舒更葡糖后即刻发生过敏事件过程中，进行药物皮试时，必须同时使用游离舒更葡糖及其与罗库溴铵的混合物。

本研究者考虑为该患者使用另外一种可以被舒更葡糖逆转的其他 NMBD 药物，如维库溴铵。阴性皮试结果证实该药物可以使用，但与舒更葡糖的混合物同样产生明显的皮试阳性反应结果。

该患者未曾接触过舒更葡糖，因此很可能是通过接触食品中环糊精过敏原而致敏。环糊精在食品中常用作调味品、维生素、多不饱和脂肪酸及其他成分的载体[10]，或作为药物辅料。值得注意的是，患者曾经有过对柑橘味食品和饮料过敏的事件，这些食品和饮料中经常含有交联的环糊精聚合物，以去除如柠檬素或柚皮苷的苦味成分。这与既往病例报道一致，即第一次使用舒更葡糖即发生过敏反应。

在本例患者中,识别患者心血管功能衰竭可能存在滞后性,因为在使用舒更葡糖后转移患者时未行血流动力学监测。然而,给药 2 min 内检测到 SpO_2 下降,并结合患者咳嗽,推测可能是过敏的早期迹象。

结论

众所周知,罗库溴铵和舒更葡糖单独使用时即能引发过敏反应。本研究者曾报道过一例舒更葡糖皮试反应阳性引起的过敏反应,但罗库溴铵-舒更葡糖混合物皮试完全没有反应。而本文中的患者是首次记录并证明罗库溴铵-舒更葡糖混合物引起过敏反应的病例。通过接触环境中食品或药品中的环糊精可致敏这一观点,在本病例中得到了间接证据的支持。

(王春 译,胡宝吉 审)

参考文献

［1］Baldo BA, McDonnell NJ, Pham NH. Drug-specific cyclodextrins with emphasis on sugammadex, the neuromuscular blocker rocuronium and perioperative anaphylaxis: implications for drug allergy. *Clin Exp Allergy*. 2011；41：1663 - 1678.

［2］Sadleir PH, Russell T, Clarke RC, Maycock E, Platt PR. Intraoperative anaphylaxis to sugammadex and a protocol for intradermal skin testing. *Anaesth Intensive Care*. 2014；42：93 - 96.

［3］Jeyadoss J, Kuruppu P, Nanjappa N, Van Wijk R. Sugammadex hypersensitivity — a case of anaphylaxis. *Anaesth Intensive Care*. 2014；42：89 - 92.

［4］Menéndez-Ozcoidi L, Ortiz Gómez JR, Olaguíbel-Ribero JM, Salvador-Bravo MJ. Allergy to low dose sugammadex. *Anaesthesia*. 2011；66：217 - 219.

［5］Godai K, Hasegawa-Moriyama M, Kuniyoshi T, et al. Three cases of suspected sugammadex-induced hypersensitivity reactions. *Br J Anaesth*. 2012；109：216 - 218.

［6］Clarke RC, Sadleir PH, Platt PR. The role of sugammadex in the development and modification of an allergic response to rocuronium: evidence from a cutaneous model. *Anaesthesia*. 2012；67：266 - 273.

［7］Reddy JI, Cooke PJ, van Schalkwyk JM, Hannam JA, Fitzharris P, Mitchell SJ. Anaphylaxis is more common with rocuronium and succinylcholine than with atracurium. *Anesthesiology*. 2015；122：39 - 45.

［8］Sadleir PHM, Clarke RC, Bunning DL, Platt PR. Anaphylaxis to neuromuscular blocking drugs: incidence and cross-reactivity in Western Australia from 2002 to 2011. *Br J Anaesth*. 2013；110：981 - 987.

［9］Florvaag E, Johansson SG. The pholcodine case. cough medicines, IgE-sensitization, and anaphylaxis: a devious connection. *World Allergy Organ J*. 2012；5：73 - 78.

［10］Del Valle EMM. Cyclodextrins and their uses: a review. *Process Biochemistry*. 2014；39：1033 - 1046.

43. 蜱叮咬后食用哺乳动物肉类诱发迟发型过敏反应及其对心脏手术麻醉管理的影响

阿曼达·M. 克莱曼 (Amanda M. Kleiman)，基思·E. 利特尔伍德 (Keith E. Littlewood)，
达尼亚·S. 格罗夫斯 (Danja S. Groves)

摘要

人在蜱叮咬后食用哺乳动物肉类诱发超敏反应的患病率不断增加，给麻醉科医师带来了新的挑战。由于发病延迟，正确诊断和治疗该病十分困难。心脏手术中因频繁使用生物瓣膜、肝素等潜在的变应原，诱发过敏反应的风险尤其高。对有此类超敏反应既往史的患者，可采用术前检查、药物预防等措施，调节其免疫应答水平，以确保手术相对安全。我们报道 3 例心脏手术患者，均有蜱叮咬后食用哺乳动物肉类诱发过敏反应的病史，且术中均接触了潜在过敏原，以讨论此类患者的围术期管理及超敏反应预防措施。

患者在围术期会接触到各种药物和制剂，麻醉科医师需高度警惕可能发生的超敏反应。2006 年首次诊断并于 2009 年首次报道的哺乳动物肉类诱发的过敏反应，给心脏手术带来不小挑战，因为该手术会用到多种生物制品，如生物瓣膜、肝素等，均可能诱发超敏反应[1,2]。由于过敏原暴露与出现临床症状常相差 3～6 h，患者在重症监护室或术后监护室才出现过敏症状，不易即刻联想到两者的相关性，导致即刻的有效治疗措施受限。再者，肝素替代治疗本身可导致风险增加。因此，面对超敏反应患者，有必要采取预防措施减轻过敏反应，以相对安全地使用易过敏药物。本文所有病例报道均已获得患者书面知情同意。

病例 1

1 名 73 岁男性患者，患有主动脉瓣严重狭窄，伴有阵发性房颤。在全身麻醉下行 MagnaEase®（美国爱德华生命科学公司）主动脉瓣置换术及左心房附件结扎术。患者既往有蜱叮咬后食用哺乳动物肉类诱发过敏反应的病史。

体外循环开始时，静脉预防性给予地塞米松 10 mg，苯海拉明 50 mg，随后静脉给予肝素。前期手术麻醉过程顺利，手术接近尾声时患者出现荨麻疹。约 4 min 后，患者脉搏氧饱和度下降、气道压力升高并伴有喘鸣。将肾上腺素输注速度从 4 μg/min 调至 12 μg/min，静脉再次给予地塞米松 10 mg，但患者低血压和低氧血症未缓解，遂增加肾上腺素剂量，同时静脉给予苯海拉明、沙丁胺醇，症状仍未缓解。在症状发作约 30 min 后，静注法莫替丁 20 mg，患者低血压和低氧血症症状缓解，10 min 后皮疹均消失。

病例 2

1 名 43 岁女性患者，既往有蜱叮咬食用哺乳动物类诱发过敏反应病史。体外循环下行锁骨下动脉修复术及心外膜电极植入。外科切皮前，静脉给予氢化可的松 100 mg、法莫替丁 20 mg、苯海拉明 50 mg。体外循环开始前，静脉给予肝素。手术和麻醉过程中无任何异常。患者术后在心脏重症监护病房出现轻微荨麻疹，无其他过敏反应症状。

病例 3

1 名 67 岁女性患者，患严重二尖瓣关闭不全和非缺血性心肌病（射血分数 35%～40%），行微创二尖瓣修复术。患者自述既往 17 年中近 500 次蜱叮咬后食用哺乳动物肉类过敏的病史。患者接触肉类后，最初仅表现为普通荨麻疹，2 个月后病情加重，并发其他严重过敏症状。患者近 3 年未进食肉类，未出现相关症状。依据变态反应与免疫学专家建议，患者于手术前夜使用术中相同剂量的肝素进行肝素耐受试验，结果阴性。手术开始当天，体外循环开始时，静脉给予相同剂量肝

素。尽管患者肝素耐受试验阴性，静脉给予肝素前，仍静脉给予苯海拉明、法莫替丁和氢化可的松。患者术中及术后均未出现过敏症状。

讨论

超敏反应是机体受到抗原刺激后产生的免疫应答。红肉诱发的Ⅰ型超敏反应具有以下特征：① 迟发性荨麻疹；② 有蜱叮咬病史诱发过敏反应；③ 发作前3～5 h接触过红肉或其生物制品；④ 无其他明确变应原[1]。蜱虫相关性成人过敏反应由体内已经存在的针对哺乳动物肉类中的半乳糖-α-1,3-半乳糖（以下简称α-半乳糖）产生IgE与蜱抗原产生交叉反应引起[2,3]。人类体内缺乏功能性α-1,3-半乳糖基转移酶基因，人体内大部分抗α-半乳糖蛋白IgA、IgG、IgM抗体由肠道菌群产生。有趣的是，该超敏反应的初始变应原经皮肤使机体致敏，却经胃肠道、静脉途径接触α-半乳糖而诱发严重过敏反应。

与其他IgE介导的速发型超敏反应不同，该病患者通常在接触哺乳动物（非灵长类或人类）制品，如牛、猪、羊肉，甚至牛奶、奶酪等[2,5]后3～6 h才发生过敏反应。临床表现为恶心、腹泻、荨麻疹和反复瘙痒。患者接触抗原2 h内常无任何症状，症状的出现常不可预计，而且并非每次暴露于哺乳动物肉类后均会发生过敏。非哺乳动物（如火鸡、鸡肉和鱼类）不含α-半乳糖，患者对其不会产生过敏反应[6]。

本病发病时其确诊有一定难度，使用猪、牛、羊肉提取物做皮肤针刺试验，患者反应较弱（2～4 mm）或阴性。采用商业检测包做皮内试验或使用新鲜肉类提取物做皮肤针刺试验，同一患者的反应可呈现阳性[7,8]。患者避免接触蜱虫，体内抗体滴度可能会逐渐降低，但其过敏反应症状不一定减轻。相反，反复接触蜱虫会加重患者对α-半乳糖的免疫反应[2]。

尽管在欧洲、澳大利亚、非洲和亚洲均有类似病例报道，但大多数病例集中在美国的弗吉尼亚州、北卡罗来纳州、田纳西州、阿肯色州、佐治亚州和密苏里州[3,9]。其中，弗吉尼亚州中部成人发生过敏反应的主要原因是对α-半乳糖过敏。叮咬人类后导致红肉过敏的蜱各地不一，如美国的孤星蜱（又称美国花蜱）、澳洲的全环硬蜱、欧洲的篦子硬蜱[2]。近期，美国等国家蜱相关过敏反应病例突然增加，与鹿及其携带的蜱虫数量增加有关。在不适于蜱或其携带者生存的地区，人体抗α-半乳糖的特异性IgE抗体呈阴性[5,9]。

肝素是动物体内一类天然的抗凝血物质，临床使用的肝素主要从牛肺和猪小肠黏膜提取，虽然肝素不含α-半乳糖，但不同批次生产的肝素，可含有不同杂质，也可能存在α-半乳糖污染，因此，肝素理论上有可能诱发此病[10]。进行体外循环或大血管手术期间，很难做到不使用肝素。体外循环结束后，使用鱼精蛋白即可逆转肝素的抗凝作用，但其他抗凝药如比伐卢定、阿加曲班的作用是不可逆的，需要一定时间代谢来消除其作用，导致大出血并增加输血需求。

生物瓣膜可由牛或猪组织制成。最初，通过戊二醛处理对其进行灭菌、消除异种抗原以减少过敏反应，但上述处理后的生物瓣膜仍可诱发对α-半乳糖的过敏反应[9]。后来研制的脱细胞化技术，即使用机械和/或化学方法破坏细胞膜，去除大部分胞内和核内组分，但保持细胞外基质（支架）完整[10,11]。脱细胞化的生物瓣膜不含α-半乳糖，与戊二醛处理的瓣膜相比，患者的免疫反应降低，也更易耐受此类瓣膜[12]。如果有条件，对α-半乳糖过敏的患者应尽量选用脱细胞化瓣膜。除生物瓣膜和组织贴片等生物制品外，牛血清白蛋白亦可诱发易感患者的过敏反应。

类固醇和组胺受体阻滞剂已被成功用于治疗或预防过敏反应，如造影剂诱发的过敏反应[13]。根据本文作者的经验，预防性使用类固醇和组胺受体1、2阻滞剂可有效减轻对α-半乳糖的过敏反应，术中可安全使用肝素和其他生物制品，但若减少预防方案内一种或以上的药物，就可能诱发致命的过敏反应。在暴露于肝素或其他哺乳动物生物制品4～6 h后，出现气道压力不明原因增高、低血压、荨麻疹及其他过敏反应症状，应立即给予肾上腺素、类固醇、组胺受体阻滞剂，并给予有效的呼吸、循环支持性治疗。

此外，鉴于肝素内所含杂质可能诱发过敏，心脏手术前可使用相同剂量肝素进行肝素激发试验。如果试验结果阴性，则该剂量的肝素可用于术中抗凝,但仍需预防性用药以确保安全。由于该试验可能诱发过敏反应且可能发病延迟,该试验仅适用于住院患者,以确保发生过敏时能得到及时有效的治疗。

(李露茜 译,胡宝吉 审)

参考文献

［1］Commins SP, Satinover SM, Hosen J, et al. Delayed anaphylaxis, angioedema, or urticaria after consumption of red meat in patients with IgE antibodies specific for galactose-alpha-1, 3-galactose. *J Allergy Clin Immunol*. 2009; 123: 426 - 433.

［2］Platts-Mills TA, Schuyler AJ, Tripathi A, Commins SP. Anaphylaxis to the carbohydrate side chain alpha-gal. *Immunol Allergy Clin North Am*. 2015; 35: 247 - 260.

［3］Commins SP, Platts-Mills TA. Delayed anaphylaxis to red meat in patients with IgE specific for galactose alpha - 1, 3-galactose (alpha-gal). *Curr Allergy Asthma Rep*. 2013; 13: 72 - 77.

［4］Hamadeh RM, Galili U, Zhou P, Griffiss JM. Anti-alpha-galactosyl immunoglobulin A (IgA), IgG, and IgM in human secretions. *Clin Diagn Lab Immunol*. 1995; 2: 125 - 131.

［5］Commins SP, Platts-Mills TA. Tick bites and red meat allergy. *Curr Opin Allergy Clin Immunol*. 2013; 13: 354 - 359.

［6］Steinke JW, Platts-Mills TA, Commins SP. The alpha-gal story: lessons learned from connecting the dots. *J Allergy Clin Immunol*. 2015; 135: 589 - 596.

［7］Rappo TB, Cottee AM, Ratchford AM, Burns BJ. Tick bite anaphylaxis: incidence and management in an Australian emergency department. *Emerg Med Australas*. 2013; 25: 297 - 301.

［8］Van Nunen SA, O'Connor KS, Clarke LR, Boyle RX, Fernando SL. An association between tick bite reactions and red meat allergy in humans. *Med J Aust*. 2009; 190: 510 - 511.

［9］Commins SP, James HR, Kelly LA, et al. The relevance of tick bites to the production of IgE antibodies to the mammalian oligosaccharide galactose-α - 1, 3-galactose. *J Allergy Clin Immunol*. 2011; 127: 1286 - 1293. e6.

［10］Mozzicato SM, Tripathi A, Posthumus JB, Platts-Mills TA, Commins SP. Porcine or bovine valve replacement in 3 patients with IgE antibodies to the mammalian oligosaccharide galactose-alpha - 1, 3-galactose. *J Allergy Clin Immunol Pract*. 2014; 2: 637 - 638.

［11］Kasimir MT, Rieder E, Seebacher G, et al. Comparison of different decellularization procedures of porcine heart valves. *Int J Artif Organs*. 2003; 26: 421 - 427.

［12］Bloch O, Golde P, Dohmen PM, Posner S, Konertz W, Erdbrügger W. Immune response in patients receiving a bioprosthetic heart valve: lack of response with decellularized valves. *Tissue Eng Part A*. 2011; 17: 2399 - 2405.

［13］Greenberger PA, Halwig JM, Patterson R, Wallemark CB. Emergency administration of radiocontrast media in high-risk patients. *J Allergy Clin Immunol*. 1986; 77: 630 - 634.

44. 通过气管交换导管供氧引起严重皮下气肿和双侧张力性气胸

亚伯拉罕·H. 赫斯特 (Abraham H. Hulst),汉斯·J. 阿维斯 (Hans J. Avis),
马库斯·W. 霍尔曼 (Markus W. Hollmann),马库斯·F. 史蒂文斯 (Markus F. Stevens)

摘要

1 例患者在通过气管交换导管 (Airway exchange catheter, AEC) 供氧后出现严重皮下气肿和双侧张力性气胸。放置 AEC 的并发症包括导管位置不当,咽喉、支气管或肺的直接损伤,输氧相关的气压伤以及气管导管交换失败。研究者通过分析与讨论 AEC 供氧的潜在风险,建议采取措施控制氧气源压力并防止将 AEC 置入远端支气管。

本文报道 1 例通过 AEC 供氧引起严重皮下气肿和双侧张力性气胸的病例。AEC 通常用于更换气管导管 (Endotracheal tube, ETT) 或用于困难气道患者的重新气管插管[1]。部分指南提及可通过中空的 AEC 给患者临时供氧[2,3]。然而使用 AEC 存在一些潜在风险,包括导管位置不当,对咽喉、支气管或肺造成损伤,输氧相关的气压伤和气管导管交换失败[4,5]。本文将讨论上述并发症,着重强调气压伤和正确放置 AEC。本病例报道的发表已获得患者家属书面同意。

病例描述

1 名 53 岁男性患者,因 Klippel - Feil 综合征和阻塞性睡眠呼吸暂停综合征,在全身麻醉下行颈后路脊椎融合翻修术。麻醉科医师开始麻醉诱导,面罩通气,给予肌松药后准备气管插管。普通喉镜无法直视会厌和声门,麻醉科医师第一次尝试借助导芯 (Flexi-Slip Stylet; Teleflex) 成功置入内径为 8 mm 的气管导管 (Teleflex, Athlone, Ireland)。听诊双侧呼吸音并观察二氧化碳波形确认导管位置,导管置入深度为 22 cm 并固定。

术中患者俯卧位,手术历时 5 h,术中平稳。七氟醚维持麻醉,术中泵注去甲肾上腺素维持血流动力学稳定,最大泵注速度为 $0.06~\mu g/(kg \cdot min)$。术后患者头高位以缓解长时间俯卧造成的面部严重肿胀,并用丙泊酚镇静 3 h,维持机械通气。拔管前通过视频喉镜检查咽喉,未发现明显水肿。由于未对再次插管做出准确预判,患者没有进行漏气实验 (将导管气囊放气听取呼吸气流声音)[6,7]。

由于气管插管时患者 Cormack Lehane 评分为 IV 级,故在拔管时将 1 根 AEC 留置于气管内,以便必要时再次插管。AEC 型号为软头 Cook 11 Fr 导管 (G36401; Cook Medical, Bloomington, IN),通过气管导管放置 AEC 时无阻力,AEC 刻度为 40 cm,AEC 尾端距气管导管末端约一掌宽。气管导管长度约 37 cm (含连接器),因此 AEC 远端未突出气管导管。当患者清醒并有自主呼吸时拔除气管导管并固定 AEC。

拔管后可见患者胸部起伏并可闻及呼吸音,此时未监测 AEC 中的 CO_2。患者因患有阻塞性睡眠呼吸暂停综合征,此刻的鼾声表明部分气道受阻。约 3 min 后患者 SpO_2 逐渐降至 87%。为保证氧合,通过 Luer lock Rapi-Fit 适配器接 Ohmeda 氧流量计,连接 AEC 末端,给予 4 L/min 氧气。数秒内患者出现唇、面部和颈部皮下气肿,随后胸部、腹部和阴囊也出现皮下气肿,同时脉搏血氧饱和度降至 78%。通过 AEC 引导置入内径为 8 mm 的气管导管,拔除 AEC 后开始正压通气,然而未发现患者胸廓运动且未检测到呼气末 CO_2。因患者一般情况迅速恶化,未使用纤维支气管镜确认气管导管位置。由于严重皮下气肿,未使用直接喉镜或可视喉镜检查咽喉部。随后拔除气管导管,经环甲膜置入 Melker 穿刺导管 (Cook Medical)。

环甲膜穿刺后可见胸廓起伏,行高正压通气 ($>40~cm~H_2O$),在呼出气检测到 CO_2,但患者氧饱和度持续下降并出现心搏骤停。立即开始CPR，但因患者胸部僵硬，胸外按压效果差。随后紧急使用针头行胸腔穿刺术，但由于皮下气肿，针头无法刺入胸膜。随后进行双侧胸腔穿刺并留置引流管，随后听到气体流出的声音，最终进行了有效的胸外按压。患者于 12 min 后恢复自主循环，血氧饱和度低于 80% 持续时间达 24 min。胸腔置管后，胸部 X 线片显示广泛的纵隔和皮下气肿（图 1）。随后进行气管切开，股动脉置管以及准备体外循环设备。

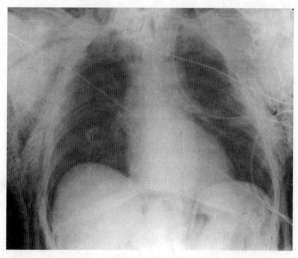

图 1　胸腔穿刺后的胸部 X 线片显示纵隔和皮下广泛气肿

通气压力恢复正常后，将患者转运至 ICU 进行复苏后支持治疗。然而，患者持续处于缺氧后昏迷状态。纤维支气管镜检查（通过口腔和气管切开切口）和 CT 检查均未发现支气管或气管撕裂。术后第 27 天患者出院进行康复治疗，通过气管套管通气，格拉斯哥昏迷量表评分为 8 分。患者可自发睁眼，对疼痛刺激有反应。

讨论

该患者经 AEC 供氧时发生严重皮下气肿、双侧张力性气胸以及缺氧引起的呼吸循环骤停。有文献报道了 AEC 相关的潜在风险，包括导管位置不当、咽喉、支气管或肺损伤、气压伤和气管导管交换失败[4,5]。在本病例中，AEC 从气管导管内置入，因此发生咽喉损伤的可能性较低。皮下气肿的一种可能原因是 AEC 尖端刺入黏膜下或诱导期气管插管时可能已损伤黏膜。虽然 AEC 头

端较软，但仍可引起黏膜撕裂。另一种潜在的损伤机制是气道闭合或有效内径缩小，从而抑制呼气并引发气压伤。患者患有阻塞性睡眠呼吸暂停综合征，即使气道没有完全阻塞，氧气在肺和气管内流动也可能受限，这可造成呼气末正压。上述潜在机制（皮下气肿和自发性呼气末正压）可解释环甲膜切开后气道压力升高这一现象。鉴于支气管镜检查和 CT 扫描均未发现确切的气道损伤，因此还不能明确该患者的发病机制。

目前，许多关于困难气道管理的指南建议，在困难气道患者拔管期间使用 AEC 作为重新插管的引导丝[2,3]，也可通过 AEC 的中空内芯给患者临时供氧，但是没有强调并发症。然而，Cook 医疗公司在每一份 AEC 的使用说明书中都将气压伤定为潜在并发症。虽然通过 AEC 给患者供氧能节约时间，但考虑到拔除气管导管可能存在风险时，使用 AEC 重新插管的安全性仍待商榷。

有文献报道，通过 AEC 输送流量为 5 L/min 的低压氧造成患者气胸并死亡[8]。该文献引用另 1 例通过 AEC 连接气囊手控给氧造成肺气压伤的病例报告[9]。在上述 2 例病例报告中，作者通过回顾所有给氧后发生气压伤的病例，发现都采用了喷射通气技术。因此，作者推测临床上通过 AEC 进行喷射通气可能与气压伤风险相关，相反地，通过 AEC 氧气吹入法可以降低相关风险。

有文献报道了共计 96 名儿童和成人通过 AEC 以 1～8 L/min 的速度供氧，未发生气压伤[4,10,11]。上述 3 项病例报道的作者都提到使用湿化氧气，并将 AEC 置入深度与气管导管一致，以避免气道刺激。Loudermilk 等[4]在文中描述了 Luer lock Rapi-Fit 连接器的使用。在本病例中，为降低组织损伤风险，麻醉科医师使用小内径（11 Fr）和尖端更软的 AEC，但仍无法排除组织损伤。2015 年的一项临床前期试验研究指出，软尖端 AEC 仍可造成气管撕裂伤[12]。

在一项单中心回顾性观察性研究中，527 例患者使用 AEC 用于交换气管导管，650 例患者使用 AEC 用于困难气管插管（未区分 AEC 类型和尖端软硬），其中气道损伤率为 7.8%（41/527；95%CI，5.7%～10.4%），X 线检查气胸发生率为 1.5%（8/527；95%CI，0.7%～3.0%）[13]。总之，

目前的文献表明,使用新的软头 AEC 导管的并发症发生风险较低[14],然而这一观点尚未得到临床研究证实[12,15]。

通过 AEC 供氧造成气压伤,也可能解释本例患者的临床表现。在猪模型中使用 AEC 供氧(32例),当导管尖端置于隆突上方时没有发生气压伤,但将 AEC 尖端置于隆突下方,均可发生肉眼可见的气压伤[12]。而且,AEC 导管前端软硬程度对结果无影响。值得注意的是,该研究使用离体和塌陷肺的模型,这限制了其在临床实践中的转化。

目前有许多关于安全使用 AEC 供氧的建议。这些建议包括,将导管放置于气管中段、评估 AEC 周围气道的通畅性,如确认足够呼气量、选择低压氧。也有研究指出,在临床实践中难以评估呼吸道通畅性[8]。很少有文献研究氧气吸入时的驱动压。在本病例中,麻醉科医师将氧气管与氧气流量计连接于 AEC,将其远端封闭,氧流量设定为 1 L/min,发现数秒时间内 AEC 管内压力增加到 4.7 bar(68 psi 或 4 800 cm H_2O)。实际上,40 cm H_2O 或更低的压力即可诱发气胸和肺气肿,因此 AEC 不通畅造成的高压力可诱发张力性气胸和皮下气肿。

在本病例中,由于无法明确皮下气肿的具体原因,因此减少与高压相关的肺损伤的一种方案是限制氧气压力。例如,为带气囊的面罩配备限压阀或弹出阀,这种保护措施可能会减轻损伤,降低与高压有关的不良事件的发生率[16-18]。

此外,AEC 位置不当导致小气道损伤或导管"楔入"太深造成呼气受阻可能是本例患者发生并发症的另一原因。放置 AEC 时导管尖端位于气管导管内,AEC 上 40 cm 的标记点在总长 37 cm 的气管导管外达几厘米,但在拔出气管导管时 AEC 可能已经移位。

Cook 医疗公司的用户手册强调严禁将 AEC 置入时超过隆突;在猪气道中将 AEC 置入超过隆突时,流量低至 2 L/min 也可能导致组织损伤[12]。有研究者强调长度为 100 cm 型号 11 Fr Cook AEC 导管,远远超过安全交换气管导管的所需长度,可能导致 AEC 置入过深[19],因此建议缩短 AEC 长度以减少并发症。在此病例中,尽管仔细测量了 AEC 的置入深度,但可能已发生导管移位。此外,导管太长还可能影响医护人员操作。

结论

虽然 AEC 具有极高的临床应用价值,但也具有潜在风险,甚至引起致命性并发症。如果没有通过限压阀将氧气源压力控制在安全水平,即便将 AEC 放置在正确的位置,通过 AEC 供氧仍可能导致严重的气压伤。在考虑使用 AEC 供氧时,使用者应密切关注 AEC 导管置入的深度并确认有足够的气体呼出。

(王昌理 译,胡宝吉 审)

参考文献

[1] Cooper RM. The use of an endotracheal ventilation catheter in the management of difficult extubations. *Can J Anaesth*. 1996;43:90-93.

[2] Apfelbaum JL, Hagberg CA, Caplan RA, et al. Practice guidelines for management of the difficult airway: an updated report by the American Society of Anesthesiologists Task Force on Management of the Difficult Airway. *Anesthesiology*. 2013;118:251-270.

[3] Popat M, Mitchell V, Dravid R, Patel A, Swampillai C, Higgs A. Difficult airway society guidelines for the management of tracheal extubation. *Anaesthesia*. 2012;67:318-340.

[4] Loudermilk EP, Hartmannsgruber M, Stoltzfus DP, Langevin PB. A prospective study of the safety of tracheal extubation using a pediatric airway exchange catheter for patients with a known difficult airway. *Chest*. 1997;111:1660-1665.

[5] Fetterman D, Dubovoy A, Reay M. Unforeseen esophageal misplacement of airway exchange catheter leading to gastric perforation. *Anesthesiology*. 2006;104:1111-1112.

[6] Zhou T, Zhang HP, Chen WW, et al. Cuff-leak test for predicting postextubation airway complications: a systematic review. *J Evid Based Med*. 2011;4:242-254.

[7] Mikaeili H, Yazdchi M, Tarzamni MK, Ansarin K, Ghasemzadeh M. Laryngeal ultrasonography versus cuff leak test in predicting postextubation stridor. *J Cardiovasc Thorac Res*. 2014;6:25-28.

[8] Duggan LV, Law JA, Murphy MF. Brief review: supplementing oxygen through an airway exchange catheter: efficacy, complications, and recommendations. *Can J Anaesth*. 2011;58:560-568.

[9] Chen WY, Lin JA, Chen HL, Wong CS, Ho ST, Lu CC. Pneumothorax associated with tube exchanger-aided intubation following LMA-Fastrach placement in a patient during anesthesia induction. *Acta Anaesthesiol Taiwan*. 2004;42:227-231.

[10] Dosemeci L, Yilmaz M, Yegin A, Cengiz M, Ramazanoglu A. The routine use of pediatric airway exchange catheter after extubation of adult patients who have undergone maxillofacial or major neck surgery: a clinical observational

study. *Crit Care*. 2004；8：R385 - R390.

[11] Wise-Faberowski L，Nargozian C. Utility of airway exchange catheters in pediatric patients with a known difficult airway. *Pediatr Crit Care Med*. 2005；6：454 - 456.

[12] Axe R，Middleditch A，Kelly FE，Batchelor TJ，Cook TM. Macroscopic barotrauma caused by stiff and soft-tipped airway exchange catheters：an in vitro case series. *Anesth Analg*. 2015；120：355 - 361.

[13] McLean S，Lanam CR，Benedict W，Kirkpatrick N，Kheterpal S，Ramachandran SK. Airway exchange failure and complications with the use of the Cook Airway Exchange Catheter®：a single center cohort study of 1177 patients. *Anesth Analg*. 2013；117：1325 - 1327.

[14] Neustein SM. The safe use of an airway exchange catheter.

Anesth Analg. 2014；119：216.

[15] Ramachandran S. The safe use of an airway exchange catheter. *Anesth Analg*. 2014；119：216.

[16] Estafanous FG，Cheanvechai C，Viljoen JF. Surgical emphysema complicating nasal oxygen administration：a case report. *Anesth Analg*. 1972；51：377 - 380.

[17] Merino-Angulo J，Perez de Diego I，Casas JM. Subcutaneous emphysema as a complication of oxygen therapy using nasal cannulas. *N Engl J Med*. 1987；316：756.

[18] Newton NI. Supplementary oxygen — potential for disaster. *Anaesthesia*. 1991；46：905 - 906.

[19] Argalious M，Doyle DJ. Questioning the length of airway exchange catheters. *Anesthesiology*. 2007；106：404.

45. 羟钴胺素治疗肝移植术中血管麻痹综合征：恢复血压而不造成血管痉挛

哈维·J. 韦尔克(Harvey J. Woehlck)，布伦特·T. 博特彻(Brent T. Boettcher)，
凯瑟琳·K. 劳尔(Kathryn K. Lauer)，大卫·C. 克罗宁(David C. Cronin)，
强尼·C. 洪(Johnny C. Hong)，迈克尔·A. 齐默尔曼(Michael A. Zimmerman)，
金卓贤(Joohyun Kim)，莫塔斯·塞利姆(Motaz Sellm)

摘要

全身性血管麻痹在肝移植患者中十分常见。本文报道1例因常规使用血管升压素治疗引起外周动脉痉挛，以致无法进行动脉血压监测的病例。亚甲蓝可缓解血管痉挛，但其剂量依赖性毒性限制了它的使用。羟钴胺素能解决血管痉挛，并能提升血压而无潜在不良反应。本文首次报道羟钴胺素在肝移植术中应用的病例，这可能为治疗血管麻痹及由传统缩血管药物引发潜在的血管痉挛提供一种新选择。

全身性血管麻痹对肝移植手术患者而言是一个常见挑战。本文报道1例因按需剂量使用缩血管药物治疗低血压而导致外周动脉痉挛的病例。同时给予患者亚甲蓝和羟钴胺素，可减少术中缩血管药物的剂量，进而改善缩血管药物所致严重外周血管痉挛。本报道已获得患者书面知情同意。

病例描述

1名63岁女性患者，体重75 kg，因原发性胆汁性肝硬化致终末期肝病。在肝移植前，患者肝病严重程度的终末期肝病评分体系(End-Stage Liver Disease score)评分为52分。患者总胆红素42 mg/dL，国际标准化比值2.5，需连续肾脏替代疗法治疗。终末期肝病评分体系＞40分的患者3个月死亡率高达71%。该患者在术前无须缩血管药物和机械通气治疗。术中血管通路包括1根中心静脉透析导管、肺动脉导引管、左桡动脉留置管和1根14G外周静脉输液管。麻醉诱导使用丙泊酚、顺式阿曲库铵和芬太尼。麻醉维持应用0.5%异氟醚、芬太尼和顺式阿曲库铵。

麻醉诱导后不久，开始应用0.2 μg/(kg·min)去甲肾上腺素维持血压。在解剖分离期间，因既往腹部手术所致的粘连，自发性细菌性腹膜炎复发，严重的门静脉高压伴门静脉血栓形成和许多扩张的侧支血管，造成大量出血。在肝切除

术前行腔静脉钳夹试验。尽管血管容量充足且使用了缩血管药物，患者血流动力学仍不能耐受腔静脉夹闭。外科医师决定实施静脉旁路术。遂增加血管活性药物应对血管舒张所致低血压50/30 mmHg(MAP 36 mmHg)。与此同时，心排血量不低于基线值(7 L/min)；计算所得全身血管阻力300 dyn·s/cm⁵。给予患者血管升压素(约30 min内10个单位)，通过袖带测量上臂血压可见血压上升，但由于桡动脉波形严重衰减，无法显示血压及抽取血液样本，指脉搏血氧仪也测不到波形。在血管痉挛时，手臂并未出现明显发绀征象。在应用血管升压素期间，用热稀释法测得的心排血量7～8 L/min，接近基线值，并且能够维持心充盈压。因此，外周血管痉挛可能是造成动脉波形和指脉氧测定失败的原因。在停用血管升压素几分钟后，血管痉挛所有症状消失。血管痉挛解决后，患者收缩压可维持在60～90 mmHg，但仍需持续血管收缩药维持。

考虑到因血管收缩药引起严重血管痉挛，遂使用亚甲蓝(100 mg，1.3 mg/kg静脉输注)，成功恢复桡动脉收缩压至约100 mmHg，而不影响动脉和脉搏血氧仪波形(图1)。使用亚甲蓝后，出现预期的暂时性低氧饱和度伪影。维持满意的血压15 min后，使用第二剂亚甲蓝(100 mg，1.3 mg/kg静脉输注)。考虑到亚甲蓝的输注速

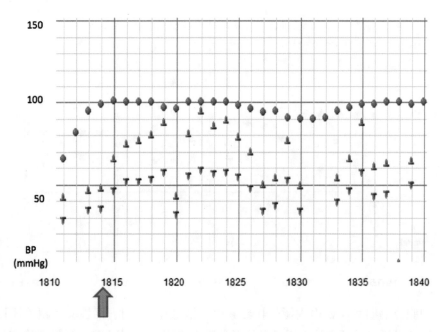

图1 箭头表示开始使用亚甲蓝时的血流动力学反应。亚甲蓝的反应短暂，可持续约 15 min，之后需重复使用。18∶20 低血压是因此刻术中短暂的下腔静脉压迫所致。BP 表示血压。

度超过 5 mg/kg/h（与毒性相关的剂量），故选择应用羟钴胺素。有报道称羟钴胺素可成功治疗血管麻痹而无亚甲蓝的不良反应[1]。在超过 30 min 的时间里，间断性给予总初始剂量为 2 g 的羟钴胺素（注射用羟钴胺素，5 g，Cyanokit，Meridian Medical Technologies，Columbia，MD；图2），并根据血流动力学给予 250 mg 补充剂量。这有效地维持了血管阻力和收缩压＞100 mmHg 超过 1 h，而无须针对全身低血管阻力进行额外治疗。1 h 后追加羟钴胺素 1 g，同时降低肾上腺素输注速度至 0.06 μg/(kg·min)。肝脏再灌注后，血管阻力低造成的低血压并没有加重。在断开静脉旁路后，患者情况进展正常。术中血液置换总量约为 4 倍血量（约 20 000 mL 血液制品）。作为本单位实践标准，使用高速输液泵（The Belmont Rapid Infuser RI‐2，Belmont Instrument Company，Billerica，Mass）进行容量替换。失去的血液量由红细胞、新鲜冰冻血浆、血小板按 1∶1∶1 比例补充。并根据病例所处的关键时段，每 30 min 测量一次动脉血气分析、血栓弹性描记、弥散性血管内凝血因子等情况进行调整。由于大量血液丢失和低血压，pH 最低为 7.18，以静脉注射碳酸氢钠和增加分钟通气量的方式予以纠正。鉴于枸橼酸盐血制品的使用，经验性地应用氯化钙。并根据动脉血气分析处理测得游离钙离子值。患者游离钙离子最低值 0.98 mmol/L。

在大量输血期间，通过连续肾脏替代疗法使用不含钾离子的透析液有助于维持碳酸氢盐和钾离子量。术后予以 250 mg/h 羟钴胺素治疗，直至羟钴胺素总量达 5 g。

患者术后肾功能最终恢复良好，康复出院。截至本文发表前，患者状态良好。

讨论

血管麻痹所致的低血压在肝移植术中很常见。血管麻痹是一种宽泛的临床术语，具有多种诊断标准。血管麻痹最通用定义为，低血压、心排血量正常或增加、低全身血管阻力（＜800 dyn·s/cm⁵）。采集动脉血实施血气分析并实时监测动脉血压，是肝移植术中麻醉监护的标准方式。治疗血管麻痹引起的血管痉挛是一个挑战。对许多患者而言，使用儿茶酚胺类药物和血管升压素是有效的，但会诱发难以耐受的血管痉挛。与中心动脉相比，远端外周动脉更易发生血管痉挛而且对血管舒张药敏感性低。因此，外周动脉痉挛可能限制了高剂量血管收缩药在治疗血管麻痹上的应用[2]。鉴于此，本研究者为患者寻找替代方案。

大量证据表明，血管麻痹是由过量的内源性血管舒张剂导致。就机制而言，3 种气体递质可能造成血管麻痹：一氧化氮（NO）、一氧化碳（CO）、硫化氢（H_2S）[3,4]。在许多方面，CO 似乎起到了 NO 激动剂的作用。在炎症状态和衰老红

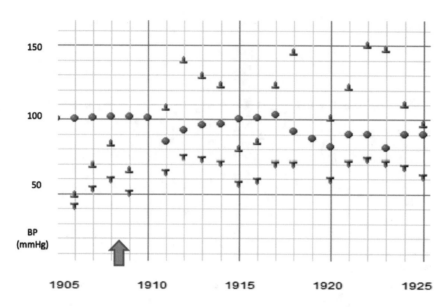

图2 箭头表示开始使用羟钴胺素 2 g(持续 30 min),及其引起的血流动力学反应。BP 表示血压。

细胞分解期间,CO 由内源性血红素氧化酶产生。H_2S 最近已被证实是作用于血管平滑肌内皮衍生的超极化因子(VSM),可不依赖 NO 而松弛血管平滑肌[4]。尽管 H_2S 和 NO 能够与多种蛋白调节位点上的巯基共价结合,包括参与血管舒张途径的离子通道,但 H_2S 似乎靶向作用于三磷腺苷敏感的钾离子通道,导致平滑肌超极化以及对血管收缩药的刺激不敏感[4]。而在肝衰竭时,内源性或饮食来源的硫化物分解不充分[5]。

在肝移植和心脏手术期间,儿茶酚胺抵抗的血管麻痹对适宜剂量亚甲蓝[2 mg/kg 单次注射,0.5 mg/(kg·h)泵注]有很好的反应。亚甲蓝有两种可能的作用机制:抑制 NO 合酶产生 NO,以及阻断由 NO 诱导激活的鸟苷酸环化酶。以上机制减少了内源性舒血管物质的产生和作用。

小于 2 mg/kg 亚甲蓝,除干扰脉搏血氧仪几乎不会带来其他问题,但应谨慎使用高剂量亚甲蓝(>5 mg/kg),因为在 G6PD 缺乏人群容易出现溶血和高铁血红蛋白血症的风险[6]。高剂量亚甲蓝还与 A 型单胺氧化酶的抑制、5-羟色胺综合征、镇静作用、麻醉药使用量降低、麻醉后苏醒延迟、术后认知功能障碍和神经元凋亡相关[7-9]。局部高浓度亚甲蓝鞘内给药期间可导致严重的脊髓损伤。部分肝衰竭患者可能面临更高的神经系统后遗症风险,如脑桥中央髓鞘溶解,但由亚甲蓝带来的任何潜在风险都是未知的。5-羟色胺综合征的产生可能是抑制了单胺氧化酶和 5-羟色胺的转运[8]。亚甲蓝的一些中枢神经系统作用与结构-活性关系相关,因为亚甲蓝具有硫代二苯胺结构,这可能与镇静作用有关。亚甲蓝经过氧化还原反应后的产物无色(隐色美兰)。隐色美兰不带电,具有高度亲脂性,能够快速渗入细胞内,包括中枢神经系统,使得细胞内亚甲蓝浓度远超过血浆亚甲蓝浓度[8]。亚甲蓝给药速率引起了我们对其毒性作用的关注,进而需要寻找更好的治疗方案。

大剂量羟钴胺素已被批准用于治疗氰化物中毒,除可引起高血压外,罕见报道其毒性反应。目前,羟钴胺素尚未被批准用于血管麻痹的治疗。研究表明,羟钴胺素可结合 NO[10],亚硝基钴胺素在癌症化疗中作为 NO 供体的作用正在研究中[11]。除了结合 NO,羟钴胺素也可结合 CO 并可能以抗坏血酸盐作为辅因子在体外将 CO 氧化成二氧化碳。与安慰剂相比,羟钴胺素可缩短实验动物体内 CO 半衰期[12]。最终,羟钴胺素结合 H_2S,显著提高 H_2S 中毒动物的生存率,但未研究该模型下硫化物的代谢过程[13]。在某些情况下,羟钴胺素与 3 种气体信号分子结合,阻碍其引起血管麻痹。有证据进一步表明,羟钴胺素可能通过抑制 NO 合酶方式抑制血管舒张[14]。值得注意的是,红色的羟钴胺素会干扰许多基于比色法的实验室检查,尤其是可能需要通过离心和肉眼观察的方式来手动测定的红细胞比容,因为血浆的红色强度可能导致测定值高于真实值。此外,红色透析流出物能触发某些透析设备的血液泄漏警报,进而导致设备无法工作[15]。

用于治疗氰化物中毒剂量的羟钴胺素能够改善血管麻痹,但仍需进一步临床试验以制订羟钴胺素用于治疗血管麻痹的剂量指南。尤其在处理类似本病例患者发生的血管痉挛问题时,使用能够抑制血管痉挛药物,如亚甲蓝、羟钴胺素,可能会带来比高剂量儿茶酚胺更少的不良反应。鉴于对 α 激动剂和血管升压素抵抗的血管麻痹相对罕见,进一步研究羟钴胺素益处的试验可能比较困难。尽管本例患者对该剂量有效,但还需要进一步研究以确定合适的剂量范围。由于不良反应比高剂量亚甲蓝更少,羟钴胺素可能是治疗血管麻痹的潜在新药物。

(朱雅琳 译,胡宝吉 审)

参考文献

[1] Roderique JD, VanDyck K, Holman B, Tang D, Chui B, Spiess BD. The use of high-dose hydroxocobalamin for vasoplegic syndrome. *Ann Thorac Surg*. 2014;97:1785 - 1786.

[2] Wei W, Yang CQ, Furnary A, He GW. Greater vasopressin-induced vasoconstriction and inferior effects of nitrovasodilators and milrinone in the radial artery than in the internal thoracic artery. *J Thorac Cardiovasc Surg*. 2005;129:33 - 40.

[3] Wu L, Wang R. Carbon monoxide: endogenous production, physiological functions, and pharmacological applications. *Pharmacol Rev*. 2005;57:585 - 630.

[4] Mustafa AK, Sikka G, Gazi SK, et al. Hydrogen sulfide as endothelium-derived hyperpolarizing factor sulfhydrates potassium channels. *Circ Res*. 2011;109:1259 - 1268.

[5] Ebrahimkhani MR, Mani AR, Moore K. Hydrogen sulphide and the hyperdynamic circulation in cirrhosis: a hypothesis. *Gut*. 2005;54:1668 - 1671.

[6] Clifton J II, Leikin JB. Methylene blue. *Am J Ther*. 2003; 10:289 - 291.

[7] Licker M, Diaper J, Robert J, Ellenberger C. Effects of methylene blue on propofol requirement during anaesthesia induction and surgery. *Anaesthesia*. 2008;63:351 - 357.

[8] Oz M, Isaev D, Lorke DE, Hasan M, Petroianu G, Shippenberg TS. Methylene blue inhibits function of the 5-HT transporter. *Br J Pharmacol*. 2012;166:168 - 176.

[9] Vutskits L, Briner A, Klauser P, et al. Adverse effects of methylene blue on the central nervous system. *Anesthesiology*. 2008;108:684 - 692.

[10] Gerth K, Ehring T, Braendle M, Schelling P. Nitric oxide scavenging by hydroxocobalamin may account for its hemodynamic profile. *Clin Toxicol (Phila)*. 2006;44 (suppl 1):29 - 36.

[11] Bauer JA. Synthesis, characterization and nitric oxide release profile of nitrosylcobalamin: a potential chemotherapeutic agent. *Anticancer Drugs*. 1998;9:239 - 244.

[12] Roderique JD, Josef CS, Newcomb AH, Reynolds PS, Somera LG, Spiess BD. Preclinical evaluation of injectable reduced hydroxocobalamin as an antidote to acute carbon monoxide poisoning. *J Trauma Acute Care Surg*. 2015;79: S116 - S120.

[13] Truong DH, Mihajlovic A, Gunness P, Hindmarsh W, O'Brien PJ. Prevention of hydrogen sulfide (H2S)-induced mouse lethality and cytotoxicity by hydroxocobalamin (vitamin B(12a)). *Toxicology*. 2007;242:16 - 22.

[14] Weinberg JB, Chen Y, Jiang N, Beasley BE, Salerno JC, Ghosh DK. Inhibition of nitric oxide synthase by cobalamins and cobinamides. *Free Radic Biol Med*. 2009; 46:1626 - 1632.

[15] *Cyanokit® Package Insert*. Columbia: Meridian Medical Technologies; 21046 Section 5. 5 Revision 04/2011.

46. 非典型神经阻滞剂恶性综合征：一项诊断及扩大治疗方案的建议

妮可·M. 施莱纳(Nicole M. Schreiner)，塞缪尔·温德姆(Samuel Windham)，
安德鲁·巴克(Andrew Barker)

摘要

当肌酸激酶未升高时，神经阻滞剂恶性综合征(Neuroleptic malignant syndrome，NMS)并不典型且难于诊断。本文报道1例具有 NMS 高危因素的患者在肝移植术后6天发生非典型 NMS。患者服用异丙嗪后出现高热、精神状态改变、运动障碍和自主神经失调(高血压和心动过速)等症状，肌注齐拉西酮后迅速发展为暴发性 NMS，伴铅管样强直。经快速诊断和处理后患者完全康复。本文讨论了 NMS 的鉴别诊断，并提出一种治疗方案。

神经安定剂是指能抑制神经功能的药物，可让焦虑或精神病患者平静，混乱程度降低，精神运动恢复正常。尽管神经安定剂具有镇静安定的作用，但并非所有神经安定剂都用于抗精神病治疗。例如，异丙嗪虽然可作用于5-羟色胺受体和多巴胺受体，但因其与 H1 受体结合产生抗恶心作用而被用于临床。

神经阻滞剂恶性综合征(Neuroleptic malignant syndrome，NMS)是一种罕见但致命的疾病，临床表现多样，导致其诊断困难增加。诊断延迟致使 NMS 死亡率高达 10%～30%[1,2]。NMS 最常见的临床表现为发热、自主神经失调、强直、精神状态改变，并且在 90% 以上的病例中出现肌酸激酶(CK)升高。本文描述了 NMS 的一种新的表现形式：一位接受慢性锂剂治疗的患者联合应用异丙嗪与齐拉西酮时，发生不伴有 CK 升高的 NMS。本文讨论了 NMS 的鉴别诊断并提出一种治疗方案。本文发表已获得患者的知情同意。

病例描述

1名48岁男性患者，患双相情感障碍和非酒精性脂肪肝，入院行肝移植手术。患者手术及术后无特殊。术后首日恢复术前用药，即锂剂 600 mg，1 次/天；拉莫三嗪 100 mg，2 次/天。患者于术后第2天从外科重症监护室(SICU)转回普通病房。患者因出现恶心症状，应用昂丹司琼无效，给予异丙嗪治疗后症状好转。至术后第6天，患者已累计服用 68.75 mg 异丙嗪，当晚出现意识混乱，头部和舌头重复运动。次日早晨症状改善。患者体内锂剂含量为 1.19 mmol/L(正常范围：0.4～1.0 mmol/L)。与患者的门诊精神科医师讨论后得知，患者在术前1个月将锂剂剂量减至每天 300 mg。因此，调整患者用药为拉莫三嗪 50 mg，2 次/天，以及锂剂 300 mg 每晚 1 次。

与患者上一次住院期间使用类固醇的经历相似，在术后第8天调整异丙嗪用量后，患者再次出现运动障碍、意识混乱和幻觉等症状，遂请神经科会诊。患者的维生素 B_{12}、叶酸、甲状腺功能和氨水平均在正常范围内，头部 CT 未显示急性病变，神经病学专家诊断为不明原因急性脑病。为缓解潜在的药物影响，停用他克莫司、泼尼松和异丙嗪。当日下午6点肌内注射 10 mg 齐拉西酮治疗患者日益加重的躁动。给药后，患者症状开始恶化，并于术后第9天转回 SICU。

到达 SICU 时，患者无发热，但表现为心动过速(107 次/min)、呼吸急促(呼吸频率 20 次/min)和高血压(153/99 mmHg)。患者处于警觉状态，可用1～3个单词回答定位问题。体格检查发现患者右臂抽搐，左腕关节齿轮样强直，舌头重复伸出以及头部抽搐。实验室结果显示，乳酸酸中毒(乳酸 2.7 mmol/L)，肌酐升至 150.3 μmol/L(前日 106.1 μmol/L)，白细胞从 9.3×10^9/L 升至 18.2×10^9/L，锂剂含量 1.34 mmol/L。CK 95 U/L 正常(正常范围：38～174 U/L)。此时，

患者被诊断为脓毒症引起的精神状态改变。随后启动脓毒症治疗方案,包括病原菌培养、容量复苏和广谱抗生素治疗。

患者在治疗 1 h 内出现铅管样强直,并伴有恶化的高动力生命体征,表现为发热(腋温 38.8℃)、发汗、呼吸急促(呼吸频率 29 次/min)、心动过速(137 次/分)和高血压(194/102 mmHg)。此时考虑患者出现 NMS。静脉注射 200 mg 丹曲林后,肌肉强直略有改善,但生命体征仍不稳定。考虑到患者代谢增加且需要气道保护,给予丙泊酚和罗库溴铵后进行气管插管,补液速度增至200 mL/h。肌肉松弛后,患者心率和血压恢复正常,体温降至37.9℃。然而当肌松恢复后,患者再次出现强直,无法静坐,心动过速和高血压等症状。给予咪达唑仑和 250 mg 丹曲林后,症状再次消退。此时脑电图显示弥漫性慢波。

请毒理学专家会诊,同意非典型 NMS 的诊断,建议输注苯二氮䓬类药物与丙泊酚进行治疗,用溴隐亭治疗难治性症状和体征。临床研究[3]指出丹曲林可延长恢复时间,因此建议停用丹曲林。后以 1.5 mg/h 和 15 μg/(kg·min)的速度分别输注咪达唑仑和丙泊酚,并逐渐加量直至症状与体征改善。

术后第 10 天,患者强直症状显著改善,停用

咪达唑仑。血液培养、头部 MRI 及腹部和盆腔CT 均提示患者无感染迹象。调整用药方案,丙泊酚 50 μg/(kg·min)逐渐过渡为右美托咪定0.7 μg/(kg·min),以锻炼患者脱机。术后第 11天,拔除气管导管。EEG 显示有新的枕叶癫痫样放电,持续至术后第 12 天,给予左乙拉西坦治疗非惊厥性癫痫发作。术后第 17 天,停用右美托咪定,将患者转回普通病房。给予类固醇后,肝转氨酶恢复正常。术后第 21 天,患者出院,继续服用左乙拉西坦治疗(图 1)。

讨论

NMS 发生的确切机制尚不清楚,病理生理机制假说众多,通常认为是由大脑多巴胺能活性降低,或神经安定剂对多巴胺 D2 受体的阻断,或帕金森病患者停用多巴胺激动剂所致[4]。

一种假说认为,与帕金森病相似,下丘脑多巴胺含量降低导致自主神经功能障碍和高热,黑质纹状体通路的破坏导致强直和震颤。另一种假说认为,NMS 是由于交感神经系统调节中断,致使机体处于"战斗或逃跑"的超负荷工作状态。第 3种不为广泛接受的假说认为,NMS 是一种外周病变,由线粒体功能的某种突变或神经安定剂对肌细胞的直接毒性所致。目前,尚未证明哪种假说

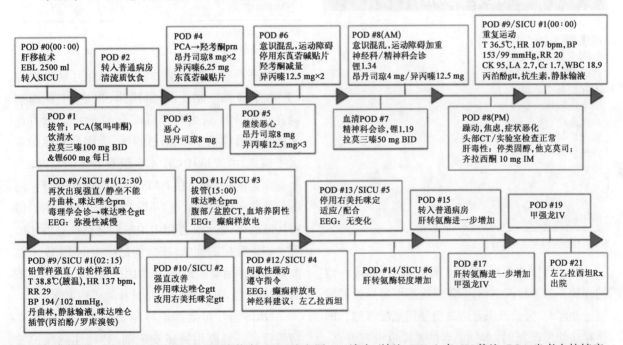

图 1 病例事件时间表。BP 血压;CK 肌酸激酶;EEG 脑电图;gtt 滴定/输注;HR 心率;IV 静注;PCA 患者自控镇痛;POD 术后天数;prn 需要时;RR 呼吸频率;Rx 处方;SICU 外科重症监护室;T 体温。

正确，NMS 可能是多种机制共同导致的[4]。

NMS 通常作为一种排除性诊断，一旦怀疑即需及时治疗，不能因等待检查结果而延误治疗。鉴于 NMS 非常罕见，治疗方法大多源自病例报道。皮莱吉(Pileggi)和库克(Cook)[5]新近的综述提出了 NMS 的一种标准化的治疗方案。患者一旦考虑诊断为 NMS，及时启动管理方案对改善结果至关重要。

不过，NMS 并不常见且表现多样，目前缺少一种通用的 NMS 诊断标准。通常认为，典型 NMS 会出现 4 种主要症状(肌肉强直、高热、精神状态改变、自主神经紊乱)，以及实验室检查显示 CK 升高。非典型 NMS 缺少其中某一种症状或体征。根据这个定义，如果缺少的症状之后又表现出来，非典型 NMS 将发展为典型 NMS。假如怀疑为非典型 NMS，必须仔细排除其他可能的原因，确保做出正确的诊断[4]。

在本病例中，患者出现 4 种主要的 NMS 症状，以及其他符合 NMS 的表现，包括脑电图减慢、白细胞增多、言语贫乏、震颤、齿轮样强直、发汗和运动障碍[6]，但患者 CK 始终没有升高。NMS 许多症状和体征与其他综合征相似，因此在诊断 NMS 前应排除其他疾病[6-10]。表 1 列出了 NMS 的鉴别诊断。

表 1 NMS 的鉴别诊断[1,3,11]
颅内感染/脓毒症
癫痫/癫痫持续状态
5-羟色胺综合征
抗胆碱能中毒症候群
迟发型运动障碍
中毒性脑病
恶性高热
致死性紧张症
锂剂中毒
甲状腺危象
中暑
可卡因过量
药物截断

NMS，神经阻滞剂恶性综合征

肌注齐拉西酮后，患者才表现出与 NMS 一致的症状。与齐拉西酮相比，氟哌啶醇更易导致迟发型运动障碍，因此该患者应避免使用氟哌啶醇。即使在症状最严重时，本例患者的 CK 也没有升高。CK 升高出现在 90% 以上的 NMS 病例中，有时也

被用作诊断的"早期指标"[12]。本例患者在气管插管前 CK 值 95 U/L(正常范围 38～174 U/L)。多数文献报道 NMS 患者表现为 CK 升高而无肌肉强直，其中仅 3 例 CK 值未升高[12-14]。仅有的几例案例强烈反对因缺少实验室依据而排除 NMS 的诊断。

CK 未升高的 NMS 罕见病例，常由以下神经安定剂引起：锂剂/佐替平/利培酮/氟奋乃静[12]，锂剂/氯丙嗪/氟哌啶醇[13]，以及单独使用奥氮平[14]。本病例是首次由锂剂、拉莫三嗪、异丙嗪和齐拉西酮共同引起的 CK 未升高的 NMS。增加锂剂剂量会使 NMS 的风险升高，这也许是该患者出现 NMS 的诱因。本例患者还具有其他危险因素，比如男性、年轻、接触抗胆碱能药物和服用多种神经安定剂(包括新型神经安定剂)，胃肠外给药进一步增加患病风险[11](表 2)。

表 2 NMS 的危险因素[1,14]
男性(男女比 4:1)*
年轻(平均年龄 41 岁)*
锂剂(53%)*
锂剂剂量快速增加*
抗胆碱能药*
神经安定剂*
新型神经安定剂(47%)*
2 种以上神经安定剂联合使用(40%)*
胃肠外给药(40%)*
快速增加剂量(73%)
NMS 病史(高达 30%)

NMS，神经阻滞剂恶性综合征
* 本例患者具有的危险因素

某些药物如类固醇/雌激素和化疗药可导致 CK 水平降低。此外，肝脏疾病、狼疮、甲状腺功能亢进和库欣病也会降低 CK 水平[12]。患者近期接受过肝移植手术、肝脏疾病、类固醇和雌激素水平偏高，可能是其 CK 水平没有升高的原因。

幸运的是，患者在 NMS 控制后遇到的唯一问题是亚临床癫痫。这是 NMS 已知的长期影响。值得注意的是，患者在停用丙泊酚和咪达唑仑后才出现亚临床癫痫的症状，在病情最严重时 EEG 未监测到癫痫样活动。此外，患者因严重强直转到 SICU 时，意识清楚，可回答问题，因此排除癫痫可能。

NMS 治疗包括停止神经安定剂的使用和支持治疗。一旦停用神经安定剂，必须注意保护气道，静脉输液预防肾脏损伤。积极降温有助于治

疗高热。需要气管插管时,应使用非去极化肌松剂。琥珀胆碱会引起肌肉抽搐,导致肌细胞损伤和高钾血症,从而引发心律失常或死亡。

丹曲林可阻断肌细胞释放钙离子,从而抑制肌肉强直,通常被用作一线药物[6,15,16],但毒理学专家认为,丹曲林可延长 NMS 的恢复时间,但由于所引用的研究并未使用苯二氮䓬类药物,故参考价值有限[3]。丹曲林一般先静脉给药,再改口服,对于普通神经安定剂引起的 NMS,建议用药至少持续 10 天,对于长效神经安定剂引起的 NMS,建议持续 2~3 周。由于丹曲林具有肝毒性,当患者服用丹曲林时,应常规监测肝转氨酶,出现肝功能障碍后停药。该患者在服用丹曲林后肝转氨酶增加,因此停用丹曲林。肝功能受损的患者使用丹曲林前必须权衡肝损伤的风险与治疗的益处[1]。

苯二氮䓬类药物作用于中枢 γ-氨基丁酸受体,导致神经元抑制,对治疗 NMS 有效且风险低。多巴胺激动剂(如溴隐亭)可直接结合多巴胺受体来恢复 NMS 中的多巴胺,但口服给药限制其使用。无论是单独使用还是与丹曲林联合使用,溴隐亭均可缩短 NMS 的持续时间并减少复发[1]。回顾分析该病例,该患者应放置鼻胃管,并尽早使用溴隐亭。然而,由于使用丹曲林、丙泊酚和苯二氮䓬类药物后患者症状改善,故未采取进一步的药物干预。

无法药物治疗或存在残余紧张症状的 NMS 患者,可选择电休克疗法,这可能与激活多巴胺能系统有关。一项基于恒河猴的研究发现,电休克疗法可增加纹状体多巴胺能的活性长达 10 天,血清 γ-氨基丁酸及其受体表达上调[17]。

不熟悉 NMS 病理生理及其发展过程的医师,很难确定哪种药物或疗法最适合治疗 NMS。皮莱吉和库克[5]制订了一种治疗方案,本文研究者对其进行部分更改,补充了诊断标准、气道干预、监护和后续措施,以使该方案更加便于理解(图 2)。这些治疗方案尚未经前瞻性试验检验,故应结合具体情况对患者进行管理。

基于 Woodbury 严重程度分期的 NMS 扩大治疗方案[4]				
第一步:做出诊断	第二步:气道评估	第三步:根据 Woodbury 分期确定严重程度	第四步:根据严重程度进行治疗	第五步:监护和后续措施
患者近期是否服用神经安定剂,是否出现至少 3 种以下症状: 精神状态改变 强直 高热 自主神经失调 CK 升高 否:考虑其他诊断 是:停用神经安定剂,进行第二步	是否考虑气道受压迫,出现以下任意症状或体征: 呼吸急促 精神状态改变 重度强直 高代谢状态 低氧 否:进行第三步 是:使用非去极化肌松剂插管,转入 ICU,然后进行第三步	第 1 期:药物性帕金森病 强直(无论是否合并震颤) 第 2 期:药物性紧张症 强直 精神状态改变 缄默症 第 3 期:早期轻度NMS 紧张症/混乱 体温<38℃ 心率<100 次/min 第 4 期:中度 NMS 中度强直 紧张症/意识混乱 体温 38~40℃ 心率 100~120 次/min 第 5 期:重度 NMS 重度强直 紧张症/意识混乱 体温≥40℃ 心率≥120 次/min 一旦确定分期,立即开始治疗	所有分期: 停用神经安定剂 主动降温 补液,纠正电解质失衡 劳拉西泮 1~2 mg IV/IM Q4~6 hrs Woodbury 3/4 期: 考虑地西泮 10 mg IV Q 8 hrs 替代劳拉西泮 Woodbury 4 期: 除上述措施,加用溴隐亭 2.5~5 mg 或金刚烷胺 100 mg PO Q 8 hrs Woodbury 5 期: 除上述措施,加用丹曲林 1~2.5 mg/kg Q 6 hrs,24 h 内累计最大剂量 10mg/kg 症状持续: 每周 3 次电休克疗法,共 6~10 个疗程 症状改善: 合适时机拔管 逐步停用苯二氮䓬类药物 继续口服丹曲林 4~8 mg/kg/d,分 3~4 次服用,普通神经安定剂持续 10 d,长效神经安定剂持续 2~3 周	治疗期间监护: 使用丹曲林时监测肝功能,以防其肝毒性 NMS 期间监测 CK 水平,因为肾损伤是其高死亡率主要原因之一 如出现气道受压迹象,早期气管插管,因为呼气受限是死亡主要原因之一 精神状态长期改变而其他症状消失时,考虑行 EEG 监测,因为脑电活动改变可能是该疾病的主要原因 后续措施: 因复发率高,症状消失后,请精神科医师会诊,确定如何恢复使用神经安定剂

图 2　基于 Woodbury 严重程度分期的 NMS 扩大治疗方案[4]
Bpm 次/分;CK 肌酸激酶;ICU 重症监护室;IV/IM 静注/肌注;NMS 神经阻滞剂恶性综合征;PO 口服;Q_hrs 每小时_次。

NMS 症状缓解后,医师应至少等待 2 周才能再开具神经安定剂。恢复用药前需仔细评估患者未服药状态下的功能状态。鉴于 NMS 复发率高达 30%,所有患者均应密切监测是否有任何复发迹象[1]。此外,Strawn 等[1]建议患者和家属在恢复用药前签署有关复发风险的知情同意书。如果需要服用神经安定剂,应从低剂量开始,缓慢增加至治疗水平[1]。由于本例患者病情严重且精神不稳定,出院后未再服用锂剂和拉莫三嗪。

结论

如本病例所示,NMS 有许多独特的临床表现和触发因素,所有医师都应接受有关如何快速评估和紧急处理这种致命疾病的培训。本文提出的治疗方案是基于对文献的回顾,旨在为不熟悉 NMS 管理的医师提供治疗指南。

虽然病例报道支持使用苯二氮䓬类药物和丹曲林,仍需进一步的研究以比较两种药物联合使用与单独使用的差别。此外,还可通过研究比较给予肌松剂插管进行早期有创干预与保守治疗的长期和短期结局的区别。

（孟庆元 译,胡宝吉 审）

参考文献

[1] Strawn JR, Keck PE Jr, Caroff SN. Neuroleptic malignant syndrome. *Am J Psychiatry*. 2007; 164: 870 - 876.

[2] Berman BD. Neuroleptic malignant syndrome: a review for neurohospitalists. *Neurohospitalist*. 2011; 1: 41 - 47.

[3] Reulbach U, Dütsch C, Biermann T, et al. Managing an effective treatment for neuroleptic malignant syndrome. *Crit Care*. 2007; 11: R4.

[4] Wijdicks EF. *Neuroleptic Malignant Syndrome*. UpToDate [serial online]. Birmingham, AL: Lister Hill Library; 2014. Accessed April 12, 2017.

[5] Pileggi DJ, Cook AM. Neuroleptic malignant syndrome. *Ann Pharmacother*. 2016; 50: 973 - 981.

[6] Perry PJ, Wilborn CA. Serotonin syndrome vs neuroleptic malignant syndrome: a contrast of causes, diagnoses, and management. *Ann Clin Psychiatry*. 2012; 24: 155 - 162.

[7] Klawans HL, Rubovits R. Effect of cholinergic and anticholinergic agents on tardive dyskinesia. *J Neurol Neurosurg Psychiatry*. 1974; 37: 941 - 947.

[8] *Promethazine: Drug Information*. UpToDate [serial online]. Birmingham, AL: Lister Hill Library. Accessed April 12, 2017.

[9] Perrone J. *Lithium Poisoning*. UpToDate [serial online]. 2016. Birmingham, AL: Lister Hill Library with full text,. Accessed April 12, 2017.

[10] Coffey MJ. *Catatonia in Adults: Epidemiology, Clinical Features, Assessment, and Diagnosis*. UpToDate [serial online]. 2016. Birmingham, AL: Lister Hill Library. Accessed April 12, 2017.

[11] Gupta V, Magon R, Mishra BP, Sidhu GB, Mahajan R. Risk factors in neuroleptic malignant syndrome. *Indian J Psychiatry*. 2003; 45: 30 - 35.

[12] Nisijima K, Shioda K. A rare case of neuroleptic malignant syndrome without elevated serum creatine kinase. *Neuropsychiatr Dis Treat*. 2014; 10: 403 - 407.

[13] Singh R, Hassanally D. Neuroleptic malignant syndrome with normal creatine kinase. *Postgrad Med J*. 1996; 72: 187.

[14] Nielsen J, Bruhn AM. Atypical neuroleptic malignant syndrome caused by olanzapine. *Acta Psychiatr Scand*. 2005; 112: 238 - 240.

[15] Warwick TC, Moningi V, Jami P, Lucas K, Molokwu O, Moningi S. Neuroleptic malignant syndrome variant in a patient receiving donepezil and olanzapine. *Nat Clin Pract Neurol*. 2008; 4: 170 - 174.

[16] Lee JWY. Catatonia & neuroleptic malignant syndrome. *Future Neurol*. 2015; 10: 431 - 438.

[17] Fosse R, Read J. Electroconvulsive treatment: hypotheses about mechanisms of action. *Front Psychiatry*. 2013; 4: 94.

47. 经椎间孔腰椎融合术后并发急性硬脑膜下血肿

白水和宏(Kazuhiro Shirozu),高桥圭太(Keita Takahashi),
林田光正(Mitsumasa Hayashida),松下克行(Katsuyuki Matsushita)
中岛康治(Yasuharu Nakashima),外纯生(Sumio Hoka)

摘要

1 名 68 岁女性患者在经椎间孔腰椎融合术后早期,出现急性硬膜下血肿(SDH)。术后 4 h,患者主诉头痛和恶心。头颅增强 CT 显示 SDH。患者术中无明显硬脊膜损伤,硬脊膜意外撕裂引起脑脊液漏可能是导致本例 SDH 的主要原因。本文首次报道脊柱手术后即刻出现 SDH,但未合并神经功能异常。

脊柱手术后发生脑出血的病例鲜见报道[1-4],脊柱手术后出现急性硬脑膜下血肿(SDH)更是罕见[4-6]。腰椎减压术后 SDH 主要是由术中硬脊膜意外损伤或钝性分离时损伤硬脊膜所致[7],或有时行硬膜外麻醉时意外穿破硬脊膜引起[8]。硬脊膜意外损伤可引起脑脊液(CSF)漏,进而引起颅内和(或)椎管内压力降低,导致 SDH。SDH 可导致体位性头痛、神经根或脑干疝、小脑功能障碍和精神状态改变[4]。CSF 漏后一个罕见但严重的并发症是颅内血肿形成,包括急性 SDH、硬膜外血肿和远端小脑出血[4]。脊柱手术后早期发生 SDH 已有报道[6]。但是,目前尚无文献描述脊柱手术后几小时内急性 SDH 临床表现、诊断和治疗。本文报道一例经椎间孔腰椎融合术(TLIF)后仅 4 h 发生急性 SDH 病例。本病例报道已获患者书面知情同意。

病例描述

1 名 68 岁女性患者,身高 158 cm,体重 78 kg,既往因 L4/L5 腰椎滑脱和椎管狭窄伴股骨后区麻木和疼痛 8 年,拟行经椎间孔腰椎融合术。患者术前存在间歇性跛行(400 m)。术前接受抗高血压和高脂血症治疗,目前控制尚可。

麻醉诱导采用丙泊酚(3 μg/mL,靶控输注)和芬太尼 50 μg 静脉给药。罗库溴铵(30 mg)给药后气管插管。麻醉维持采用靶控输注丙泊酚 2~2.2 μg/mL、40%~50% O_2-空气混合和泵注瑞芬太尼 0.2 μg/(kg·min)。根据需要间断静脉推注芬太尼。患者入手术室时血压 140/70 mmHg,术中维持于 80~110/50~70 mmHg。术中心率 55~70 次/min。无急性血流动力学改变,在气管导管插管期和拔管期无显著波动。患者围术期生命体征平稳。

手术持续时间 202 min,麻醉时间 301 min。估计失血量 110 mL。术中无明显硬脊膜损伤及脑脊液漏。停丙泊酚和瑞芬太尼 10 min 后拔除气管导管。

当生命体征稳定时,将患者从手术室转送到外科病房。患者入外科病房时,无创血压 118/48 mmHg,无疼痛,腰部伤口引流量 120 mL。约 4 h 后,患者主诉严重头痛和恶心,血压 181/81 mmHg,心率 52 次/min。患者神志清,无神经功能异常表现,但高度怀疑患者颅内出血或颅内压升高。立即行头颅增强 CT(CCT),结果显示急性 SDH(图 1)。3 h 后,再次 CCT 扫描显示血肿未加重,遂暂缓手术干预治疗。给予尼卡地平治疗后,血压降至 120 mmHg 以下。

随后 16 h 内,患者腰椎伤口引流量 720 mL。第 2 天增至 60 mL/h,外观由血色减为浆液色。因怀疑意外损伤硬脊膜,于术后第 1 天拔除引流管。患者术后第 2 天可下床走动。术后第 7 天再次行 CCT 检查,结果显示血肿消退(图 2)。腰椎磁共振成像(MRI)提示,没有脑脊液漏征象。患者头痛症状几乎消失,同时也无神经功能障碍相

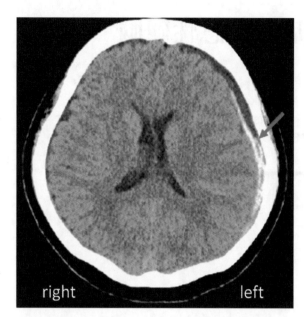

图1 大脑轴位增强CT图像显示术后6h左侧急性SDH
红色箭头表示SDH。SDH：硬膜下血肿。

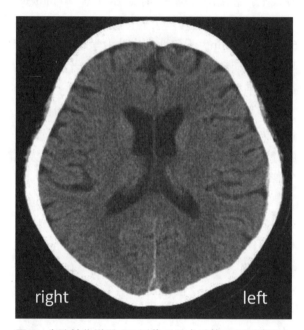

图2 大脑轴位增强CT图像显示术后第7天硬膜下血肿自行消退

关症状。患者因肠炎（与SDH无关）需要进一步住院治疗，于术后第27天出院。

讨论

既往有病例报道对脊柱术后下床活动发生急性SDH做过相关描述[5,9,10]。本报道是首次描述术后数小时内急性SDH临床表现和快速诊断与治疗。既往病例报道指出，急性SDH由脑脊液漏引起颅内负压，导致脑组织向尾端移位和桥静脉受牵拉[5]。基于这种机制，如果存在脑脊液漏，患者站立和运动量增加时，有可能进一步促进并发生急性SDH。然而，本例患者在发生急性SDH时，患者平躺在床上，头抬高约10°，且术中并无硬脊膜明显损伤。尽管如此，即使术中没有明显硬脊膜损伤脑脊液漏，硬脊膜也可能意外受损。有学者[4]报道1例在腰椎术后第5天发生的急性SDH，术中同样没有明显的硬脊膜损伤证据，但是术后24h，伤口引流200 mL略带血色的脑脊液，并且患者已于术后第1天出院。在本病例拔除引流管之前，未检测引流液成分，但引流液外观与脑脊液一致。这表明术中硬脊膜可能意外撕裂引起脑脊液漏，进而导致颅内低压和脑出血。虽然术后第7天MRI显示没有脑脊液漏征象，但并不排除术后早期脑脊液漏可能。急性SDH的其他病因包括凝血功能紊乱、血压偏高和术中头部旋转过度导致颈静脉回流障碍引起颅内静脉压升高[2]。虽然高血压引起急性SDH很罕见，但在动静脉畸形情况下可能会发展为急性SDH。脑出血既可手术治疗，也可保守治疗。术后脑出血患者一般预后较好，仅伴有轻中度神经功能障碍，但也有报道预后较差[2]。虽然本例患者没有明显神经功能受损症状，但发生严重头痛、高血压和心动过缓，这些症状与急性颅内病变表现一致。针对该类疾病，严密监测和即时干预可影响患者预后。本例患者接受保守治疗，出院时无神经系统相关后遗症。

总之，脊柱手术后发生急性SDH是一种罕见的并发症，即使术中没有明显硬脊膜损伤和神经功能受损表现，也应提高警惕。一旦怀疑发生此并发症，应考虑行CT或MRI检查，以便早期诊断和治疗。

（谢芳 译，胡宝吉 审）

参考文献

［1］ Haller JM, Calvert G, Spiker WR, Brodke DS, Lawrence BD. Remote cerebellar hemorrhage after revision lumbar spine surgery. *Global Spine J*. 2015；5：535-537.

［2］ Cevik B, Kirbas I, Cakir B, Akin K, Teksam M. Remote cerebellar hemorrhage after lumbar spinal surgery. *Eur J Radiol*. 2009；70：7-9.

［3］ Kim JY, Kim do K, Yoon SH. Remote cerebellar hemorrhage after surgery for degenerative lumbar spine disease：a case report. *Korean J Neurotrauma*. 2015；11：201-204.

［4］ Khalatbari MR，Khalatbari I，Moharamzad Y. Intracranial hemorrhage following lumbar spine surgery. *Eur Spine J*. 2012；21；2091-2096.

［5］ Sciubba DM，Kretzer RM，Wang PP. Acute intracranial subdural hematoma following a lumbar CSF leak caused by spine surgery. *Spine*（*Phila Pa 1976*）. 2005；30；E730-E732.

［6］ Raha A，Wadehra A，Sandhu K，Dasgupta A. Acute subdural hematoma causing neurogenic pulmonary edema following lumbar spine surgery. *J Neurosurg Anesthesiol*. 2017；29；63-64.

［7］ Gehri R，Zanetti M，Boos N. Subacute subdural haematoma complicating lumbar microdiscectomy. *J Bone Joint Surg Br*. 2000；82；1042-1045.

［8］ Lim G，Zorn JM，Dong YJ，DeRenzo JS，Waters JH. Subdural hematoma associated with labor epidural analgesia；a case series. *Reg Anesth Pain Med*. 2016；41；628-631.

［9］ Burkhard PR，Duff JM. Bilateral subdural hematomas following routine lumbar diskectomy. *Headache*. 2000；40；480-482.

［10］ Kuhn J，Hofmann B，Knitelius HO，Coenen HH，Bewermeyer H. Bilateral subdural haematomata and lumbar pseudomeningocele due to a chronic leakage of liquor cerebrospinalis after a lumbar discectomy with the application of ADCON-L gel. *J Neurol Neurosurg Psychiatry*. 2005；76；1031-1033.

48. 胰十二指肠切除术后短期视力丧失

拉克希曼·戈拉帕利(Lakshman Gollapalli),阿希什·J. 库马尔(Aashish J. Kumar),
库纳尔·苏德(Kunal Sood),鲁德拉姆·穆普里(Rudram Muppuri)

摘要

枕叶癫痫可导致视觉障碍,可见于发作期或发作后。1 名 71 岁女性患者接受胰十二指肠切除术(Whipple 手术)后,在苏醒室麻醉恢复期间主诉失明。转入重症监护病房后,脑电图发现双侧枕叶和大脑半球的癫痫活动。患者接受抗癫痫药物治疗,3 天内视力恢复正常。检查确认患者血清游离苯妥英钠浓度为亚治疗浓度。该病例表明,对术后出现急性失明且病因不明确的患者,即使没有明显的癫痫临床症状,也应考虑评估脑电图。

对患者和医疗工作者而言,非眼科手术患者在麻醉苏醒后发生视力丧失是一种可怕的经历。非眼科手术围术期视力丧失发生率以阑尾切除术最低,为 0.12/10 000,心脏手术后发生率高达 8.64/10 000[1]。一项对 501 342 例非心脏手术患者的回顾性研究显示,仅 4 例患者(0.000 8%)在没有直接手术损伤视神经或脑组织的情况下,出现 30 天以上的视力丧失(2 例缺血性视神经病变、2 例枕叶梗死)[2]。

全身麻醉下非眼科手术患者的视觉通路永久性损伤,其最常见部位是 1 条或 2 条视神经损伤,且缺血是其发病机制。前部缺血性视神经病变在心脏手术患者中较为常见,在眼底镜检查时表现为视盘水肿[2]。后部缺血性视神经病变在接受脊柱和颈部手术的患者中较常见,但紧急眼底镜检查基本正常[2]。

枕叶癫痫可导致视觉异常或视力丧失,并可能出现在发作期或发作后[3]。枕叶癫痫发作的视觉症状可能包括感觉到亮光、暗环、斑点或简单连续的几何形状,以及闪光或幻觉。相比之下,癫痫发作期或发作期后视力丧失通常出现在癫痫发作开始时且其他视觉表现出现之前。枕叶癫痫引起的视力丧失的持续时间可从几分钟到几天不等,如果不及时治疗,可能造成永久性视力丧失[1,4]。本病例描述了一名接受胰十二指肠切除术(Whipple 手术)的患者,在术后苏醒期经历枕部癫痫发作出现视力丧失。

病例描述

1 名患有胰腺癌的 71 岁女性患者,拟接受 Whipple 手术,其病史包括服用氨氯地平控制的慢性高血压,无症状的双侧颈动脉狭窄 30%~40%(1 年前确诊),以及控制良好的复杂部位性癫痫,过去 5 年中服用苯妥英钠(缓释剂),每 8 h 100 mg。患者仅在 1 年前有过 1 次癫痫发作,没有留下任何神经系统障碍。患者并不记得该次发作,仅被告知癫痫发作只持续了几分钟,期间有典型的自动症状,如咂嘴。最近一次的眼科检查未见异常,患者能够用眼镜阅读,否认有视力丧失或青光眼/视网膜问题相关的任何病史。

患者术前生命体征和实验室检查结果均在正常范围内(血压 132/82 mmHg,脉率 76 次/min),手术当天血常规和生化指标均正常(血红蛋白 108 g/L,血细胞比容 34.5%)。患者继续服用每日维持剂量的苯妥英钠,并在手术当天早上定期服用,且 8 h 后按计划继续服用。签署知情同意书后,麻醉诱导给予咪达唑仑 2 mg 和芬太尼 50 μg 静脉推注。术前在 T5/T6 水平放置硬膜外导管,无并发症发生,经硬膜外导管注入 1.5% 利多卡因 + 1:200 000 肾上腺素混合液 5 mL 后,未见全身毒性反应。术中经硬膜外导管注入 0.075% 丁哌卡因 + 芬太尼 5 μg/mL 溶液,给药速度 10 mL/h。麻醉诱导后至手术切皮前,经硬膜外导管给药 10 mL。

患者入手术室,连接标准监护。麻醉诱导使用依托咪酯 16 mg、芬太尼 250 μg、维库溴铵 10 mg,然后选择 7 mm 带套囊气管导管经口进行气管插管。麻醉诱导和插管均顺利,术中仅发生 2 次短暂的低血压。最低血压为 86/48 mmHg,给予去氧肾上腺素 40 μg 静推和快速静脉滴注乳酸林格液进行处理。术中估计总失血量为 850 mL,总输液量为乳酸林格液 4 500 mL、6%羟乙基淀粉 1 000 mL 及红细胞 2 U。术中呼气末 CO_2 为 31～36 mmHg,pH 为 7.35～7.41,PaO_2 为 386～392 mmHg,$PaCO_2$ 为 39～41 mmHg。在手术结束时,对刺激尺神经的 4 个成串刺激反应(TOF)的触觉评估显示肌力减弱。用新斯的明 4 mg 和格隆溴铵 0.4 mg 拮抗肌松作用,用药前后 TOF 比值分别为>0.7 和>0.9。拔除气管导管前,患者对语言指令有反应,拔管后面罩吸氧 SaO_2 值为 99%。

在麻醉后苏醒室,患者主诉双眼视力丧失。患者否认头痛、眼痛、四肢无力或麻木;没有肢体刺痛或言语不清;且保持清醒、警觉和定向力完好。立即申请神经内科和眼科会诊,结果显示患者瞳孔光反射正常,眼底检查无异常,但患者没有光感。体格检查发现双眼视力均受限。患者的精神状态、协调性、脑神经功能、运动功能、深肌腱反射、血清血红蛋白、血细胞比容、电解质等指标均无明显变化。头颈部磁共振血管造影显示右侧椎动脉远端发育不良,无明显异常。脑部磁共振成像提示无急性梗死。

随后,患者转入重症监护病房进行观察和进一步检查,患者表现出意识水平的波动,眼球向左下方偶发的同向偏斜以及眼球震颤,提示癫痫发作可能。脑电图显示,在右额颞区和枕区出现持续 2.5 min 的中等电压、3 Hz、尖峰和波状复合波活动,这些表现被认为是癫痫样活动。血清游离苯妥英浓度为亚治疗浓度(<0.5 μg/mL,正常范围 10～20 μg/mL),因此,将苯妥英钠剂量增至 100 mg/8 h,并开始使用左乙拉西坦(Keppra)治疗(负荷量 750 mg,维持剂量 500 mg/12 h)。随后的 3 天内,患者的癫痫发作活动在脑电图上消失,眼球震颤得到解决,眼科检查提示视力逐渐恢复至基线水平。

讨论

患者意识水平的波动,以及眼球向左下方偶发的同向偏斜,再加上眼球震颤,均提示癫痫发作可能,ICU 进一步进行了脑电图检查。视野缺损很少与癫痫有关,枕叶癫痫发作仅占癫痫总发作人群的 8%[5],视觉幻觉是枕叶癫痫最常见的表现[6]。蒙特利尔神经学研究所的研究发现,近 75%的枕叶癫痫患者存在视觉先兆,但其他研究所报道的发生率较低[6]。

我们排除了患者视力丧失的其他潜在原因。术中进行了门静脉重建,因此必须排除脑栓塞可能。头颅磁共振成像和磁共振血管造影均未发现急性梗死或改变。大脑后循环的动脉显示血流良好,且并未发现流入枕叶的血流减少。局部麻醉药毒性也可导致癫痫发作。在放置的硬膜外导管内注射试验剂量的局麻药后,患者没有表现出中枢神经系统毒性的症状。眼科医师评估后,没有发现明显的瞳孔缺损或提示视网膜中央动脉阻塞及视盘肿胀或萎缩的改变。

某些因素可增加已知癫痫患者癫痫发作的机会,包括抗癫痫药物水平的变化、疲劳、压力、睡眠剥夺、月经期、电解质紊乱和过量饮酒[7,8]。围术期出现以下几种情况可能会影响抗癫痫药物浓度,包括术前用药不规律、给药方案的改变,以及胃肠道吸收和动力的改变。抗癫痫药物血清浓度降低可能与围术期癫痫发作有关[8],游离苯妥英钠水平远低于治疗范围,表明术前用药不合理。该病例中,患者可能在术中或麻醉后苏醒室中开始出现癫痫发作,但 ICU 进一步检查 EEG 时才观察到癫痫发作。

一项回顾性研究调查了接受全身麻醉的癫痫患者术后癫痫发作的发生率,结果显示 2%的患者观察到癫痫发作,且在全身麻醉结束后未发生任何不良反应[9]。在 2002～2007 年的一项为期 6 年的回顾性研究,对 641 名诊断癫痫的患者进行调查,22 例(3.4%)患者在围术期出现癫痫发作[10],其中记录了 6 例患者抗癫痫药物为亚治疗浓度。癫痫的发生率似乎不受麻醉类型或手术方式的影响[10]。该患者游离苯妥英钠水平低于治疗水平(<0.5 μg/mL),可能是术后癫痫发作的原因之一。

据报道,癫痫发作后失明的持续时间从<1 分钟到数天(癫痫持续状态)不等,在某些情况下可能成为永久性的[4]。癫痫发作性失明的发病率因病因而异,诊断性血管造影后,癫痫发病率在 0.3%～1%,在先兆子痫患者中可高达 15%[11]。

成人发作性失明几乎总是意味着症状性癫痫[12]，而儿童患者通常是良性枕叶癫痫的表现[13]。视力丧失通常突然发作，双侧、对称，并可能严重到对光感知受限或消失，而眼球运动、瞳孔反射和眼底镜检查正常。造成大脑相关失明的可能原因众多，通过可在床边快速进行的视动性眼球震颤和眼底镜检查来排除任何非器质性致盲原因至关重要[14]。

该病例与癫痫相关的失明是一个罕见但有充分证据的事件。神经递质的耗竭或视觉皮层的活动抑制可能是癫痫相关失明的机制。这种失明可能与脑部疾病、神经行为异常和垂直凝视麻痹有关。这些都没有出现在本病例中的患者身上。幸运的是，大多数与枕叶癫痫活动相关的术后失明患者会在 48 h 内恢复视力。然而，术后出现癫痫持续状态的患者可能会出现枕叶缺氧和永久性视力丧失[15]。

不明原因的术后失明可能是癫痫的一种临床表现，甚至持续性的术后失明也可能是癫痫持续状态的表现。所有术后出现急性失明且病因不明的患者都应进行脑电图检查评估，而术前应确定抗癫痫药物的治疗性血药浓度。

（金培培　译，王芷　审）

参考文献

[1] Shen Y, Drum M, Roth S. The prevalence of perioperative visual loss in the United States: a 10-year study from 1996 to 2005 of spinal, orthopedic, cardiac, and general surgery. *Anesth Analg*. 2009; 109: 1534 – 1545.

[2] Warner ME, Warner MA, Garrity JA, MacKenzie RA, Warner DO. The frequency of perioperative vision loss. *Anesth Analg*. 2001; 93: 1417 – 1421.

[3] Hauser WA, Annegers JF, Kurland LT. Incidence of epilepsy and unprovoked seizures in Rochester, Minnesota: 1935 – 1984. *Epilepsia*. 1993; 34: 453 – 468.

[4] Aldrich MS, Vanderzant CW, Alessi AG, Abou-Khalil B, Sackellares JC. Ictal cortical blindness with permanent visual loss. *Epilepsia*. 1989; 30: 116 – 120.

[5] Sveinbjorusdottir S, Duncan JC. Parietal and occipital epilepsy. *Epilepsia*. 1993; 34: 493 – 521.

[6] Kuznicky, R. Symptomatic occipital lobe epilepsy. *Epilepsia*. 1998; 39: S24 – S31.

[7] Paul F, Veauthier C, Fritz G, et al. Perioperative fluctuations of lamotrigine serum levels in patients undergoing epilepsy surgery. *Seizure*. 2007; 16: 479 – 484.

[8] Specht U, Elsner H, May TW, Schimichowski B, Thorbecke R. Postictal serum levels of antiepileptic drugs for detection of noncompliance. *Epilepsy Behav*. 2003; 4: 487 – 495.

[9] Benish SM, Cascino GD, Warner ME, Worrell GA, Wass CT. Effect of general anesthesia in patients with epilepsy: a population-based study. *Epilepsy Behav*. 2010; 17: 87 – 89.

[10] Niesen AD, Jacob AK, Aho LE, et al. Perioperative seizures in patients with a history of a seizure disorder. *Anesth Analg*. 2010; 111: 729 – 735.

[11] Cunningham FG, Fernandez CO, Hernandez C. Blindness associated with preeclampsia and eclampsia. *Am J Obstet Gynecol*. 1995; 172: 1291 – 1298.

[12] Barry E, Sussman NM, Bosley TM, Harner RN. Ictal blindness and status epilepticus amauroticus. *Epilepsia*. 1985; 26: 577 – 584.

[13] Gastaut H, Zifkin BG. Benign epilepsy of childhood with occipital spike and wave complexes. In: Andermann F, Lugaresi E, eds. *Migraine and Epilepsy*. Boston, MA: Butterworths; 1987: 47 – 81.

[14] Flanagan C, Kline L, Curè J. Cerebral blindness. *Int Ophthalmol Clin*. 2009; 49: 15 – 25.

[15] Efron R. Post-epileptic paralysis: theoretical critique and report of a case. *Brain*. 1961; 84: 381 – 394.

49. 病态肥胖伴顽固性低氧血症的机械通气优化

张常胜(Changsheng Zhang),马西米亚诺·皮尔龙(Massimiliano Pirrone),大卫·A. E. 英伯(David A. E. Imber),珍妮·B. 阿克曼(Jeanne B. Ackman),雅各布·富马力(Jacopo Fumagalli),罗伯特·M. 卡马雷克(Robert M. Kacmarek),洛伦佐·贝拉(Lorenzo Berra)

摘要

病态肥胖的危重患者易发生低氧性呼吸衰竭和呼吸机依赖。复张肺、保持肺泡开放而不造成伤害的最好方法,目前尚不清楚。本文描述1例手法肺复张同时应用呼气末正压(PEEP)改善严重顽固性低氧血症的31岁患者,PEEP水平由PEEP减量试验确定。患者气管拔管时PEEP为22 cm H_2O,随后给予无创通气(NIV)支持。该案例表明,为优化肥胖患者的机械通气,有必要采用手法肺复张,然后进行PEEP滴定。从气管拔管到转为无创通气支持期间应用最佳PEEP,可降低呼吸无效做功和重新气管插管的风险。

美国的肥胖率高发,女性约占40%,男性约占35%[1]。约25% ICU住院患者BMI>30 kg/m^2,病态肥胖患者(BMI≥40 kg/m^2)则占ICU住院患者的7.5%[2],故需引起ICU医师的高度关注。

ICU肥胖患者的机械通气时间和停留时间延长[3]。此类患者的特征是功能残气量(FRC)降低,呼吸系统顺应性降低,气道阻力和呼吸做功增加[4]。通过逐步调节PEEP进行手法肺复张(RM)能有效地开放不张的肺组织,防止再塌陷[5]。鉴于ICU肥胖患者的高胸膜腔内压和不稳定的血流动力学,我们对肥胖患者合适的PEEP水平还缺乏准确的认识和研究[6,7]。

本文描述了一种机械通气方法和撤机策略,成功用于1名伴有顽固低氧血症的31岁肥胖患者。使用食管压力测量和PEEP滴定来逐步确定机械通气和气管拔管期间的最佳PEEP。本病例报告及所附图像均已获得患者书面知情同意。

病例描述

1名31岁男性患者,身高203 cm,体重211 kg,因进行性呼吸困难至急诊,需要加强氧疗。患者症状与肥胖低通气综合征导致的顽固性低氧血症有关(图1A)。

入院第2天,患者神志和呼吸状况恶化,开始

图1 最佳PEEP试验前后获得的影像资料。

A. 胸部、腹部和骨盆CT扫描显示肥胖体态,肺容量中度减少,双侧多灶性亚段肺不张,肠管充气扩张。肺动脉导管和气管导管的显示效果较差。B. 肺复张和PEEP试验前床边正位胸片显示,胸廓入口的气管导管,肺容积进一步缩小,双侧肺不张更广泛,伴或不伴肺炎和胸腔积液。C.在肺复张和PEEP试验后床边正位胸片显示,胸廓入口的气管导管,不完全成像的胃管和右颈内静脉肺动脉导管位于右肺主动脉远端。双肺容量增加,双侧肺不张相应减少。左肺底部仍有斑片状阴影,提示斑片状肺不张和/或肺炎。肺复张和PEEP试验增加了可供通气的肺容量,改善了通气/血流比。

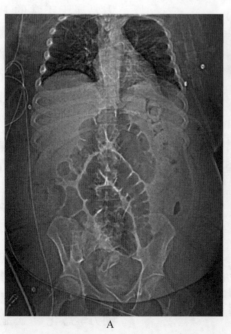

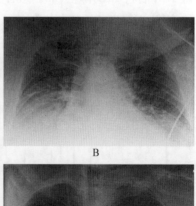

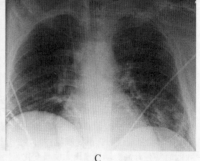

使用 NIV。尽管应用 18 cm H_2O 持续气道正压通气(CPAP)(图 1B),但患者因低氧性呼吸衰竭,气管插管后被转至内科 ICU 治疗。使用一氧化氮吸入治疗难治性低氧血症,吸入氧浓度(FiO_2)为 1.0,潮气量 450 mL,呼吸频率 25～27 次/min,PEEP 在 10～15 cm H_2O,但氧合未见改善。一氧化氮治疗后,在未进行 RM 时,应用反 Trendelenburg 体位并将 PEEP 增至 22 cm H_2O,患者很快发生低氧。

放置食管球囊测量食管内压,替代胸膜腔内压。我们首先尝试测量跨肺压(气道压减胸膜腔内压,通过食管压力测量估计)(图 2)。随后执行 RM,并进行 PEEP 减量试验[8]。在确保肌肉松弛后,转为压力控制通气,压力控制水平为 15 cm H_2O。然后以每分钟 5 cm H_2O 的速度增加 PEEP,直至 30 cm H_2O(气道峰压 = 45 cm H_2O)并维持 40 s。RM 期间无血流动力学抑制。逐步按 2 cm H_2O 降低至最佳 PEEP,即呼吸系统顺应性最好时的最小 PEEP,约为跨肺压 1 cm H_2O(呼气末气道压和食管压之差)时的 PEEP。当完成肺复张后,PEEP 以每分钟 2 cm H_2O 的速度缓慢下降至通气后的最佳 PEEP(22 cm H_2O)(图 3)。经 RM、反 Trendelenburg 体位及应用最佳 PEEP 后,患者气体交换明显改善,FiO_2 降至 0.6,肺弹性阻力由 24 cm H_2O 降至 18 cm H_2O。24 h 后,再次 RM 后将 FiO_2 降至 0.5。患者能维持充分的气体交换和稳定的血流动力学(表 1)。

再次 RM 后 2 天,患者通过了自主呼吸试验,CPAP 为 22 cm H_2O,FiO_2 为 0.4。随后拔除气管

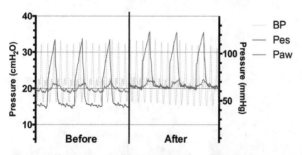

图 2 最佳 PEEP 试验前后的血压、食管压和气道压

(Before)肺复张和 PEEP 减量试验前;(After)肺复张和 PEEP 减量试验后;BP(绿色),血压;PES(红色),食管压;Paw(蓝色),气道压。PEEP 减量试验前,呼气末跨肺压明显为负值。肺复张和 PEEP 试验至最佳呼吸系统顺应性后,呼气末跨肺压随驱动压的降低而略有升高。动脉血压无明显变化。

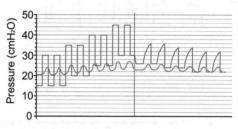

图 3 肺复张手法和 PEEP 减量试验

PES(红色),食管压;Paw(蓝色),气道压。A,复张手法:患者通气模式首先转为压力控制通气,压力控制水平为 15 cm H_2O。PEEP 每分钟增加 5 cm H_2O,由 15 cm H_2O 增加到 30 cm H_2O。复张压力(45 cm H_2O)维持 40 s。B,PEEP 减量试验后,患者通气模式转为容量控制通气。PEEP 从 26 cm H_2O 以每次 2 cm H_2O 的速度逐渐下降,直至达到最佳 PEEP。然后再次进行肺复张,并将 PEEP 设定为最佳 PEEP + 2 cm H_2O(22 cm H_2O)。

导管并进行 NIV,PEEP 为 22 cm H_2O,潮气量按理想体重设置为 6 mL/kg(图 1C)。2 天后,在白天停止 NIV,代之以鼻导管吸氧,此时 PEEP 为 18 cm H_2O。患者夜间因阻塞性睡眠呼吸暂停仍需 NIV 支持。

讨论

此病例强调了如何对危重、病态肥胖患者机械通气期间使用 PEEP 试验确定最佳 PEEP,以及自发呼吸试验中应用最佳 PEEP(CPAP)的潜在益处。

ICU 内病态肥胖患者因早期发生肺不张,肺气体交换和呼吸力学较差,而肺不张面积与体重相关[9]。维持正常 FRC 和尽量减少分流需要高于正常的 PEEP 水平[10]。然而,因腹压增加带来的负面影响并不能单纯通过增加 PEEP 来复张塌陷的肺泡。实际上,这种方法可能会导致已经充气的肺组织过度膨胀,并迅速增加肺血管阻力和右心后负荷而对血流动力学产生显著影响[11]。

该患者在初始治疗期间,未进行手法肺复张而应用 22 cm H_2O 的"最佳"PEEP 后 30 min 内,脉搏氧饱和度和血压显著下降。"最佳"PEEP 是 PEEP 试验时逐渐降低 PEEP 到呼吸系统顺应性最好时的最小值。应用较高的肺泡内压力而不运用 RM 会使已经充气的肺过度扩张(非依赖肺,称为"1 区"),从而减少充气肺泡单元的毛细血管血流,从而加剧分流,并增加右心后负荷导致血流动力学恶化[12]。肥胖患者 PEEP 试验前行 RM,

表 1 呼吸和血流动力学数据

参 数	最佳 PEEP 试验前	最佳 PEEP 试验后	最佳 PEEP 试验 24 h 后	再次 RM 后	拔管后 CPAP
PEEP(cm H₂O)	15	22	22	22	22
RR	25	25	25	25	23
FiO₂	1	0.8	0.6	0.5	0.4
PaO₂/FiO₂	94	131	168	194	255
PaCO₂(mmHg)	87	77	77	75	83
无效量(%)	30	16	25	13	—
pH	7.36	7.39	7.35	7.36	7.36
SBP(mmHg)	116~119	114~116	108~117	119~134	134~145
DBP(mmHg)	50~60	52~54	59~62	62~74	72~81
HR(bpm)	80~90	104~112	93~96	93~103	80~83

RM 手法肺复张，CPAP 持续正压通气，PEEP 呼气末正压，RR 呼吸频率，FiO₂ 吸入氧浓度，PaO₂/FiO₂ 氧合指数，PaCO₂ 动脉二氧化碳分压，SBP 收缩压，DBP 舒张压，HR 心率。

可在不影响血流动力学的情况下减少肺不张，改善氧合。降低肺不张导致分流减少，并通过增加通气肺组织而降低无效腔量。肺复张降低的毛细血管阻力比 PEEP 引起的血管阻力增加更有意义，可改善通气/血流比，缓解正常通气期间缺氧性肺血管收缩[13]。RM 后的反 Trendelenburg 体位，使得重力依赖性灌注的肺组织通气得到改善，对患者也是有益的。

机械通气下病态肥胖患者的撤机是一项具有挑战性的任务。自主呼吸试验是撤机过程中必不可少的一部分，通常在最小通气支持下（PEEP/CPAP≤5 cm H₂O）进行。停用 PEEP 后，肥胖患者在机械通气期间很快会发生肺不张，从而增加呼吸做功。在自主呼吸试验中保持足够的 PEEP（或逐步确定的"最佳"PEEP）对肥胖患者十分必要。这也是自主呼吸试验能否通过的指标，可避免患者气管插管后立即发生严重呼吸衰竭的恶性循环。当停止镇静后，拔除气管导管后 NIV 配合适当的 CPAP，可使患者逐渐适应自主呼吸时所需的较高呼吸功。拔管 24～72 h 后，停止 NIV 应谨慎。未来的研究需确定自主呼吸试验和 NIV 中最好的压力支持水平，以提高气管拔管的成功率而避免再次插管。

结论

病态肥胖患者在机械通气过程中，单纯使用一般压力水平的 PEEP 无法有效地预防肺不张。

该患者在肥胖相关呼吸衰竭的情况下，应用肺复张和 PEEP 减量试验治疗急性呼吸衰竭是有益的，且成功撤机。

（郭品豪 译，王芷 审）

参考文献

[1] Flegal KM, Kruszon-Moran D, Carroll MD, Fryar CD, Ogden CL. Trends in obesity among adults in the United States, 2005 to 2014. *JAMA*. 2016；315：2284-2291.

[2] World Health Organization. *BMI Classification* 2013. Available at：http：//apps. who. int/bmi/index. jsp. Accessed June 22, 2016.

[3] El-Solh A, Sikka P, Bozkanat E, Jaafar W, Davies J. Morbid obesity in the medical ICU. *Chest*. 2001；120：1989-1997.

[4] Parameswaran K, Todd DC, Soth M. Altered respiratory physiology in obesity. *Can Respir J*. 2006；13：203-210.

[5] Richard JC, Maggiore SM, Jonson B, Mancebo J, Lemaire F, Brochard L. Influence of tidal volume on alveolar recruitment. Respective role of PEEP and a recruitment maneuver. *Am J Respir Crit Care Med*. 2001；163：1609-1613.

[6] Behazin N, Jones SB, Cohen RI, Loring SH. Respiratory restriction and elevated pleural and esophageal pressures in morbid obesity. *J Appl Physiol*（*1985*）. 2010；108：212-218.

[7] Marik P, Varon J. The obese patient in the ICU. *Chest*. 1998；113：492-498.

[8] Pirrone M, Fisher D, Chipman D, et al. Recruitment maneuvers and positive end-expiratory pressure titration in morbidly obese ICU patients. *Crit Care Med*. 2016；44：300-307.

[9] Strandberg A, Tokics L, Brismar B, Lundquist H, Hedenstierna G. Constitutional factors promoting development of atelectasis during anaesthesia. *Acta Anaesthesiol Scand*. 1987；31：21-24.

[10] Reinius H, Jonsson L, Gustafsson S, et al. Prevention of atelectasis in morbidly obese patients during general anaesthesia and paralysis：a computerized tomography

study. *Anesthesiology*. 2009；111：979 – 987.

[11] Biondi JW，Schulman DS，Soufer R，et al. The effect of incremental positive end-expiratory pressure on right ventricular hemodynamics and ejection fraction. *Anesth Analg*. 1988；67：144 – 151.

[12] West JB. *Respiratory Physiology: The Essentials*. Philadelphia，PA：Lippincott Williams & Wilkins；2012.

[13] Cutaia M，Rounds S. Hypoxic pulmonary vasoconstriction. Physiologic significance，mechanism，and clinical relevance. *Chest*. 1990；97：706 – 718.

50. 既往多次在麻醉恢复室发生谵妄的患者的麻醉管理

马蒂亚斯·克鲁泽(Matthias Kreuzer)，马修·K.惠林(Matthew K. Whalin)，
斯普坦博尔·D. W. 黑塞(September D. W. Hesse)，玛格丽特·A. 里索
(Margaret A. Riso)，保罗·S. 加西亚(Paul S. García)

摘要

1 名 37 岁女性患者在车祸后因需进行 22 次手术，被纳入一项针对麻醉苏醒的临床研究。采用谵妄评定方法评估其在 10 次手术后在麻醉恢复室(PACU)的认知状态。患者在 4 次七氟醚麻醉后发生 PACU 谵妄，6 次丙泊酚全凭静脉麻醉(TIVA)后仅发生 1 次 PACU 谵妄。患者脑电图 α 波的活动度与老年患者相似，提示在 PACU 出现谵妄的可能性更大。

全身麻醉患者通常能平稳苏醒，但 10%～45% 的患者在全身麻醉后于 PACU 内出现急性谵妄(PACU‑D)[1]。PACU‑D 特征是注意力和认知能力下降，分为淡漠型、躁动型或混合型[1]。淡漠型是 PACU‑D 最常见类型[2]，因不具破坏性通常不会引起注意。PACU‑D 往往是暂时的，但也可导致患者住院时间延长，住院花费和死亡率增加，甚至与慢性脑功能障碍有关[3]。本文描述 1 名女性患者在 6 个月内进行多次手术并出现 PACU‑D，PACU‑D 的出现可能与麻醉方法有关。在 4 次七氟醚麻醉后，患者均出现 PACU‑D，但 6 次 TIVA 后仅出现 1 次 PACU‑D。

全身麻醉可通过静脉注射丙泊酚或吸入挥发性麻醉药七氟醚实施，由于药理特性和结合位点不同，存在个体差异。丙泊酚主要作用于 $GABA_A$ 受体，七氟醚通过 GABA 信号通路及其他受体发挥作用[4,5]。这些差异导致麻醉期间记录的脑电图(EEG)特点不同[6]，既往有研究探索了患者年龄和药物引起的 EEG 频谱变化[7]。在取得患者书面知情同意后，我们使用脑电功率谱密度(PSD)和光谱相干性来研究 PACU‑D 与"异常"EEG 结果的潜在联系。

病例描述

1 名 36 岁女性患者，既往有服用可卡因和抑郁症病史，因车祸后下肢骨折于全身麻醉下行急诊手术修复血管损伤并放置外固定支架，术后次日晨拔除气管导管。在 2 个月住院期间，患者接受 19 次手术，随后被送往疗养院。由于患者在第 2 次手术后出现躁动加上抑郁症病史，患者在随后住院期间一直口服利培酮 1 mg 2/天。

患者住院期间病情稳定，无须进行精神疾病的治疗。患者无法获取非法药物，故门诊测试结果为可卡因阴性。在第 8 次手术前，患者参加了一项旨在调查术前并发症、麻醉方法和其他术中因素与不良手术结果相关性的前瞻性观察研究。该研究获得所在医院伦理审查委员会的批准。

在 22 次手术中，我们进行了 10 次 PACU‑D 评估，即第 8～13 次、第 15～17 次和 22 次后。在进入 PACU 后 15 min，使用谵妄评定方法[8]筛查 PACU‑D，并在患者对语言指令有反应后 60 min 再评估。患者以往手术后是否发生 PACU‑D 没有记录，但 PACU 护理报告显示患者在之前的苏醒过程中发生躁动。患者在第 8 次手术后出现长达 1 h 的 PACU‑D。第 9 次手术前尽管未使用苯二氮䓬类药物，但仍出现需要用氟哌啶醇处理的短暂 PACU‑D。

麻醉方式改为丙泊酚 TIVA 后，患者苏醒情况得到改善。6 次 TIVA 中仅出现 1 次 PACU‑D，而 4 次七氟醚麻醉后患者均出现 PACU‑D。表 1 记录了患者麻醉药的详细用量。PACU‑D 每次均短暂出现，且能在下次手术前完全恢复。术中使用 SEDLine 监测仪从 FP1、FP2、FPz、FP7 和 FP8 获取额叶 EEG 数据，采样率为 250 Hz。

表1 该例患者有脑电图记录的手术信息及术中情况

	手术1	手术2	手术3	手术4	手术5	手术6	手术7
入组后天数	0	4	6	17	23	31	148
PACU‑D	是	是	否	是	否	否	是
麻醉维持	七氟烷	七氟烷	丙泊酚	丙泊酚	丙泊酚	丙泊酚	七氟烷
芬太尼(μg)	250	100	125	250	50	50[a]	250
手术时间(min)	91	96	75	53	63	19	170
肌松药	否	否	否	否	否	否	是[b]

a：加用0.5 mg氢吗啡酮静脉注射；b：使用4 mg新斯的明和0.6 mg格隆溴铵拮抗

使用MATLAB分析并处理脑电图。使用filtfilt函数将EEG滤波到0.1到40 Hz,向下采样到125 Hz,使用pwelch函数估算PSD,并在NFFT设置为128 Hz,即频率分辨率为125/128 Hz时,估计PSD与mscohere的相干性。使用10 s EEG窗口和1秒位移评估PSD和相干性。从手术开始到终止麻醉,计算平均PSD和相干性。此外,我们还测量了θ波(4～8 Hz)和α波(8～12 Hz)的相关性,用Purdon等[7]的方法估算其"大脑年龄",并根据Chander等[9]描述的EEG特征确定苏醒时间。麻醉苏醒期间如果EEG没有出现短暂的非慢波活动,提示患者麻醉苏醒状态不佳,状态是突然从深麻醉转变而来。

与丙泊酚静脉麻醉相比,七氟醚麻醉后出现PACU‑D持续时间更长且阿片类药物给予的剂量更大。相比之下发生PACU‑D的丙泊酚麻醉中,患者接受了中等剂量的芬太尼(总量250 μg,2.1 μg/kg)。对SEDLine患者状态指数的回顾性分析显示,芬太尼用量与PACU‑D没有关联。图1显示了七氟醚和丙泊酚麻醉时的代表性波谱图。Akeju等[6]报道,每种药物具有特定的EEG频率分布。七氟醚引起δ波(0.5～4 Hz)、θ波和α波中的低频广泛增强,丙泊酚强烈增强δ波和α波,但不影响θ波。

图2显示手术期间EEG平均PSD值和相干性。单个PSD以及相干性分析反映了七氟醚或丙泊酚的光谱特性[6]。丙泊酚麻醉显示出明显的α波峰,七氟醚则增加θ波活动[6]。与Akeju提出的代表性PSD图相比[6],我们没有观察到七氟醚麻醉的α波峰。缺失的波峰可能代表有害刺激增加或大脑更觉醒[10,11]。

在丙泊酚麻醉的手术中未发现任何PSD差异能将PACU‑D病例与其他病例分开。相干性分析显示,丙泊酚麻醉中θ波和α波相干性差异在PACU‑D病例最大(表2)。根据Purdon等[7]的研究结果,我们进一步使用相干性分析来评估患者的"大脑年龄",结果显示α波F7～F8的相干性随年龄增加而减少。一名37岁女性麻醉维持期间的α波相干性,丙泊酚麻醉约为64%,七氟醚约为70%[7]。患者在丙泊酚麻醉期间α波段相干性范围为40%至56%,七氟醚麻醉期间为44%～53%(表2)。根据线性回归[7],相干性较低可能意味着该患者的大脑与90岁以上的患者相似,PACU‑D风险更高。

表2包含了详细的分析结果。分析觉醒阶段的EEG可以看出,该患者每次以类似的方式从麻醉中苏醒。患者从δ波主导的麻醉状态直接过渡到清醒,而不在低振幅(非慢波状态)停留,这一EEG特征与PACU内疼痛和躁动风险增加有关。

讨论

该患者因潜在精神疾病和药物滥用史(可卡因和大麻),可能更容易发生谵妄[12]。幸运的是,PACU‑D发作通常在离开PACU前好转。最新指南推荐无躁动患者可接受非药物治疗,如改善定向、改善睡眠和感觉优化[13]。躁动患者可应用抗精神病药物。尽管抗精神病药物预先治疗仍存在争议,但有证据表明高风险患者可能受益[14,15]。对该患者而言,静脉麻醉似乎对PACU‑D产生保护作用,但需要进一步研究验证是否可广泛适用于其他患者。

PACU‑D发生在患者所有的七氟醚麻醉后,而6次丙泊酚TIVA后仅出现1次PACU‑D。接受七氟醚麻醉的手术持续时间较长,患者使用更多阿片类药物,可能是PACU‑D的原因。EEG分析揭示了易发生PACU‑D的非药理学风

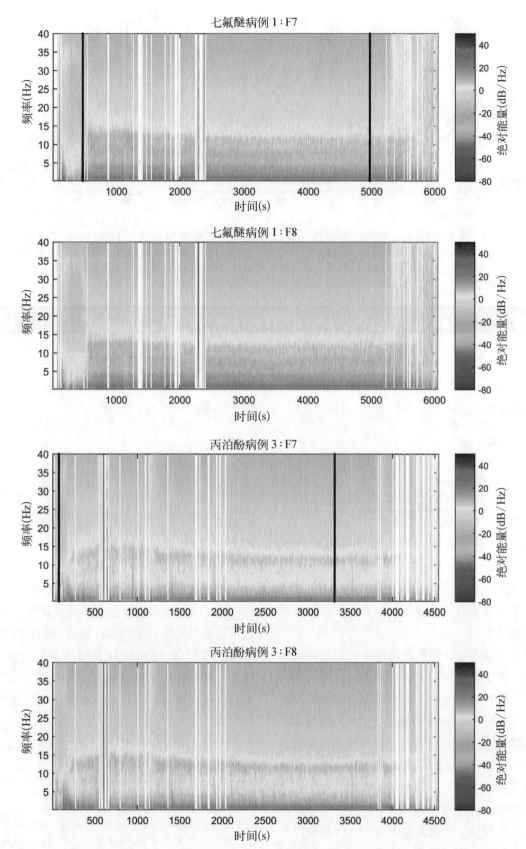

图 1 七氟醚(顶部,手术 1)和丙泊酚(底部,手术 3)麻醉期间来自 F7 和 F8 的 EEG 功率谱

七氟醚麻醉显示出比丙泊酚更活跃的低频活动,δ 和 α 频率明显增加。在这两种情况下,EEG 频谱特征在苏醒前仍持续几分钟,然后出现高频突然强烈增加。黑色垂直线表示麻醉诱导开始和苏醒开始。EEG,脑电图。

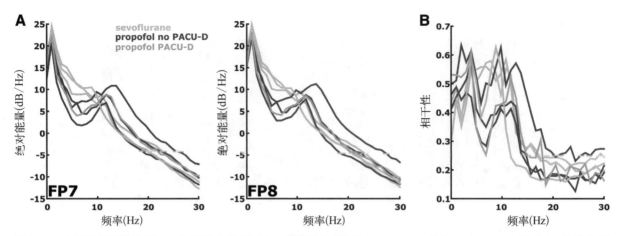

图2 EEG 记录的频谱特征。A 七氟醚麻醉(橙色)和丙泊酚麻醉(无 PACU－D：蓝色，PACU－D：浅蓝色)的脑电图 PSD，电极位置于 FP7(左)和 FP8(中心)。丙泊酚引起 α 波(8～12 Hz)强烈增加，七氟醚引起更频繁的低频激活。B FP7 和 FP8 的术中光谱相干性。相干图表明 θ 波(4～8 Hz)在七氟醚麻醉期间的相干性比丙泊酚麻醉期间更大。丙泊酚麻醉后出现的 PACU－D 在 θ 波最小相干性与 α 波最大相干性之间存在最大差异。

表2 α 和 θ 波段的绝对功率和相干性

	七氟醚	丙泊酚	
	PACU－D (n=3)	无 PACU－D (n=3)	PACU－D (n=1)
θ 波绝对功率	53.5～88.8	12.3～32.4	19.3
α 波绝对功率	21.5～27.8	15.2～33.7	22.4
θ 波平均相干性	49%～56%	35%～41%	37%
α 波平均相干性	44%～53%	40%～56%	45%
α 和 θ 相干性间的差异	－5%～2%	0～5%	9%

险。患者在发生 PACU－D 的 7 次手术中，体温、呼吸管理或手术类型无明显差异。患者到达 PACU 时体温为 36.3～36.9℃。除最后一次外，患者在麻醉过程中均通过声门上气道自主呼吸。前 6 次手术为切开引流术，第 7 次手术为股骨骨折复位固定术。

患者年仅 37 岁，但潜在精神疾病和药物滥用史可能加速了其大脑衰老。根据 EEG 分析，其大脑年龄与老年患者相似。在所有记录的 EEG 中，该患者苏醒时 EEG 并不停留在类似快速动眼睡眠的低振幅(非慢波)状态，这与一般情况下地从慢波主导模式到非慢波麻醉而后最终清醒的典型苏醒特征形成鲜明对比[9]。该患者的 EEG 表现似乎预示麻醉后更易出现不良结果，包括更剧烈的疼痛和恢复期躁动。患者发生 PACU－D 与使用七氟醚完全相关。在其接受七氟醚麻醉期间，观察到的平均 α 峰值比 Akeju 等报道的要低[6]。麻醉过程中 α 波峰减少可能与兴奋状态或伤害性刺激增加有关[10,11]。使用丙泊酚出现的唯一一次 PACU－D 中，θ 波和 α 波相干性差异很大，但该发现的相关性还需进一步研究。

根据我们的研究结果，该患者具备发展成 PACU－D 的许多危险因素。并发症和药物滥用史可能使其大脑处于"脆弱"状态，而 EEG 在苏醒期间表现异常，可能使其大脑进一步受到刺激。尽管不能断论丙泊酚对谵妄有预防保护作用，但该案例说明有必要仔细考虑有谵妄风险患者的麻醉管理。

(吴昱 译，王芷 审)

参考文献

[1] Whitlock EL, Vannucci A, Avidan MS. Postoperative delirium. *Minerva Anestesiol*. 2011; 77: 448－456.

[2] Robinson TN, Raeburn CD, Tran ZV, Angles EM, Brenner LA, Moss M. Postoperative delirium in the elderly: risk factors and outcomes. *Ann Surg*. 2009; 249: 173－178.

[3] Franco K, Litaker D, Locala J, Bronson D. The cost of

delirium in the surgical patient. *Psychosomatics*. 2001; 42: 68 – 73.

[4] Alkire MT, Hudetz AG, Tononi G. Consciousness and anesthesia. *Science*. 2008; 322: 876 – 880.

[5] Rudolph U, Antkowiak B. Molecular and neuronal substrates for general anaesthetics. *Nat Rev Neurosci*. 2004; 5: 709 – 720.

[6] Akeju O, Westover MB, Pavone KJ, et al. Effects of sevoflurane and propofol on frontal electroencephalogram power and coherence. *Anesthesiology*. 2014; 121: 990 – 998.

[7] Purdon PL, Pavone KJ, Akeju O, et al. The ageing brain: age-dependent changes in the electroencephalogram during propofol and sevoflurane general anaesthesia. *Br J Anaesth*. 2015; 115(suppl 1): i46 – i57.

[8] Inouye SK. Delirium in older persons. *N Engl J Med*. 2006; 354: 1157 – 1165.

[9] Chander D, García PS, MacColl JN, Illing S, Sleigh JW. Electroencephalographic variation during end maintenance and emergence from surgical anesthesia. *PLoS One*. 2014; 9: e106291.

[10] Kochs E, Bischoff P, Pichlmeier U, Schulte am Esch J. Surgical stimulation induces changes in brain electrical activity during isoflurane/nitrous oxide anesthesia. A topographic electroencephalographic analysis. *Anesthesiology*. 1994; 80: 1026 – 1034.

[11] MacKay EC, Sleigh JW, Voss LJ, Barnard JP. Episodic waveforms in the electroencephalogram during general anaesthesia: a study of patterns of response to noxious stimuli. *Anaesth Intensive Care*. 2010; 38: 102 – 112.

[12] Fricchione GL, Nejad SH, Esses JA, et al. Postoperative delirium. *Am J Psychiatry*. 2008; 165: 803 – 812.

[13] The American Geriatrics Society Expert Panel on Postoperative Delirium in Older Adults. American Geriatrics Society abstracted clinical practice guideline for postoperative delirium in older adults. *J Am Geriatr Soc*. 2015; 63: 142 – 150.

[14] Aizawa K, Kanai T, Saikawa Y, et al. A novel approach to the prevention of postoperative delirium in the elderly after gastrointestinal surgery. *Surg Today*. 2002; 32: 310 – 314.

[15] Kalisvaart KJ, de Jonghe JF, Bogaards MJ, et al. Haloperidol prophylaxis for elderly hip-surgery patients at risk for delirium: a randomized placebo-controlled study. *J Am Geriatr Soc*. 2005; 53: 1658 – 1666.

第九部分

创伤

要点概览由理查德·P.达顿撰写

51. 吞入巨大异物致呼吸骤停

2017,8(6): 147 - 149

① 反复吞食异物综合征是一种自残性精神障碍,精神类药物治疗不能起到很大帮助。

② 此类患者通常比较年轻,摄入物体都较小,但也有患者可能会吞下较大物体,导致完全性气道阻塞及潜在的心搏骤停。

③ 发生这种情况时,可行的处理措施是进行有效面罩通气和气管插管,并在可视化技术下尝试移除异物,以保证气道安全和及时有效的通气。

52. 复苏性主动脉球囊阻断和麻醉科医师:病例报道和文献回顾

2017,9(5): 154 - 157

① 在创伤、产科和择期手术中,院内出血是一个可预防的致死原因。

② 复苏性主动脉球囊阻断(REBOA)是一种能对腹部、骨盆和下肢出血迅速止血的新技术。

③ 麻醉科医师应该熟悉 REBOA 的用途、用法和生理机制。

51. 吞入巨大异物致呼吸骤停

林赛·L. 华纳(Lindsay L. Warner),戴尔·C. 埃克博姆(Dale C. Ekbom),
内森·J. 斯米奇尼(Nathan J. Smischney),奥努尔·德米尔奇(Onur Demirci),
保罗·A. 华纳(Paul A. Warner)

摘要

既往精神病学文献曾报道反复吞入小型异物的病例。最近我们遇到 1 名患有反复吞食异物综合征的女性,此次因吞入电脑鼠标滑球导致完全性气道梗阻以及心脏骤停。我们利用这次案例为大家提供一种可以解决类似情况的治疗流程。

反复吞入异物综合征通常多见于小儿[1-3],在成人精神病患者中并不多见。此综合征是一种自我伤害或自残疾病,如 Munchausen 综合征。患者服用精神类药物的效果不佳,医护人员也常对此束手无策[2],此类患者的治疗极具挑战。本文描述此类患者还可能因吞食巨大异物而导致完全性气道梗阻。本病例报道经患者家属知情同意。

病例描述

1 名 27 岁女性,既往有多种药物滥用史、双相障碍、焦虑、抑郁、丙型肝炎、神经性贪食和反复吞食异物综合征。患者最初因吞食大量 Excedrin (治疗偏头痛的非处方药)自杀未遂而入院。在精神病科住院的前 33 天里,其接受 18 次内窥镜检查,取出的异物包括 10 支钢笔、几个电池、6 支记号笔、1 个腕带、几根吸管和几支蜡笔。

在入院第 33 天,患者吞食 1 个电脑鼠标滑球。通过监控录像发现,患者从床上跳下来直接拿起房间里的鼠标滑球吞下,护工未能成功制止。患者随即发生急性气道梗阻。医师用海姆立克法也没有取出滑球。不久患者意识丧失,助手和护士马上呼叫医院急救团队。麻醉科医师也未能成功通气,随之患者脉搏消失,立即开始心肺复苏。麻醉科医师戴好手套,用力推开下巴,使用电子探头尝试取出滑球。成功取出滑球后,对患者进行通气,并恢复了稳定的心律和血流动力学。急救团队因无法确定患者是否可顺利进行自主呼吸,遂进行了气管插管。幸运的是,患者病情平稳后,胸片显示没有其他异物,

遂顺利拔除气管导管。

讨论

既往文献关于口咽部分阻塞或食管、气管、支气管阻塞的报道,很少有文献报道患者吞食巨大异物后的气道管理问题[4,5]。对可以进行一定程度自主呼吸的患者,我们建议采用可弯曲支气管镜、支气管质镜及手术方式取出异物。此患者较为极端,在吞食巨大异物后立即出现急性呼吸骤停。

当吞食巨大异物的患者出现严重呼吸问题时,我们提供了一套评估和处理流程(图 1)。对大部分口咽异物,托下颌可增大口腔内空间,随后可徒手或用现成工具(如勺子、压舌板等)取出异物,喉镜片也能起到相同作用。

解除气道梗阻前是否正压通气仍存在一定争议。正压通气可能改变阻塞位置从而使通气更加困难,昏迷患者在没有自主呼吸时,面罩正压通气仍是最重要的。无法面罩通气时,医师应尝试使用喉镜建立人工气道保证通气。如果仍不成功,医师应利用喉镜和麦氏手术钳尝试取出异物。有时利用工具无法轻松取出异物,此时应尝试直接用手指抠出异物。因异物位于声门上,置入声门上通气装置会加重阻塞,故没有使用。若最初的处理措施没有效果,应立即实施环甲膜穿刺术,如经环甲膜插入针头行高频通气或直接切开皮肤和环甲膜进行紧急通气。

如果医师没有目睹患者的气道阻塞过程,处理会更为棘手。对本例患者而言,我们推测巨大滑球可能阻塞声门上区域,并未进入食管或气管。若患

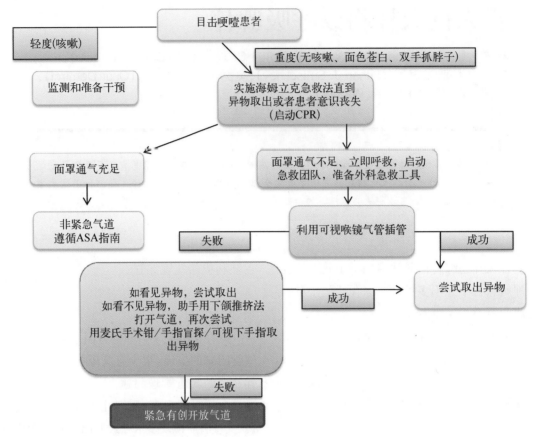

图1　口咽部巨大异物阻塞的处理
根据基础生命支持气道阻塞指南[6]和美国麻醉医师协会困难气道指南[7]制作。

者吞食异物的过程无人知晓,处理措施也大致遵循美国麻醉医师协会困难气道指南和基础生命支持气道阻塞指南。若在口咽或喉咽处可看见异物,医师首先应尝试用手指或麦氏手术钳将其取出。

若患者有血源性传播性疾病(如本例患者的丙肝),医师应戴2副手套操作尽可能避免损伤黏膜,而且将徒手取异物作为最后的选择。抢救过程中自始至终应戴手套,时刻提防患者牙齿可能磨破手套。抢救患者时若手套破损,若其合并高度传染性疾病,应立即行血液检查并治疗。因此,在遇到传染性疾病患者时,医师最好戴2副手套保护自己。

气道阻塞患者建立人工气道的后续治疗也至关重要[8]。患者需拍摄胸片以确定气管内导管位置并监测阻塞后并发症。患者可能会并发肺不张、肺炎、支气管扩张、负压性肺水肿、纵隔气肿、气管穿孔、气胸、咯血等,如有上述表现时应转入ICU观察[8]。

（林省委　译,王芷　审）

参考文献

［1］Olczak M, Skrzypek E. A case of child death caused by intestinal volvulus following magnetic toy ingestion. *Leg Med*（*Tokyo*）. 2015；17；184 – 187.

［2］Palese C, Al-Kawas FH. Repeat intentional foreign body ingestion：the importance of a multidisciplinary approach. *Gastroenterol Hepatol*（*N Y*）. 2012；8；485 – 486.

［3］Smith MT, Wong RK. Esophageal foreign bodies：types and techniques for removal. *Curr Treat Options Gastroenterol*. 2006；9；75 – 84.

［4］Paradis T, Wollenberg M, Tieu B. Extraction of a large central airway foreign body using flexible bronchoscopy combined with an endobronchial blocker. *Case Rep Surg*. 2016；2016；3179184.

［5］Mallick FR, Sahota RS, Elloy MD, Conboy PJ. A rare case of foreign body impaction requiring oesophagotomy. *Ann R Coll Surg Engl*. 2014；96；e11 – e13.

［6］Levine AI, DeMaria S Jr. An updated report by the American Society of Anesthesiologists Task Force on management of the difficult airway：where is the aspiration risk assessment? *Anesthesiology*. 2013；119；731 – 732.

［7］Basic Life Support Choking Algorithm. Available at：https：//acls.com/ free-resources/bls-algorithms/relief-of-choking-in-an-adult-or-child. Accessed August 31, 2016.

［8］Altuntaş B, Aydin Y, Eroğlu A. Complications of tracheobronchial foreign bodies. *Turk J Med Sci*. 2016；46；795 – 800.

52. 复苏性主动脉球囊阻断和麻醉科医师：病例报道和文献回顾

比安卡·M. 孔蒂(Bianca M. Conti)，贾斯汀·E. 理查兹(Justin E. Richards)，里希·孔迪(Rishi Kundi)，杰森·纳斯康(Jason Nascone)，托马斯·M. 斯卡利亚(Thomas M. Scalea)，莫林·麦肯(Maureen McCunn)

摘要

无法控制的出血导致失血，是创伤后常见但可预防的死因。传统上，急诊行前外侧开胸术可用于暂时控制无法压迫的躯干出血，但会增加创伤后的心脏前负荷。复苏性主动脉球囊阻断是一种微创技术，也能达到止血目的。麻醉科医师必须了解主动脉球囊阻断期间和放气后的生理变化。本文报道 1 名严重骨盆及下肢创伤患者，需行紧急复苏性主动脉球囊阻断术，还需要积极复苏以及控制术中广泛出血。

既往常采用紧急前外侧开胸术(EDT)来阻断主动脉[1]以控制不可压迫的躯干出血(NCTH)，尤其是膈肌下方出血。在理想情况下，手术可增加心脏前负荷，暂时控制出血，并在需要时便于胸腔内心脏按压和除颤。主动脉内阻断已被用来控制腹主动脉瘤破裂患者的出血[2]。美国军方最先使用主动脉内球囊治疗朝鲜战争中 3 名受伤士兵[3]，其在创伤治疗中逐渐被接受。近年来随着技术改进，使用复苏性主动脉球囊阻断术(REBOA)已成为创伤后出血的常见处理方法。

REBOA 是一种支持性复苏技术，与 EDT 相似，它可在维持脑和心肌灌注的同时，最大限度地减少远端出血[4]。经股动脉置管并插入血管鞘后，导丝逆行推进至主动脉弓远端。然后将球囊导管通过导丝推进至指定解剖位置(区域 1：左锁骨下动脉起始处至腹主动脉，或区域 3：肾动脉最低处至主动脉分叉处)，位置选择根据可能的出血位置而确定(图 1)。向球囊充气使主动脉闭塞，

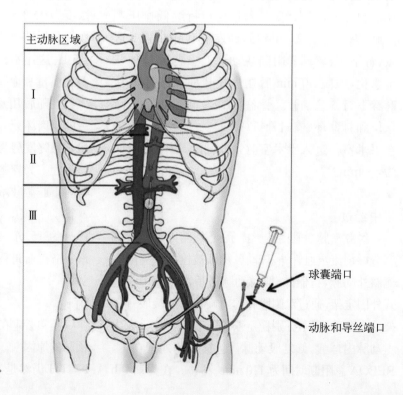

球囊端口

动脉和导丝端口

图 1 REBOA 放置的解剖标志
REBOA 表示复苏性主动脉球囊阻断。

经 X 线影像确认球囊位置后用夹子固定,以避免球囊向远端漂移。放置 REBOA 的手术入路已经很清楚,但主动脉长时间闭塞的麻醉相关问题还未见报道。本文报道 1 例患者,使用 REBOA 阻断主动脉约 110 min。患者和家属已书面同意本病例报道。

病例描述
临床治疗

1 名 40 岁 75 kg 的男性司机,未系安全带而发生车祸,从汽车上被抛射出来。患者被送往创伤中心,格拉斯哥昏迷评分为 15 min。其左上肢明显变形,双侧股骨开放性骨折,骨盆不稳定。尽管四肢末端不能扪及脉搏,但左下肢能活动,且患者清醒,有意识定向力正常,可交流。患者心率 112~137 次/min 不等,经鼻导管吸氧后 SpO₂ 为 100%。起初,患者精神状态较好(无法触及外周脉搏很可能因为四肢受伤程度较重)。由于无法自动测量血压,在入院后约 15 min 开始使用手工血压计,首次测量的血压为 74/48 mmHg。超声检查患者创伤情况,未见心包、腹腔和盆腔积液。

输入液体进行复苏,包括红细胞和冰冻血浆。经左股动脉放入留置管,使用骨盆绑带固定骨盆。入院时乳酸 8.4 mmol/L,碱剩余 18.3 mmol/L,因严重骨盆损伤后持续低血压和出血,患者入院 23 min 后,经左股动脉在第 3 区域(肾下)放置球囊阻断主动脉。患者因精神状态恶化,入院 30 min 后在依托咪酯和罗库溴铵麻醉下行气管插管。骨盆 X 线片显示骨盆广泛移位和骨盆环、髋臼骨折(图 2)。患者被紧急转至手术室。进入手术室时,主动脉球囊阻断时间为 51 min。

术中经过

经肱动脉血管内造影提示,右侧髂内动脉近端有造影剂流至血管外,该动脉随即被栓塞。夹闭右侧髂外动脉,行髂外-股总动脉搭桥术。使用跨越式外固定架,通过双侧股骨的内旋转和桥接股骨框架减小盆腔容积,分别稳定双侧下肢和骨盆。取出主动脉内球囊,修复股动脉。包括术前处理在内,REBOA 总阻断时间为 110 min(表 1)。在为期 9 h

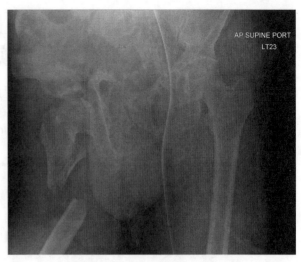

图 2 骨盆前后位 X 线片显示骨盆环严重断裂,右侧髂翼骨折延伸至右侧髋臼,右侧股骨粗隆下骨折。REBOA 导管在左半身(箭头所示)上可见。REBOA 提示血管内球囊阻断主动脉。

手术过程中,患者需持续液体复苏,共给予 32 单位浓缩红细胞、28 单位血浆、24 单位血小板(4×6 包)、180 mL 冷沉淀、1 g 氨甲环酸、1 L 5% 白蛋白、4 L Plasma-Lyte ®,间歇性静脉推注去氧肾上腺素、血管升压素、氯化钙、碳酸氢钠,并持续输注去甲肾上腺素和血管升压素。共给予芬太尼 800 μg 镇痛,术中每次以 50 μg 或 100 μg 分次给药。此外还给予咪达唑仑 4 mg:手术开始前 2 mg,主动脉球囊放气前 2 mg。术中吸入异氟醚浓度为 0.2%~0.5%。表中显示了患者术中动脉血气分析结果。在手术室中该患者失血量估计为 4.5 L,这还不包括术前失血量,也不包括手术台上出血量和血凝块量。

在随后几天,因并发直接的肌肉损伤和缺血导致的肌肉坏死,患者接受了多次右下肢清创手术。患者最终发展为急性肾功能衰竭,需要持续肾脏替代治疗。为控制坏死肌肉组织对肾脏的损伤,需要行右下肢截肢术,然后进行右半骨盆切除术。受伤 2 个月后,该患者被送往康复中心,格拉斯哥昏迷评分为 15 分。3 个月后,该患者在创伤门诊复诊:格拉斯哥昏迷评分为 15 分,认知功能正常。

讨论

不可控制的出血是创伤患者死亡的主要但可预防的原因[5]。尽管输血治疗在近年取得进展[5],NCTH 仍然是失血性休克导致死亡的常见原因。

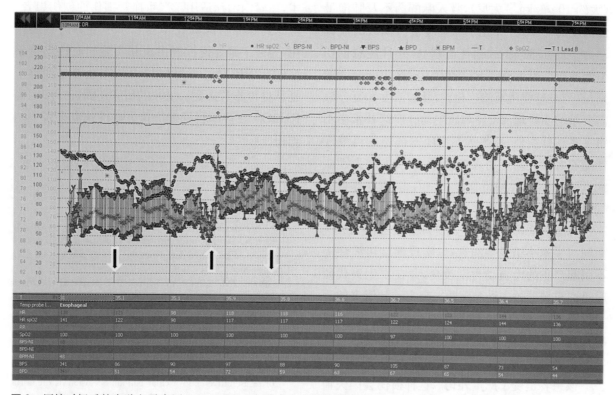

图3 压缩时间后的麻醉电子病历（MetaVision）显示术中生理学变化
在到达 OR 时 REBOA 就已经充气；放气和再充气用箭头标出。REBOA 表示主动脉球囊阻断。

表1 动脉血气分析						
	09:55	**11:45**	**13:10**	**14:40**	**15:44**	**18:50**
动脉血 pH	7.21	7.22	7.24	7.29	7.38	7.19
$Paco_2$（mmHg）	21	53	46	53	45	57
Pao_2（mmHg）	233	163	248	255	242	177
HCO_3^-（mmol/L）	8	21	19	24	26	21
碱剩余（mmol/L）	−18.3	−6.2	−8.0	−1.8	1.6	−7.0

初始值是复苏时建立动脉导管后测量的。从 11:45 开始的血气值是术中测量的。最终在 15:44 之前取出球囊。

NCTH 是由于躯干血管破裂，实性器官损伤（脾、肝、肾）和/或骨盆损伤所致。急诊开胸术已成为应对 NCTH 的标准治疗方法[1]，但其创伤较大，还会引起热量和血液丢失。随着血管内技术的发展和应用，特别是主动脉球囊阻断术，其在某些创伤后 NCTH 患者中表现出可观的临床应用前景[4]。

麻醉科医师在失血性休克治疗中的作用是多方面的，还要关注患者多器官系统功能。应用 REBOA 装置和球囊充气，可增加冠状动脉和颈动脉血流量，以维持心脏和脑等重要器官血供。近端主动脉阻断后，心脏后负荷和平均动脉压增加[6]。生理情况下，心脏后负荷的增加在保证冠状动脉灌注的同时，也会增加心室壁张力和心室

压力[7]。Morrison 等[6]，在猪的失血性休克猪模型的研究表明，随着主动脉球囊阻断时间延长，升压药使用量和心脏充盈压无明显差异（$P > 0.05$）；球囊放气后对后续心脏功能影响的临床意义，尚有待于在人类中阐明。对复苏团队而言，最重要的是要记住 REBOA 仅是应对动态生理变化的一种暂时性措施，其目的是保证重要器官血供，但并不能控制出血。

目前，对主动脉阻断期间优化血流动力学的管理建议很少。考虑到球囊阻断期间全身血管阻力和平均动脉压的增加[6,8]，采用合理镇痛和适当镇静相平衡的麻醉技术是较为合理的[9]。值得注意的是，本例患者接受了一种以镇痛为主的麻醉

（大约 10 μg/kg 芬太尼），吸入麻醉药不及肺泡最低浓度的一半，并补充了咪达唑仑。积极的血流动力学复苏必须持续输注血制品，并且注意创伤引起的急性凝血障碍[9]。随着主动脉阻断时间的延长，与非球囊阻断治疗相比，乳酸浓度和复苏液需要量均明显增加[8]。与腹主动脉瘤修补术中不钳夹主动脉类似，肢体远端向闭塞部位的再灌注伴随着大量代谢产物入血，导致后续出现高钾血症、乳酸中毒和严重低血压[7]。因此，应在球囊放气前恢复血管内容量。

麻醉科医师必须在主动脉球囊放气前和放气期间与手术小组保持沟通，以实现远端再灌注而不引起严重的血流动力学改变，并在发生失代偿时迅速重新开始主动脉阻断。与主动脉钳夹的逐步松开类似，REBOA 球囊也应当缓慢放气，必要时再充气，同时将容量替代治疗量或血管活性药物滴定到最佳水平。

该患者遭受了严重外伤。这种损伤会因失血性休克而导致较高的死亡率。最近已发布了指南，用以指导血流动力学不稳定的严重骨盆骨折患者的决策过程，及如何应用血管造影和外固定支架[10]。骨盆损伤后失血性休克患者中使用 REBOA 可暂时稳定血流动力学，但现在认为 REBOA 是紧急复苏治疗的一部分，可持续到出血被控制为止[10]。鉴于血管内治疗在严重骨盆创伤中的潜在应用价值，麻醉科医师应熟练掌握损伤控制性复苏、损伤控制性骨科和主动脉球囊阻断的概念，并将带来很大益处。与此同时，损伤控制性麻醉的概念也在不断发展，以指导严重失血性休克时的麻醉管理。

结论

因 NCTH 引起的危及生命的出血，仍是某些损伤后患者死亡的主要原因。作为一种新兴技术，血管内治疗适用于严重血管损伤的创伤患者。考虑到麻醉科医师在术前和术中复苏的重要作用，充分了解如何控制出血和实施暂时性支持治疗（如 REBOA），对麻醉科医师完全参与到整个复苏过程非常必要。未来的研究还需进一步明确 REBOA 在多学科管理严重失血性休克患者中的作用。

（尹安琪　译，李岩　审）

参考文献

[1] Rhee PM, Acosta J, Bridgeman A, Wang D, Jordan M, Rich N. Survival after emergency department thoracotomy: review of published data from the past 25 years. *J Am Coll Surg*. 2000；190：288-298.

[2] Arthurs ZM, Sohn VY, Starnes BW. Ruptured abdominal aortic aneurysms: remote aortic occlusion for the general surgeon. *Surg Clin North Am*. 2007；87：1035-1045.

[3] Hughes CW. Use of an intra-aortic balloon catheter tamponade for controlling intra-abdominal hemorrhage in man. *Surgery*. 1954；36：65-68.

[4] Brenner ML, Moore LJ, DuBose JJ, et al. A clinical series of resuscitative endovascular balloon occlusion of the aorta for hemorrhage control and resuscitation. *J Trauma Acute Care Surg*. 2013；75：506-511.

[5] Holcomb JB, Tilley BC, Baraniuk S, et al；PROPPR Study Group. Transfusion of plasma, platelets, and red blood cells in a 1：1：1 vs a 1：1：2 ratio and mortality in patients with severe trauma: the PROPPR randomized clinical trial. *JAMA*. 2015；313：471-482.

[6] Morrison JJ, Ross JD, Markov NP, Scott DJ, Spencer JR, Rasmussen TE. The inflammatory sequelae of aortic balloon occlusion in hemorrhagic shock. *J Surg Res*. 2014；191：423-431.

[7] Gelman S. The pathophysiology of aortic cross-clamping and unclamping. *Anesthesiology*. 1995；82：1026-1060.

[8] Markov NP, Percival TJ, Morrison JJ, et al. Physiologic tolerance of descending thoracic aortic balloon occlusion in a swine model of hemorrhagic shock. *Surgery*. 2013；153：848-856.

[9] Dutton RP. Haemostatic resuscitation. *Br J Anaesth*. 2012；109(suppl 1)：i39-i46.

[10] Costatinni TW, Coimbra R, Homcomb JB, et al；and the AAST Pelvic Fracture Study Group. Current management of hemorrhage from severe pelvic fractures: results of an American association for the surgery of trauma multi-institutional trial. *J Trauma Acute Care Surg*. 2016；80：717-723.

第十部分

产科麻醉

要点概览由吉尔·M.米尔撰写

53. 合并腰椎皮肤玫瑰糠疹产妇的椎管内麻醉

2016,7(8):165-168

① β疱疹病毒（人疱疹病毒［HHV］6和7）可引起玫瑰糠疹，急性发疹常见于躯干及四肢近端皮肤。与α疱疹病毒（人类单纯疱疹和带状疱疹）不同，β疱疹病毒不在皮肤中复制，主要在循环中的 CD4$^+$ 细胞复制。

② 病毒位置的不同，可能降低其经皮肤引起中枢神经系统感染的风险，但血源性传播的风险无变化。

③ 应分析剖宫产手术中使用蛛网膜下腔、硬膜外和全身麻醉的风险和获益。硬膜外麻醉的优势是产妇清醒，血流动力学稳定，避免胎儿暴露于麻醉药，术后镇痛效果好，避免 HHV-6b 或 HHV-7 病毒进入母体脑脊液（CSF）的风险。

54. 急诊剖宫产时气管导管内大咯血

2017,9(5):133-135

① 急诊剖宫产患者因口咽黏膜脆化、气管水肿、乳房增大、氧饱和度迅速降低而使气管插管难度增加，但大量咯血阻塞气管导管并不常见。

② 新发的系统性红斑狼疮患者，伴有高血压、蛋白尿、血小板减少和肾功能障碍，与子痫前期表现相似。不同之处在于，系统性红斑狼疮可引起大量咯血。

③ 新发的系统性红斑狼疮患者剖宫产时发生的气管内导管阻塞，主要由咯血的血凝块导致。

55. 马方综合征产妇因严重主动脉-腔静脉压迫而行侧卧位剖宫产术

2017,8(5):93-95

① 剖宫产时产妇严重低血压主要由下腔静脉受压引起，子宫左倾、输液和升压药治疗通常能够维持心排血量和血压。

② 妊娠期子宫重量增加（如羊水过多、胎儿巨大和多次妊娠），加重对下腔静脉的压迫。但是，马方综合征患者在主动脉重建后，并不是仰卧位时下腔静脉严重压迫的风险之一。

③ 不管何种原因，下腔静脉受压会引起严重的持续性低血压，实施全侧卧位剖宫产是可行方法。

56. 肺动脉栓塞、肺动脉高压、右心室衰竭患者剖宫产手术的麻醉管理

2016,7(7):146-149

① 病态肥胖（体重指数［BMI］>80 kg/m2)、阻塞性睡眠呼吸暂停、慢性肺血栓栓塞伴严重肺动脉高压，对拟行剖宫产的产妇是非常危险的。

② 术前经胸超声心动图可在术前优化治疗方案，包括抗凝、通气支持、扩张肺血管和给予正性肌力药物。

③ 全麻、硬膜外、低剂量腰硬联合麻醉对肺动脉高压患者剖宫产是安全的，但鞘内置管的优势是可以通过导管缓慢滴定腰麻药物，还能同时滴定升压药来对抗血管扩张。

57. Impella™左心室辅助装置在剖宫产术后急性围生期心肌病中的应用

2016,7(1): 24 – 26

① 围生期心肌病（PPCM）在分娩时的发生率为 1∶3 000～4 000。PPCM 可在住院期间急性发作，许多患者在放置临时机械性循环辅助装置后迅速恢复。

② 妊娠最后 1 个月或产后 5 个月内无明确病因发生的心力衰竭（左心室射血分数<45%），可诊断为 PPCM。

③ Impella™是一种经皮植入的微创左心室辅助装置，可使急性期 PPCM 患者稳定。

58. 右冠状动脉变异引起剖宫产术中胸痛

2017,9(4),119 – 122

① 剖宫产时胸痛可能是术中危及生命的并发症所致，如心肌缺血或梗死、主动脉夹层、冠状动脉撕裂、肺栓塞。

② 大剂量催产素已被证明可引起心肌缺血，这是由于催产素导致全身血管扩张及反射性心动过速，但缩宫素（催产素类似物）不会引起心肌缺血。

③ 右冠状动脉发生变异，从左冠状窦开口并走形于主动脉和肺动脉之间，会增加对催产素类似物的易感性而引起心肌缺血。

59. 急诊剖宫产术中使用氨甲环酸致主-髂动脉血栓栓塞

2017,9(3): 90 – 93

① 在发达国家中，胎盘异常是造成孕产妇病残和死亡的重要原因。

② 在剖宫产子宫切除术中，髂动脉球囊阻断是一种可减少血液流向胎盘的血管内技术。

③ 髂动脉球囊阻断术与氨甲环酸联合应用，作为控制产后出血的一种抢救策略，可能会引起主-髂动脉血栓形成。

60. 宫腔镜手术中的气体栓塞及文献回顾

2017,9(5): 140 – 143

① 宫腔镜检查常会引起亚临床量的空气进入身体。严重的空气栓塞是一种罕见却危及生命的并发症，一旦发生应立即停止手术。

② 空气栓塞的症状包括血流动力学波动及通气障碍，出现脉搏氧饱和度降低和 $EtCO_2$ 降低，症状可迅速发展为严重的器官功能障碍、低血压和心搏骤停。

③ 接受宫腔镜手术的患者必须建立合理监测，包括血压和 $EtCO_2$ 等。

53. 合并腰椎皮肤玫瑰糠疹产妇的椎管内麻醉

梅根·温茨(Megan Werntz)，卡丽莲·秦(Carlene Chun)，
布兰登·迈克尔·托吉奥卡(Brandon Michael Togioka)

摘要

玫瑰糠疹(PR)是一种急性疱疹性皮肤病，可能由人类疱疹病毒(HHVs)6b型和7型的复发所致。与单纯疱疹和带状疱疹(α-疱疹病毒)相比，HHV-6b和HHV-7(β-疱疹病毒)并不主要存在于皮损位置。病毒分布差异可能会减少通过皮肤感染引起中枢神经系统感染的可能性，但经血液播散的风险却相似。本文首次报道一例患有活动性PR的患者接受硬膜外置管，并讨论此类患者选择椎管内麻醉或全身麻醉的风险和收益。

玫瑰糠疹(PR)是一种急性、自愈性皮肤病，通常覆盖于躯干和四肢近端。在10～29岁人群中，玫瑰糠疹患病率为0.6%[1]，妊娠期间的发生率较高[2]。通过检索Cochrane Central Register of Controlled Trials、PubMed和Google Scholar，我们发现有两项研究评估了局部皮肤感染花斑癣对椎管内麻醉的影响[3,4]，而指导麻醉科医师管理活动性PR产妇的文献很少。本病例描述了α-疱疹病毒(单纯疱疹和带状疱疹)和β疱疹病毒(HHV-6b和HHV-7，可能引起玫瑰糠疹)的分布差异，以及此类产科患者选择椎管内麻醉或全身麻醉的风险和收益。本病例报道已获得患者的书面知情同意。

病例描述

1名35岁孕39周零2天的孕妇(G3P2002)，既往有2次剖宫产史，目前表现为阵痛性宫缩，确诊玫瑰糠疹2周。孕妇是一名内科执业医师，其他方面都很健康。患者无发热，白细胞计数正常，除瘙痒外无其他症状。患者使用类固醇乳膏来治疗瘙痒。体检发现许多散在分布的鳞片状、轻度浅部红色斑丘疹，沿皮肤松弛线分布在腹部和胸部，远端肢体不受影响(图1)。显而易见，其整个腰椎都被病变覆盖，在该区域进行麻醉操作需穿过红斑，并穿过或非常接近丘疹。

剖宫产当日，产妇宫缩规律，但无明显的宫颈变化。因其有剖宫产史，产科指出需行半紧急剖宫产，等待PR消退并非一个明智选择。我院剖宫产手术的标准麻醉方式为椎管内麻醉，常采用

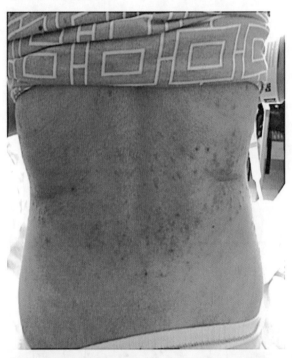

图1 照片显示大量散在、鳞片状、轻度红色斑丘疹，对称分布在患者背部的松弛线上。

蛛网膜下腔阻滞。值得注意的是，皮肤科已诊断患者L2～L3、L3～L4间隙被PR皮疹覆盖。与患者、皮肤科医师和感染科医师分析风险和收益，以权衡病毒性脑炎或脑膜炎可能存在的风险产妇和胎儿安全，以及椎管内麻醉后母亲和婴儿能早期接触的益处。经过深入讨论，患者选择了硬膜外麻醉，并计划神经长时间监测。皮肤无菌准备后，经L4～L5间隙行硬膜外穿刺，置入ArrowFlexTip导管(Arrow International Inc，Reading，PA)，并给予1.5%利多卡因和1：200 000肾上腺素3 mL作为试验剂量。按单次注射5 mL，硬膜外导

管给予 2% 利多卡因和 1∶200 000 肾上腺素共 20 mL，阻滞平面上升到 T4。产妇在手术室剖出一健康婴儿。患者术后病程平缓，数周后皮疹消退，感染持续时间与 PR 诊断一致。随访 19 个月时，未发现神经系统或感染性后遗症。

讨论

PR 是一种急性自愈性皮肤病，初起皮损表现为椭圆形粉红色病变（前驱斑），随后爆发许多薄丘疹，对称地分布在躯干上，通常呈"圣诞树"样分布（图 2）[5]。据报道，PR 发病持续时间在 2 周至 5 个月，中位数为 45 天[6]。玫瑰糠疹的常见症状包括全身不适、发热、头痛、恶心、瘙痒、关节疼痛和食欲不振。治疗方法包括局部使用类固醇、口服抗组胺药、阿昔洛韦，病情严重时采用光疗。玫瑰糠疹常发生在 10～35 岁人群中，女性略占多数；因此，产妇常出现 PR 并不为奇[7]。

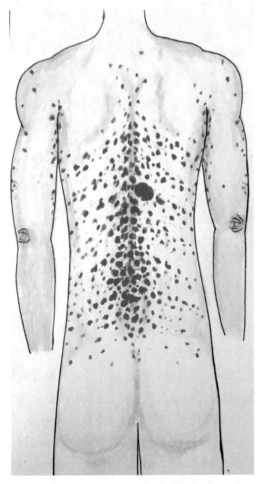

图 2 玫瑰糠疹前驱斑的特征性"圣诞树"样分布（原图由 Allyson Werntz，JD 创作）

根据美国疾病控制和预防中心近期的数据，2013 年美国有 120 万例剖宫产手术（占分娩总数的 32%）[8]。大多数患者接受椎管内麻醉，包括腰麻、硬膜外麻醉或腰麻-硬膜外联合麻醉。穿刺点的活动性疱疹病毒感染（HHV-1 和 HHV-2 [单纯疱疹]和 HHV-3[带状疱疹]），是区域麻醉的禁忌证，因担心鞘内或硬膜外间隙可能会植入病毒颗粒。PR 是一种 β-疱疹病毒引起的感染，其病因尚不清楚，故与活动性 α-疱疹病毒感染同等对待。

虽然 PR 尚未完全研究清楚，但新的研究表明，它是一种与 HHV-6b 或 HHV-7 复发相关的病毒性疱疹。HHV-6b 和 HHV-7 在健康成人中的阳性率为 80%～90%，大多数婴儿在 2 岁前就已感染玫瑰疹[6]。玫瑰糠疹的几个特点似乎表明病毒感染是发病的根源：通常在人群中暴发，很少复发表明其可产生持久免疫力；半数以上 PR 患者近期有上呼吸道感染史[9]。众所周知，血浆中检出病毒 DNA 是病毒活动和复制的指标[6]。多项研究表明，HHV-6b 和 HHV-7 的病毒 DNA 可从活动期 PR 患者血浆中分离出来，但不能从健康对照组或患有其他皮肤炎症的患者血浆中分离[6,10-12]。此外，HHV-6b 和 HHV-7 的 mRNA 和抗原（病毒复制的证据）可从活动性 PR 患者皮损中分离，而对照组却没有[6,12]。此外，布罗科利（Broccolo）等[11]还发现 PR 全身症状与外周血单核细胞 HHV-6b 和 HHV-7 病毒载量一致。

β-疱疹病毒，如 HHV-6b 和 HHV-7，主要存在于循环中的 CD4+ 淋巴细胞[13-15]。使用透射电镜和原位杂交检测活动性玫瑰糠疹样皮损，却未见疱疹病毒。有学者[12]得出结论："PR 的皮损并不直接由皮肤细胞内的感染造成，而是人体对病毒复制的一种反应性表现。"这些发现与 α-疱疹病毒（如单纯疱疹和带状疱疹）不同，后者在活动性感染时在上皮细胞中复制[16,17]。病毒分布差异与其传播方式一致。一般认为，PR 并不通过直接接触传播，而水痘带状疱疹和单纯疱疹可通过接触皮肤病变而感染[18,19]。基于上皮细胞中病毒载量较低，我们认为：当针刺背部时，来自皮肤的 β-疱疹病毒进入深层结构（硬膜外或鞘内）

的风险可能比 α-疱疹病毒更小。

与活动性 α-疱疹病毒感染相比，PR 患者的病毒经皮肤播散至中枢神经系统（CNS）的可能性较低，但病毒血源性播散至 CNS 的风险可能相同。研究表明，在原发性单纯疱疹感染患者[20]、急性带状疱疹患者[21]及活动性 PR 患者[11,12]血液中，都能检测出病毒。也有对菌血症患者[22,23]、人类免疫缺陷病毒（HIV）患者[24]、急性淋巴细胞白血病（ALL）患者[25]行硬膜外和鞘内穿刺而无并发症的报道。然而，这些情况与感染 HHV-6b 型或 HHV-7 型的产妇硬膜外穿刺的情况完全不同。全身性使用抗生素可使血液和脑脊液（CSF）细菌浓度在给药后数小时内迅速下降[26,27]，抗病毒药物对 HHV-6b 和 HHV-7 却没有明显效果[28]。HIV 进入 CNS 并不像将 HHV-6b 或 HHV-7 进入 CNS 一样令人担忧。高达 95% 未经治疗的 HIV 患者中，HIV 病毒 RNA 已存在于 CSF[29]。此外，高效抗反转录病毒治疗也可大幅降低血液和 CSF HIV 载量[29]。更何况，预防或治疗 CNS 急性淋巴细胞白血病的潜在临床意义，远远大于减少产妇分娩疼痛或避免全身麻醉的临床意义。因此，与前面提到的情况相比，椎管内麻醉对于患有 PR 的产妇而言，风险和效益都不同。对患有 PR 的产妇，还没有安全实施椎管内穿刺的先例。患有 PR 的产妇与活跃期 α-疱疹病毒感染的患者一样，都存在病毒从血液传播到 CNS 引起脑膜炎或脑炎的风险。

我院剖宫产标准麻醉方式为蛛网膜下腔麻醉，但此例患者仍选择了硬膜外麻醉。选择硬膜外而非蛛网膜下腔麻醉是为减少 HHV-6b 或 HHV-7 病毒进入 CSF 的风险。2006 年，Gorniak 等[30]报道了 4 例免疫功能低下患者新发顺行性遗忘，与此同时患者 CSF 存在 HHV-6 病毒 DNA，MRI 显示内侧颞叶（已知的一个对记忆加工很重要的区域）T2 延长（该发现与病毒引起的细胞毒性水肿一致）。这使作者得出结论，4 例患者患有 HHV-6 边缘叶脑炎。此外，通过加利福尼亚脑炎项目，Yao 等[31]发现，与其他神经系统疾病相比，脑炎患者 HHV-6 IgG 和 IgM 水平升高。Yao 等[31]还发现，40% 脑炎患者存在游离的 HHV-6 病毒 DNA（与活动性感染相关），在各类

其他神经疾病的非脑炎患者中，这一比例为 0。因此，我们认为，HHV-6 感染可能与脑炎有关，HHV-6 或 HHV-7 进入 CNS 可能产生严重的破坏性并危及患者生命。因此，除非患者存在全身麻醉相关的显著风险，PR 患者应尽量避免椎管内麻醉。如椎管内麻醉不能避免，则须警惕神经系统后遗症或感染性后遗症的发生。

总之，PR 是育龄妇女的一种常见病，其在妊娠期间的发病率高于一般人群[7]。越来越多的证据表明，PR 是由 HHV-6b、HHV-7（在皮肤中找不到的 β-疱疹病毒）复发所致。PR 患者行椎管内麻醉时，经皮肤使病毒播散进入 CNS 的风险，可能较 α-疱疹病毒感染患者低。这一点既往未见报道。病毒经皮肤播散至 CNS 的风险确实存在差异，但病毒血源性传播至 CNS 的风险可能并无差异。因此，PR 患者行椎管内麻醉时，必须非常谨慎。我们认为，仅当全身麻醉存在极高风险且患者对可能发生的严重并发症表示理解和接受时，才应考虑椎管内麻醉（例如，明确存在面罩通气和插管困难的剖宫产产妇）。本例患者是一名内科医师，其个人非常希望在剖宫产术中使用椎管内麻醉，尽管术后未出现任何并发症，但仍高度怀疑有可能会出现后遗症。

（尹安琪 译，李岩 审）

参考文献

[1] Chuh A, Lee A, Zawar V, Sciallis G, Kempf W. Pityriasis rosea — an update. *Indian J Dermatol Venereol Leprol*. 2005；71：311-315.

[2] Corson EF, Luscombe HA. Coincidence of pityriasis rosea with pregnancy. *AMA Arch Derm Syphilol*. 1950；62：562-564.

[3] Clark A, Camann W, Mavropoulos A. Epidural analgesia in a parturient with lumbar tinea versicolor. *Int J Obstet Anesth*. 2013；22：265-266.

[4] Dubar G, Omarjee M, Viguié C, Barbarot S, Mignon A.〔Labor epidural analgesia for a woman with a pityriasis versicolor in the lumbar region〕. *Ann Fr Anesth Reanim*. 2011；30：597-599.

[5] Allmon A, Deane K, Martin KL. Common skin rashes in children. *Am Fam Physician*. 2015；92：211-216.

[6] Drago F, Broccolo F, Rebora A. Pityriasis rosea：an update with a critical appraisal of its possible herpesviral etiology. *J Am Acad Dermatol*. 2009；61：303-318.

[7] Drago F, Broccolo F, Zaccaria E, et al. Pregnancy outcome in patients with pityriasis rosea. *J Am Acad Dermatol*. 2008；58：S78-S83.

[8] Martin JA, Hamilton BE, Osterman MJK, Curtin SC, Matthews TJ. Births：final Data for 2013. *Natl Vital Stat*

Rep. 2015；64：1 - 65.

［9］Stulberg DL，Wolfrey J. Pityriasis rosea. *Am Fam Physician*. 2004；69：87 - 91.

［10］Drago F，Ranieri E，Malaguti F，Losi E，Rebora A. Human herpesvirus 7 in pityriasis rosea. *Lancet*. 1997；349：1367 - 1368.

［11］Broccolo F，Drago F，Careddu AM，et al. Additional evidence that pityriasis rosea is associated with reactivation of human herpesvirus - 6 and - 7. *J Invest Dermatol*. 2005；121，1234 - 1240.

［12］Watanabe T，Kawamura T，Jacob SE，et al. Pityriasis rosea is associated with systemic active infection with both human herpesvirus - 7 and human herpesvirus - 6. *J Invest Dermatol*. 2002；119：793 - 797.

［13］Lusso P，Markham PD，Tschachler E，et al. In vitro cellular tropism of human B-lymphotropic virus（human herpesvirus - 6）. *J Exp Med*. 1988；167：1659 - 1670.

［14］Takahashi K，Sonoda S，Higashi K，et al. Predominant CD4 T-lymphocyte tropism of human herpesvirus 6 - related virus. *J Virol*. 1989；63：3161 - 3163.

［15］Lusso P，Secchiero P，Crowley RW，Garzino-Demo A，Berneman ZN，Gallo RC. CD4 is a critical component of the receptor for human herpesvirus 7：interference with human immunodeficiency virus. *Proc Natl Acad Sci U S A*. 1994；91：3872 - 3876.

［16］Karasneh GA，Shukla D. Herpes simplex virus infects most cell types in vitro：clues to its success. *Virol J*. 2011；8：481.

［17］Gershon MD，Gershon AA. VZV infection of keratinocytes：production of cell-free infectious virions in vivo. *Curr Top Microbiol Immunol*. 2010；342：173 - 188.

［18］Pergram SA，Limaye. Varicella Zoster Virus（VZV）. *Am J Transplant*. 2009；9（suppl 4）：S108 - S115.

［19］Fatahzadeh M，Schwartz RA. Human herpes simplex virus infections：epidemiology，pathogenesis，symptomatology，diagnosis，and management. *J Am Acad Dermatol*. 2007；57：737 - 763.

［20］Berrington WR，Jerome KR，Cook L，Wald A，Corey L，Casper C. Clinical correlates of herpes simplex virus viremia among hospitalized adults. *Clin Infect Dis* 2009；49：1295 - 1301.

［21］Satyaprakash AK，Tremaine AM，Stelter AA，et al. Viremia in acute herpes zoster. *J Infect Dis*. 2009；200：26 - 32.

［22］Tyagi A，Seelan S，Sethi AK，Mohta M. Role of thoracic epidural block in improving post-operative outcome for septic patients：a preliminary report. *Eur J Anaesthesiol*. 2011；28：291 - 297.

［23］Kotzé A，Hinton W，Crabbe DC，Carrigan BJ. Audit of epidural analgesia in children undergoing thoracotomy for decortication of empyema. *Br J Anaesth*. 2007；98：662 - 666.

［24］Tom DJ，Gulevich SJ，Shapiro HM，Heaton RK，Grant I. Epidural blood patch in the HIV-positive patient. Review of clinical experience. San Diego HIV Neurobehavioral Research Center. *Anesthesiology*. 1992；76：943 - 947.

［25］Jabbour E，Thomas D，Cortes J，Kantarjian HM，O'Brien S. Central nervous system prophylaxis in adults with acute lymphoblastic leukemia：current and emerging therapies. *Cancer*. 2010；116：2290 - 2300.

［26］Sinner SW，Tunkel AR. Antimicrobial agents in the treatment of bacterial meningitis. *Infect Dis Clin North Am*. 2004；18：581 - 602，ix.

［27］Snydman DR，Jacobus NV，McDermott LA，Lonks JR，Boyce JM. Comparative in vitro activities of daptomycin and vancomycin against resistant gram-positive pathogens. *Antimicrob Agents Chemother*. 2000；44：3447 - 3450.

［28］Zhang Y，Schols D，De Clercq E. Selective activity of various antiviral compounds against HHV - 7 infection. *Antiviral Res*. 1999；43：23 - 35.

［29］Mellgren A. Preventing brain damage in HIV infection. *Future Neurol*. 2008；3：565 - 574.

［30］Gorniak RJ，Young GS，Wiese DE，Marty FM，Schwartz RB. MR imaging of human herpesvirus - 6 - associated encephalitis in 4 patients with anterograde amnesia after allogeneic hematopoietic stem-cell transplantation. *AJNR Am J Neuroradiol*. 2006；27：887 - 891.

［31］Yao K，Honarmand S，Espinosa A，Akhyani N，Glaser C，Jacobson S. Detection of human herpesvirus - 6 in cerebrospinal fluid of patients with encephalitis. *Ann Neurol*. 2009；65：257 - 267.

54. 急诊剖宫产时气管导管内大咯血

吴冯维(Von Vee Ng),穆基什·库马尔·沙赫(Mukesh Kumar Shah),
欧婷婷(Ting Ting Oh),阿比拉米·拉马纳坦(Abirami Ramanathan),
汤加夫拉法姆·苏希塔兰(Thangavelautham Suhitharan)

摘要

急诊剖宫产时,产妇气管导管内发生严重出血。咯血持续 48 h,纤维支气管镜检查排除气管插管损伤。该患者随后被诊断为系统性红斑狼疮所致的弥漫性肺泡出血。本文介绍该患者的诊疗过程。

孕期咯血及引起孕期咯血的疾病并不常见,一旦发生对产妇和胎儿都有潜在生命威胁。系统性红斑狼疮(SLE)是一种自身免疫性疾病,可引起弥漫性肺泡出血(DAH),其临床表现为大量咯血[1]。SLE 发作与先兆子痫症状相似,可能被产科医师忽略。本文报道 1 例急诊剖宫产时出现新发 SLE 患者以气管导管(ETT)大量咯血的狼疮爆发为表现的。本病例已获得患者书面知情同意。

病例描述

1 名 38 岁女性,G2P1,在怀孕 32 周时出现先兆子痫症状:前额头痛、上腹痛和高血压。患者有吸烟史,哮喘控制良好。其首次怀孕即伴有重度子痫前期。因胎儿心动过缓于妊娠 28 周时在全身麻醉下行急诊剖宫产。此次怀孕是通过体外受精。怀孕期间,其活化部分凝血活酶时间(APTT)延长,但拒绝接受检查和随访。

患者入院时血小板计数为 $65 \times 10^9 / L$,APTT 为 71.5 s,肾肝功能正常。APTT 纠正的试验结果正常,并发现 XI 因子缺乏(50%)。口服拉贝洛尔可完全控制血压,随后,先兆子痫症状也有所改善。因不能保证胎儿状况,遂于入院第 2 天在全身麻醉下行紧急剖宫产。麻醉诱导前给予新鲜冰冻血浆和浓缩混合血小板。

预充氧后给予丙泊酚 3 mg/kg 和琥珀胆碱 1.5 mg/kg 进行快速顺序诱导。首次气管插管由一位有经验的麻醉科医师在 C-MAC™ 视频喉镜辅助下,使用 7 号气管导管进行。气管插管后人工通气困难,麻醉机气囊难以捏动。胸部听诊

示双侧呼吸声音微弱,但无啰音,也未获得呼气末二氧化碳结果。使用 C-MAC 视频喉镜再次确认气管导管位置无误。经气管导管置入一根吸引导管,从中吸出血块和大量血液,共吸出 100 mL 新鲜血液。随着肺顺应性的改善,可检测到呼气末二氧化碳浓度,遂启动间歇正压通气。期间患者最低 SpO_2 为 96%。胎儿剖出后 1 min Apgar 评分为 7 分,5 min Apgar 评分为 9 分。术者检查发现患者出现亚临床型胎盘早剥。术中失血 300 mL。术中气管导管内未发现进一步出血。手术结束时进行的纤维支气管镜检查显示,左右主支气管均有血痕,但未见任何气管或支气管受累证据。鉴于患者存在凝血障碍,故支气管镜探查时未越过中间支气管。鉴于不明原因的大量咯血,患者送入 ICU 继续进行机械通气。

进入 ICU 后,动脉血气分析显示 PaO_2 为 158 mmHg,$PaCO_2$ 为 49 mmHg,FiO_2 为 0.5。在进入 ICU 6 h 内,患者又出现 3 次大咯血,左下肺叶萎陷引起 SpO_2 再次下降,血红蛋白从 103 g/L 降至 81 g/L。通过胸部理疗、右侧卧位和气管导管吸引大量血凝块后,左下肺叶复张。胸部 CT 血管造影显示,左上叶有斑片状毛玻璃样改变和左下叶塌陷/实变。术后第 1 天、第 2 天又出现 4 次咯血,未见 SpO_2 下降。患者术后第 2 天成功拔管,术后第 3 天转回普通病房。术后共输注 4 单位红细胞,使血红蛋白维持在 80 g/L 以上。

经风湿病科医师确认,根据 2012 年系统性红斑狼疮国际标准[2],该患者有 4 个临床指标-急性皮疹、24 h 尿蛋白 2.48 g、淋巴细胞减少和血小板

减少,以及 3 个免疫指标-狼疮抗凝物质阳性、抗核抗体高于标准范围以及 C3 和 C4 水平低,患者被诊断为系统性红斑狼疮伴抗磷脂综合征(APS)。患者遂开始每天服用泼尼松 20 mg。尽管其 APTT 延长至 79 s,但血小板计数在分娩后 2 周内恢复正常。

讨论

妊娠期大咯血可能会影响气体交换,导致母体和胎儿缺氧,并因大量失血而导致母体血流动力学不稳定。急性处理包括气管内插管、正压通气,如有可能可行肺隔离以防止未受影响的支气管树受累,以及诊断性或治疗性支气管镜检查。本例患者未采用肺隔离,而是采取保守治疗,是因其吸入氧浓度可维持其 SpO₂。应当采用液体复苏和红细胞输注,以确保充足的胎儿氧供。若持续咯血,应结合支气管镜、肺动脉造影及支气管肺泡栓塞,对出血支气管血管进行鉴别诊断。在进行肺动脉造影和支气管肺泡栓塞时,应在造影透视前考虑紧急分娩。如何处理和预防进一步咯血,应针对病因进行适当治疗。因此,应尽快明确病因,并进行相应治疗(表 1)[3,4]。考虑到患者有先兆子痫的病史、生育能力低需要体外受精、两次妊娠均发生胎盘早剥,以及非创伤性咯血,怀疑是由自身免疫原因所致。XI 因子缺乏导致 APTT 延长,可能是本患者大咯血的原因之一。凝血因子缺乏患者的出血倾向难以预测,表现差异较大。然而,这并非该患者咯血的主要原因。该患者开始咯血前已补充新鲜冰冻血浆和血小板,剖宫产手术失血量仅 300 mL。

表 1　妊娠期咯血的鉴别诊断

气道/肺创伤

感染(病毒、细菌、真菌、肺结核)

呼吸系统肿瘤(类癌、绒毛膜癌、支气管肺癌)

血管因素(动静脉畸形、肺动脉高压、肺栓塞)

结缔组织病(系统性红斑狼疮、韦格纳肉芽肿病、肺出血肾炎综合征)

心脏病(二尖瓣疾病、先天性心脏病、心肌病)

药物因素(抗凝药、抗血小板药、可卡因)

特发性咯血

假性咯血(胃肠道出血或鼻出血)

诊断弥漫性肺泡出血的依据是,胸片出现急性弥漫性肺浸润、血红蛋白水平突然下降以及肺部症状,如咯血、呼吸困难、咳嗽和缺氧[6]。许多疾病可导致弥漫性肺泡出血[7](表 2)。建议早期行支气管镜检查以诊断并确定具体病因,以便给予针对性治疗。早期发现弥漫性肺泡出血,早期治疗因自身免疫而受损的肺泡毛细血管膜和潜在的自身免疫性疾病,辅以类固醇和免疫抑制剂,是改善患者预后的关键[5]。但在本病例中,因未怀疑炎症因素引起弥漫性肺泡出血,故未进行支气管肺泡灌洗。随后,系统性红斑狼疮的血清学检测呈强阳性证实这一诊断,不再需要进一步的侵入性检查。该患者开始服用泼尼松和羟氯喹,因其对抗磷脂综合征有额外益处[8]。

以弥漫性肺泡出血引起的咯血作为系统性红斑狼疮首发症状,十分罕见[9]。系统性红斑狼疮咯血的病因是由免疫复合物沉积在肺泡壁,引起细胞凋亡和肺小血管广泛损害,导致血液进入肺泡[5]。系统性红斑狼疮主要影响育龄女性,且通常在怀孕前即可诊断。内科和产科医师的紧密随访,有助于早期发现和积极治疗潜在的产科并发症,如子痫前期、胎儿宫内发育迟缓和早产。此外,在过去几十年里,类固醇治疗显著改善了系统性红斑狼疮患者的妊娠结局。但是,未诊断的患者,其临床表现可能与子痫前期相似。系统性红斑狼疮的诊断在妊娠晚期尤为困难,因其没有典型症状或体征[10]。当孕妇出现不典型症状或体征时,临床上应当提高警惕。一份完整的病史,包括孕前病史,可能有助于医师做出正确诊断,并及时进行治疗。本例患者没有任何典型的系统性红斑狼疮表现,仅表现为先兆子痫的症状和体征。

狼疮发作和子痫前期很难鉴别,其特征类似,包括高血压、蛋白尿、血小板减少和肾功能障碍。本例患者被诊断为子痫前期,其高血压症状经服用拉贝洛尔也得到良好控制。其临床表现仅出现 APTT 时间延长和血小板减少,怀疑由炎症原因引起,因此请血液科医师会诊。然而,胎儿心动过缓迫使产科医师需在其他检查完成前进行紧急剖宫产。狼疮弥漫性肺泡出血的治疗方法已很明确。然而,密切监测系统性红斑狼疮患者的病情

表2 弥漫性肺泡出血的病因分类

伴血管炎或毛细血管炎：
　韦格纳肉芽肿
　显微镜下多血管炎
　肺出血肾炎综合征
　孤立性免疫缺乏性肺毛细血管炎
　过敏性紫癜（Henoch-schönlein purpura）
　IgA肾病
　弱免疫肾小球肾炎
　免疫复合物相关性肾炎
　荨麻疹小血管炎综合征
　结缔组织病
　SLE/抗磷脂抗体综合征
　冷球蛋白血症
　Behçet综合征
　急性肺移植排斥反应
　血栓性血小板减少性紫癜和特发性血小板减少性紫癜
不伴有毛细血管炎或血管炎：
　抗凝剂、抗血小板或溶栓剂；弥散性血管内凝血
　二尖瓣狭窄和二尖瓣反流
　肺静脉闭塞性疾病
　感染性疾病：人类免疫缺陷病毒感染、感染性心内膜炎
　毒素：偏苯三酸酐、异氰酸酯、快克可卡因、杀虫剂、
　　洗涤剂
　药物：丙硫氧嘧啶、苯妥英、胺碘酮、丝裂霉素、d-青
　　霉胺、西罗莫司、甲氨蝶呤、氟哌啶醇、呋喃妥
　　因、金、全反式维A酸、博莱霉素、孟鲁司特、扎
　　鲁司特、英夫利昔单抗
　特发性肺含铁血黄素沉着症
肺泡出血与其他相关疾病
　弥漫性肺泡损伤
　肺栓塞
　结节病
　高原肺水肿、气压伤
　感染：侵袭性曲霉菌病、巨细胞病毒感染、军团病、单
　　纯疱疹病毒感染、支原体病、汉坦病毒感染、钩
　　端螺旋体病、其他细菌性肺炎
　恶性疾病（肺血管肉瘤、卡波氏肉瘤、多发性骨髓瘤、
　　急性早幼粒细胞白血病）；淋巴管平滑肌瘤病
　结节性硬化
　肺毛细血管血管瘤病
　淋巴管造影

至关重要，因其产后可能会出现狼疮发作。麻醉科、重症监护、产科、呼吸内科和风湿科建立起一支良好的团队，是确保该产妇和新生儿临床安全的关键。

（尹安琪 译，李岩 审）

参考文献

［1］Santos-Ocampo AS, Mandell BF, Fessler BJ. Alveolar hemorrhage in systemic lupus erythematosus: presentation and management. *Chest*. 2000；118：1083-1090.
［2］Petri M, Orbai AM, Alarcón GS, et al. Derivation and validation of the Systemic Lupus International Collaborating Clinics classification criteria for systemic lupus erythematosus. *Arthritis Rheum*. 2012；64：2677-2686.
［3］Thompson RJ, Hasleton PS, Taylor PM, Woodhead M, Byrd LM. Haemoptysis in pregnancy caused by a well-differentiated fetal adenocarcinoma: a case report. *J Med Case Rep*. 2010；4：17.
［4］Peyrat E, Chabbert V, Escamilla R, Saada J, Degano B. Idiopathic hemoptysis in pregnant women: a distinct entity? *Respir Med*. 2007；101：2221-2223.
［5］Kawankar N, Rathi J, Ghosh K, Shetty S. Clinical and molecular epidemiology of factor XI deficiency in India. *Thromb Res*. 2016；147：85-87.
［6］Gaither K, Halstead K, Mason TC. Pulmonary alveolar hemorrhage in a pregnancy complicated by systemic lupus erythematosus. *J Natl Med Assoc*. 2005；97：831-833.
［7］Ioachimescu OC, Stoller JK. Diffuse alveolar hemorrhage: diagnosing it and finding the cause. *Cleve Clin J Med*. 2008；75：258-265.
［8］Broder A, Putterman C. Hydroxychloroquine use is associated with lower odds of persistently positive antiphospholipid antibodies and/or lupus anticoagulant in systemic lupus erythematosus. *J Rheumatol*. 2013；40：30-33.
［9］de Holanda BA, Barreto IG, de Araujo IS, de Araujo DB. Alveolar hemorrhage as the initial presentation of systemic lupus erythematosus. *Reumatologia*. 2016；54：264-266.
［10］Miyamoto T, Hoshino T, Hayashi N, et al. Preeclampsia as a manifestation of new-onset systemic lupus erythematosus during pregnancy: a case-based literature review. *AJP Rep*. 2016；6：e62-e67.
［11］Lateef A, Petri M. Managing lupus patients during pregnancy. *Best Pract Res Clin Rheumatol*. 2013；27：435-447.
［12］Keane MP, Van De Ven CJ, Lynch JP III, McCune WJ. Systemic lupus during pregnancy with refractory alveolar haemorrhage: recovery following termination of pregnancy. *Lupus*. 1997；6：730-733.

55. 马方综合征产妇因严重主动脉-腔静脉压迫而行侧卧位剖宫产术

约翰·C. 考夫曼(John C. Coffman),拉塞尔·L. 勒格(Russell L. Legg),
凯瑟琳·F. 考夫曼(Catherine F. Coffman),肯尼思·R. 莫兰(Kenneth R. Moran)

摘要

及时发现和处理主动脉-腔静脉压迫综合征引起的低血压,对优化母婴预后至关重要。临床处理措施包括使子宫向左倾斜,甚至让产妇完全处于侧卧位,即便侧卧位剖宫产通常认为是不可行的。本文报道 1 例因严重主动脉-腔静脉压迫综合征,导致患者出现低血压和意识丧失,并最终在侧卧位全麻下进行剖宫产术。侧卧位剖宫产术几乎未见报道,这一独特策略可防止主动脉-腔静脉压迫综合征出现进一步症状,并实现安全分娩。

妊娠子宫引起的主动脉-腔静脉压迫综合征,是足月产妇麻醉过程中一个重要考虑因素。患者一般处于 15°左倾状态进行剖宫产,部分患者甚至需倾斜更大角度或侧卧位来缓解低血压[1,2]。本文报道 1 例罕见的剖宫产患者,在主动脉-腔静脉压迫引起的严重低血压和晕厥后,在全身麻醉下行侧卧位剖宫产。这一解决方案使产妇和胎儿均获得良好的临床结局。本病例已获得患者书面同意。

病例描述

1 名 35 岁孕妇(体重 85 kg,身高 1.873 m,BMI 24.2 kg/m²),G2P1,合并马方综合征和高血压病史。本次怀孕 36 周,因胎儿臀位产科拟为其行剖宫产术。此次分娩前 4 年,发现患者为 B 型主动脉夹层后被诊断为马方综合征,需要修复胸降主动脉、6 cm 腹主动脉和右髂动脉。此次分娩前一年,其主动脉根部直径扩大到 4.6 cm,接受了保留瓣膜的主动脉根部置换加冠状动脉再植入术。分娩前 2 周经胸超声心动图显示,主动脉根部移植物稳定,主动脉根部直径为 3.5 cm,射血分数为 40%～45%。怀孕期间,其活动正常,除身材高大、手臂和手指较长外,体检结果没有明显异常,也未表现出神经系统症状。马方综合征患者常出现硬膜扩张[3],从而对硬膜外麻醉产生影响,一般可通过腰椎磁共振成像(MRI)评估。此次分娩前,MRI 未能完成。

术前行桡动脉穿刺测压,开放两条 18G 外周静脉。术前血压 170～180/80～90 mmHg,心率 70～75 次/min。在 L3～L4 间隙行蛛网膜下腔-硬膜外联合麻醉,穿刺过程顺利,蛛网膜下腔予以 0.75% 丁哌卡因 0.5 mL(含 8.25% 葡萄糖)、芬太尼 15 μg、吗啡 100 μg。马方综合征产妇因主动脉夹层或动脉瘤风险增加,计划在蛛网膜下腔使用低剂量药物,通过增加硬膜外导管的药物剂量,以渐进方式进行硬膜外麻醉,并最大限度减少血流动力学突然变化可能导致的风险。硬膜外导管抽吸和给予试验剂量(2% 利多卡因 3 mL)都证实导管未误入蛛网膜下腔或静脉内。试验剂量内不包含肾上腺素,因试验剂量的肾上腺素阳性反应可能对患者存在潜在风险。患者处于仰卧位,向左倾斜手术台 15°。给予去氧肾上腺素 25 μg/min,用于预防腰麻后低血压,常规经鼻导管吸入 2 L/min 氧气。硬膜外注入 20 mL 的 2% 利多卡因与 1:200 000 肾上腺素,分成 4 个 5 mL 分次注入,持续 10 min。间断评估发现产妇运动或感觉几乎未被阻滞。此后在硬膜外给药时,产妇感到恶心,血压 90～100/40～50 mmHg,心率 70～80 次/min,去氧肾上腺素输注增加至 50 μg/min,左倾程度调整至完全左侧位。在侧卧位时,其血压恢复至术前基线,去氧肾上腺素停止输注。期间未观察到胎儿心率有明显变化。最初,怀疑低血压由硬膜外麻醉引起,但未观察到明显的运动或感觉阻滞。左侧卧位后患者症状得到改善,这有力表明主动脉-腔静脉压迫导致其出现低血压。

我们更换 L2～L3 间隙穿刺并置入硬膜外导管,操作过程顺利,但尚未给予试验量或给药。将患者再次恢复仰卧位,向左倾斜 15°,患者随即意识消失,动脉血压 40～50/20～30 mmHg,心率 30～40 次/min,胎心率下降至 90～100 次/min。立即将患者置于左侧卧位,静脉注射 20 μg 肾上腺素,面罩给予 8 L/min 氧气。患者精神状态、血流动力学和胎儿心率在 1 min 内恢复到基线。与产科医师讨论后,决定手术只能在侧卧位下进行才能保证安全。在硬膜外导管给药前,再次证实未发生感觉和运动阻滞。硬膜外导管抽吸和试验剂量(2% 利多卡因 3 mL)均证实未在静脉或鞘内。给予 3% 2-氯普鲁卡因 20 mL,在 10 min 内以 5 mL 增量给药,最大限度降低局麻药毒性的风险,因氯普鲁卡因可迅速被血液中的酶类代谢降解。此时,患者仍未达到剖宫产所需的阻滞条件,遂改为全身麻醉。

患者处于侧卧位,在麻醉诱导前进行预充氧,而后给予依托咪酯 16 mg、琥珀胆碱 140 mg、芬太尼 50 μg、艾司洛尔 30 mg。使用艾司洛尔和芬太尼,以减少使用喉镜和气管插管时引起的高血压和心动过速。采用 McGrath 视频喉镜,置入 6.0 mm 气管导管完成插管。产科医师从耻骨联合上方 2 cm 处到脐部正下方完成垂直中线的皮肤切口。进入腹膜后,对腹部进行仔细观察和探查,以评估患者是否因体位改变而引起子宫移位。未见子宫及其他结构明显移位后,产科医师采用低位子宫横切并通过人力牵引使切口向侧方扩张,成功娩出 1 名 3 061 g 健康新生儿和一个无并发症的胎盘。分娩后,患者向左倾斜程度逐渐被调整减小,并最终回到仰卧位。患者生命体征在整个手术过程和过渡到仰卧位后保持稳定,血压范围为 120～140/65～80 mmHg,心率为 60～80 次/min。术后进一步询问表明,患者在妊娠晚期经常侧睡,但仰卧位时没有报告任何不良症状。分娩后,患者在心脏病房内进行监测,并在术后 4 天随新生儿出院,未出现任何并发症。

讨论

仰卧位时孕妇子宫对主动脉-腔静脉压迫可致静脉回流减少,导致低血压、心动过速、恶心、头晕、晕厥和子宫胎盘血流减少[4]。然而,大部分孕妇的全身血管阻力和心率有足够的代偿能力,从而防止上述症状的出现[4]。目前,尚不清楚该患者为何在分娩时才首次发生主动脉-腔静脉压迫综合征。羊水过多、巨大儿、多胎妊娠及其他情况,可增加主动脉-腔静脉压迫,但该产妇并不存在上述风险。

及时识别和处理严重的主动脉-腔静脉压迫非常必要,但保证安全分娩的关键是产科医师在侧位剖宫产时的操作能力。尽管这一独特策略被证明能有效防止主动脉-腔静脉压迫而引起的低血压。麻醉科医师和产科医师均无侧卧位行剖宫产的经验,既往只有 1 篇关于侧位剖宫产的文献[5]。该文称,患者在术野准备和麻醉诱导前处于侧卧位。尽管麻醉细节缺失,但这些病例似乎都在全身麻醉下进行且未发生并发症[5]。文章称,手术使用下腹横切口、中线切口、旁正中切口,并建议仔细注意子宫位置和旋转,因解剖结构可能在侧卧位时发生移位[5]。较大腹围或悬垂的血管膜可能限制侧卧位手术视野和操作,但其病例主要在无并发症的剖宫产产妇中行子宫下横切口,并在侧卧位完成手术缝合[5]。对本病例而言,我们认为在严密监测生命体征下,将患者逐渐转回仰卧位,有利于手术缝合。有证据表明,与从仰卧转为向左倾斜位相比,若患者从左侧卧位改为向左倾斜位,移动子宫位置避免压迫的效果更显著[6]。患者出现严重低血压和短暂意识消失,使我们不得不在侧卧位行剖宫产术,但该患者可能在胎儿娩出前已从完全左侧卧位逐渐向左侧倾斜位的转变中获益。

考虑到该患者有马方综合征和主动脉移植修复术的病史,椎管内麻醉是理想的麻醉方法,该方法可将全身麻醉时喉镜暴露、气管插管和手术引起的血压升高、心肌收缩力增强和主动脉壁压力升高等交感神经兴奋降至最低。然而,本例患者的椎管内麻醉并未成功。高达 92% 的马方综合征患者存在硬膜扩张[3],从而导致腰麻失败[7,8],也有硬膜外麻醉不足的报道[9,10]。我们猜想,硬膜扩张可能是导致该患者椎管内阻滞失败的原因,但这一疑问并未被 MRI 证实。

该患者严重的低血压仅能通过左侧卧位缓解，使该病例具有独特的挑战。尽管侧卧位不适用于常规剖宫产，但对主动脉-腔静脉压迫症状严重的产妇而言，侧卧位剖宫产是可行且有效的。

（尹安琪　译，李岩　审）

参考文献

［1］Kinsella SM. Lateral tilt for pregnant women：why 15 degrees? *Anaesthesia*. 2003；58：835-836.

［2］Lee SW, Khaw KS, Ngan Kee WD, Leung TY, Critchley LA. Haemodynamic effects from aortocaval compression at different angles of lateral tilt in non-labouring term pregnant women. *Br J Anaesth*. 2012；109：950-956.

［3］Fattori R, Nienaber CA, Descovich B, et al. Importance of dural ectasia in phenotypic assessment of Marfan's syndrome. *Lancet*. 1999；354：910-913.

［4］Marx GF. Aortocaval compression syndrome：its 50-year history. *Int J Obstet Anesth*. 1992；1：60-64.

［5］Waldron KW, Wood C. Cesarean section in the lateral position. *Obstet Gynecol*. 1971；37：706-710.

［6］Kundra P, Velraj J, Amirthalingam U, et al. Effect of positioning from supine and left lateral positions to left lateral tilt on maternal blood flow velocities and waveforms in full-term parturients. *Anaesthesia*. 2012；67：889-893.

［7］Lacassie HJ, Millar S, Leithe LG, et al. Dural ectasia：a likely cause of inadequate spinal anaesthesia in two parturients with Marfan's syndrome. *Br J Anaesth*. 2005；94：500-504.

［8］Sakurai A, Miwa T, Miyamoto Y, Mizuno Y, Ka K. Inadequate spinal anesthesia in a patient with Marfan syndrome and dural ectasia. *A A Case Rep*. 2014；2：17-19.

［9］Heck A, Clayton R, Robinson C. Dural ectasia in Marfan syndrome. *Int J Obstet Anesth*. 2014；23：287-288.

［10］Tan A, Kaul B, Vallejo MC, DeRenzo J, Waters J. Anesthetic management of cesarean section in a parturient with Marfan's syndrome and critical aortic dilation. *Anesthesiology*. 2007；106(suppl 1)：A-244.

56. 肺动脉栓塞、肺动脉高压、右心室衰竭患者剖宫产手术的麻醉管理

肖恩·帕特尔(Shaun Patel),克里斯托·L. 韦尔斯塔尔(Krystal L. Weierstahl),索纳利·沙阿(Sonalee Shah),克里斯蒂娜·W. 费德科夫斯基(Christina W. Fidkowski)

摘要

重度肺动脉高压产妇死亡率为 30%～50%。全麻、硬膜外麻醉和小剂量腰麻-硬膜外联合麻醉,已成功用于肺动脉高压患者剖宫产。本文报道 1 例患有严重肺动脉高压、右心衰竭、肺动脉栓塞和阻塞性睡眠呼吸暂停等症状的 25 岁病态肥胖(体重指数 82 kg/m²)孕妇(孕 32 周,P3G2),在蛛网膜下腔麻醉下行剖宫产手术。本文讨论了重度肺动脉高压产妇剖宫产时的麻醉注意事项,包括麻醉方案选择、血管升压素和缩宫素的选择。

肥胖可能导致与心肺和代谢有关的疾病,包括阻塞性睡眠呼吸暂停、右心衰竭、心肌病、糖尿病、高血压和血栓栓塞性疾病。肥胖及其相关并发症也给麻醉带来了挑战;因此,需要一种跨学科方法来权衡各种并发症管理的目标冲突。为说明合并肥胖相关并发症产妇所面临的麻醉挑战,本文介绍 1 例重度肥胖(3 级)、阻塞性睡眠呼吸暂停、重度肺动脉高压合并右心室功能衰竭和反复肺动脉血栓栓塞需要抗凝治疗的产妇的麻醉管理。患者已阅读本病例报告,并提供了同意发表的书面材料。

病例描述

1 名 25 岁孕妇,P3G2,重度肥胖(体重指数 82 kg/m²),妊娠 23 周时因急慢性肺动脉栓塞、阻塞性睡眠呼吸暂停、社区获得性肺炎、哮喘恶化所致的肺动脉高压加重转入我院。患者入院 2 周前已停止使用持续气道正压通气(CPAP)和低分子肝素。首次经胸超声心动图(TTE)显示,患者射血分数为 65%,肺动脉收缩压为 92 mmHg,右心室中度增大,整体收缩功能正常。右心导管检查是肺动脉高压的标准诊断方法,放置右心导管后,患者诊断为肺动脉血栓栓塞合并重度肺动脉高压 82/26 mmHg(平均 45 mmHg)。

初始治疗包括给予抗生素、支气管扩张剂、夜间双水平气道正压(BiPAP)治疗及抗凝。在确诊肺动脉高压后,开始使用西地那非。此外,当连续TTE 提示患者正发展成为右心功能衰竭时,开始吸入伊洛前列素。患者对血管扩张剂反应较好,TTE 测量肺动脉平均压降至 35 mmHg。

考虑到患者在过去 3 年中有 2 次剖宫产,计划在妊娠 32 周行择期剖宫产以及输卵管结扎术,以优化母婴结局。

术前 TTE 显示患者射血分数 68%,肺动脉收缩压 77 mmHg,右心室整体功能中度下降。术前 12 h 停止肝素输注,以便部分凝血活酶时间在术前能恢复正常。西地那非和吸入的伊洛前列素在手术当天正常给药。如果需要,手术室里备有一氧化氮。

患者自称在既往剖宫产中硬膜外置管困难,最终为单侧阻滞,我们选择放置鞘内导管进行麻醉。通过超声(曲面-低频探头)定位黄韧带深度约为 9 cm,但在操作过程中没有进行动态引导。采用标准无菌措施(手卫生、帽子、口罩、手套、无菌单以及氯己定制剂准备),通过 13 cm 长的 17 号 Tuohy 针,在蛛网膜下腔置入 20 号软端硬膜外导管。蛛网膜下腔置管过程顺利。实施有创监测后才经鞘内导管给药。在超声引导下放置桡动脉导管和右侧颈内静脉多腔导管。中心静脉置管前,在超声引导下应用 2% 利多卡因 5 mL 行颈浅丛神经阻滞。因存在医源性肺动脉破裂的风险[1],未放置肺动脉导管。

将 0.75% 丁哌卡因加 8.25% 葡萄糖通过鞘内导管多次注入,每次间隔 5 min(0.6 mL、0.4 mL、

0.4 mL），直至达到足够的麻醉平面。当通过鞘内导管给予局麻药时，用血管升压素和去氧肾上腺素静脉滴注来应对脊髓麻醉引起的低血压。分娩后即刻，患者出现呼吸急促和胸痛，进而出现血流动力学不稳定且中心静脉压升高（从 10 cm H_2O 升至 22 cm H_2O），外周动脉压下降。随后予以多巴酚丁胺和去甲肾上腺素输注。TTE 显示患者右心室收缩功能良好，心内无空气。分娩后 30 min，患者症状消失，血压升高，中心静脉压降至基线水平。去甲肾上腺素、多巴酚丁胺和去氧肾上腺素的输注均在分娩后 45 min 内停止。在整个过程中一直输注血管升压素，在术后几小时才停用。

分娩后开始滴注缩宫素 0.24 IU/min，由于宫缩乏力调整至 0.3 IU/min。术后镇痛采用鞘内吗啡（150 μg）、鞘内芬太尼（15 μg）和静脉注射对乙酰氨基酚（1 000 mg）。鞘内导管在患者离开手术室前拔除。

手术时间 94 min。患者输注 700 mL 晶体液，估计失血量 800 mL，尿量 175 mL。术后患者转至重症监护病房（ICU）持续监护。术后 12 h，重新开始肝素输注，之后转为华法林。产后第 9 天患者及孩子出院，医嘱为华法林、西地那非、伊洛前列素和夜间 CPAP。

讨论

对妊娠期肺动脉高压患者预后的早期研究显示，此类患者死亡率高达 30%～56%[2,3]。采用现代医疗和多学科团队方法后，死亡率虽有所下降，但仍高达 12%～33%[4-6]。

有学者[5]对肺动脉高压产妇结局进行了系统回顾。他们发现，特发性肺动脉高压产妇的死亡率最低（17%），其次是与先天性心脏病有关的肺动脉高压产妇（28%），之后是其他原因导致的肺动脉高压（33%）。此外，他们还观察到，多胎妊娠妇女的死亡率较低[5]。这也许因为那些能耐受前几次怀孕期间生理变化的妇女存在自然选择优势。

肺动脉高压患者对妊娠生理变化的耐受性差，在妊娠 20～24 周症状加重，并在余后妊娠期进一步恶化[3]。对这些患者而言，最新报道支持尽早（孕 32～36 周）进行择期分娩，以便将随着妊娠进展出现急性失代偿的风险降至最低[7,8]。考

虑到本例患者肺动脉高压合并右心衰竭的严重程度，多学科团队决定在孕 32 周时进行分娩。

阴道分娩与剖宫产相比死亡率较低[2]；然而，一些医学中心更喜欢行择期剖宫产以避免在尝试阴道分娩期间发生意外紧急剖宫产的风险[8]。该患者拟择期再次行剖宫产，是因其之前有 2 次剖宫产手术史。

在肺动脉高压患者剖宫产中使用全身麻醉和区域麻醉均有报道。与区域麻醉相比，全身麻醉的死亡风险增加[5]。风险增加的部分原因是正压通气以及喉镜和气管插管引起的交感兴奋所带来的不良反应。据报道，肥胖产妇插管困难的发生率高达 35%[9]。建立气道时发生的任何缺氧和高碳酸血症，都会加重患者肺动脉高压。出于这些考虑，我们选择使用区域麻醉。在肺动脉高压患者中腰麻是禁忌，因其会引起全身血管阻力突然降低。已有硬膜外麻醉和小剂量腰麻-硬膜外联合麻醉在肺动脉高压患者剖宫产中应用的报道[3,7,8]。该患者既往 2 次剖宫产分娩出现硬膜外置管困难，导致单侧硬膜外麻醉。胡德（Hood）和德万（Dewan）[9]报道了肥胖（>136.4 kg）产妇初次硬膜外置管的失败率为 42%。考虑到首次硬膜外置管的失败率可能很高，以及将患者转为全身麻醉的潜在风险，我们选择了持续腰麻。当使用持续腰麻时，患者有发生硬脊膜穿刺后头痛（PDPH）的风险。无论是病态肥胖还是在分娩第二阶段不挤压，都能降低 PDPH 风险[10-12]。大样本回顾性研究表明，鞘内置管可降低 PDPH 风险[13,14]；然而，最近一项 meta 分析和一项前瞻性对照试验都没有证实这一观点[15,16]。椎管内麻醉拥有可靠的、可滴定的优势，与患者因此获得较低风险的 PDPH 相比，麻醉获益更大。事实上，本例患者也未发生 PDPH。

肺动脉高压患者在低血压时有突发心力衰竭的风险，因低血压可能导致冠状动脉灌注压降低和随后的右心室衰竭[17]。此外，血容量过多可能会让已经衰竭的右心室无法耐受。低氧、高碳酸血症和疼痛引起的交感神经刺激可增加肺动脉压力，进一步加重右心室负担。

我们没有为患者提供任何镇静，这不仅是为了最大限度减少药物进入胎儿体内，也是为了防

止因低通气而导致的高碳酸血症和缺氧,以免增加患者肺动脉压力。为确保清醒患者有充分的麻醉,并最大限度地减轻交感神经刺激,我们在放置鞘内导管和动脉时给予了足够的局部浸润麻醉药,并进行了颈浅丛阻滞以放置中心静脉导管。用颈浅丛阻滞代替局部麻醉浸润,可使同侧颈浅结构能麻醉得更加充分[18]。本例患者在置管期间耐受良好,未出现不适。

我们缓慢地滴定腰麻剂量以满足手术需求,同时采用滴定方式增加血管升压素的剂量,以抵消会出现的血管扩张。

我们选择血管升压素而非液体治疗来应对腰麻引起的低血压,因我们推测患者可能是无法耐受分娩后前负荷突然增加。血管升压素已成功用于治疗肺动脉高压患者剖宫产期间的低血压[19],而且可能是这种情况下比较理想的升压药,因其选择性增加全身血管阻力,而不增加肺血管阻力[20,21]。去氧肾上腺素增加肺血管阻力,但程度低于去甲肾上腺素[21]。给予腰麻后,我们滴定了升压素,之后使用去氧肾上腺素,以维持适当的平均动脉压。

该患者分娩后即刻出现的低血压、胸部压榨感和呼吸短促,可能与容量增加、右心衰竭加重有关。有学者[6]曾描述2例产后立即出现顽固性右心室衰竭的病例,其中1例需要紧急体外生命支持和心肺移植。本例患者对输注多巴酚丁胺和去甲肾上腺素反应良好,不需要进一步有创治疗。

缩宫素通常用于促进胎盘娩出后的子宫收缩。大剂量缩宫素(10U)可引起全身低血压、心肌缺血、心律失常等心脏不良反应,且可增加肺动脉压力[22-24]。这些血流动力学效应会随着剂量降低而减弱[24]。缓慢输注而非大剂量给予缩宫素可进一步降低催产素引起的血流动力学效应[25]。催产素预防子宫收缩乏力和产后出血的90%有效剂量(ED90)为0.29 IU/min[26]。我们给予的剂量大约比ED90低20%。本例患者确实有宫缩乏力,但当剂量增加到0.3 IU/min时,情况有所改善。该患者的最终输注速率比我们在标准实践中使用的低40%(60 min内给予30 IU)。本例患者不需要其他宫缩剂。如果需要其他宫缩剂,我们计划经口给予米索前列醇(前列腺素E2),

因为甲基麦角新碱和卡前列素(前列腺素F2α)都可能导致肺动脉压升高[22,27,28]。尽管米索前列醇尚未得到广泛研究,但前列腺素E2与肺动脉压升高并不相关[27]。

术后患者转入ICU并密切监护。术后恢复选择ICU,因为产后即刻死亡风险最高。死亡率增加主要是因为分娩时心排血量、血管内容积,以及全身和肺血管阻力的增加。预测这些变化对提供有效的治疗和防止顽固性右心衰竭的发生具有重要意义。

综上所述,本文报道1例将蛛网膜下腔置管麻醉成功用于患有严重肺动脉高压和右心衰竭的病态肥胖孕妇的病例。妊娠期肺动脉高压患者的死亡率很高。多学科团队对优化患者术前并发症治疗及制订围术期诊疗计划至关重要。

(范倩倩 译,吴志新 审)

参考文献

[1] Bussières JS. Iatrogenic pulmonary artery rupture. *Curr Opin Anaesthesiol*. 2007;20:48-52.

[2] Weiss BM, Zemp L, Seifert B, Hess OM. Outcome of pulmonary vascular disease in pregnancy:a systematic overview from 1978 through 1996. *J Am Coll Cardiol*. 1998;31:1650-7

[3] Bonnin M, Mercier FJ, Sitbon O, et al. Severe pulmonary hypertension during pregnancy:mode of delivery and anesthetic management of 15 consecutive cases. *Anesthesiology*. 2005;102:1133-1137.

[4] Ma LL, Liu W, Huang YG. Management of parturients with pulmonary hypertension:experience with 30 cases. *Int J Obstet Anesth*. 2011;20:198-200.

[5] Bédard E, Dimopoulos K, Gatzoulis MA. Has there been any progress made on pregnancy outcomes among women with pulmonary arterial hypertension? *Eur Heart J*. 2009;30:256-265.

[6] Jaïs X, Olsson KM, Barbera JA, et al. Pregnancy outcomes in pulmonary arterial hypertension in the modern management era. *Eur Respir J*. 2012;40:881-885.

[7] Tabarsi N, Levy R, Rychel V, et al. Pregnancy among women with pulmonary arterial hypertension:a changing landscape? *Int J Cardiol*. 2014;177:490-491.

[8] Kiely DG, Condliffe R, Webster V, et al. Improved survival in pregnancy and pulmonary hypertension using a multiprofessional approach. *BJOG*. 2010;117:565-574.

[9] Hood DD, Dewan DM. Anesthetic and obstetric outcome in morbidly obese parturients. *Anesthesiology*. 1993;79:1210-1218.

[10] Faure E, Moreno R, Thisted R. Incidence of postdural puncture headache in morbidly obese parturients. *Reg Anesth*. 1994;19:361-363.

[11] Peralta F, Higgins N, Lange E, Wong CA, McCarthy RJ. The relationship of body mass index with the incidence of postdural puncture headache in parturients. *Anesth Analg*.

2015；121：451－456.

[12] Angle P，Thompson D，Halpern S，Wilson DB. Second stage pushing correlates with headache after unintentional dural puncture in parturients. *Can J Anaesth*. 1999；46：861－866.

[13] Kaddoum R，Motlani F，Kaddoum RN，Srirajakalidindi A，Gupta D，Soskin V. Accidental dural puncture，postdural puncture headache，intrathecal catheters，and epidural blood patch：revisiting the old nemesis. *J Anesth*. 2014；28．628－630.

[14] Verstraete S，Walters MA，Devroe S，Roofthooft E，Van de Velde M. Lower incidence of post-dural puncture headache with spinal catheterization after accidental dural puncture in obstetric patients. *Acta Anaesthesiol Scand*. 2014；58：1233－1239.

[15] Heesen M，Klöhr S，Rossaint R，Walters M，Straube S，van de Velde M. Insertion of an intrathecal catheter following accidental dural puncture：a meta-analysis. *Int J Obstet Anesth*. 2013；22：26－30.

[16] Russell IF. A prospective controlled study of continuous spinal analgesia versus repeat epidural analgesia after accidental dural puncture in labour. *Int J Obstet Anesth*. 2012；21：7－16.

[17] Hosseinian L. Pulmonary hypertension and noncardiac surgery：implications for the anesthesiologist. *J Cardiothorac Vasc Anesth*. 2014；28：1064－1074.

[18] Chauhan S，Baronia AK，Maheshwari A，Pant KC，Kaushik S. Superficial cervical plexus block for internal jugular and subclavian venous cannulation in awake patients. *Reg Anesth*. 1995；20：459.

[19] Price LC，Forrest P，Sodhi V，et al. Use of vasopressin after caesarean section in idiopathic pulmonary arterial hypertension. *Br J Anaesth*. 2007；99：552－555.

[20] Currigan DA，Hughes RJ，Wright CE，Angus JA，Soeding PF. Vasoconstrictor responses to vasopressor agents in human pulmonary and radial arteries：an in vitro study. *Anesthesiology*. 2014；121：930－936.

[21] Sarkar J，Golden PJ，Kajiura LN，Murata LA，Uyehara CF. Vasopressin decreases pulmonary-to-systemic vascular resistance ratio in a porcine model of severe hemorrhagic shock. *Shock*. 2015；43：475－482.

[22] Dyer RA，van Dyk D，Dresner A. The use of uterotonic drugs during caesarean section. *Int J Obstet Anesth*. 2010；19：313－319.

[23] Secher NJ，Arnsbo P，Wallin L. Haemodynamic effects of oxytocin （syntocinon） and methyl ergometrine （methergin） on the systemic and pulmonary circulations of pregnant anaesthetized women. *Acta Obstet Gynecol Scand*. 1978；57：97－103.

[24] Pinder AJ，Dresner M，Calow C，Shorten GD，O'Riordan J，Johnson R. Haemodynamic changes caused by oxytocin during caesarean section under spinal anaesthesia. *Int J Obstet Anesth*. 2002；11：156－159.

[25] Thomas JS，Koh SH，Cooper GM. Haemodynamic effects of oxytocin given as i.v. bolus or infusion on women undergoing Caesarean section. *Br J Anaesth*. 2007；98：116－119.

[26] George RB，McKeen D，Chaplin AC，McLeod L. Up-down determination of the ED（90） of oxytocin infusions for the prevention of postpartum uterine atony in parturients undergoing Cesarean delivery. *Can J Anaesth*. 2010；57：578－582.

[27] Secher NJ，Thayssen P，Arnsbo P，Olsen J. Effect of prostaglandin E2 and F2alpha on the systemic and pulmonary circulation in pregnant anesthetized women. *Acta Obstet Gynecol Scand*. 1982；61：213－218.

[28] Spitzer Y，Weiner MM，Beilin Y. Cesarean delivery in a parturient with left ventricular noncompaction complicated by acute pulmonary hypertension after methylergonovine administration for postpartum hemorrhage. *A A Case Rep*. 2015；4：166－168.

57. Impella™左心室辅助装置在剖宫产术后急性围生期心肌病中的应用

塞萨尔·帕迪拉 (Cesar Padilla),安东尼奥·埃尔南德斯·康蒂 (Antonio Hernandez Conte),丹尼·拉姆齐 (Danny Ramzy),迈克尔·桑切斯 (Michael Sanchez),赵曼旭 (Manxu Zhao),唐纳德·帕克 (Donald Park),洛伦·卢宾 (Lorraine Lubin)

摘要

围生期心肌病是一种罕见的心衰类型,对围术期影响重大。本文报道 1 例 34 岁拟行择期剖宫产的患者,P5G3。分娩过程中患者出现心搏骤停,在手术室内紧急气管插管。急诊经食管超声心动图显示左心室射血分数为 10%,伴双心室整体功能减退。紧急多学科会诊决定迅速使用微型血泵 Impella™2.5 进行心室支持。患者心室功能在 4 天内恢复到基线水平。

围生期心肌病(PPCM)是一种罕见的心衰类型,对围术期影响重大。PPCM 发病率为 1/4 000~1/3 000,美国每年约有 1 350 名妇女受到影响[1,2]。PPCM 发病时间各不相同,因其可能发生在怀孕最后 1 个月到产后 5 个月。其病因常是非特异性的,原因可能包括病毒性、自身免疫性和特发性心肌病[3]。传统的左心室辅助装置已广泛用于治疗 PPCM[4,5],使用经皮或微创机械辅助装置治疗 PPCM 还很少见,仅有几例报道[6,7]。我们报道 1 例剖宫产后 PPCM 患者,需紧急放置 Impella™ (Abied, Danvers, MA)经皮左心室辅助装置,并在心功能恢复后拆除该装置。患者已签署同意发表此报道知情同意书。

病例描述

1 名 34 岁孕妇,P5G3,因胎头倒转术失败入院行择期剖宫产。产妇入院时胎龄为 39+3 周,术前生命体征正常。患者既往无特殊病史,已进行全面的产前检查和常规评估。使用 Whitacre 针给予 0.75% 丁哌卡因 2 mL 行蛛网膜下腔麻醉,没有给予镇静剂或催眠药。胎膜破裂后可见透明羊水,子宫切开后 1 min 娩出婴儿,Apgar 评分为 8 分,胎盘取出无并发症。

手术结束缝合切口时,患者自诉胸闷,可见血压降低,收缩压为 70~80 mmHg。患者出现粉红色泡沫分泌物,氧饱和度下降。手术室内紧急气管插管,紧急行经食管超声心动图检查,显示左心室射血分数为 10%,双心室运动功能整体减退,经食管超声未见肺栓塞的证据。急诊行心脏导管术,未见任何冠状动脉梗死的证据。

紧急与心脏及产科麻醉医师、心脏科医师和产科医师进行多学科会诊,并与患者家属沟通,决定使用 Impella 2.5 装置建立左心室循环支持系统(图 1 和 2)。经右股动脉置入 Impella。启动 Impella 后,患者血流动力学状态得到改善,平均收缩压 80 mmHg。术后第 3 天,患者在持续肝素输注的同时发生腹腔和盆腔内出血;患者接受剖腹探查术,没有发现出血点。患者术中气道峰压显著升高,纤支镜检查显示,粉红色固体颗粒几乎完全阻塞气管导管。使用可视 MAC4 镜片更换

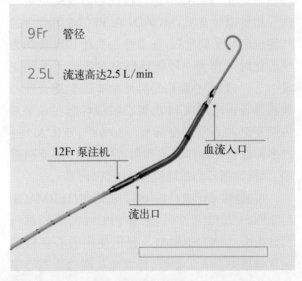

图 1　Impella 心室辅助装置(Abiomed 同意转载)

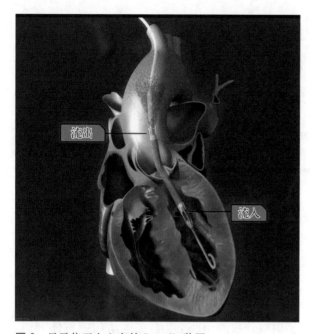

图2 显示位于左心室的 Impella 装置

Impella 使用微型泵帮助减轻左心室负荷,血液经主动脉瓣上方的流出口排入升主动脉(Abiomed 同意转载)

气管导管。尽管出现了这一情况,患者心功能在术后3天仍得到改善;移除 Impella 前经胸超声心动图显示左心室射血分数55%,右心室功能轻度下降。术后第4天患者在手术室取出 Impella,术后第5天拔除气管导管。

讨论

PPCM 的诊断需依靠以下临床症状和客观检查:妊娠最后1个月或产后5个月内无明确病因的心力衰竭,伴左心室射血分数<45%。机械循环辅助装置(MCADs)在急慢性心力衰竭患者中的应用越来越常见,MCADs 在 PPCM 患者中的作用也愈发受到重视,在急性心功能和血流动力学恶化时可作为一种能够稳定血流动力学的工具[4-8]。与新发心肌病的男性和非围生期女性心肌病患者相比,PPCM 患者心肌很可能在6个月内恢复至左心室射血分数>50%[9]。MCAD 通过多种途径发挥其有益作用,并可能产生反向重塑、保持钙循环和短期机械性去负荷[10,11]。

机械辅助循环支持机构登记机构(INTERMACS)对2006~2012年99例患有 PPCM 的产妇进行了分析[4]。INTERMACS 登记使用的心室辅助装置包括完全人工心脏、持续性及搏动性左心室辅助装置和双心室辅助装置。总之,与接受辅助装置的非 PPCM 心肌病患者相比,接受机械辅助装置的 PPCM 患者生存率有所提高($P = 0.01$)。然而,PPCM 患者中仅有6%在使用 MCAD 后直接康复,其他患者发展为移植、备移植或替代治疗。

麻醉科医师、产科医师和内科医师必须正确诊断或识别 PPCM。对有 PPCM 病史的患者,其复发率与心脏收缩功能呈负相关。在射血分数正常(>55%)的妇女中,PPCM 复发率为17%。而对于射血分数<55%的妇女,复发率为46.2%[12]。

PPCM 患者与非产褥期心肌病患者的麻醉目标相似。麻醉科医师和围术期医疗团队应保持并最大限度地提高心肌收缩力,避免输注大量液体,并考虑使用有创监测(例如动脉导管、中心静脉导管和肺动脉导管)来提供更多的心脏监护。对于 PPCM 患者,使用神经阻滞可改善心肌功能,因其在保持收缩力的同时减少了前负荷和后负荷,提供了最佳的血流动力学条件[13]。如果有神经阻滞的禁忌证,全麻诱导期需采取预防措施,因为降低心功能的药物可能会导致明显的心肌功能抑制和/或心搏骤停。

像 MCADs 这样的先进技术可为 PPCM 患者提供有力的治疗条件。然而,临产患者的其他心脏疾病状况值得讨论。由于医疗条件提高,先天性心脏病现在是产妇另一种主要类型的心脏病[14]。因此,对先天性心脏病患者的管理需要仔细考虑目前出现的心脏损害类型。例如,法洛四联症术后患者需要通过术前超声心动图来评估右心功能。患有先天性心脏病的产妇可能需要采取额外的预防措施,如成立"MCAD 待命小组"。

PPCM 产妇康复的最佳时机很可能由多因素决定,特别是使用了 MCAD 的产妇。院方经验对于选择最合适的患者(产妇或非产妇)进行设备植入有重大作用。此外,植入 MCAD 的时机可能也很关键,尽管关于何时是最佳"窗口"的证据仍然不足。另外,有些医院没有放置 MCAD 的医疗设备,因转移患者而延误治疗可能会影响总体结果。

对急性 PPCM,由于非缺血性心肌病患者的恢复速度较快,Impella 可能是一种理想的 MCAD。Impella 可经皮置入,可在短期使用。使用 Impella 有几个禁忌证(表1)。本病例报道强调了在急性失代偿性心力衰竭产妇中快速使用 Impella 装置

表1　Impella 使用禁忌证
左心室附壁血栓
机械性主动脉瓣或心脏收缩装置
主动脉瓣狭窄/钙化(相当于瓣口≤0.6 cm²)
中至重度主动脉瓣关闭不全(超声心动图对主动脉瓣关闭不全的评估分级为≥+2)
严重的外周动脉疾病,不能放置 Impella 2.5

的潜在益处。非植入性 MCADs 在 PPCM 患者中的研究仍然很少。本病例报道强调了对急性失代偿性 PPCM 通过 Impella 进行快速干预的必要性,及其在围生期人群中用于快速心脏恢复的作用。

（范倩倩　译,吴志新　审）

参考文献

[1] Chestnut D. Obstetric Anesthesia: Principles and Practice. Philadephia, PA: Elsevier Health Sciences, 2014

[2] Elkayum U. Clinical characteristics of peripartum cardiomyopathy in the United States: diagnosis, prognosis and management. J Am Coll Cardiol 2011; 58: 659-70

[3] Heider AL, Kuller JA, Strauss RA, Wells SR. Peripartum cardiomyopathy: a review of the literature. Obstet Gynecol Surv 1999; 54: 526-31

[4] Loyaga-Rendon RY, Pamboukian SV, Tallaj JA, Acharya D, Cantor R, Starling RC, Naftel D, Kirklin J. Outcomes of patients with peripartum cardiomyopathy who received mechanical circulatory support. Data from the Interagency Registry for Mechanically Assisted Circulatory Support. Circ Heart Fail 2014; 7: 300-9

[5] Aggarwal A, Modi S, Kumar S, Korrapati C, Tatooles A, Pappas PS, Bhat G. Use of a single-circuit CentriMag ® for biventricular support in postpartum cardiomyopathy. Perfusion 2013; 28: 156-9

[6] Brar N, Garabedian A, Moshiyakhov M, George JC. Peripartum cardiomyopathy and cardiogenic shock supported with percutaneous left ventricular assist device. Cath Lab Digest 2012; 20: 1-3

[7] Schroeter MR, Unsöld B, Holke K, Schillinger W. Pro-thrombotic condition in a woman with peripartum cardiomyopathy treated with bromocriptine and an Impella LP 2.5 heart pump. Clin Res Cardiol 2013; 102: 155-7

[8] Łasińska-Kowaraa M, Lango R, Kowalik M, Jarmoszewicz K. Accelerated heart function recovery after therapeutic plasma exchange in patient treated with biventricular mechanical circulatory support for severe peripartum cardiomyopathy. Eur J Cardiothorac Surg 2014; 46: 1035-6

[9] Cooper LT, Mather PJ, Alexis JD, Pauly DF, Torre-Amione G, Wittstein IS, Dec GW, Zucker M, Narula J, Kip K, McNamara DM; IMAC2 Investigators. Myocardial recovery in peripartum cardiomyopathy: prospective comparison with recent onset cardiomyopathy in men and nonperipartum women. J Card Fail 2012; 18: 28-33

[10] Wei X, Li T, Hagen B, Zhang P, Sanchez PG, Williams K, Li S, Bianchi G, Son HS, Wu C, DeFilippi C, Xu K, Lederer WJ, Wu ZJ, Griffith BP. Short-term mechanical unloading with left ventricular assist devices after acute myocardial infarction conserves calcium cycling and improves heart function. JACC Cardiovasc Interv 2013; 6: 406-15

[11] Ambardekar AV, Buttrick PM. Reverse remodeling with left ventricular assist devices: a review of clinical, cellular, and molecular effects. Circ Heart Fail 2011; 4: 224-33

[12] Capriola M. Peripartum cardiomyopathy: a review. Int J Womens Health 2013; 5: 1-8

[13] Mushlin PS, Davidson KM. Cardiovascular disease in pregnancy. In: Datta SJ, ed. Anesthetic and Obstetric Management of High-Risk Pregnancy. 3rd ed. New York, NY: Springer-Verlag, 2004: 155-95

[14] Harnett MB, Muschlin PS, Camann WR. Cardiovascular disease. In: Chestnut DH, ed. Obstetric Anesthesia Principles and Practice. 3rd ed. Philadelphia, PA: Elsevier Mosby, 2004: 707-29

58. 右冠状动脉变异引起剖宫产术中胸痛

布兰卡·塔皮亚·萨林纳斯 (Blanca Tapia Salinas),安德里亚·科尔曼·卡迈乌拉 (Andrea Kollmann Camaiora),埃斯蒂亚兹·阿尔西纳·马科斯 (Estibaliz Alsina Marcos),费尔南多·吉尔桑兹 (Fernando Gilsanz)

摘要

产程中发生胸痛的病因很多,心肌缺血是其中之一。本文报道1例38岁ASA I级接受择期剖宫产术的患者,在给予卡贝缩宫素后,立即出现胸痛,心电图具有心肌缺血的征象。随后检查显示,有一条起源于左冠状动脉窦的异常右冠状动脉,走形在主动脉和肺动脉之间,这可能是患者出现胸痛的原因。

剖宫产过程中的剧烈胸痛可能由一些潜在危及生命的疾病引起,包括肺栓塞、冠状动脉夹层、心肌梗死或主动脉夹层。在这些可能性中,心肌梗死对于产妇非常罕见,发生率为0.01%。

在产科人群中,心肌缺血是一个罕见但日益严重的问题[1]。这由几个因素造成,由于生殖医学的进步,女性怀孕时间推迟,从而使该人群肥胖和糖尿病的发病率增加。此外,越来越多的先天性心脏病患者达到了生育年龄[2]。

本文报道1名产妇,在剖宫产和给予卡贝缩宫素后,出现了与急性冠状动脉综合征相符的体征和症状。患者随后被诊断为右冠状动脉变异(RCA),这可能是其发生急性冠状动脉综合征的原因。患者已提供本病例报道发表的书面同意书。

病例描述

1名已生育过2次的38岁孕妇行择期剖宫产术。患者除轻微焦虑偶需劳拉西泮治疗外,既往没有明显的病史。术中监测包括无创血压监测、脉搏血氧饱和度和心电图。患者坐位时使用12.7 cm 27号针在L3/L4椎间隙正中入路进行腰麻,给予0.5%重比重丁哌卡因12 mg和芬太尼15 μg。

脐带夹闭后,60 s内静脉注射卡贝缩宫素100 μg。5 min后,患者主诉肋部和锁骨疼痛,疼痛随后集中在胸正中部位。同时,心率升至120次/min,血压降至80/50 mmHg。此时估计失血量为200 mL。开始静脉注射去氧肾上腺素以维持收缩

压在100 mmHg以上,并给予芬太尼100 μg应对疼痛。尽管脉搏血氧饱和度为100%,但患者仍感呼吸困难。术中心电图显示左前壁导联ST段下移。我们要求产科医师迅速完成手术。在术后恢复室,胸痛发作15 min后患者不再疼痛,血流动力学平稳。ST段恢复正常,但V1~V4导联T波倒置。

血液学检查显示白细胞为 $11.68×10^9/L$,血红蛋白113 g/L,肌钙蛋白I<0.02 μg/L(正常值范围为0~0.07 μg/L),胸部X线无异常,心脏科医师紧急对患者进行评估。经胸超声心动图显示无形态学或室壁运动异常,收缩功能正常,只有极少量的二尖瓣关闭不全。

肌钙蛋白I维持在正常范围内,诊断为非ST段抬高型急性冠状动脉综合征。在保证可行母乳喂养的情况下,开始口服阿司匹林100 mg/d,阿替洛尔100 mg/d。患者没有症状,但心电图仍显示V1~V4导联T波倒置。

进一步询问后,患者承认在既往剖宫产术中也出现过胸痛。按照指南随后进行了一些心脏检查[3],经食管超声心动图显示心肌收缩力、瓣膜功能和多普勒血流模式正常。经胸超声心动图负荷试验和平板运动试验均未诱发缺血。冠状动脉超声心动图发现一个异常的RCA,起源于左冠状窦,毗邻左冠状动脉(LCA)起始处,走形于主动脉和肺动脉之间(图1和图2)。

患者在5天后出院,没有进行其他治疗。2周后,患者行冠状动脉造影,显示LCA较短但形态正

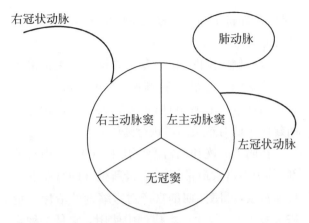

图1 正常冠状动脉解剖

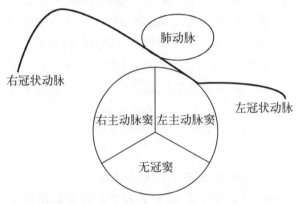

图2 异常右冠状动脉

右冠状动脉起源异常,起源于左主动脉窦,走形于主动脉与肺动脉之间。

常,左回旋冠状动脉正常,RCA 口径正常但起源于左冠状窦正对 LCA 的起始处(图3 和图4)。

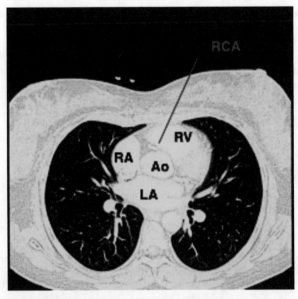

图3 冠状动脉造影

Ao主动脉;LA 左心房;RA 右心房;RCA 右冠状动脉;RV 右心室。

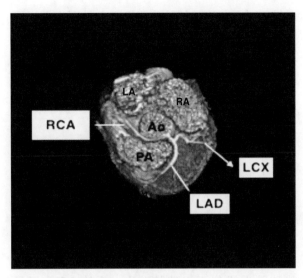

图4 冠状动脉造影:起源异常的正常口径 RCA

Ao主动脉;LA 左心房;LAD 左前降支;LCX 左回旋动脉;PA 肺动脉;RA 右心房;RCA 右冠状动脉。

虽然 2011 年 ACCF/AHA 冠状动脉旁路移植术指南建议,在这种情况下(推荐 I 级,证据 B 级)根据低冠状动脉钙化评分以及患者症状和年龄进行冠状动脉重建,但心脏科医师和放射科医师建议不要进行手术,患者也同意这一决定。医师建议其不要从事繁重活动[4]。

讨论

在发达国家,有 0.5%~4% 的孕妇患有心血管疾病,众多冠心病危险因素,如吸烟、高血压、高脂血症、糖尿病、阳性家族史等都与之有关。然而,孕妇急性冠状动脉综合征还有其他情况,主要是先兆子痫、血栓形成和严重产后出血。大多数自发性冠状动脉夹层发生在围生期[5]。

其诊断标准与非妊娠患者相似,但在无心肌缺血的情况下,妊娠时可观察到 T 波倒置。急性冠状动脉综合征是一种在孕妇中很少看到的临床症状,因此常常延误诊断;但必须尽快与子痫前期、急性肺栓塞和主动脉夹层进行鉴别诊断[6]。

在既往没有心脏病的孕妇中,缺血性心脏事件的诊断可能会被延误,因其症状可能很难与常见的妊娠相关症状区分,如胃肠道反流、肌肉骨骼疼痛、呕吐、头晕和妊娠期生理性呼吸困难。在妊娠期,对心肌缺血的标志物有不同解释。血清总肌酸磷酸激酶及其同工酶在正常分娩和阴道分娩时升高,但对心肌缺血不具有诊断性。在怀疑心脏缺血的孕妇中连续检测肌钙蛋白是围生期心肌损伤的一个更可靠指标。在妊娠期，若无心血管疾病，肌钙蛋白在正常范围内，但在高血压时可能会增加[5]。有心血管疾病时，心肌肌钙蛋白升高可反映心肌坏死[3]。在剖宫产过程中也可能出现类似缺血的 ST 段压低[5,7]。

冠状动脉异常在胎儿发育的第 3 周形成，它们由正常冠脉循环变异而成。LCA 或 RCA 在主动脉的异常起源，位于 Alsalva 窦对侧，是一种罕见的先天性异常。异常的冠状动脉有时在动脉间走行，这种情况下异常冠状动脉的近端会位于主动脉和肺动脉之间；在壁内走形的情况下，异常冠状动脉近段位于主动脉壁内。无论 LCA 还是 RCA，动脉间异常起源均有可能导致心源性猝死；但是，左冠状动脉异常比右冠状动脉异常更普遍，在一般人群中发病率为 0.1%～0.9%[8]。在美国，异常冠状动脉在动脉间走形是年轻运动员心源性猝死的主要原因之一。异常冠状动脉在动脉间走形时，出现冠状动脉血流受限的可能机制包括角度急转、狭缝状开口、主动脉瓣结合处对壁内段的压迫，以及主动脉与肺动脉之间的冠状动脉受压，尤其是在伴随双侧血管同时扩张的收缩期，这些情况更加显著[8]。最后一种冠状动脉血流受限，在体力活动增加时更加突出。

诊断这些异常情况可能非常困难，使用心电图、超声心动图、应激试验和放射影像等非创伤性检查可能无法发现这些异常。诊断金标准是冠状动脉造影，但其主要缺点是有创。CT、心脏磁振成像等新的影像技术的发展使无创性诊断成为可能[9]。

手术方法包括去除异常的冠状动脉顶部、冠状动脉旁路移植术、再植入或肺动脉转位。如果冠状动脉有一段位于主动脉壁内，则可实施去顶手术，即产生 1 个新的开口，并将血管与主动脉的连接角度恢复正常。若行冠状动脉旁路移植术，则须在以下方案中做出决定，即用乳内动脉或静脉移植还是在近端结扎原有冠状动脉以防止竞争性血流。如果解剖合适，将异常的冠状动脉再植入其固有主动脉窦，虽然技术要求更高，但可能突现。当异常的冠状动脉起源于单个开口时，如果没有在壁内走形，部分心脏外科医师主张行肺动脉转位，即将主肺动脉移至左肺动脉，以使空间开放，防止压迫[10]。

该病例发生时，相关专家共识并不主张采用外科手术纠正冠状动脉畸形。5 年后随访时，患者未出现其他心脏事件，也无相关症状。新近指南建议定期对这类患者进行随访。

在阴道分娩和剖宫产后几乎 100% 使用宫缩剂，其中缩宫素最常用[11]。最新批准的宫缩剂卡贝缩宫素，可使择期剖宫产对宫缩剂的治疗剂量需求减少[12]，因此在本病例中使用。它是 1 种含有 8 个氨基酸的催产素（1 种九肽）类似物，因此，它们的作用相似。卡贝缩宫素与位于子宫平滑肌的催产素受体结合，产生类似于自然分娩时的节律性子宫收缩，并增加已有的宫缩频率和子宫张力。

缩宫素负荷剂量的血流动力学效应包括全身血管扩张，伴有低血压、心动过速、心排血量和肺动脉压增加，导致剂量依赖性的短暂低血压和心动过速[13]。

对比两种药物的临床试验结果，缩宫素的半衰期比卡贝缩宫素短，两者对子宫收缩的作用相似。在一项观察了 56 例剖宫产的试验中，使用 100 μg 卡贝缩宫素与使用 5 IU 缩宫素后，无创监测记录结果显示血流动力学未见差异。

总之，产科心肌缺血患者的管理需要产科麻醉医师、专职于高危产妇的产科医师和心脏科医师密切合作。卡贝缩宫素在健康产妇和患有心脏病的产妇中的安全性还需要进一步研究证实。

（范倩倩　译，吴志新　审）

参考文献

[1] Moran C, Ni Bhuinneain M, Geary M, Cunningham S, McKenna P, Gardiner J. Myocardial ischaemia in normal patients undergoing elective caesarean section: a peripartum assessment. *Anaesthesia*. 2001; 56: 1051-1058.

[2] Tatham K, Hughes-Roberts Y, Davies S, Johnson M, Ashpole K, Cox M. Peripartum cardiac chest pain and troponin rise. *Int J Obstet Anesth*. 2010; 19: 453-455.

[3] Amsterdam EA, Wenger NK, Brindis RG, et al; ACC/AHA Task Force Members. 2014 AHA/ACC guideline for the management of patients with non-ST-elevation acute coronary syndromes: a report of the American College of Cardiology/American Heart Association Task Force on Practice Guidelines. *Circulation*. 2014; 130: e344-e426.

[4] Hillis LD, Smith PK, Anderson JL, et al. 2011 ACCF/AHA guideline for coronary artery bypass graft surgery: executive summary. *J Am Coll Cardiol*. 2011; 58: 2584-

2614.

[5] Roth A, Elkayam U. Acute myocardial infarction associated with pregnancy. *J Am Coll Cardiol*. 2008; 52: 171 - 180.

[6] Regitz-Zagrosek V, Blomstrom Lundqvist C, Borghi C, et al. ESC guidelines on the management of cardiovascular diseases during pregnancy. *Eur Heart J*. 2011; 32: 3147 - 3197.

[7] Mathew JP, Fleisher LA, Rinehouse JA, et al. ST segment depression during labor and delivery. *Anesthesiology*. 1992; 77: 635 - 641.

[8] Ishisone T, Satoh M, Okabayashi H, Nakamura M. Usefulness of multidetector CT angiography for anomalous origin of coronary artery. *BJM Case Rep*. 2014;: bcr2014205180.

[9] Dirksen MS, Bax JJ, Blom NA, et al. Detection of malignant right coronary artery anomaly by multi-slice CT coronary angiography. *Eur Radiol*. 2002; 12 (suppl 3): S177 - S180.

[10] Romp RL, Herlong JR, Landolfo CK, et al. Outcome of unroofing procedure for repair of anomalous aortic origin of left or right coronary artery. *Ann Thorac Surg*. 2003; 76: 589 - 595.

[11] Pinder AJ, Dresner M, Calow C, Shorten GD, O'Riordan J, Johnson R. Haemodynamic changes caused by oxytocin during caesarean section under spinal anaesthesia. *Int J Obstet Anesth*. 2002; 11: 156 - 159.

[12] Gizzo S, Patrelli TS, Gangi SD, Carrozzini M, et al. Which uterotonic is better to prevent the postpartum hemorrhage? Latest news in terms of clinical efficacy, side effects, and contraindications: a systematic review. *Reprod Sci*. 2013; 20: 1011 - 1019.

[13] Moertl MG, Friedrich S, Kraschl J, Wadsack C, Lang U, Schlembach D. Haemodynamic effects of carbetocin and oxytocin given as intravenous bolus on women undergoing caesarean delivery: a randomised trial. *BJOG*. 2011; 118: 1349 - 1356.

59. 急诊剖宫产术中使用氨甲环酸致主-髂动脉血栓栓塞

奥马尔·S. 哈吉穆拉德(Omar S. Hajmurad),安凯特·A. 奇克西(Ankeet A. Choxi),
扎希拉·扎希德(Zahira Zahid),罗曼·杜达利克(Roman Dudaryk)

摘要

全球 25% 的产妇死亡由产后出血(PPH)造成。胎盘异常是 PPH 一个众所周知的原因。虽存在争议,但临床还是常用髂动脉球囊闭塞来减少出血。抗纤溶药物如氨甲环酸(TXA)越来越多地用于 PPH 治疗。本文报道 1 例 35 岁胎盘植入产妇,急诊剖宫产术中使用髂内动脉球囊闭塞,同时应用 TXA,造成主动脉-髂动脉血栓形成。本文讨论 TXA 和动脉球囊在 PPH 中的作用及其局限性。

产后出血(PPH)是全球女性最常见的死亡原因,占产妇死亡人数的 25%[1]。胎盘异常是 PPH 一个众所周知的原因,导致产妇病残率和死亡率较高,需要多学科努力来确保结局安全[1,2]。若计划行子宫切除术,应在资源充分的医疗中心的手术室内进行剖宫产[3,4]。为减少分娩相关风险,有必要对此类患者尽早安排多学科会诊[1,2]。

在其他处理方式中,有学者提出髂动脉阻断可减少术中失血[5]。虽然缺乏以患者结局为中心的研究支持,并不建议常规使用,但该技术对存在胎盘植入等子宫大面积浸润的患者是有价值的[5]。一项回顾性研究显示,使用髂动脉阻断后,患者失血量、手术时间和住院时间均显著减少[6]。这种做法越来越多,特别是在高危产妇比例增加的三级医疗中心[7]。与髂动脉栓塞相关的并发症总体发生率估计为 6%~15%[8]。目前尚不清楚血栓栓塞并发症的实际发生率。

氨甲环酸(TXA)是一种抗纤溶药物,已证明其可减少择期关节手术、创伤患者和月经过多患者的失血[1,9,10]。TXA 安全性较好,是一种很有前景但存在争议的药物,可用于治疗阴道分娩和剖宫产后 PPH[1,9]。尽管产妇全因死亡率在降低,但血栓性并发症仍是使用 TXA 的一个令人担忧的问题[1,9]。国际大型双盲安慰剂对照研究 WOMAN(世界产妇抗纤溶)试验旨在确定给予 TXA 对 PPH 产妇的影响,目前仍在进行,且已接近完成。

本文报道 1 例胎盘植入患者在急诊剖宫产、子宫切除术中应用 TXA 和髂动脉球囊闭塞后发生主-髂动脉血栓形成的病例。该病例报道的发表已获 HIPAA 书面授权同意。

病例描述

1 名 35 岁女性,G3P2002,在妊娠 30 周时出现无痛自发性阴道出血。妊娠 18 周时超声诊断为完全性前置胎盘,可疑胎盘植入和巨大子宫肌瘤。患者既往有外院剖宫产手术史,没有并发症。多学科会诊结论是计划在其妊娠 34 周时施行剖宫产、子宫切除术,术前放置髂内动脉球囊。妊娠 32 周时,患者又一次出现无痛性阴道大量出血,且较危险。磁共振成像结果提示胎盘植入(图 1)。由于持续大量出血,决定行紧急剖宫产、子宫切除术。术前通知血库可能需要大量输血,并提醒创伤和血管外科小组待命,为应对可能出现的大出血做好准备。麻醉诱导前,介入放射科进行盆腔动脉造影,并放置双侧髂内动脉 Fogarty 球囊。顺利诱导和插管后,建立右桡动脉和右颈内静脉通路。作为围术期预防血栓栓塞标准做法的一部分,采用序贯加压装置。基础动脉血气显示血细胞比容(Hct)为 30%,明显低于手术前夜 Hct(37.9%)。

手术开始时,预防性地使用 TXA 来减少失血。负荷剂量为静脉注射 1 g TXA,给药时间为 10 min,随后再持续输注 1 g,持续时间为 8 h。选择这一剂量是根据 CRASH-2 试验对创伤患者的推荐应用剂量,也是非创伤性出血患者的常用方案[9]。顺利

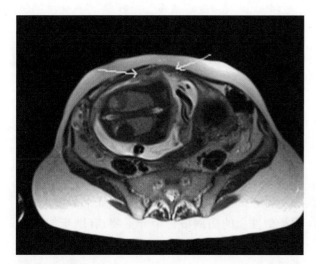

图1 胎盘植入

轴向T2加权磁共振序列在骨盆水平显示明亮的T2信号,表明羊水环绕胎儿(胎儿肺和脊髓部分可见)。在腹部前侧,位于子宫边缘以外的胎盘组织的中间信号,以及子宫和盆腔器官间的脂肪平面消失。

实施剖宫产,并在子宫切除术后约15 min使用临时球囊阻塞双侧髂内动脉,止血效果满意(图2)。手术未出现并发症,估计失血量为800 mL。整个手术过程中,患者输注晶体液4 L,未输入胶体和血制品,不需要血管升压素。手术结束时,最后一次动脉血气分析提示Hct 24%。切皮后2 h手术结束,手术结束后约1 h取出动脉球囊。在球囊去除前行术后血管造影,没有发现任何渗出异常。术后,患者在转移到麻醉恢复室前,停用TXA。

因患者术后出现下肢脉搏减弱和毛细血管充盈延迟,遂立即评估患者。血管外科会诊后,使用床旁多普勒能检测到足背动脉(DP)和胫后动脉搏动。随即预约正式的下肢多普勒超声检查,患者进入ICU行神经血管检查。术后首日,评估显示双侧肢体冰冷程度加重。动脉超声显示双侧股动脉血栓,血流减少(图3和图4)。开始全身抗凝,输注肝素,目标是使活化凝血酶原时间达到70~90 s。患者体格检查提示症状加重,包括左侧DP脉搏减弱,检测不到右侧DP脉搏,双侧毛细血管充盈延迟,双足至踝关节均冰冷。进行CT血管造影,患者髂内动脉显影,双侧髂外动脉血栓伴股动脉及部分肾静脉血栓。有趣的是,肾静脉血栓与术前磁共振成像的发现一致,但围术期医疗团队却忽视了这一点。

术后第3天,患者成功进行双侧主-髂动脉血栓

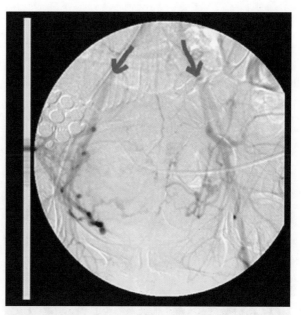

图2 术中放射影像显示髂总动脉解剖正常,分支为髂外动脉和髂内动脉。红色箭头表示右髂总动脉和左髂总动脉的血流方向。

取出术。患者于术后第6天出院,术后予以6个月抗凝,没有再出现并发症或神经血管后遗症。为进一步处理高凝障碍,为患者安排了一次血液科门诊会诊。但患者未按预约就诊,后来移居至另一个州。

讨论

　　TXA已在创伤和骨科手术中广泛应用,其有

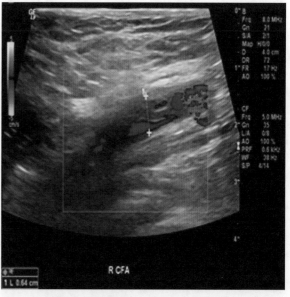

图3 右侧股动脉血栓

右髂外动脉超声多普勒图像无明显彩色血流,动脉可见均匀的低回声,右侧股动脉有少量湍流。这一发现与右髂外动脉血栓形成一致。

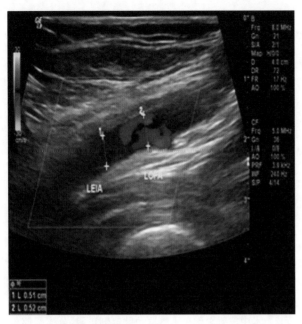

图 4 左侧髂外动脉血栓

左侧髂外动脉超声多普勒无明显彩色血流。动脉可见均匀的低回声。左股总动脉有少量湍流。这一发现与左侧髂外动脉血栓形成一致。

效性和良好的安全性已得到证实,产科使用 TXA 仍存在争议[1,9,11]。TXA 是一种强效的抗纤溶药物,有助于维持与血栓形成相关的纤维蛋白网络的完整性[1,9]。其可逆地以纤维蛋白代替纤溶酶原,导致纤维蛋白溶解停止[1,9]。TXA 还可能抑制纤溶酶的蛋白水解活性[1,9]。虽然说明书上未提及,但 TXA 已被用于一些关节手术(髋和膝关节置换)、创伤相关出血、肝脏手术、血管手术中的出血以及减少剖宫产出血[1,9]。CRASH-2 试验显示 TXA 可有效安全地在应用于创伤患者,同时降低总体死亡率[1,9]。尽管大样本的研究显示,使用 TXA 并不增加血栓形成,但对易发生血栓栓塞(脑血管意外、深静脉血栓形成、肺栓塞)的患者以及有血栓病史、心肌梗死、肾功能衰竭和同时使用激素避孕的患者,应谨慎对待[1]。

有学者[12]在一项研究中显示,服用 TXA 治疗月经过多的患者血栓栓塞风险增加,尽管没有统计学意义。对于产妇,考虑到妊娠期生理性高凝状态,必须评估利弊。应详细筛查既往病史,以明确是否存在妊娠期高凝状态。

TXA 在产科患者中的确切作用尚待确定。然而,越来越多的证据表明它可用于治疗 PPH[1,11]。有学者[13]对 12 项试验进行 Meta 分析,涉及

3 000 多例行择期剖宫产或自然阴道分娩的健康妇女,这一人群大出血风险较低。尽管该研究结论认为,TXA 有助于减少剖宫产和阴道分娩后失血,但在低危产科人群中,由于存在血栓并发症风险并不推荐常规使用[13]。目前,一项国际大样本随机双盲 Ⅲ 期临床试验(WOMEN),正在研究 15 000 余例 PPH 产妇应用 TXA 及其对死亡率、子宫切除率和其他并发症的总体效果[14,15]。在确定哪些群体可能面临血栓并发症的风险时,积累类似性质的病例报告十分重要,有助于探寻存在相似并存疾病和危险因素的患者使用 TXA 的效果。

此处列出的许多因素可能与不良后果有关,都是本单位在审查此病例时提出的。将 2 种可能导致血栓栓塞的止血干预措施联合应用于本就高凝状态的妊娠患者,以减少 PPH 是不合理的,尤其是将此作为预防手段使用时。肾静脉血栓提示基础高凝状态,强调了应在术前评估中积极寻找高凝状态的证据。目前,我们仅在大量输血的病例中才使用 TXA 治疗 PPH。给予 TXA 的同时,应避免使用血管内球囊闭塞。

总之,虽然 TXA 有望减少 PPH 失血,但其在预防性给药中的作用和安全性仍有待研究。正如本病例所见,因其可抑制纤溶,使用 TXA 可能增加血栓形成风险。因血管内球囊本身就有很高的血栓并发症风险,使用该技术时应避免使用抗纤溶药物。在大样本随机对照试验(WOMEN)得出结论前,应谨慎对产妇使用 TXA 用以治疗而非预防 PPH。

(范倩倩 译,吴志新 审)

参考文献

[1] Sentilhes L, Lasocki S, Ducloy-Bouthors AS, et al. Tranexamic acid for the prevention and treatment of postpartum haemorrhage. *Br J Anaesth*. 2015;114:576-587.

[2] Al-Zirqi I, Vangen S, Forsen L, Stray-Pedersen B. Prevalence and risk factors of severe obstetric haemorrhage. *BJOG*. 2008;115:1265-1272.

[3] Amsalem H, Kingdom JC, Farine D, et al. Planned caesarean hysterectomy versus "conserving" caesarean section in patients with placenta accreta. *J Obstet Gynaecol Can*. 2011;33:1005-1110

[4] Committee on Obstetric Practice. Committee opinion no. 529: placenta accreta. *Obstet Gynecol*. 2012;120:207-211.

[5] Belfort MA; Publications Committee, Society for Maternal-Fetal Medicine. Placenta accreta. *Am J Obstet Gynecol*. 2010; 203; 430-439.

[6] Tan CH, Tay KH, Sheah K, et al. Perioperative endovascular internal iliac artery occlusion balloon placement in management of placenta accreta. *AJR Am J Roentgenol*. 2007; 189; 1158-1163.

[7] Gagnon J, Boucher L, Kaufman I, Brown R, Moore A. Iliac artery rupture related to balloon insertion for placenta accreta causing maternal hemorrhage and neonatal compromise. *Can J Anesth*. 2013; 60; 1212-1217.

[8] Dilauro MD, Dason S, Athreya S. Prophylactic balloon occlusion of internal iliac arteries in women with placenta accreta; literature review and analysis. *Clin Radiol*. 2012; 67; 515-520.

[9] Shakur H, Roberts I, Bautista R, et al; CRASH-2 trial collaborators. Effects of tranexamic acid on death, vascular occlusive events, and blood transfusion in trauma patients with significant haemorrhage (CRASH-2); a randomised, placebo-controlled trial. *Lancet*. 2010; 376; 23-32.

[10] Henry DA, Carless PA, Moxey AJ, et al. Anti-fibrinolytic use for minimising perioperative allogeneic blood transfusion. *Cochrane Database Syst Rev*. 2007; 4; CD001886.

[11] Wellington K, Wagstaff AJ. Tranexamic acid; a review of its use in the management of menorrhagia. *Drugs*. 2003; 63; 1417-1433.

[12] Sundström A, Seaman H, Kieler H, Alfredsson L. The risk of venous thromboembolism associated with the use of tranexamic acid and other drugs used to treat menorrhagia; a case-control study using the General Practice Research Database. *BJOG*. 2009; 116; 91-97.

[13] Novikova N, Hofmeyr GJ, Cluver C. Tranexamic acid for preventing postpartum haemorrhage. *Cochrane Database Syst Rev*. 2015; 6; CD007872.

[14] Roberts I, Ker K. Tranexamic acid for postpartum bleeding. *Int J Gynaecol Obstet*. 2011; 115; 220-221.

[15] Shakur H, Elbourne D, Gülmezoglu M, et al. The WOMAN Trial (World Maternal Antifibrinolytic Trial); tranexamic acid for the treatment of postpartum haemorrhage; an international randomised, double blind placebo controlled trial. *Trials*. 2010; 11; 40

60. 宫腔镜手术中的气体栓塞及文献回顾

本杰明·S. 斯托姆(Benjamin S. Storm)，斯汀·安德烈森(Stine Andreasen)，
安德斯·霍夫兰(Anders Hovland)，埃里克·W. 尼尔森(Erik W. Nielsen)

摘要

我院1个月内发生3例宫腔镜术中可疑或确诊的静脉气体栓塞。所有患者都出现了相同的通气和血流动力学失代偿症状，呼气末二氧化碳和动脉血氧饱和度降低、发绀，迅速进展为低血压和心搏骤停。虽然宫腔镜检查中一些气体进入人体内很常见，但危及生命的栓塞是其罕见且严重的并发症，麻醉科医师需警惕并做好准备。如果出现小幅度的呼气末二氧化碳降低，应怀疑静脉气体栓塞，并应停止手术。

在子宫手术中经常发生亚临床症状的气体栓塞[1-3]。其症状各不相同，可从呼气末二氧化碳（$ETCO_2$）短暂下降到血氧饱和度（SpO_2）下降，再到严重的器官功能障碍和死亡。在1个月内，3名接受宫腔镜手术的女性都怀疑发生了气体栓塞，其中1例发生心肌梗死，2例心搏骤停，最终1人死亡，1人出现严重神经后遗症。在这些事件前，挪威麻醉和妇科学会低估了宫腔镜相关静脉气体栓塞（VAE）风险和 $ETCO_2$ 监测的重要性。由于这3例事件，我们把教育重点放在宫腔镜相关的VAE，并改变了我单位的临床惯例。本文介绍这3个病例，描述气体栓塞的病理生理和处理方法，并提出手术操作和围术期监测应做出的改变，以减少气体栓塞的不良后果。患者或其家属书面同意发表本文。

病例描述

所有患者均通过靶控输注系统给予全凭静脉麻醉。丙泊酚血浆靶浓度设为3～4 $\mu g/mL$，瑞芬太尼为3～6 $\mu g/mL$。使用 Dräger Primus 呼吸机（Drägerwerk AG，LüBeck，德国），置入喉罩装置（LMAD），50%氧浓度，给予压力控制正压通气（吸气压力10/呼气压力0-3）。呼吸机记录 $ETCO_2$、气道压和潮气量。

患者在仰卧并轻度截石位下，扩张宫颈，插入切除镜（Karl Storz，Tuttlingen，德国），并将其连接到一个由蠕动泵驱动的带有进出阀门的冲洗扩张系统（Hysteromat E.A.S.I.，Karl Storz，Tuttlingen，德国）。使用有65～100 mmHg压力的生理盐水作为冲洗液。所有手术均在同一手术室进行，并使用相同的手术设备。有3个不同的手术团队进行手术，3位妇科医师都很有经验。在第1次事件后，我们更换了麻醉机。患者2和3使用了相同的麻醉机。

病例1

1名健康的46岁女性，行宫腔镜下子宫内膜切除术。麻醉诱导和置入喉罩后，$ETCO_2$ 稳定在4.8 kPa（36 mmHg）。最初，宫腔镜没有足够的水来扩张宫腔。当发现因粗心未连接供水管时，将管子重新连接。像往常一样，反复插入和取出切除器以切除碎片。手术开始约5 min 后，$ETCO_2$ 降至2 kPa（15 mmHg）。几分钟后，SpO_2 由100%降至90%，气道压力明显升高。患者上半身发绀。此后不久，患者出现无脉性电活动（PEA），进展为室颤。按心肺复苏（CPR）指南按压，进行2次电复律，给予肾上腺素，使用 LUCAS 系统（Physio Control，隆德，瑞典）进行机械胸部按压，并进行气管插管，9 min 后自主循环恢复。$ETCO_2$ 为2.5 kPa（19 mmHg），FiO_2 为100%时 SpO_2 为90%，收缩压为120 mmHg。心肺复苏间期的超声心动图显示心脏收缩不良，射血分数为10%～15%。由于负荷剂量的肾上腺素有短暂的改善作用，开始输注肾上腺素。患者之后出现了严重的肺水肿，血压下降时重新启用 LUCAS 系统。复苏过程中 $ETCO_2$ 维持在1.2 kPa（9 mmHg）左右。患者发生严重的高碳酸血症，pH 降至6.88，乳酸升高至10 mmol/L。

将患者转至一家三级医院进行体外膜氧合（ECMO）。冠状动脉造影正常。患者治疗效果不佳，几小时后停止 ECMO。尸检未确定死亡原因。

病例 2

1 名 68 岁女性，慢性淋巴细胞性白血病病情稳定，还有非特异性花粉症症状，行宫腔镜下宫颈息肉摘除术。麻醉诱导和置入喉罩后，$ETCO_2$ 稳定在 5.0 kPa（37.5 mmHg）左右。

手术后 10 min，$ETCO_2$ 突然降至 1 kPa（7.5 mmHg），同时出现心动过缓和低血压。气道压升高，SpO_2 降低（降至 60%），上身发绀。暂停手术。静注麻黄碱 10 mg，气道压和血压在 3 min 内恢复到基线水平，但患者仍需纯氧以维持 SpO_2 在 90%，且 $ETCO_2$ 在 30 min 后仍未恢复到基线水平。患者苏醒后神经功能正常。患者术后出现非 ST 段抬高型心肌梗死，肌钙蛋白 I 升至 2 033 ng/L，I 和 II 导联 ST 段轻度压低，V3～V6 T 波倒置。术后超声心动图显示右心房有黏液瘤（偶然发现）。心脏内未发现气体。

病例 3

1 名 40 岁女性，因月经过多和取宫内节育器（IUD）行宫腔镜下子宫内膜切除术。麻醉诱导和置入喉罩后，$ETCO_2$ 稳定在 4.5 kPa（34 mmHg）。

由于泵进水口的问题，宫腔内未能充满。确认 IUD 后取出。此时，患者出现发绀。$ETCO_2$ 迅速下降到 0.8 kPa（6 mmHg），SpO_2 下降到 30%，气道压力上升。患者很快进展为 PEA。立即更换喉罩为气管导管，FiO_2 设置为 100%，开始 CPR。为排除呼吸机故障，患者使用气囊-面罩通气。使用 LUCAS 进行标准心肺复苏，高浓度快速推注肾上腺素共 6 mg，20 min 后自主循环恢复。采用体外起搏治疗间断出现的完全性房室传导阻滞。

经胸超声心动图显示在下腔静脉、肝静脉、右心房、右心室和肺动脉处有大量气泡，心尖运动功能减退。随着心脏收缩力的增强，左心房、左心室和主动脉也出现气泡（图 1、2 和 3；附加影像内容，附加视频 1、2 和 3，http：//links.lww.com/AACR/A104，http：//links.lww.com/AACR/A105 和 http：//links.lww.com/AACR/A106）。

尽管输注了 8 L 晶体液，血红蛋白仍上升至 19 g/dL，每搏量变异度为 26%。患者肌钙蛋白 I（CTnI）为 31 629 ng/L，术后 12 h 氧合和通气功能明显恶化，患者转到三级医院接受紧急 ECMO。置管前超声心动图显示肝静脉和下腔静脉内有气体。5 天后撤去 ECMO。9 天后拔除气管导管。患者

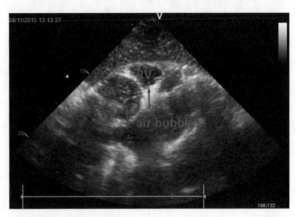

图 1 肋下视图
右心房和右心室中的气体
Air bubbles 气泡；RA 右心房；RV 右心室。

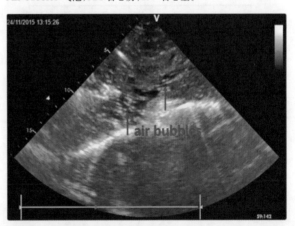

图 2 肋下视图
肝静脉和下腔静脉的气体，LiV 肝静脉。

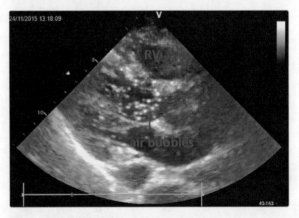

图 3 胸骨长轴视图
左室内的气体。LV 左心室，RV 右心室。

大脑磁共振成像显示多处脑梗死,由于有严重的神经功能缺损,患者被送到康复中心。

第 3 次不良事件后,挪威卫生监督委员会对这些案件进行审查。没有发现设备的技术故障。麻醉机的记录证实,3 例患者均在出现缺氧或循环停止前 $ETCO_2$ 明显下降(图 4)。

我们回顾了相关文献,发现多个病例报道曾描述了宫腔镜检查期间出现 VAE 事件[4,5],UpToDate 网站也发表了一篇综述[6]。美国食品和药物管理

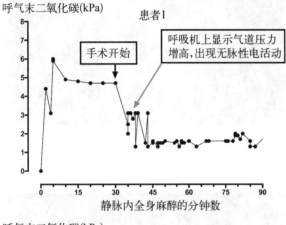

呼气末二氧化碳(kPa)

患者1

手术开始

呼吸机上显示气道压力增高,出现无脉性电活动

静脉内全身麻醉的分钟数

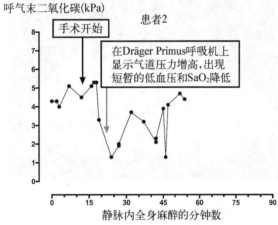

呼气末二氧化碳(kPa)

患者2

手术开始

在Dräger Primus呼吸机上显示气道压力增高,出现短暂的低血压和SaO_2降低

静脉内全身麻醉的分钟数

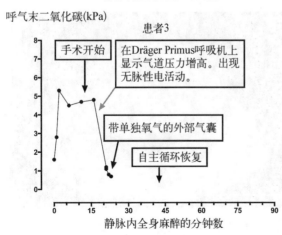

呼气末二氧化碳(kPa)

患者3

手术开始

在Dräger Primus呼吸机上显示气道压力增高。出现无脉性电活动。

带单独氧气的外部气囊

自主循环恢复

静脉内全身麻醉的分钟数

图 4 麻醉机记录的 $ETCO_2$ 变化

局(FDA)2000 年发出的一项警告称,该问题是宫腔镜检查中一项已知但未得到充分重视的并发症[7]。文献详细描述了 VAE 症状,与我们的患者几乎完全相同,因此认为极有可能是 VAE。

讨论

致命性和非致命性 VAE 会发生在神经外科、腹腔镜、关节、妇科和宫腔镜手术,以及置入中心静脉导管和骨内置管过程中[1,4,6]。一项针对 23 例接受宫腔镜检查的女性的研究提示,手术时所有女性右心房均发现了气泡[2]。

VAE 机制复杂且受多因素影响。在低于大气压时,气体可进入切开或开放的静脉。如果手术部位或中心静脉导管位于心脏水平以上就会出现这一情况[4]。在宫腔镜手术中,无气体的生理盐水扩张子宫,压力可高达 100 mmHg,大大超过全身各个位置的静脉压力。大量加压冲洗液通过静脉被吸收入人体并不少见[8]。如果液体、导管或宫腔镜含有气体,气体就可输送到子宫并被子宫吸收。在泵没有中断的情况下断开冲洗液管路,或管路连接错误,就会发生这一情况。据我们的洗手护士反映,宫腔镜泵经常不明原因地出现冲洗液输送问题。由于手术人员没有想到会从泵中送出气体,故未注意到是否有压力改变或意外混入气体,因此宫腔镜泵中的气体可能引起的任何问题都只是推测。气体在压力下可以进入开放的静脉。宫颈扩张后子宫静脉开放,甚至比刮宫后开放的都多。宫腔镜就像一个活塞,通过反复抽取,使得气体可以泵入子宫腔内[3,7]。

尽管上述原因可能使子宫吸入气体的风险更高,但需要大量气体才会出现临床相关症状。在某些学者[2]的研究中,所有女性在宫腔镜检查期间都在右心检测到一过性气体。85% 的患者出现持续的气泡流动,但只有 30% 患者同时出现血氧饱和度降低[2]。气泡形成依赖于气体在血液中的溶解性。氮气在血液中的溶解性远低于二氧化碳或氧气,因此气泡形成能力更强[9,10]。较大量的气泡可导致右室流出道和肺动脉的物理性梗阻,从而导致肺动脉高压和右心衰竭。左心前负荷的突然降低可产生无脉性电活动[1,11]。大量气泡可能超过肺毛细血管床的过滤能力,穿透到达左心,

甚至在卵圆孔未闭的患者中也会引起全身气体栓塞[2]。

气体会触发机体的炎症反应，引起支气管收缩、肺毛细血管渗漏和全身血液浓缩，正如我们在第 3 个病例中所见[12-14]。

围术期持续超声心动图或较简单的胸前多普勒超声诊断仪，可准确诊断进入右心的气体[5,15]。密切监测 ETCO$_2$ 是监测气体栓塞的一种敏感、简便的方法。即使是轻微的肺部血流阻塞也会导致 ETCO$_2$ 降低，通常出现在其他临床症状出现前[4,5]。对麻醉机记录的回顾性检查显示，所有患者在循环衰竭前经历了 ETCO$_2$ 下降和气道压升高（图 4）。由于记录分辨率低（5 min），我们无法确定事件的确切时间。

如果出现气体栓塞的症状或体征，应停止手术。给予纯氧通气有利于洗出氮气。如果条件允许，运送到压力舱进行紧急再压缩和高压氧治疗将减少气泡的大小，且有利于气泡消除。就像减压病一样，即使延迟再压缩也可能有助于减少长期的神经后遗症[16]。

这 3 个事件促使我们重新发现与宫腔镜相关的 VAE，也改变了我们单位的临床惯例。患者现在都处于轻度反截石位。与双泵冲洗系统不同，现在只有进液口正压，而且只有 60 mmHg（以前是 100 mmHg）。冲洗液的流出口是负压。外科医师现在还强调减少宫腔镜插入子宫颈的次数。ETCO$_2$ 警报下限设置为低于患者基础值 0.5 kPa（4 mmHg）。如果触发警报，就会通知外科医师，立即暂停手术，直到 ETCO$_2$ 恢复到基线。记录采样时间已从 5 min 缩短至 1 min 间隔，如果触发 ETCO$_2$ 警报，则采样更加频繁。

幸运的是，我们未再经历新发 VAE，但它如果发生，我们的预案是停止手术，并进行经胸或经食管超声心动图明确诊断。

水泵冲洗系统在世界范围内广泛应用于宫腔镜检查。尽管如此，据我们所知，并没有研究将水泵系统与使用重力滴注系统时 VAE 发生率的差异。人们可以推测，通过将泵压冲洗改为重力滴注送液（为达到 100 mmHg 液体压力，冲洗液需要在子宫上方 1.35 m 处悬挂），冲洗系统输送气体的风险可进一步降低。据我们所知，这是一种可

行方法，在一些医院仍是标准做法[17]。今后，我们希望看到冲洗管路能安装气体探测器，像心肺机、透析机和静脉输液泵等器械。这种探测器对气体混合物有很高的灵敏度，并能提醒工作人员冲洗管路故障。

总之，我们低估了围术期气体栓塞，其临床症状通常不明显，但有时却致命。所有外科医师和麻醉科医师在宫腔镜手术中都需警惕 VAE 早期症状，并使用适当的监测手段。一旦发生，需做好处理严重后果的准备。

（范倩倩 译，吴志新 审）

参考文献

[1] Austin LS, VanBeek C, Williams GR. Venous air embolism: an under-recognized and potentially catastrophic complication in orthopaedic surgery. *J Shoulder Elbow Surg*. 2013；22：1449-1454.

[2] Leibowitz D, Benshalom N, Kaganov Y, Rott D, Hurwitz A, Hamani Y. The incidence and haemodynamic significance of gas emboli during operative hysteroscopy: a prospective echocardiographic study. *Eur J Echocardiogr*. 2010；11：429-431.

[3] Munro MG, Christianson LA. Complications of hysteroscopic and uterine resectoscopic surgery. *Clin Obstet Gynecol*. 2015；58：765-797.

[4] Mirski MA, Lele AV, Fitzsimmons L, Toung TJ. Diagnosis and treatment of vascular air embolism. *Anesthesiology*. 2007；106：164-177.

[5] Sabsovich I, Abel M, Lee CJ, Spinelli AD, Abramowicz AE. Air embolism during operative hysteroscopy: TEE-guided resuscitation. *J Clin Anesth*. 2012；24：480-486.

[6] O'Dowd L, Kelly M. Air embolism. Available at: http://www.uptodate.com/contents/air-embolism. Accessed July 15, 2016.

[7] Brill A, Loffer F. FDA summary of consensus opinion scientific panel on gynecare versapoint. September 22, 2000. Available at: http://www.fda.gov/ohrms/dockets/ac/01/briefing/3753b2_02.htm. Accessed July 15, 2016.

[8] Olsson J, Berglund L, Hahn RG. Irrigating fluid absorption from the intact uterus. *Br J Obstet Gynaecol*. 1996；103：558-561.

[9] Kunkler A, King H. Comparison of air, oxygen and carbon dioxide embolization. *Ann Surg*. 1959；149：95-99.

[10] Langø T, Mørland T, Brubakk AO. Diffusion coefficients and solubility coefficients for gases in biological fluids and tissues: a review. *Undersea Hyperb Med*. 1996；23：247-272.

[11] Gordy S, Rowell S. Vascular air embolism. *Int J Crit Illn Inj Sci*. 2013；3：73-76.

[12] Kapoor T, Gutierrez G. Air embolism as a cause of the systemic inflammatory response syndrome: a case report. *Crit Care*. 2003；7：R98-R100.

[13] Smith RM, Van Hoesen KB, Neuman TS. Arterial gas embolism and hemoconcentration. *J Emerg Med*. 1994；12：147-153.

[14] Huang KL, Lin YC. Activation of complement and neutrophils increases vascular permeability during air embolism. *Aviat Space Environ Med*. 1997; 68: 300 – 305.

[15] Chan BC, Chan FH, Lam FK, Lui PW, Poon PW. Fast detection of venous air embolism in Doppler heart sound using the wavelet transform. *IEEE Trans Biomed Eng*. 1997; 44: 237 – 246.

[16] Gill AL, Bell CN. Hyperbaric oxygen: its uses, mechanisms of action and outcomes. *QJM*. 2004; 97: 385 – 395.

[17] Umranikar S, Clark TJ, Saridogan E, et al; British Society for Gynaecological Endoscopy/European Society for Gynaecological Endoscopy Guideline Development Group for Management of Fluid Distension Media in Operative Hysteroscopy. BSGE/ESGE guideline on management of fluid distension media in operative hysteroscopy. *Gynecol Surg*. 2016; 13: 289 – 303.

第十一部分

小儿麻醉

要点概览由杰姆斯·A. 迪纳尔多撰写

61. 5 月龄婴儿行 MRI 评估神经纤维瘤病时发生未预料的气管压迫

2017,8(1)：1-3

① 1 型神经纤维瘤病（NFT-1）是一种常染色体显性遗传病，发病率为 1：3 000～2 500。MRI 成像是 NFT-1 评估和诊断的一部分，若患者有面部损伤或上气道梗阻征兆，应高度怀疑气管受累。

② 对面部神经纤维瘤患者，麻醉前应仔细评估，缓慢诱导并保留自主呼吸。

③ 对未确诊的气管病变患者，应警觉气管受累潜在可能及上气道梗阻的临床表现，避免麻醉诱导及插管时发生困难。

62. 3 岁小儿口咽异物穿通伤伴血管损伤风险的气道管理

2016,7(12)：256-259

① 在非传统的气管控制方法下，成功对一例 3 岁口咽穿透伤女孩进行麻醉和手术治疗。该患者口部发现一根 12 cm 长缝针，血管受累情况不明。

② 氯胺酮肌肉注射与吸入麻醉药、静脉麻醉药的合理使用，能帮助患者维持自主呼吸，为静脉通路建立及经鼻纤维支气管镜插管提供最佳条件。

③ 潜在的大出血使气管管理复杂化，在操作前建立静脉通道及备血尤为重要。

63. 气管发育不全的新生儿经食管插管维持生命

2017,9(1)：31-34

① 气管发育不全是一种罕见的主支气管与食管连接的先天畸形。

② 气管发育不全的新生儿无哭声，胸部 X 线无气管影，但存在腹部扩张。

③ 食管插管可挽救气管发育不全患儿的生命，但会导致腹胀，除非同时进行胃肠减压。

64. 小儿清醒气管切开术的麻醉管理

2016,7(11)：236-238

① 急性上气道梗阻患者，当气管插管、环甲膜穿刺等其他维持气道的方法失败时，或情况不允许时，需行清醒气管造口术。

② 考虑到患者的配合和安全问题，儿科患者很少行清醒气管切开术，既往也未见相关文献报道。

③ 轻度镇静下实施清醒气管造口术的最小患者是 1 名 7 岁女孩，临床表现为多形性横纹肌肉瘤占据整个下咽部。

65. 连体婴儿 CT 扫描的麻醉管理

2016,7(8)：181-183

① 连体双胞胎行 CT 扫描时的麻醉管理是个难题，需要缜密计划、密切配合以及团队成员的沟通。

② 组织独立的小儿麻醉团队，关注每一个婴儿，使用不同颜色区分双胞胎、麻醉团队、设备和药物，以避免混淆。

③ 麻醉前行超声心动图和心脏评估非常重要。

66. 线粒体疾病和恶性高热易感性并存的小儿患者的麻醉管理

2017,9(7):204-206

① 恶性高热易感(MHS)患者麻醉管理包括使用不诱发恶性高热的药物以作为预防。

② 丙泊酚用于 MHS 患者时,可能对患有线粒体疾病的患者不利。

③ 基因筛选在未来将更加普遍,特别有利于麻醉科医师鉴别线粒体疾病及其他疾病对麻醉药物的反应。

67. 先天性四肢切断综合征患儿行持续无创血流动力学监测

2016,7(6):123-124

① 先天性四肢切断综合征是一种先天性四肢几乎或完全缺失的疾病,有创和无创血流动力学监测十分困难或无法完成。

② 成人指套式血压测量系统用于此类患者在腹腔镜胃造口管置入术的连续无创血压监测。

③ 这一血压监测系统可用于其他类似的畸形患者。

68. 两例杜氏肌营养不良患者外周神经阻滞时对神经电刺激的不同反应

2017,9(2):52-57

① 杜氏肌营养不良(DMD)患者可从周围神经阻滞中获益。

② 超声引导下电神经刺激可应用于神经阻滞。

③ DMD 晚期患者的肌肉,对电刺激的反应可能减弱。

69. 右美托咪定作为脊髓麻醉的辅助用药

2017,9(4):127-128

① 既往未见婴儿椎管内麻醉联合鼻内或静脉应用右美托咪定的报道。

② 接受腹股沟疝修补术或包皮环切术的 3 名婴儿(1、2 和 9 个月)使用右美托咪定后,除活动减少外,未发生临床相关血流动力学改变或呼吸暂停。

③ 应进一步考虑将右美托咪定作为小儿脊髓麻醉的辅助用药。

70. 9 岁患儿因咪达唑仑戒断诱发紧张症

2017,8(9):242-245

① 苯二氮䓬类药物戒断引起的紧张症在成人中十分罕见,在儿科患者中未见报道。

② 任何不明原因的精神状态改变、缄默或不明原因的麻木/静止,都应考虑到紧张症的可能。

③ 劳拉西泮静脉注射试验几乎无风险,且有助于诊断苯二氮䓬类药物戒断引起的紧张症。

71. 腹腔镜下肾切除术后肾功能不全伴高血钾症

2017,9(3):69-72

① 腹腔镜术中 CO_2 气腹引起血清 CO_2 变化,可能引起全身性酸中毒和血清钾水平升高。

② 肾功能不全或肾功能衰竭患者在腹腔镜术中发生高钾血症,可能导致心脏传导明显改变。

③ 此类患者可能需要术前透析或葡萄糖、胰岛素或聚磺苯乙烯等治疗,以降低腹腔镜术前的钾离子水平。

61. 5 月龄婴儿行 MRI 评估神经纤维瘤病时发生未预料的气管压迫

乌达克·乌苏拉·威廉姆斯 (Uduak Ursula Williams)，阿克萨·M. 扎瓦拉 (Acsa M. Zavala)，安托瓦内特·范·米特 (Antoinette Van Meter)，伊丽莎白·雷贝罗 (Elizabeth Rebello)，珍斯·谭 (Jens Tan)，帕斯卡·欧日-阿格耶蒙 (Pascal Owusu-Agyemang)

摘要

1 型神经纤维瘤病是一种常染色体显性遗传疾病，具有肿瘤形成倾向。丛状神经纤维瘤是 1 型神经纤维瘤病中最常见的肿瘤类型。头颈部约占 50%，气道受累发生率为 5%。我们报道 1 例 5 月龄颈部丛状神经纤维瘤的病例，患儿在麻醉诱导时发生完全性气道阻塞。MRI 显示颅底神经纤维瘤延伸至下咽部导致了气管移位。由于存在气道受累的可能性，对头颈部神经纤维瘤的患者应当进行仔细的麻醉前评估，采用慢诱导并保留自主呼吸。

1 型神经纤维瘤病（NFT-1）是一种常染色体显性疾病，发病率在 1∶3 000～1∶2 500，文献报道患病率在 1∶5 000～1∶2 000[1,2]。该病由神经纤维蛋白基因突变引起（17q11.2），临床表现取决于患者年龄[1]。其最常见临床特征是色素沉着，如咖啡色斑和虹膜错构瘤。此外，NF-1 基因突变导致神经纤维蛋白水平降低，这可能导致包括中枢和外周神经系统在内的多种肿瘤的发生[3,4]。该病有 5% 的患者存在口腔内表现，包括舌、喉、杓状软骨和声带的神经纤维瘤[5-9]。大的咽旁间隙肿瘤亦有报道[10]。

NFT-1 患儿的初步评估和随访需要行磁共振成像（MRI）检查，通常需在麻醉下进行。由于存在气道受累的可能性，需要制订专门的预防措施并准备气道设备来完成安全的诱导和气管插管。

我们介绍 1 例 5 月龄 NFT-1 患儿，在麻醉诱导后出现了气道完全阻塞。本文讨论了气道受累的预警因素，以及可能促进安全诱导和气管插管的措施。

病例描述

1 名 5 月龄男性患儿，体重 4.9 kg，左侧脸颊区域有多个咖啡色斑点和结节，拟行颈椎、面部、眼眶和颈部 MRI 检查。患儿于妊娠 34 周时出生，入新生儿重症监护病房住院 18 天。患儿未行气管插管，但需要无创的持续气道正压通气辅助呼吸。重要病史包括：喉部喘鸣、复发性上呼吸道感染、持续性鼻塞、咳嗽、睡眠呼吸暂停、喂养不良和发育障碍。治疗药物包括兰索拉唑、氯雷他定和奥洛他定鼻喷雾剂。家族史发现患儿母亲和外祖父（左侧面部纤维瘤）患有 NFT-1。体格检查发现患儿的左侧脸颊有结节性病变，导致面部不对称。患儿持续哭闹、咳嗽，并有明显的口腔分泌物和左耳流脓。听诊肺部有干啰音。患儿母亲告知以上症状在患儿出生后持续存在。已在患儿上肢开放了 22G 的外周静脉通路。在麻醉评估后，决定对其进行保留自主呼吸的全凭静脉麻醉。

患者进入 MRI 检查室后采用 ASA 标准监护。在获得基础生命体征数据后，使用 10 mg 丙泊酚诱导，随后患者出现呼吸暂停。给予面罩通气无效，此时怀疑喉痉挛。因此采用持续正压通气并使用肌松药，但通气并没有改善。随即用 3.5 mm 带套囊气管内导管（ETT）对患者进行插管，但通气仍未改善。再次行直接喉镜检查和插管。虽然可看到 ETT 通过声门，但听诊时没有呼吸音。口咽部有大量分泌物，但没有发现可见的肿块，ETT 内吸引出少量的分泌物。随后给予吸入性麻醉药和沙丁胺醇，通气和氧合逐渐改善。麻醉诱导后，患儿氧饱和度逐渐下降至 75%；给予连续正压通气后增加至 85%，经 ETT 内使用沙丁胺醇后增加至 100%。在持续约 6 min 的缺氧时间中，患儿心率和血压保持稳定。MRI 显示

左侧面部-颈动脉-颅底复杂丛状神经纤维瘤
(PN)累及气道,使气管从左向右移位(图1)。由
于患儿气道受累,决定带管将其转送到重症监护
室,镇静并进一步评估。该患儿在两天后拔管,但
仍有气道受压问题,需要在夜间给予持续正压通
气。由于存在面部和咽部麻痹以及血管、颅骨和
自主神经损伤的风险,因此决定不了以手术切除,
建议行气管造口术以便进一步治疗和护理。

讨论

　　PN 是 NFT－1 中最常见和最难治的肿瘤之
一[11]。它们是起源于周围神经鞘的良性肿瘤,通
常可侵犯邻近软组织[12]。约 50% 的 PN 发生在
头部、颈部、面部和喉部,其中 5%～10% 可能发
生恶变[13,14]。PN 还可能导致严重的疼痛和毁
容。手术切除是其主要治疗手段,但要完整切除
肿瘤很困难,因其侵犯局部软组织,没有确切的囊
腔包裹,通常由交织的梭形细胞、轴突和胶原纤维
组成。[14,15]

　　浅表可见的 PN 首先被认为是婴儿期或幼儿
期的微小结节,但在许多情况下进展迅速[11]。与
我们这一病例相似,婴儿和儿童的 PN 通常直到
影像学检查或在出现气道阻塞性体征和症状后才
被发现和确诊[16]。MRI 仍是评估有症状的 PN
的首选方式[11]。在婴儿和儿童中通常需在全身

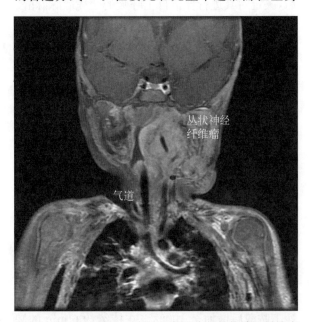

图1　MRI 显示眼眶、面部和颈部巨大的丛状神经纤维瘤
和气管移位

麻醉后进行检查。尽管 NFT－1 可影响所有器
官,但气道受累可能是麻醉科医师面临的最大挑
战。对于未确诊的气道病变,了解气道受累的可
能性和上呼吸道阻塞的临床症状有助于避免麻醉
诱导和气管插管过程中的困难。除观察到的体征
(咖啡色斑点和面部肿胀)外,该患者的病史也很
重要,如反复上呼吸道感染、显著的喉部喘鸣、持
续鼻腔充血、咳嗽和睡眠呼吸暂停。这些症状自
患儿出生以来一直存在,也一直在评估。尽管
NFT－1 的口内表现很少见(5%),但其临床表现
可能是气道受累的指征。此外,麻醉前 CT 或胸
片可能提供困难气道的信息,例如该病例报告中
描述的气管移位。因为患者年龄很小(5 月龄),
CT 检查可能需要在镇静下完成,因此胸片检查更
可取。

　　给予肌松药后无法通气是气道完全阻塞的典
型表现。插管成功后无法通气更难以解释。通过
ETT 给予吸入麻醉药和沙丁胺醇后通气有所改
善,我们认为除上呼吸道阻塞外,该患儿可能发生
了严重的支气管痉挛。气道痉挛可能是由口咽分
泌物过多和试图建立气道时麻醉较浅共同作用而
引发的。虽然该患儿有外周静脉通路,但逐渐增
加吸入麻醉药浓度的诱导可以使我们更好地控制
通气。避免肌肉松弛可防止咽部肌张力丧失和随
后的气道完全阻塞。在吸入麻醉下放置喉罩或插
管可能是一种更安全的选择。

　　其他作者也描述了类似经历。默塞尔(Mersal)
等[10]描述了 1 例 15 日龄婴儿因呼吸窘迫而必须气
管插管的病例。体格检查发现患者有咖啡色斑点,
右颈和脸部下面有坚实的肿块。MRI 显示肿块扩
展到颅底和咽旁间隙。由于气道和食管阻塞,患者
需要行气管切开和胃造口术。克罗泽(Crozier)[6]
描述了 1 例 20 岁 NFT－1 患者发生未预料的困难
气管插管,进行了紧急环甲膜切开术。后来发现患
者存在未确诊的舌部 PN。随后的问诊发现患者
有 2 年的言语障碍史,而患者没有寻求医疗咨询。
与我们的情况类似,如果了解其病史和语言障碍的
症状,可能会选用另一种麻醉诱导方式。有学者[8]
描述了 1 例 20 个月龄的 NFT－1 患儿,症状为咳
嗽、喘鸣和喂养困难,最终被诊断为喉入口处的神
经纤维瘤。尽管作者没有说明他们的麻醉诱导方

案,但他们能够通过纤维支气管镜看到声带。这可能是因为病变相对较小。除维持自主呼吸外,诸如喉罩、视频喉镜和纤维支气管镜等气道辅助装置,可帮助疑似患有喉部神经纤维瘤患者安全建立气道。如需行急诊环甲膜切开术,外科医师处于待命状态也是必要的[6,7,10]。

总之,NFT-1患者需要进行影像学检查时,如患者存在面部病变和/或上气道阻塞的迹象,则应高度怀疑气道受累。在麻醉诱导期间,应考虑维持自主呼吸并避免使用肌松药。此外,气道辅助装置和紧急环甲膜切开也可能是有益的。

（王芷 译,陶天柱 审）

参考文献

[1] Rasmussen SA, Friedman JM. NF1 gene and neurofibromatosis 1. *Am J Epidemiol*. 2000; 151: 33 - 40.

[2] Hirsch NP, Murphy A, Radcliffe JJ. Neurofibromatosis: clinical presentations and anaesthetic implications. *Br J Anaesth*. 2001; 86: 555 - 564.

[3] Arun D, Gutmann DH. Recent advances in neurofibromatosis type 1. *Curr Opin Neurol*. 2004; 17: 101 - 105.

[4] von Deimling A, Krone W, Menon AG. Neurofibromatosis type 1: pathology, clinical features and molecular genetics. *Brain Pathol*. 1995; 5: 153 - 162.

[5] Baden E, Pierce HE, Jackson WF. Multiple neurofibromatosis with oral lesions: review of the literature and report of a case. *Oral Surg Oral Med Oral Pathol*. 1955; 8: 263 - 280.

[6] Crozier WC. Upper airway obstruction in neurofibromatosis. *Anaesthesia*. 1987; 42: 1209 - 1211.

[7] Chang-Lo M. Laryngeal involvement in Von Recklinghausen's disease: a case report and review of the literature. *Laryngoscope*. 1977; 87: 435 - 442.

[8] Chen YC, Lee KS, Yang CC, Chang KC. Laryngeal neurofibroma: case report of a child. *Int J Pediatr Otorhinolaryngol*. 2002; 65: 167 - 170.

[9] Mevio E, Galioto P, Scelsi M, Re P. Neurofibroma of vocal cord: case report. *Acta Otorhinolaryngol Belg*. 1990; 44: 447 - 450.

[10] Mersal AY, Hassan AA, Alardati HA, Al-Harthi A, Avand G. Congenital neurofibromatosis in a Saudi neonate who presented with neck mass, esophageal and airway obstruction. *J Clin Neonatol*. 2012; 1: 214 - 216.

[11] Korf BR. Plexiform neurofibromas. *Am J Med Genet*. 1999; 89: 31 - 37.

[12] Serletis D, Parkin P, Bouffet E, Shroff M, Drake JM, Rutka JT. Massive plexiform neurofibromas in childhood: natural history and management issues. *J Neurosurg*. 2007; 106: 363 - 367.

[13] Mautner VF, Friedrich RE, von Deimling A, et al. Malignant peripheral nerve sheath tumours in neurofibromatosis type 1: MRI supports the diagnosis of malignant plexiform neurofibroma. *Neuroradiology*. 2003; 45: 618 - 625.

[14] Wise JB, Cryer JE, Belasco JB, Jacobs I, Elden L. Management of head and neck plexiform neurofibromas in pediatric patients with neurofibromatosis type 1. *Arch Otolaryngol Head Neck Surg*. 2005; 131: 712 - 718.

[15] Liu J, Wong CF, Lim F, Kanagalingam J. Glottic neurofibroma in an elderly patient: a case report. *J Voice*. 2013; 27: 644 - 646.

[16] Schorry EK, Crawford AH, Egelhoff JC, Lovell AM, Saal HM. Thoracic tumors in children with neurofibromatosis - 1. *Am J Med Genet*. 1997; 74: 533 - 537.

62. 3 岁小儿口咽异物穿通伤伴血管损伤风险的气道管理

詹妮·费尔德曼·埃斯基尔森(Jenny Feldman Eskildsen),
布莱恩·D. 索普(Brian D. Thorp),海曼斯·A. 巴博拉尔(Hemanth A. Baboolal)

摘要

对存在上呼吸道异物的小儿进行麻醉管理充满挑战。本病例为 1 名 3 岁女孩,患儿因口腔穿入 1 根 12 cm 的缝纫针来到急诊,血管损伤情况未明。我们面临如何建立安全气道的难题,但面罩通气或喉罩已不适用。在充分镇静之前,我们失去了外周静脉通路。最终,我们还是安全地进行了麻醉诱导并完成了气管内插管。穿透异物被顺利取出,未发生围术期并发症。

对存在上呼吸道异物的小儿,麻醉管理充满了特殊的挑战。本文介绍 1 例 3 岁的罕见病例,患儿口咽部有穿透性异物,存在危及生命的出血风险。因担心大血管受累,在进行术前 CT 检查时,有必要先进行气管内插管。在完全排除面罩通气或放置喉罩的可能后,麻醉团队面临着在异物存在的条件下建立安全气道的挑战。考虑到无法进行面罩通气,我们的主要任务是保留患者自主呼吸和保护气道而不影响异物移位。由于异物靠近大血管,因此也要准备好应对危及生命的出血。

本病例发表已获得患者父亲的同意。患者父亲同意我们进行书面的病例报道以及使用照片、放射学和视频资料。

病例描述

术前病程

1 名 3 岁、体重 16 kg、没有重要病史的女孩,因 1 根 12 cm 的针从口腔穿入(图 1)送至急诊。患儿在拿着针跑步时摔倒,这根针插入了左侧扁桃体软组织中(图 2)。

据父母描述,患儿受伤后并没有明显出血。值得注意的是,患儿最初被送到外院,行未增强对比的颈部 CT 扫描显示针进入左磨牙后三角,穿过翼状肌,延伸到颞下窝。针与颈外动脉非常接近,但没有任何明显的血管损伤。1 名外科医师试图手动取出针头,但没有成功。患儿随后被转至我院行进一步处理。患儿到达时表现异常警觉,一直流泪并不停地流口水,但呼吸顺畅。患儿

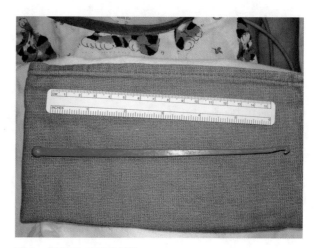

图 1　标尺比对下的异物

张口度有限,并且拒绝对其口腔进行任何检查,但可以看到从口腔左侧斜向穿入一根长的塑料针状物(图 3)。

外科团队进行了评估,决定在进行手术操作前先进行颈部的 CT 血管造影(CTA)以进一步明确血管结构。其主要顾虑是移动或取出异物后可能发生大量出血。在与麻醉团队讨论后,手术人员决定在检查前先在手术室(OR)建立气道,以防止在检查期间出现气道意外。

在诱导前准备区域,麻醉护理团队计划预先经静脉注射(IV)给予咪达唑仑和格隆溴铵;在尝试推注药物时,发现患儿的外周静脉导管周围存在渗漏。此时患儿异常焦虑和躁动。我们认为,如果再次尝试开放静脉通路可能因为患儿突然体动,导致缝针移位和危急事件的发生。因此,在重新建立静脉通路前,必须先对患儿进行镇静。为

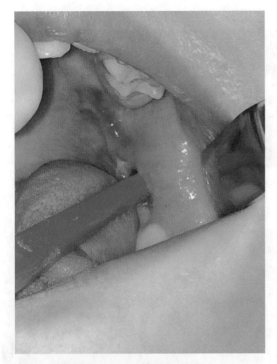

图 2 异物穿透左侧扁桃体软组织

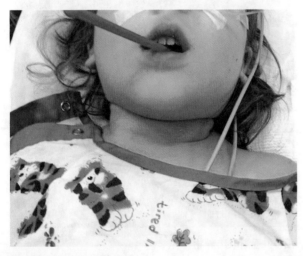

图 3 从口腔穿入的异物

达到镇静目的,当患儿在父亲怀抱中时给予肌内注射 50 mg(3 mg/kg)氯胺酮。大约 5 min 后,患儿逐渐平静,呼吸良好且没有任何气道阻塞表现。患者携带脉搏氧饱和度仪被转移至手术室,随后在麻醉与外科医师均在场的情况下建立了标准生命体征监护。

麻醉诱导

在给予氯胺酮前完成了设备检查,包括儿科硬质支气管镜、纤维支气管镜和气管造口托盘。麻醉科与外科医师共同确认了诱导目标:保留自主呼吸、维持血流动力学稳定以及在不影响异物的情况下保护患者气道。同时,从血库中申请 2 个单位未交叉匹配的 O 型阴性血液。我们讨论了切断针的口外部分的可能性,但因为可能移动针尖会导致出血而没有尝试。

麻醉科医师将润滑的无套囊 3.0 mm 气管插管(ETT)经患者右鼻腔放入咽后部,作为鼻咽通气道。将导管与麻醉回路相连,患儿在自主呼吸的同时吸入 4 L/min 氧化亚氮和 2 L/min 氧气的混合气体。患儿左手置入 22G 外周静脉导管,左侧大隐静脉置入 18G 外周静脉导管。抽取血样进行交叉配对,并立即提取 2 个单位的红细胞。随后静脉注射 0.2 mg 格隆溴铵和 4 μg 右美托咪定。患儿持续保持自主呼吸,为加深麻醉,开始以 125 μg/(kg·min)的速率输注丙泊酚。同时,在吸入气体中混入七氟醚并逐渐将吸入浓度增至 5%。之后通过左鼻腔置入 4.5 mm 带套囊 ETT。随着患儿的自主呼吸,耳鼻喉科医师将可弯曲纤支镜通过 4.5 mm ETT 置入鼻咽部。当看到声带时,对喉部喷洒 2 mL 2% 利多卡因,然后将纤维支气管镜推进到气管内抵达隆突,此时将 ETT 置入气管内。在确保经纤维支气管镜成功放置 ETT 后,移除纤支镜并将麻醉回路连接到经鼻气管导管(图 4)。

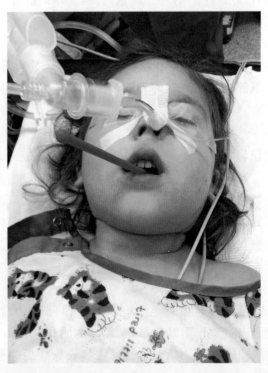

图 4 经左鼻置入气管导管

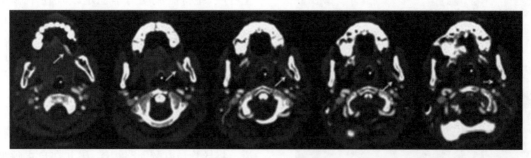

图5 逐层扫描图像显示了异物(箭头)通过口腔和颞下窝的路径。应注意到针的远端与颞下窝内颈外动脉分支十分接近。

确认呼气末二氧化碳和双侧胸廓抬起后,固定左侧经鼻气管导管。我们在没有呼吸暂停、呼吸困难或咳嗽的情况下实现了气管插管,随后将右侧鼻腔通气道移除。在转运前,静脉注射10 mg罗库溴铵,并更换便携监护仪。麻醉和外科团队陪同患儿到CT室进行检查。

CT血管造影

患儿被送到CT扫描室,完成检查后返回手术室,期间未发生并发症,血流动力学始终保持稳定。丙泊酚用于转运过程中患儿的麻醉维持,并经手控维持通气。颈部CTA发现口腔内存在部分中空的管状异物,其穿透左侧口腔黏膜,恰好位于后磨牙三角区内侧,尖端终止于左翼状肌内侧后缘。尖端正好位于左侧下颌支内侧,距左侧上颌动脉下颌分支约0.5 cm(图5)。颈内动脉和颈内静脉通畅。对侧血管未见异常。口咽部、鼻喉部、喉部和下咽部的其余部分未见异常。

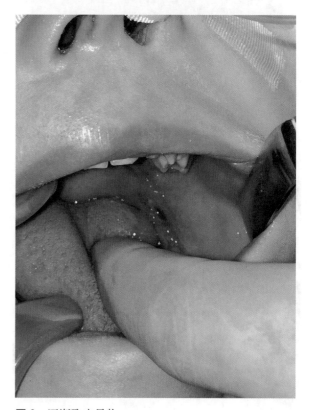

图6 逐渐取出异物

取出异物

返回手术室后停用丙泊酚,以1.0 MAC的七氟醚维持麻醉。外科医师暴露软组织后成功取出了异物,未发生并发症(图6)。应注意的是,需告知患儿父母,如遇到危及生命的出血,可能需要进行左颈部紧急探查并对咽部血管造影以进行栓塞治疗,而不是填塞口咽腔。

给予患儿4 mg地塞米松、2 mg昂丹司琼。神经肌肉阻滞作用以0.75 mg新斯的明和0.15 mg格隆溴铵拮抗。达到气管导管拔除标准后顺利拔管。

术后病程

患儿未发生围术期并发症。术后第1天复查CTA显示气管导管和异物拔除后,没有血管损伤迹象。患者于术后1天出院,一般状况良好。

讨论

本文描述1例气道异物患儿的麻醉管理,存在着两个危及生命的挑战。异物妨碍了任何形式的面罩通气,并且十分接近大血管,存在大出血的可能,使气道管理更加复杂。这也使我们在麻醉和手术操作方面获得了一些特殊的经验。

静脉通路失败

起初的麻醉诱导计划——依靠增加静脉注射药物剂量并维持自主呼吸,因意外丢失外周静脉通路而放弃。考虑到气道操作过程中存在大出血可能,静脉通路显得尤为重要。医疗团队的重点是在患儿镇静、保留自主呼吸的情况下顺利完成外周静脉导管的置入。肌肉注射氯胺酮是实现这一目标的理想药物。镇静的替代方案包括经鼻应用咪达唑仑或芬太尼,或直肠内应用巴比妥盐,选择肌内注射氯胺酮则是因为其量效关系变异性较小。帕滕森(Patterson)[1]报道了仅使用氯胺酮麻醉对1名被牙刷刺穿的10岁男孩成功实施气管插管的病例,同样避免了气道并发症的发生。当肌注氯胺酮实现初步镇静后,经右鼻道置入了3.0 mm ETT充当鼻咽通气道,以便输送氧气和氧化亚氮维持镇静,与此同时成功开放外周静脉通路。这种鼻咽通气道还避免了需要通过面罩使用七氟醚加深麻醉的必要性。我们通过间断应用右美托咪定加上输注低剂量丙泊酚来增强镇静作用,从而最大限度地减少气道反应,同时患儿不会失去自主呼吸。

通气方式的选择受限

文献中描述的气道异物大多局限于主气道,尤其是在被送往医院后存活的儿童气道异物多位于下呼吸道,但自主呼吸是否优于控制通气,文献并未达成一致意见。如果这些患者发生呼吸暂停,通常可以选择面罩通气。本病例的特殊性在于无法进行面罩通气,因而更具挑战性。

由于异物突出导致无法使用气囊—面罩通气或声门上装置,因而无法应用美国麻醉医师协会困难气道处理指南的主要措施[3]。既往描述口咽腔穿透伤的文献较少,在这些报道中,清醒下行纤支镜插管是气道管理的主要方法[4-6]。因年龄小而无法配合,清醒插管对本例患儿来说并不可行。

在患儿到达手术室前,我们已经准备好儿科硬质支气管镜、可弯曲纤维支气管、各种形状和大小的ETT以及气管造口托盘。一旦达到足够的麻醉深度,外科医师就经鼻插入气管导管,而麻醉科医师重点关注麻醉深度和血流动力学的维持。ETT在初次尝试后置入成功,未发生并发症。通过使用低剂量麻醉药物(氯胺酮和右美托咪定)以及逐渐增加丙泊酚和七氟醚的剂量,使患儿从初始镇静直到经鼻气管插管建立气道的过程中始终保持自主呼吸。

邻近血管

为了解邻近血管的情况,需要在手术取针前进行颈部CTA检查。值得注意的是,CTA检测血管损伤的敏感性<100%;根据53例颈部穿透性损伤患者血管造影的回顾性评估,CTA检查动脉损伤的敏感度75.7%～82.2%,特异度为96.4%～98.4%。阴性结果固然使人放心,但并没有完全排除血管损伤的可能性。为应对潜在出血,我们进行了3项准备:在手术室准备红细胞输注、避免针头移位以及影像学检查进一步明确针头位置。在尝试进行气道操作前,我们便将血液样本送到实验室,并立即申请2个单位红细胞。

结论

我们报道了1例口咽部异物穿透性损伤患儿,没有使用传统的气道控制方法,成功实施麻醉和外科手术的管理过程。肌内注射氯胺酮和谨慎的联合使用吸入与静脉药物成功的保留了患儿自主呼吸,同时为开放静脉通路和纤支镜引导下经鼻插管提供了理想条件。鉴于一旦发生严重出血会使气道管理复杂化,我们强调在控制或进行气道操作前应准备好静脉通路和血液制品。

(王芷 译,陶天柱 审)

参考文献

[1] Patterson NA. Management of an unusual pediatric difficult airway using ketamine as a sole agent. *Pediatric Anesthesia*. 2008; 18: 785 - 788.

[2] Fidkowski CW, Zheng H, Firth PG. The anesthetic considerations of tracheobronchial foreign bodies in children: a literature review of 12,979 cases. *Anesth Analg*. 2010; 111: 1016 - 1025.

[3] Apfelbaum JL, Hagberg CA, Caplan RA, et al; American Society of Anesthesiologists Task Force on Management of the Difficult Airway. Practice guidelines for management of the difficult airway: an updated report by the American Society of Anesthesiologists Task Force on Management of the Difficult Airway. *Anesthesiology*. 2013; 118: 251 - 270.

[4] Gupta B, Kaur M, Sawhney C, D'souza N. Impacted toothbrush in the oropharynx: a challenging airway. *Paediatr Anaesth*. 2010; 20: 964 - 966.

［5］Ng KF，Lo CF. The bamboo skewer：airway management in a patient with penetrating injury of the floor of mouth. *Can J Anaesth*. 1996；43：1156－1160.

［6］Dobson GT. Airway management in a patient with a nail-gun injury to the floor of the mouth. *Ulster Med J*. 2000；69：148－151.

［7］Bodanapally UK，Dreizin D，Sliker CW，Boscak AR，Reddy RP. Vascular injuries to the neck after penetrating trauma：diagnostic performance of 40－ and 64－MDCT angiography. *AJR Am J Roentgenol*. 2015；205：866－872.

63. 气管发育不全的新生儿经食管插管维持生命

克里斯托弗·萨特勒(Christopher Sattler),富兰克林·奇奥(Franklin Chiao),
大卫·斯坦因(David Stein),丹尼斯·墨菲(Denise Murphy)

摘要

1 名出生 3 天、体重 2.2 kg 的 34 周早产儿,因肛门闭锁拟行回肠造口术。患儿于分娩时发生呼吸窘迫,新生儿气管插管后,根据胸片和 Pedi‐Cap 监测仪检测到呼出的二氧化碳"确认"导管在位。到达手术室后,尽管气管导管周围存在大量气体泄漏且气道压力高,但脉搏氧饱和度仍为 100%。按压喉部可减少泄漏并增加潮气量。新生儿术中发生了支气管痉挛。术后第 1 天,耳鼻喉科医师进行纤维支气管镜检查发现喉部没有气管开口,气管插管进入食管。随后 CT 检查诊断为 Floyd II 型气管发育不全。据我们所知,这是唯一一例在非气道相关手术后诊断出气管发育不全的病例。本文将讨论漏诊原因。

本例患儿的气管发育不全(TA)诊断是在其出生后 4 天,非气道相关手术后 1 天做出的。在此期间,未被发现的食管插管维持了患儿的生命。我们将讨论漏诊的原因以及最后如何得出诊断。本病例已获得该患儿(已故)亲属的签署授权。

病例描述

1 名出生 3 天的新生儿因肛门闭锁需进行回肠造口术。患儿母亲是 1 名 42 岁的 G1P0 女性,因胎膜早破于 34 周时经剖宫产分娩。产前病史中重要的是体外受精,第 3 天胚胎移植、单脐动脉、绒毛膜脐带插入和羊水过多(32 周羊水指数为 30.2)。其他所有产前常规检查和超声检查结果都正常。患儿父母曾拒绝进一步的侵入性检查。

患儿出生后出现了呼吸系统的并发症。给予刺激,依然没有哭声且出现持续性呼吸暂停。尽管进行面罩正压通气且吸入了高浓度氧,但氧饱和度仍未得到改善。在产房复苏全程中,患儿血流动力学稳定,心率持续>100 次/min。新生儿科医师尝试用直接喉镜和 3.0 气管导管(ETT)进行了 2 次插管,但都以失败告终。喉镜显示声带"关闭"。

第 3 次尝试用 2.5 ETT 进行直接喉镜插管,经 Pedi‐Cap 呼气末二氧化碳(ETCO₂)监测"确认"插管成功。通气能使双侧胸廓抬起,可闻及粗糙的呼吸音;但患儿仍需吸入高浓度氧维持氧饱和度。到达新生儿重症监护病房(NICU)后,首次静

脉血气检测结果为 pH 6.98,PCO$_2$ 96 mmHg,PO$_2$ 75 mmHg,碳酸氢根 22.5 mmol/L,乳酸 8.61 mmol/L。随后吸气压力峰值升高至 26 cm H$_2$O。出生第 1 天胸片显示出与呼吸窘迫综合征相一致的双下肺野模糊影,位于颈部中段的 ETT 推进后并重新定位(图 1)。经气管导管给予了表面

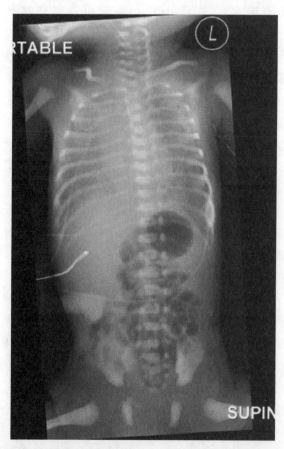

图 1　出生第 1 天胸片

活性剂。动脉血气显示 pH 7.44, PCO$_2$ 30 mmHg, PO$_2$ 72 mmHg, 碳酸氢根 21 mmol/L, 碱剩余 －3 mmol/L, 氧饱和度 95%, 乳酸 1.1 mmol/L。

考虑到存在肛门闭锁, 进行了相关检查以进一步判断是否存在脊柱、肛门、心脏、气管食管、肾脏和肢体异常综合征。超声心动图显示未见结构性心脏病或持续分流。肾脏和脊髓超声检查结果正常, 无肢体畸形。

出生第 1 天, 患儿病情得到了改善和稳定。第 2 天, 经食管置入引流管, 连接持续低压墙壁吸引, 通气没有明显变化。第 3 天, 患儿发生呼吸窘迫并持续漏气, 于是决定重新插管, 新生儿科医师在直接喉镜下将 2.5 无套囊 ETT 更换为 3.0 无套囊 ETT。通过听诊、二氧化碳监测和胸片"确认"了导管位置。重新插管后, 患儿病情再次趋于稳定。术前共拍 8 次胸片, 但医师仍漏诊了 TA。一些检查报告称气管导管位置过高, 另一些则称导管"恰位于隆凸的上方"。报道中还提及存在持续的充气征。

由 NICU 团队提供手控正压通气, 患儿被转运至手术室进行手术。将麻醉机管路连接到 ETT 后, 一名高年资麻醉科医师注意到在压力仅为 5 cm H$_2$O 时仍存在大量气体泄漏。因潮气量很低, 麻醉机监测仪显示为呼吸暂停。ETCO$_2$ 范围为 25～30 mmHg, 脉搏氧饱和度为 100%。在婴儿口腔填塞纱布减少气体泄漏后, 潮气量增加至 15～20 mL。直接喉镜检查评估为 3 级。鉴于 ETCO$_2$ 和脉搏氧饱和度均在可接受范围, 医疗团队决定继续进行手术。

当手术结束恢复体位时, ETCO$_2$ 降至 13 mmHg 且能听到喘鸣。喷洒沙丁胺醇 4 次, 并静脉注射肾上腺素 0.5 µg/kg, 以 10 min 为间隔给药 2 次, 随后支气管痉挛症状解除。

鉴于术中存在持续漏气和困难气道, 建议请耳鼻喉科会诊。耳鼻喉科医师诊断的结果: 会厌正常而杓状软骨发育不全、声门融合、无气管开口, 食管插管。纤维支气管镜检查显示 ETT 侧壁可见软组织, ETT 和鼻胃管被大的黏膜囊包绕。颈部和胸部 CT 显示连续食管缺损, 隆突水平的气管食管瘘, 诊断为 TA(Floyd 2 型/Faro C 型; 图 2 和图 3)。由于缺乏气管组织, 患儿在这种情

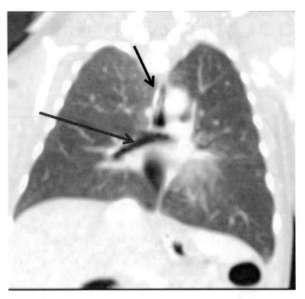

图 2　胸部 CT 扫描显示食管(黑色箭头)前方的支气管瘘(红色箭头)
气管缺如。

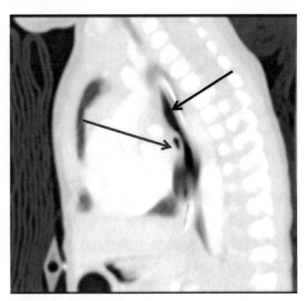

图 3　支气管(红色)再次显示在食管(黑色)前
气管缺如。食管中可见气管导管。

况下不可能独立存活, 患儿于出生第 6 天拔管并停止生命支持后死亡。

讨论

TA 是一种罕见的先天性疾病, 通常于产后即可诊断。据我们所知, 这是第 1 例出生后 4 天且接受了非气道相关手术后仍未发现 TA 的病例。麻醉科医师应该考虑到这种罕见的先天性气道异常的存在, 因其可能合并存在于需手术修复的复杂畸形中。

因诸多遗漏造成了本例患儿的诊断延误。首先,出生后没有哭声表明新生儿可能存在声门狭窄或 TA,该表现是提示该诊断的最常见因素[1]。上述表现被其呼吸窘迫和分娩后续事件所掩盖。如果声带出现闭合且怀疑发生喉痉挛,则应采取相应的治疗措施。呼吸窘迫解除后,应考虑使用纤支镜检查。

此外,对二氧化碳监测仪过于信赖。支气管可通过食管瘘口进行通气,因而产生假阳性结果。在体格检查中没有听诊腹部,如果上移食管插管位置则可鉴别漏气情况。回顾文献时,并没有发现二氧化碳监测出现假阳性的病例报告。这说明对于存在气管食管瘘或食管隆突瘘的患者,应谨慎使用 CO_2 监测装置或不予使用。其次,胸片共误读 11 次,且术前有 8 次。胸片可提示无气管影、ETT 异位和腹部扩张[2]。该病例遗漏了无气管影这一结果。多次检查报告均提及腹部气体增多,但都将其原因归结于肛门闭锁。一名低年资放射科主治医师误读了前 9 张胸片而另一名低年资医师误读了后 2 张。即便如此,新生儿科中级医师和工作人员也没有诊断出气管影缺失。

在 NICU 中常规使用无套囊 ETT 也可能促成了漏诊。通常如果正确放置 ETT,套囊充气后会减少泄漏。使用无套囊导管不能通过充气来减少空气泄漏,因此当泄漏量保持不变时,不能提醒工作人员 ETT 位置错误。此外,NICU 团队没有测定过漏气量,因而无法确定放置 3.0 ETT 后的改善程度。

除 ETT 导管向头侧移位造成气体泄漏外,更广泛的鉴别诊断应包括气管食管瘘或食管隆突瘘。通气所需的高气道压力和反复发生的呼吸窘迫应使医师怀疑插管失败。术中,麻醉科医师应进行纤支镜检查或试图更换带套囊 ETT。

围术期胃肠减压也减少了对食管插管的怀疑。胃胀气会降低肺顺应性并影响呼吸。文献报道外科修复或排出胃内容物可最大限度地降低这些风险[3,4]。

该病例术中的显著表现为大量漏气和支气管痉挛。文献中尚未见详尽记录 TA 患者这些事件的发生和处理。使用湿纱布包裹口腔减少泄漏,可提高密封并增加潮气量。静脉注射肾上腺素治疗支气管痉挛。

TA 是一种罕见的先天性疾病,发病率为 1∶50 000,死亡率约 85%[2],由 Kings County 医疗中心的威廉·佩恩(William Payne)于 1990 年首次报道[5]。婴儿出生后发绀,当尝试进行气管切开术时,发现无法识别气管组织。尸检显示在喉部下方存在双侧支气管和三角形软骨,气管组织缺如。

1962 年,弗洛伊德(Floyd)等[6]描述了 1 例呼吸暂停且无法插管的新生儿。当 ETT 无意中进入食管时,能够抬起双侧胸廓并有粗糙的呼吸音。他们总结描述了 1900~1962 年的另外 13 个案例,定义了弗洛伊德分类系统(图 4)[7]。本病例为弗洛

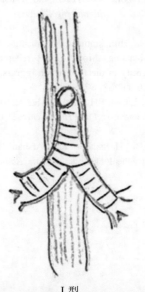
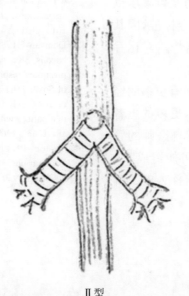
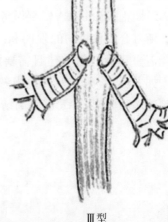

Ⅰ型   Ⅱ型   Ⅲ型

图 4 Floyd 分型(来自 Tazuke 等[7])

伊德Ⅱ型,也是最常见的变异。法罗(Faro)等[8]制订了一种更合理的 TA 描述性分类系统,因为 Floyd 分类并不能囊括全部解剖变异情况。

若不存在气管食管瘘(TEF),TA 可能产生的体征和症状使胎儿在子宫内即可被诊断[2]。扩张的高回声肺,充满液体、扩张的气管和支气管,在呼吸过程中无论是否有心脏功能障碍均没有气流,膈肌扁平化和腹水是没有 TEF 时 TA 的表现。这一系列结果被称为先天性高气道阻塞综合征。对子宫内胎儿怀疑 TA 时经磁共振成像可以确诊。TA 产前最常见的表现是羊水过多,但并不具备特异性且与许多先天性异常有关[2]。该患儿存在 TEF,缺乏先天性高气道阻塞综合征的表现,因此并未进行胎儿磁共振成像。此外,尽管诊断出羊水过多,患儿父母拒绝了进行侵入性检查。

当在子宫内诊断出 TA 时,可以进行子宫内的治疗[9]。鲜有报道患者接受分期的缺损修复,并给予不同需求的呼吸和营养支持[2]。文献报道患者修复后最长存活时间为 6 年[10]。2、3 型 TA 通常无法通过手术修复[3]。TA 与脊柱、肛门、心脏、气管食管、肾脏、肢体异常以及 TA/闭锁、先天性心脏病、桡骨缺损、十二指肠闭锁综合征等相关[11]。尽管已在动物研究中描述了几种遗传模型,但目前尚未确定人类致病基因[12,13]。

如本病例所示,尝试食管插管可暂时稳定病情。带袖套的 ETT、更高的气道压力及胃减压也有助于术中管理。颈部 CT 检查是金标准,因其可更好地显示解剖结构并进行分类[14]。对比吞咽试验可能导致呼吸障碍,应予避免[2]。

早期正确诊断 TA 需要医务人员有更多的经验。随着合成移植物的发明和改进,更多的患者可能需要进行气管重建且需要麻醉科医师的管理。如上所述,医务人员应当熟悉可能造成 TA 漏诊的多个因素,对气道解剖结构有深入的了解并具备识别潜在并发症的能力。

(王芷 译,陶天柱 审)

参考文献

[1] Demircan M, Aksoy T, Ceran C, Kafkasli A. Tracheal agenesis and esophageal atresia with proximal and distal bronchoesophageal fistulas. *J Pediatr Surg*. 2008; 43: e1 - e3.

[2] de Groot-van der Mooren MD, Haak MC, Lakeman P, et al. Tracheal agenesis: approach towards this severe diagnosis. Case report and review of the literature. *Eur J Pediatr*. 2012; 171: 425 - 431.

[3] Park BJ, Kim MS, Yang JH, Jun TG. Tracheal agenesis reconstruction with external esophageal stenting: postoperative results and complications. *Korean J Thorac Cardiovasc Surg*. 2015; 48: 439 - 442.

[4] Berry DD. Neonatology in the 1990's: surfactant replacement therapy becomes a reality. *Clin Pediatr* (*Phila*). 1991; 30: 167 - 172.

[5] Payne W. Congenital absence of the trachea. *Brooklyn Med J*. 1900; 14: 568.

[6] Floyd J, Campbell DC, Dominy DE. Agenesis of the trachea. *Am Rev Respir Dis*. 1962; 86: 557 - 560.

[7] Tazuke Y, Okuyama H, Uehara S, et al. Long-term outcomes of four patients with tracheal agenesis who underwent airway and esophageal reconstruction. *J Pediatr Surg*. 50; 2015; 2009 - 2011.

[8] Faro RS, Goodwin CD, Organ CH, et al. Tracheal agenesis. *Ann Thorac Surg*. 1979; 28: 295 - 299.

[9] Vaikunth SS, Morris LM, Polzin W, et al. Congenital high airway obstruction syndrome due to complete tracheal agenesis: an accident of nature with clues for tracheal development and lessons in management. *Fetal Diagn Ther*. 2009; 26: 93 - 97.

[10] Soh H, Kawahawa H, Imura K, et al. Tracheal agenesis in a child who survived for 6 years. *J Pediatr Surg*. 1999; 34: 1541 - 1543.

[11] Wei JL, Rodeberg D, Thompson DM. Tracheal agenesis with anomalies found in both VACTERL and TACRD associations. *Int J Pediatr Otorhinolaryngol*. 2003; 67: 1013 - 1017.

[12] Domyan ET, Ferretti E, Throckmorton K, Mishina Y, Nicolis SK, Sun X. Signaling through BMP receptors promotes respiratory identity in the foregut via repression of Sox2. *Development*. 2011; 138: 971 - 981.

[13] de Jong EM, Douben H, Eussen BH, et al. 5q11.2 deletion in a patient with tracheal agenesis. *Eur J Hum Genet*. 2010; 18: 1265 - 1268.

[14] Strouse PJ, Newman B, Hernandez RJ, Afshani E, Bommaraju M. CT of tracheal agenesis. *Pediatr Radiol*. 2006; 36: 920 - 926.

64. 小儿清醒气管切开术的麻醉管理

伊恩·袁(Ian Yuan),本杰明·B. 布鲁因斯(Benjamin B. Bruins),
埃莉诺·P. 奇尔(Eleanor P. Kiell),鲁夫·R. 贾维亚 (Luv R. Javia),
豪尔赫·A. 加尔维斯 (Jorge A. Galvez)

摘要

清醒气管切开术是在气管插管或环甲膜切开等气道控制措施失败或不适用时,用于解除急性
上呼吸道梗阻的方法。考虑到患儿配合度和安全性问题,这种方法很少用于小儿,目前未见文
献报道。本病例报道了1例对声门上巨大肿物造成喉部入口阻塞的7岁女性患儿施行清醒气
管切开术的麻醉管理。

清醒气管切开术是在气管插管或环甲膜切开等气道控制措施失败或不适用时用于解除急性上呼吸道梗阻的方法[1]。考虑到配合度和安全性问题,这种方法很少用于儿科患者。尽管有成人施行清醒气管切开术的综述报道,但自18世纪20年代皮埃尔·布列塔尼奥(Pierre Bretonneau)及其学生阿尔芒·特鲁索(Armand Trousseau)为喉头炎和白喉患儿(包括小儿)施行气管切开术以来,鲜有儿科患者施行清醒气管切开的病例报道。本文报道1例对声门上巨大肿物即将造成完全性上呼吸道梗阻的7岁女童,施行清醒气管切开术的麻醉管理。患儿家属已签署本病例发表的知情同意书。

病例描述

1名既往体健的7岁女童,因几周内出现持续恶化的声音改变、吞咽困难、夜间难以平卧被送往急诊室。耳鼻喉科医师在其清醒状态下进行鼻咽镜检查,发现舌根部巨大肿物,占据整个下咽腔。肿块过大致使咽喉镜(2.8 mm)无法经过,因此喉口和声带未能窥视。CT扫描证实会厌处存在巨大的异质性肿物扩张,使会厌谷闭塞并阻塞喉口(图1)。鉴于有完全性气道阻塞的风险,使我们在进一步气道评估前考虑首先建立安全气道。与全美小儿困难气管插管登记中心的几位麻醉气道管理专家进行讨论后,我们认为通过吸入或静脉进行全麻诱导的方式并不合适。由于肿块的活动性可能使麻醉诱导后发生完全气道梗阻,

尤其是在需要行正压通气时。经口或经鼻行气管插管也极为困难,巨大肿物直接或间接阻碍声门暴露以及纤支镜和气管导管的入路。此外,这两种操作有可能导致肿块出血或咽部水肿。进一步与耳鼻喉科医师探讨最安全的气道保护措施后,计划对患儿施行清醒状态下气管切开术。家属对患儿进行了与其年龄相适宜的解释,并获得了儿童生活专家的帮助——他们是帮助患儿和家属处理住院、疾病和残疾等困难时的专业健康护理团

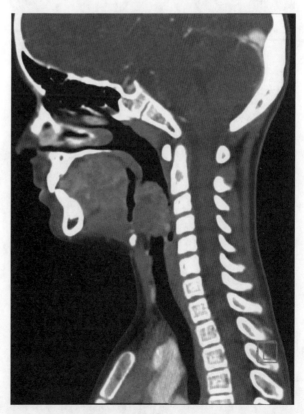

图1 CT平扫下的咽喉部肿块

251

队。尽管情况严重,但患儿和家属始终保持平静状态。

在患儿转送至手术室前,麻醉科、耳鼻喉科和护理团队共同讨论了气道管理计划,确认设备安全可用,并给团队的所有成员分配了任务,以应对可能发生的紧急情况。考虑到气道梗阻恶化和/或术中操作使患儿配合度降低或不能配合的风险,我们制订了一个最低程度的镇静方案。我们强调预充氧的重要性,以及手术操作过程中患儿发生气道阻塞时,耳鼻喉科医师紧急行环甲膜穿刺的策略,以作为气道管理的备选方案。

儿童生活专家协助进行静脉穿刺置管,并使用 4% 利多卡因乳膏涂抹在患儿颈部。在手术室中,患儿保持平静状态,并使用平板电脑观看电影。患儿能配合医师定位、备皮、铺单,未给予任何镇静。患儿体位为仰卧位,肩膀被垫起,手臂被固定在两侧。床头升高 45°,平板电脑固定在患儿对面的显示器上,以便其整个手术过程中观看电影(图 2)。此外,两名麻醉科医师和儿童生活专家站在患儿头侧,通过与她谈话、做游戏分散

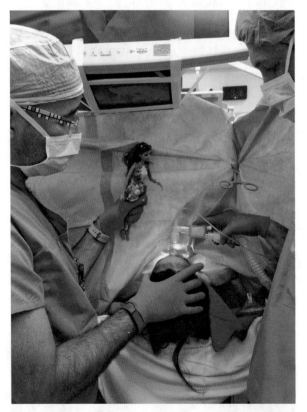

图 2 平板电脑被贴在显示器上,两位麻醉科医师在手术过程中与患儿进行交流。

她的注意力。外科医师随后在环状软骨中线下注射 1% 利多卡因混合 1∶100 000 的肾上腺素,患儿仍保持平静配合,并耐受面罩吸入纯氧。为减少口腔分泌物,给予静脉注射格隆溴铵 0.1 mg。咪达唑仑(0.05 mg/kg)和氯胺酮(0.5 mg/kg)在 10 min 内缓慢静脉滴定。患儿未诉不适,对语言刺激保持反应,并经面罩自主呼吸,SpO_2 为 100%。我们讨论了气道着火的风险并告知外科医师,手术起始阶段面罩给氧的浓度为 100%,气管暴露后即降低吸入氧浓度。确认颈部局部麻醉药起效后,外科医师用 15 号刀片切开皮肤进入皮下组织。使用电刀和镊子去除脂肪组织,暴露筋膜并探查肩带肌。用电刀和 Jake 分离器沿肩带肌中线切开,使肩带肌向外侧收缩,暴露气管,并确认环状软骨。将 1 mL 2% 的利多卡因注射到气管内,患儿轻微咳嗽后仍然平稳。气管切开前吸入氧浓度降低为 25%。在即将建立气道前以 0.6 μg/(kg·h)的速度泵注右美托咪定,未给予负荷量。随后 15 号刀片在第二和第三气管环之间沿气管中线垂直切开。使用 Jake 解剖器将切口撑开并将带套囊的 4.5 mm 导管插入气管。医师将气管导管置入气道前,我们告知患儿会感觉到颈部受压。置管后患儿有咳嗽反应,随即连接麻醉回路到气管导管,在确认监测到 $EtCO_2$ 后,静推丙泊酚(2 mg/kg)并吸入 3% 七氟醚进行麻醉诱导。患儿咳嗽期间 SpO_2 短暂下降至<90%。随后紧急经气管切开处进行人工通气,患儿脉搏血氧饱和度在数秒后恢复到 100%。

从气管切开到全麻诱导的时间为 16 min。气管旁正中处留置两条 3-0 缝合线,并将造口导管替换为 4.5 mm 套囊的气管导管。导管连接到麻醉管路,并继续监测呼气末 CO_2。随后外科医师用纤支镜经气管导管对患儿进行气管支气管检查,镜下显示气管导管的尖端在隆突上方约 2 cm处。在整个过程中,患儿始终保持冷静和可以应答,没有呼吸急促、低氧血症或呼吸窘迫的发生。

外科医师随后进行了一次显微喉镜检查,结果显示右杓会厌汇合处起源的巨大肿块占据整个下咽腔(图 3)。

随后的操作过程中患儿生命体征平稳,外科医师进行了组织活检和肿块部分切除,病理结果

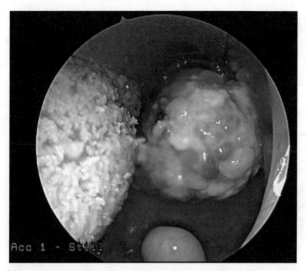

图3 显微喉镜图像
横纹肌肉瘤肿块(中间偏右);悬雍垂(底部);舌(左侧)。

证实为多形性横纹肌肉瘤。气管切开术后患儿平稳,并被安全地转送至小儿重症监护病房,开始接受横纹肌肉瘤的治疗方案。后期对患儿和家属进行随访,患儿没有任何关于在手术室行气管切开术的回忆。

讨论

小儿清醒气管切开术既往未见报道。小儿麻醉学和耳鼻咽喉学教科书未对其进行阐述,在困难气道的处理中也未提及。当咨询美国几位资深的耳鼻咽喉科医师是否有小儿清醒气管切开术的经验时,他们表示从未做过这种手术甚至没有听说过。全美小儿困难气管插管登记中心的麻醉气道管理专家也没有在清醒状态下对小儿行气管切开术的经验。我们对患儿施行了清醒状态下的气管切开术,因为这种操作是最可靠的。清醒或镇静状态下的光纤引导经鼻或口插管是难以实现的,即使耳鼻喉科医师使用 2.8 mm 的鼻咽镜也难以越过肿物。如果在操作中挤压肿块,也有引起出血和肿胀的风险。我们认真考虑了全美小儿困难气管插管登记中心的专家提出的建议,例如先进行呼吸道表面麻醉,侧卧位面罩给氧行全身麻醉诱导并行气管插管。由于肿块的大小和位置,再加上全身麻醉诱导后肿块移动可能导致气道完全梗阻的风险,这种选择似乎并不可行。

清醒状态下气管切开也存在安全问题。最主要的问题是患儿可能在外科医师建立气道前发生呼吸道阻塞。因患儿不能耐受平卧位,将体位调整为45°头高位,帮助其进行自主呼吸。我们事先与耳鼻咽喉科医师讨论,如患儿术中发生难以用抬下颌或其他方式缓解的完全性气道梗阻,术者将进行环甲膜切开以保证患儿氧供,直到气管切开术操作完成。另外的关注点是,患儿术中有躁动和不能配合的风险,可能对患儿本人或术者造成误伤。我们对患儿进行咪达唑仑和氯胺酮滴定时谨慎而缓慢,同时通过对话和游戏对患儿意识进行持续评估。患儿的选择也是保证清醒气管切开术成功的因素之一。本病例中的患儿性情温和,镇定自若,在术前评估阶段依从性良好。

对于任何困难气道,准备工作是至关重要的。我们强调在处理存在困难气道的患儿中团队合作的重要性。我们确保所有成员知晓将使用最低程度的镇静方案,并在术前提出所有相关的疑问。手术室备有困难气道急救设备,包括适合不同年龄的光学纤维支气管镜、喉罩、视频喉镜、硬质支气管镜、环甲膜穿刺针及气管切开工具等。未来,在特定的患儿中应当考虑施行清醒气管切开术,这依赖于医务人员熟练的技能和专业的小儿气道设备。

(王家强 译,陶天柱 审)

参考文献

[1] Fang CH, Friedman R, White PE, Mady LJ, Kalyoussef E. Emergent awake tracheostomy — the five-year experience at an urban tertiary care center. *Laryngoscope*. 2015;125:2476-2479.

[2] Grillo HC. Surgery of the trachea and bronchi. *PMPH-USA*. 2004. Available at:at https://books.google.com/books?id=8v ODpl_05wYC&printsec=frontcover&source=gbs_ge_summary_r&cad=0#v=onepage&q&f=false. Accessed July 6, 2016.

65. 连体婴儿CT扫描的麻醉管理

穆罕默德·萨阿德·尤素福(Muhammad Saad Yousuf),费萨尔·沙米姆
(Faisal Shamim),萨米·阿什尔·杜加(Samie Asghar Dogar),
法齐亚·阿尼斯·汗(Fauzia Anis Khan)

摘要

对连体婴儿进行影像学检查时,其麻醉管理常会遇到一些特殊问题。本文报道1例3个月零10天的剑突连体婴儿在全身麻醉下行CT检查的麻醉管理。影像学检查中面临的问题包括:器官共用导致麻醉药对循环系统产生的未知影响、两组医务人员、设备在有限空间内工作、如何将婴儿安置于扫描操作台、气道控制、呼吸机管理和设备更换等。

连体双胎解剖结构复杂,存在多发先天性结构异常及不同程度的循环系统交叉共用。行分离手术前,需通过影像学手段详细评估连体双胎的器官功能和循环交叉共用程度。本文报道1例连体双胎女婴矫正手术前行CT扫描的麻醉管理。患儿父亲阅读了本病例报道,并给予书面许可。本文作者均参与患儿的麻醉管理。

病例描述

3个月零10天的连体女婴为行CT扫描和婴儿分离手术收治入院(图1)。CT扫描拟在全身麻醉下进行。这对女婴以大约45°面对面连体,从剑突处沿胸骨中线和上腹部相连,入院时总重量为9 kg。

入院前2天,麻醉科医师进行了评估。连体女婴心音和呼吸音正常,活动度尚好。面部解剖

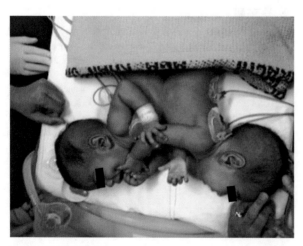

图1　剑突连体婴儿

及张口度正常,没有经口呼吸,因此不考虑面罩通气困难。术前HGB为11.3 g/dL,血细胞比容为33.1%。因先前CT扫描未在全身麻醉和静脉注射造影剂的情况下进行,因此未得到有价值的信息。连胎女婴身体融合线位于胸骨剑突处,临近心包,但胸腔完整,未发现其他心血管异常。由于经济条件限制,患儿未能行术前超声心动图检查。

针对两名连体女婴,我们成立了两个麻醉评估小组,每组由1名麻醉科主治医师、1名麻醉科住院医师和1个技术员组成。术前1天,制订并讨论了详细的麻醉方案。为避免混淆,婴儿分别被标记为A和B,并用颜色编码为红色(A)和蓝色(B)。所有设备、静脉管道、液体和药物也用贴纸进行颜色标记。麻醉小组计划采用置入喉罩和保留自主呼吸的全麻方案,并针对可能发生的困难气道问题制订了备选方案,并准备了不同型号的气管插管装置,包括喉镜片、气管导管、探条和针管,并准备了小儿纤维光学喉镜。由于患儿的颈部可以转动,如果全身麻醉下喉罩置入发生困难,将直接行气管插管。

患儿麻醉前安置于CT扫描台上,并分别进行心电图、无创血压和脉搏血氧饱和度监测,未给予麻醉前用药。诱导前由于哭泣等因素致使连体婴儿基础心率(HR)很快,但在诱导后心率降至150~160次/min。在婴儿A中观察到了心电图干扰现象,混杂信号来源于婴儿B的心电活动(图2)。婴儿B仅显示单一的心电图波形。婴儿A和婴儿B的脉搏不同步。同时,我们把监测呼气

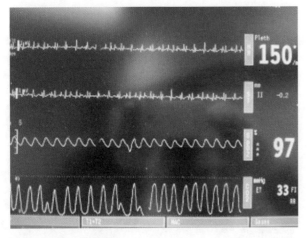

图2 婴儿A心电图

末二氧化碳(EtCO$_2$)的取样管用胶带粘在婴儿鼻孔处进行呼吸监测,观察自主呼吸的节律。

　　预充氧后,女婴A经面罩给氧吸入七氟醚进行麻醉诱导,婴儿B经另外的呼吸回路由团队B给予吸氧。婴儿A达到足够麻醉深度后,进行下肢静脉穿刺置入24G留置针,静脉输注丙泊酚10 mg后置入1号喉罩。麻醉吸入诱导时需将一只手置于枕部后方,防止头部和颈部过伸引起气道梗阻,保证呼吸通畅。丙泊酚或七氟醚对女婴B无明显影响,患儿保持清醒状态。随后用相同的方法对女婴B进行麻醉诱导,未发生并发症。在此期间对患儿心电图、无创血压、血氧饱和度、EtCO$_2$和鼻咽部温度进行监测。麻醉准备和诱导共耗时40 min。

　　麻醉维持阶段,采用浓度50%的氧气、氧化亚氮和异氟醚进行麻醉维持。由于呼吸抑制,女婴A的SpO$_2$几分钟内下降到<94%。随后采用100%纯氧及1.5%异氟醚对其进行间歇性正压通气。连体婴儿的呼吸非同步,EtCO$_2$值也不同。表1中给出了术中监护仪记录值的变化范围。CT扫描共用时30 min。

表1　术中监测数据		
	女婴A	女婴B
血压范围(mmHg)		
收缩压	45～70	50～60
舒张压	30～35	28～30
心率范围(次/min)	125～220	120～200
呼吸频率(次/min)	需间断辅助通气	35～40
体温	36.5℃	36.5℃

　　麻醉维持期间,因女婴A的麻醉机临时需要更换氧气瓶,导致其发生轻微喉痉挛,加深麻醉后缓解。在CT扫描结束后连体女婴苏醒后拔除喉罩,苏醒后观察1个小时。第2天患儿出院,并计划行后续手术。

讨论

　　连体婴儿行手术麻醉管理的病例已有报道。连体儿在解剖和生理上存在差异,并存在器官共用等问题;在气道管理、肺通气及操作台上体位摆放等也存在诸多问题[1,2]。术前需对器官功能进行影像学检查,以合理规划手术操作和评估分离的可行性。然而,有关影像学检查过程中麻醉管理的文献却很少。在文献检索后,我们仅能查阅到1篇胸腹连体婴儿因复杂性发绀型心脏病行磁共振成像检查时麻醉管理的文献。

　　在影像学检查时,连体婴儿的麻醉管理常比成人存在更多问题[4,5]。在放射科实施麻醉也有其特殊性:麻醉设备可能无法在检查室正常使用;麻醉和复苏时距离主手术区域较远,不能快速地获取帮助;影像科人员没有接受麻醉的相关培训;成像场所比手术室温度低且光线暗。此外,X线操作台不可调节倾斜度,难以接触患儿,并存在辐射危害。

　　在本病例中,两组设备和工作人员使有限的CT室空间更加拥挤。我们在扫描台两侧放置了2台麻醉机和设备车,并加长了麻醉回路和静脉输液的长度,以满足扫描过程中操作台移动的需要;使用不同颜色编码对患儿、麻醉团队、设备和药物进行标记,以避免混淆。

　　术前与影像科医师对计划实施的操作和患儿体位进行讨论尤为重要。部分检查需要在术中将患儿的体位翻转180°进行对比成像。将本例患儿安置在CT操作台没有困难,但对大龄的连体婴儿则需要测量长度和宽度,并与操作台的大小进行比较。

　　单独使用镇静剂可用于小儿CT或磁共振成像检查,但在高危人群或长时间操作时使用全身麻醉更合适。镇静和全身麻醉的优劣,尚无有力的证据支持。我们选择在全身麻醉下置入喉罩,因为在小儿行磁共振成像和CT检查的气道管理中,这种麻醉方式被认为是安全的,并被广泛应用。我们认为单纯镇静理论上可导致术中发生气道问题,在连体婴儿中更是难以处理,且很难进行紧急气管插管。因为在面对面的连体婴儿中进行气管插管难度是很大的,由于存在脊柱前凸,气管插管时颈部的旋转会使上呼吸道扭曲变形。

来自波兰的1篇病例报道描述了 例在将连体婴儿中的一个婴儿上举时对另一婴儿进行气管插管的成功案例[7];但其他报道更倾向于行侧位气管插管[8]。本病例中遇到的气道问题是婴儿颈部过伸引起的气道梗阻,需要操作时予以避免。两个婴儿自主呼吸不同步,这可能是呼吸功能受限的原因。

由于连体婴儿的心血管系统是共用的,麻醉药对循环的影响只有在诱导后才能确定,而之前无法获取相应的信息。同位素和造影试验可能是需要的,但不是决定性的。如果连体婴儿其中之一因气管插管而被抬高,那么可能会发生连体婴儿间的血液输注。诱导前,通过对连体婴儿之一给予抗胆碱能药物并观察另一婴儿心率的变化,可以确定交叉循环的存在;然而由于基础心率很高,我们在本病例中没有选择这种方法。本病例中,对其中一个连体婴儿行吸入诱导和静脉丙泊酚注射对另一婴儿没有任何影响。在连体女婴接受分离手术时,这将是有用的信息。连体女婴在诱导时颈部过度扭曲是需要关注的问题,并需要手法预防。

我们还遇到了手术麻醉中更换氧气瓶的问题。CT室内气体管道可供一台麻醉机使用,另1台机器是通过氧气瓶运作的。由于诱导时间超过预期,因此需要在术中更换耗尽的钢瓶。这使其中1个婴儿的麻醉变浅,但并无远期损害。

在连体婴儿A的麻醉中,SpO_2持续下降到<94%,需要进行人工通气改善氧合。最初,我们认为这是由于血液分流和/或不同步通气造成的,后期影像学报告显示婴儿A存在小的房间隔缺损(ASD)和室间隔缺损(VSD)。这解释了自主呼吸中出现的去氧饱和现象,也强调了行术前超声心动图和麻醉前进行心脏疾病筛查的重要性。

总之,本病例呈现了连体婴儿术前行影像学检查中的麻醉挑战,强调了详细制订麻醉计划的必要性。团队成员之间的紧密协作和相互沟通也尤为重要。

(王家强 译,陶天柱 审)

参考文献

[1] Leelanukrom R, Somboonviboon W, Bunburaphong P, Kiatkungwanklai P. Anaesthetic experiences in three sets of conjoined twins in King Chulalongkorn Memorial Hospital. *Paediatr Anaesth*. 2004;14:176-183.

[2] Zhong HJ, Li H, Du ZY, Huan H, Yang TD, Qi YY. Anesthetic management of conjoined twins undergoing one-stage surgical separation: a single center experience. *Pak J Med Sci*. 2013;29:509-513.

[3] Shank E, Manohar N, Schmidt U. Anesthetic management for thoracopagus twins with complex cyanotic heart disease in the magnetic resonance imaging suite. *Anesth Analg*. 2005;100:361-364.

[4] Campbell K, Torres L, Stayer S. Anesthesia and sedation outside the operating room. *Anesthesiol Clin*. 2014;32:25-43.

[5] Malviya S, Voepel-Lewis T, Eldevik OP, Rockwell DT, Wong JH, Tait AR. Sedation and general anaesthesia in children undergoing MRI and CT: adverse events and outcomes. *Br J Anaesth*. 2000;84:743-748.

[6] Lin J, Liu B, Tan L, Zuo YX. Successful tracheal intubation using the Airtraq in thoraco-omphalopagus twins. *Anesth Analg*. 2011;113:204-205.

[7] Kobylarz K. Anaesthesia of conjoined twins — case series. *Anaesthesiol Intensive Ther*. 2014;46:65-77.

[8] Thomas JM, Lopez JT. Conjoined twins — the anaesthetic management of 15 sets from 1991-2002. *Paediatr Anaesth*. 2004;14:117-129.

66. 线粒体疾病和恶性高热易感性并存的小儿患者的麻醉管理

乔纳森·H. 纳尔逊(Jonathon H. Nelson),理查德·F. 卡普兰(Richard F. Kaplan)

摘要

本文报道两例并存线粒体疾病和恶性高热易感性的小儿患者。这两种疾病都很少见,同时出现则尤为罕见。本文在此总结麻醉相关的循证医学证据,同时介绍我们在围术期的处理措施,以期为后续此类患者的处理提供帮助。本文发表时已获取患者知情同意及人体试验委员会的同意。

对恶性高热易感性(MHS)患者实施成功麻醉管理,需要用的药"安全"来预防恶性高热(MH)。然而,一些"安全"的麻醉方法可能会对患有其他罕见遗传病(如线粒体疾病)的 MHS 患者产生不利影响。丙泊酚能抑制线粒体功能,以及氧化磷酸化的脱偶联,增加了线粒体疾病患者围术期并发症的风险[1]。

病例描述
病例 1

1 名 10 岁女童,体重 37.8 kg,因心悸、疲劳和体位性心动过速综合征,拟在心导管室内行电生理检查和射频消融。值得注意的是,患儿有 MH 家族史。其弟弟有 MH 病史,因疲劳和发育不良进行了系统检查,结果发现在 NADH 脱氢酶辅酶 Q-1α子复合体亚单位 2(NDUFA2)基因中存在单一变异体,此基因是线粒体复合体 I 的一部分,且是线粒体 tRNA 翻译优化-1 基因中的一个单一变异体。对本例患儿的全外显子测序发现,患儿有 MH 致病性基因突变(兰尼碱受体 RYR1 C.7 300G>A[p.G2 434R])[2]。此外,遗传分析发现,患儿存在线粒体肌病有关的突变,包括阵发性非运动源性运动障碍突变和线粒体 tRNA 翻译优化-1 基因突变(载体)。阵发性非运动源性运动障碍是一种常染色体显性遗传疾病,可导致突然发生非自主运动,并已被证实与线粒体功能障碍有关[3]。

考虑到 MHS,麻醉管理中应避免使用吸入麻醉药。丙泊酚对线粒体具有潜在毒性,我们也不选择使用。此外,输注右美托咪定可能会减慢心率,抑制传导,引起隐匿性心律失常,导致射频消融失败。因此,全身麻醉采用咪达唑仑(总剂量 0.16 mg/kg,分次静脉注射)、芬太尼(总剂量 2.6 μg/kg,分次静脉注射)、氯胺酮(0.8 mg/kg)和罗库溴铵(1 mg/kg)。麻醉维持过程中,氯胺酮泵注速度为 1~2 mg/(kg·h);吸入气体为 50%氧气和 50%氧化亚氮。患儿术前禁食(NPO) 2 h,术中静滴不含乳酸的葡萄糖溶液。术中乳酸值为 1.14~2.49 mmol/L,术后乳酸值下降到 1.0 mmol/L。围术期血糖水平稳定并在正常范围内。患儿手术全程平稳,手术结束时成功拔管,并被转移到苏醒室。患儿术后否认术中知晓。患儿在 PACU 观察了 6 h,随后出院回家,没有出现 MH 或代谢代偿等并发症。

病例 2

1 名 12 岁男童,25 kg,拟在手术室内行腭裂修补手术。术前因发作性自主神经障碍伴发育不良和疲劳病史,医师对其进行完整的外显子测序,发现其存在与线粒体疾病相关的 ATP8 基因(G8 519A)突变。此外,患者有 2 次 MH 相关的临床病史。两次病史均涉及在使用麻醉剂后出现进行性肌肉僵硬、高碳酸血症和高热反应,使用丹曲林后能有效缓解。患者未行基因检测或肌肉组织活检,随后所有手术操作均在给予预防性 MH 措施下进行。患儿母亲诉其对咪达唑仑、右美托咪定和丙泊酚存在耐受;由于视力模糊,患儿无法耐受氯胺酮。

患儿的围术期准备包括短期禁食和术前静脉输注葡萄糖。全身麻醉诱导使用芬太尼(2 μg/kg)、罗库溴铵（1 mg/kg）和依托咪酯（2 mg/kg）。麻醉维持采用瑞芬太尼 0.2 μg/(kg·min) 和右美托咪定 0.5 μg/(kg·h) 泵注，吸入气体为 50% 氧气和 50% 氧化亚氮。术中乳酸从 0.3 mmol/L 上升至 2.45 mmol/L，术后逐渐下降。术中血糖维持在正常水平。在整个手术过程中，患者状态平稳，在手术结束时成功拔管。患者术后第 1 天出院，未出现 MH 或代谢性失代偿的并发症。

讨论

MH 是一种罕见的遗传性疾病，它引起骨骼肌细胞钙释放增加，导致高代谢异常、高碳酸血症、横纹肌溶解和高热[4]。为最大限度地降低 MHS 患者的围术期风险，美国恶性高热协会（MHAUS）建议：避免使用包括挥发性麻醉药和琥珀胆碱在内触发剂；更换通气管道和二氧化碳吸收器；使用活性炭过滤器；或以 10 L/min 的速率冲洗麻醉机至少 15 min 等[5]。由于避免使用挥发性麻醉剂，常用的方法是使用丙泊酚泵注进行麻醉维持。

对存在线粒体缺陷的患者，使用丙泊酚可能会引发一系列问题。有报道称，丙泊酚可抑制电子传递链复合物 I，导致 ATP 产生减少，并对肌肉和神经系统功能产生负面影响[1,6]。对此类患者使用丙泊酚可能增加围术期并发症的发生可能，包括呼吸抑制、心律失常和神经功能障碍[1]。尽管存在这些风险，仍有文献报道丙泊酚在线粒体缺陷患者的麻醉诱导和维持中可以安全使用[7,8]。尽管"围术期管理比全身麻醉用药更值得关注"，史密斯（Smith）等[7]在线粒体缺陷的小儿麻醉中开展了大规模队列研究，发现麻醉药物与围术期并发症并无因果关系。

研究报道，任意一种麻醉药都可抑制线粒体功能，尤以丙泊酚和挥发性麻醉药显著[1,7,9]。目前，线粒体疾病在存活婴儿中的发生率约为 1/5 000～1/4 000，其中涉及数百种缺陷，发生机制包括遗传和环境因素[1]。在线粒体疾病患者中，麻醉药可使线粒体发生一系列涉及蛋白质表型的变化[7]。建议避免使用抑制心肌功能的药物，因其会加重相关的心肌疾病并导致传导功能损害[10]。如我们在病例中所示，依托咪酯和右美

托咪定在既往的线粒体缺陷患者中均已成功使用[8,11]。推荐的指南包括缩短术前禁食时间，允许术前 2 个小时饮清流质；避免输注含乳酸的液体，使用含电解质的 D10 溶液；并在术前和术后监测乳酸和葡萄糖水平[9,10]。MHAUS 的一篇文献综述指出，线粒体疾病患者发生 MH 的敏感性并未增加，而吸入性麻醉药应用于线粒体疾病患者似乎也是安全的[5]。在线粒体疾病患者中，琥珀胆碱可引发高血钾症导致心搏骤停，应当禁用[5,12]。此外，非去极化肌肉松弛药可能会延长作用时间，需要慎用。

线粒体疾病患者的麻醉管理仍是备受争议的话题，各医疗机构均有处理方案，但尚没有被广泛接受的治疗标准。迄今为止，尚未有临床试验研究麻醉药物在线粒体疾病中的作用。Chow 和 Woon 认为，我们已知的数据都来自发表的病例报道、回顾性研究以及专家意见等 4 级证据[8]。尼兹戈达（Niezgoda）和摩根（Morgan）在文献综述中建议：① 尽量缩短术前禁食时间，避免低血容量和低血糖现象发生；② 更加谨慎地使用肌肉松弛药；③ 避免使用含乳酸盐的液体，因部分患者乳酸代谢困难，可能会导致酸中毒；④ 避免使用止血带和压迫，以尽量减少灌注和供氧不足的区域；⑤ 避免体温波动；⑥ 缓慢滴定挥发性和注射用麻醉药物剂量，减轻血流动力学变化；⑦ 采取降低术后恶心呕吐（PONV）的措施。如上所述，虽然作者没有提及丙泊酚，但其使用可能导致进一步的线粒体功能障碍，所以笔者认为对上述两例患儿应避免使用丙泊酚。

虽然两例患儿均处于两种不相关的复杂疾病共存状态，且每种疾病的适用麻醉方法是相互冲突的，但都成功实施了麻醉而没有发生任何并发症，在平稳恢复期后出院。尽管两例患儿都同时患有相似的 MH 和线粒体疾病，但因手术不同，患儿需要不同的麻醉方案。每例患儿都进行了温度监测，以预防发生高热现象并避免术中体温过低。线粒体呼吸链功能紊乱可引起产热缺陷，因此线粒体疾病患者也面临着更高的低体温风险[12]。

由于线粒体疾病的种类繁多，用药前必须仔细权衡麻醉的风险和益处。所有患者在使用麻醉药后，均应进行适当的监护和充分的麻醉苏醒。

尽管这两种疾病同时发生非常罕见,但这两例报道可以作为类似病例进行安全有效麻醉管理的指导。未来,全外显子基因筛查的使用会更加普及,这有利于揭示错综复杂的线粒体疾病及其对麻醉药的不同反应,对麻醉科医师的管理将大有裨益。

(王家强 译,陶天柱 审)

参考文献

[1] Niezgoda J, Morgan PG. Anesthetic considerations in patients with mitochondrial defects. *Paediatr Anaesth*. 2013; 23: 785 – 793.

[2] Carpenter D, Morris A, Robinson RL, et al. Analysis of RYR1 haplotype profile in patients with malignant hyperthermia. *Ann Hum Genet*. 2009; 73: 10 – 18.

[3] Ghezzi D, Canavese C, Kovacevic G, et al. A family with paroxysmal nonkinesigenic dyskinesias (PNKD): evidence of mitochondrial dysfunction. *Eur J Paediatr Neurol*. 2015; 19: 64 – 68.

[4] Rosero EB, Adesanya AO, Timaran CH, Joshi GP. Trends and outcomes of malignant hyperthermia in the United States, 2000 to 2005. *Anesthesiology*. 2009; 110: 89 – 94.

[5] *Anesthesia Workstation Preparation*, *Does Mitochondrial Myopathy (MM) Increase an Individual's Susceptibility to Malignant Hyperthermia (MH)? MHAUS Recommendations*. Malignant Hyperthermia Association of the United States, n.d. Web. 2016.

[6] Saettele AK, Sharma A, Murray DJ. Case scenario: hypotonia in infancy: anesthetic dilemma. *Anesthesiology*. 2013; 119: 443 – 446.

[7] Smith A, Dunne E, Mannion M, et al. A review of anaesthetic outcomes in patients with genetically confirmed mitochondrial disorders. *Eur J Pediatr*. 2017; 176: 83 – 88.

[8] Chow SY, Woon KL. General anesthesia for adults with mitochondrial myopathy. *A A Case Rep*. 2015; 4: 52 – 57.

[9] Kelley RI. *Information for Anesthesiologists and Surgeons for Operative and Perioperative Care of Patients with Mitochondrial Diseases*. Baltimore, MD: Kennedy Krieger Institute; 2009.

[10] Thompson VA, Wahr JA. Anesthetic considerations in patients presenting with mitochondrial myopathy, encephalopathy, lactic acidosis, and stroke-like episodes (MELAS) syndrome. *Anesth Analg*. 1997; 85: 1404 – 1406.

[11] Woodward EL, Xiong Z. Use of methohexital and dexmedetomidine for maintenance of anesthesia in a patient with mitochondrial myopathy: a case report. *A A Case Rep*. 2017; 8: 33 – 35.

[12] Sasano N, Fujita Y, So M, Sobue K, Sasano H, Katsuya H. Anesthetic management of a patient with mitochondrial myopathy, encephalopathy, lactic acidosis, and stroke-like episodes (MELAS) during laparotomy. *J Anesth*. 2007; 21: 72 – 75.

67. 先天性四肢切断综合征患儿行持续无创血流动力学监测

玛丽莎·G. 瓦迪(Marissa G. Vadi)，伊丽莎白·A. 加扎尔(Elizabeth A. Ghazal)，
马修斯·R. 马尔金(Mathew R. Malkin)，阿比索拉·阿约德吉(Abisola Ayodeji)，
理查德·L. 阿普盖特二世(Richard L. Applegate, II)

摘要

先天性四肢切断综合征是一种四肢近端或全部缺如的先天性疾病。这类患儿行无创血流动力学监测时会面临困难。我们将报道1例先天性四肢切断综合征的婴儿行腹腔镜下胃造口管置入术，术中采用指套式血压测量系统进行持续无创血流动力学监测。本病例提示这种血压监测系统也可能适用于其他类似畸形的患儿。

先天性四肢切断综合征(Tetra-amelia 综合征)是一种罕见的先天性疾病，表现为四肢缺如及颅面部、心肺系统、神经系统或泌尿生殖系统异常。"Tetra"是希腊语中的"4"，"amelia"来源于"a"(缺少)和"melia"(肢体)。四肢缺如使传统的袖带无创血压测量不能实现。我们报道1例患有先天性四肢切断综合征的婴儿使用指套血压测量系统(ClearSight™ System；Edwards Lifesciences, Irvine，CA)进行连续无创血流动力学监测的病例。患儿母亲阅读该病例内容后提供了书面同意书。

病例描述

1 名 11 周龄患儿，4.2 kg，先天性四肢近端缺如、骶骨发育不全和先天性小颌畸形。患儿于孕39 周分娩后即入新生儿重症监护室治疗，由于患儿吸吮动作差且发育停滞，因此拟行腹腔镜下胃造口置管术。已行的手术包括在患儿 3 周时置入下颌骨牵张器以及单腔静脉导管，曾在行纤支镜引导下气管插管时遇到困难。婴儿的双侧上肢和右下肢完全缺如，残遗的左下肢仅有附肢存在(图 1)。之前的血流动力学监测是通过脐动脉置管实现的，考虑到血栓风险，胃造口手术前数周已停用脐动脉置管。因新生儿血压计袖带不适用于患儿左下肢附肢，后续无创血压监测尝试均未成，脉搏血氧饱和度数值可由远端附肢测量获取。

随后展开多学科讨论，小儿麻醉科医师、新生儿科医师和小儿外科医师共同商讨并计划术中和

术后最安全的血流动力学监测方案。因完全的下颌骨牵引还未实现，气道管理的时间可能会延长，术中可靠的血流动力学监测尤为重要。因超声检查发现患儿右股动脉缺如，且左股动脉和双侧髂动脉发育不全，患儿不适宜行有创动脉血压监测。脑近红外光谱(NIRS)是监测脑血流趋势的一种手段，但手术室内没有适合该患儿的传感器型号，因此未能使用。

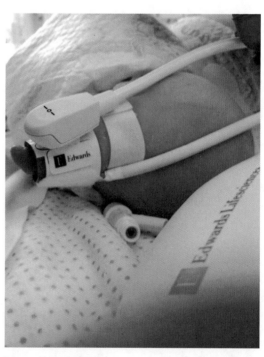

图 1　手指测压袖带

小尺寸指套袖带(ClearSight™ System；Edwards Lifesciences, Irvine，CA) 固定于患儿左下肢附肢。脉搏血氧饱和度从左下肢附肢近心端测得。

患儿左下肢附肢的周长与成人食指相近。在新生儿重症监护室中,使用测量成人无创血压的指套袖带固定在患儿左下肢附肢(图1),可获取反映动脉搏动血压的波形图。固定好指套血压测量计后,患儿被转送至手术室行胃造口置管术。患儿的单腔中心静脉导管在位,随后在吸入纯氧和8%七氟醚下进行麻醉诱导。在视频喉镜辅助和纤维支气管镜引导下行气管插管,过程中遇到一定困难,约10 min后成功置入3.5 mm的无套囊导管。气管插管时,七氟醚呼气末浓度为3.6%。在气管插管完成之前,患儿保持自主呼吸。气管插管期间,患儿的心率为154~166次/min,血压波动在84/56~97/67 mmHg。此后麻醉过程顺利。在术中的45 min和术后2 h内,指套测压系统提供了连续的无创血压测量。指套袖带停用后患儿未发现血管损伤或其他的左下肢损害。

讨论

严重肢体畸形的患儿,如先天性四肢切断综合征,因患儿行常规监测往往存在诸多问题,给麻醉科医师带来特殊的挑战。此类患儿可能适用有创血压监测,但患儿常发生目标动脉缺失、异常或发育不全等问题。曾有报道对行脊柱融合术的先天性四肢切断综合征的患儿,在氯胺酮麻醉下手术切开颞浅动脉并置管,以此进行血流动力学监测[1]。然而,该操作难以在未予镇静或全身麻醉的年幼且不合作的小儿上实现。对本例怀疑存在困难气道的患儿,我们未选择该监测方式。

严重肢体畸形患儿行可替代的无创血压监测,鲜有文献报道。曾有报道1名3岁男孩使用暂时性阴茎血压监测,因该患儿四肢严重短缺,无法使用标准血压计袖带[2]。监测中袖带只允许行间歇性充气,并定期检查阴茎,以防止阴茎缺血。2 h后放置股动脉导管,袖带血压和动脉导管血压的相关性良好。本病例中的患儿因体型过小,该方法并不可行。

有文献报道,在先天性四肢切断综合征患儿的全身麻醉中,通过颈动脉多普勒[3]及经食管多普勒[4]监测血流动力学。然而,多普勒超声或图像的变化只反映大致的血流趋势,并不能反映血压,且多普勒探测声音强度细微变化的能力可能

因设备类型和操作者而异。曾有病例报道,应用近红外光谱技术监测先天性四肢切断综合征患儿脑和躯体氧合趋势[5]。该作者认为,氧合持续降低与低血压或失血引起的缺血事件有关。近红外光谱主要用于监测心脏手术中小儿的脑氧合,但并不能单独用于监测灌注是否充分。

对本例患者,我们通过气动手指套袖带和红外线技术监测与血压相关的动脉搏动。这项技术在小儿研究中结果良好,但尚未在新生儿群体中得到证实[6]。虽然这一技术只能监测患儿的血压趋势,但当肢体缺如不能使用传统的监护设备时,可以使用该技术指导短小手术的血压管理。袖带型号和对动脉搏动的要求,限制了其在较小婴儿中的应用。因每个袖带只能使用1次,若每次麻醉需要使用多于1个袖带,其使用成本会增加。较小婴儿应避免长时间使用该袖带,因其会增加肢体水肿和袖套远端缺血的风险[6]。

总之,肢体过小或畸形的患儿在麻醉期间进行常规监测是麻醉科医师面临的巨大挑战。本病例说明,使用连续的无创指压系统可以成功对此患儿进行血压监测,并且可在手术短小且出血较少时替代连续有创动脉血压监测。对于没有大出血或休克的小儿,此系统有望替代动脉置管测压。在小儿群体中明确这项技术的可行性,尚需要进一步的研究。

(王家强 译,陶天柱 审)

参考文献

[1] Heyman HJ, Ivankovich AD, Shulman M, Millar E, Choudhry YA. Intraoperative monitoring and anesthetic management for spinal fusion in an amelic patient. J Pediatr Orthop 1982;2:299-301

[2] Gurnaney H, Ganesh A, Storm PB. Penile blood pressure monitoring for a pediatric patient with hypomelia. Anesth Analg 2010;111:1328

[3] Tallmeister A, Sheehan MM, Pelton DA. Dental anaesthesia for a child with complete amelia. Can Anaesth Soc J 1986;33:484-7

[4] Mukhtar K, Jayaseelan S, Allsop E. Anaesthesia and orphan disease:phocomelia — a lesson from the past. Eur J Anaesthesiol 2012;29:353-4

[5] Anesthetic Management of a Patient with Tetra-Amelia Syndrome. Available at: https://www.webmedcentral.com/wmcpdf/Article_WMC00592.pdf. Accessed March 7, 2016.

[6] Garnier RP, van der Spoel AG, Sibarani-Ponsen R, Markhorst DG, Boer C. Level of agreement between Nexfin non-invasive arterial pressure with invasive arterial pressure measurements in children. Br J Anaesth 2012;109:609-15

68. 两例杜氏肌营养不良患者外周神经阻滞时对神经电刺激的不同反应

孙明和(MinHye So)，杉浦武(Takeshi Sugiura)，吉沢沙耶(Saya Yoshizawa)，
祖父江和也(Kazuya Sobue)

摘要

近年来，超声与电刺激结合的神经阻滞技术得到广泛应用。我们报道2例杜氏肌营养不良(Duchenne muscular dystrophy, DMD)患者在行外周神经阻滞期间对神经电刺激表现出不同反应。1名无严重残疾的2岁男孩在行电刺激后表现出肌肉收缩，另1例严重残疾的14岁男孩电刺激后无肌肉反应。我们的经验表明，神经电刺激引起的肌肉反应随患者杜氏肌营养不良病情的不同阶段而变化。

近年来，超声引导下外周神经阻滞技术得到广泛应用。为确保操作的安全性和成功率，越来越多的医师推荐使用超声与电刺激相结合的方法[1,2]。

包括周围神经阻滞在内的区域麻醉，有助于满足肌肉疾病患者的围术期镇痛。同时，已有研究报道肌肉疾病患者有肌肉复合动作电位显著降低的现象[3]。我们报道2例拟行择期手术的DMD患者在神经阻滞期间肌肉对电刺激存在的不同反应。病例报道均得到患者父母的知情同意。

病例描述

患者1

1名2岁男孩血清肌酸激酶(CK)浓度升高，因可疑DMD行右肱二头肌活检。患儿体重12.7 kg，身高83 cm。尽管患儿血清CK升至15 467 U/L(正常范围62~287 U/L)，但无任何肌无力表现，且血清电解质正常。CT显示该患儿肌肉轻度萎缩，但外观无异常。该患儿并非行全身麻醉的高危人群，故对其施行全身麻醉联合右臂丛神经阻滞(斜角肌肌间沟)麻醉。丙泊酚全麻诱导后，小心置入喉罩进行通气。随后，1位有13年工作经验的麻醉科医师使用超声和电刺激技术行右侧臂丛神经阻滞。臂丛神经位于前中斜角肌中间易于识别，且患儿前中斜角肌无萎缩。在1 mA电流下用神经刺激器(Stimulex HNS 12，B/Braun，Melsungen，Germany)进行神经电刺激，其右前臂肌肉发生收缩。穿刺针(StimulexA，22G×50 mm；B/Braun)

位于前中斜角肌之间，在电流为0.2 mA时肌肉收缩消失，此时于前中斜角肌之间注入0.375%罗哌卡因3 mL。患儿围术期无不良事件发生，肌肉活检证实患儿DMD诊断。

患者2

1名14岁男孩因高度怀疑DMD拟行左股薄肌活检。患儿体重35 kg，身高160 cm。患儿严重残疾且需坐轮椅，因心肺肌肉受损，夜间需要呼吸机提供无创正压通气支持。患儿血清CK 345 U/L，血清电解质正常。术前CT显示全部肌肉萎缩，股薄肌为患者唯一适合活检的肌肉。患儿属全身麻醉高危者，故计划联合超声和神经电刺激行左股神经和闭孔神经阻滞，神经刺激器和穿刺针与第1例患儿所用型号相同。该患儿由1位有19年工作经验的麻醉科医师对其实施神经阻滞。因患儿肌肉纤维极其纤细，超声下几乎每个视野都看不见肌肉纤维，筋膜和左股神经也几乎不能分辨。与第1位患儿相比，在1 mA电流刺激下，该患儿无肌肉收缩，增加电流至2 mA时仍无肌肉收缩。尽管调整穿刺针位置，仍未见肌肉收缩。因无其他更好的解决方法，故仅在超声引导下于两处注入1.5%利多卡因15 mL。围术期无不良事件发生，肌肉活检证实了患儿DMD的诊断。

讨论

目前尚无DMD患者肌肉对神经电刺激反

应的报道。糖尿病患者多伴有神经损伤，糖尿病足坏疽的患者电刺激阈值较无糖尿病患者增高[4]。DMD与糖尿病不同，其肌肉对神经电刺激的反应是由骨骼肌病变引起。DMD患者在3岁时血清CK达最大值，随后呈下降趋势，年均下降速度为20%，肌肉逐年萎缩[5]。第2例患儿因骨骼肌严重萎缩，血清CK较第1例患儿低得多。

对拟行手术的DMD患者，必须选择适合疾病发展阶段的麻醉方法。麻醉并发症似与肌肉疾病严重程度并行[6]。近年来，局部麻醉在累及呼吸循环的DMD患者中应用的益处已有报道[7]。肋间神经阻滞在合并严重呼吸综合征的DMD患者拟行胸壁手术的麻醉中，已成功应用[8]。超声和电刺激引导技术提高了神经阻滞的安全性和麻醉效果。但是，电刺激引导技术在第2例患者中以失败告终，可能因其处于疾病晚期阶段。肌肉对神经刺激的反应，随肌肉疾病严重程度而变化。

结论

总之，本文首次报道处于不同阶段的DMD患者在神经电刺激下的肌肉反应。当肌肉疾病患者行电刺激引导下神经阻滞时，应切记肌肉对神经电刺激的反应会因疾病不同阶段而不同。

（卢文斌 译，王家强 审）

参考文献

[1] Shah RD，Suresh S. Applications of regional anaesthesia in paediatrics. *Br J Anaesth*. 2013；111(suppl 1)：i114 – i124.

[2] Brull R. Modalities of nerve block performance — is there a silver bullet? In：Gebhard R，Hadzic A，Urmey W，eds. *Dual Guidance，a Multimodal Approach to Nerve Location*. Bethlehem，PA：B.Braun Medical Inc；2008：3 – 14.

[3] Krishnan AV，Kieman MC. Axonal function and activity-dependent excitability changes in myotonic dystrophy. *Muscle Nerve*. 2006；33：627 – 636.

[4] Keyl C，Held T，Albiez G，Schmack A，Wiesenack C. Increased electrical nerve stimulation threshold of the sciatic nerve in patients with diabetic foot gangrene：a prospective parallel cohort study. *Eur J Anaesthesiol*. 2013；30：435 – 440.

[5] Ramani R. Skin and musculoskeletal diseases. In：Hines RL，Marschall KE，eds. *Stoelting's Anesthesia and Co-existing Disease*. 6th ed. Philadelphia，PA：Elsevier，Inc；2012：437 – 465.

[6] Urban MK. Muscle diseases. In：Fleisher LA，ed. *Anesthesia and Uncommon Diseases*. 6th ed. Philadelphia，PA：Elsevier，Inc；2012：296 – 318.

[7] Bang SU，Kim YS，Kwon WJ，Lee SM，Kim SH. Peripheral nerve blocks as a the sole anesthetic technique in a patient with severe Duchenne muscular dystrophy. *J Anesth*. 2016；30：320 – 323.

[8] Vandepitte C，Gautier P，Bellen P，Murata H，Salviz EA，Hadzic A. Use of ultrasound-guided intercostal nerve block as a sole anaesthetic technique in a high-risk patient with Duchenne muscular dystrophy. *Acta Anaesthesiol Belg*. 2013；64：91 – 94.

69. 右美托咪定作为脊髓麻醉的辅助用药

富兰克林·奇奥(Franklin Chiao),凯伦·博雷茨基(Karen Boretsky)

摘要

本文报道了右美托咪定的新用途,即经静脉或鼻内给药作为婴儿脊髓麻醉的辅助镇静用药。文中所述拟行腹股沟疝修补术或包皮环切术的婴儿年龄分别为1个月、2个月和9个月。患儿在围术期未发生临床相关的血流动力学改变或呼吸暂停,术后疼痛评分为零分。

婴儿在清醒状态下行脊髓麻醉已有文献报道。脊髓麻醉可减少或避免全身麻醉暴露以及与其相关的呼吸暂停、喉痉挛、血流动力学改变和婴儿脑发育过程中潜在的神经毒性[1-3]。脊髓麻醉能充分阻滞感觉和运动神经,但因婴儿术中常会移动头部、手臂和躯干等而可能导致手术中断,额外镇静或全身麻醉是必要的。此外,使用镇静药可能会导致血流动力学改变、呼吸暂停,并对婴儿具有潜在的神经毒性[1-3]。

作为 α_2 受体激动剂,右美托咪定是唯一1个在动物模型中未发现神经毒性作用的镇静药,它能保留自主呼吸并产生镇痛和抗焦虑作用[4,5]。成人和儿童患者使用右美托咪定的不良反应包括低血压、高血压、心动过缓及心脏传导阻滞。当作为婴幼儿唯一的镇静药使用时,右美托咪定与0~25%的患者血压下降≥20%以及4%~25%的患者心率下降≥20%相关[6-8]。

尚未有研究报道婴儿在行脊髓麻醉时联合鼻内或静脉给予美托咪定。婴儿单纯行脊髓麻醉很少导致血流动力学变,但联合右美托咪定的影响尚不清楚。本文描述脊髓麻醉联合右美托咪定镇静对3例婴儿的影响。本报道认为,平均动脉压(MAP)或心率下降≥20%与右美托咪定的临床作用相关。病例报道经患儿父母许可,并签署同意书。

病例描述

3例患儿的脊髓麻醉方法基本相似。患儿入室后使用标准监护仪进行监测,采用鼻导管和心电图导联分别监测呼气末二氧化碳浓度与呼吸频率。患者以坐位或侧卧位在无菌铺单条件下行脊髓麻醉。使用22G 3.8 cm Quincke 针(BD Medical, Franklin Lakes, NJ)于L4~L5或L5~S1间隙穿刺,回抽有清亮脑脊液后注入丁哌卡因。

第1例患儿是拟行右腹股沟疝修补术的1月龄婴儿。婴儿清醒时用24G针开放静脉,继而以2 μg/(kg·h)速度静脉输注右美托咪定。蛛网膜下腔注射1 mg/kg等比重0.5%丁哌卡因进行脊髓麻醉。患者心率接近术前水平(120 次/min),MAP 44~54 mmHg,接近其术前水平(50 mmHg)。手术时间45 min,期间未使用额外药物。术后30 h内,患者心率105~140 次/min,无窒息事件发生,FLACC(脸、腿、活动、哭声、可安慰性)评分始终为0分。

第2例患儿是拟行右腹股沟疝修补术的2月龄婴儿。经面罩吸入七氟醚诱导后用24G针开放静脉,随后停用七氟醚。脊髓麻醉采用0.9 mg/kg等比重0.5%丁哌卡因。随后,右美托咪定以1 μg/kg速度静脉滴注10 min,后改为1 μg/(kg·h)持续泵注。患者血压和心率下降最大值为10%,呼吸频率20~51 次/min,无窒息事件发生。手术用时45 min,没有使用额外的镇静药。患者在恢复室观察2.5 h时,期间心率最大下降7%,呼吸频率36~40 次/min,无窒息事件发作,并且FLACC评分(以15 min为间隔)均为0分。与患儿父母电话随访,术后首日无不良事件。

第3例患者是9月龄婴儿,因包茎拟行包皮环切术。患儿父母为避免全身麻醉要求脊髓麻醉。右美托咪定2 μg/kg鼻内给药,以便24G针开放静脉通道。脊髓麻醉采用0.7 mg/kg比重0.75%丁哌卡因。患者MAP和心率无临床相关改变。手术时间19 min,期间无额外用药。术后

3 h 恢复期间,患儿心率 101～128 次/min,呼吸频率为 28～40 次/min 且无窒息事件。每 15 min 评估患儿 FLACC,评分均为 0 分。

讨论

本文是小剂量右美托咪定作为婴儿(年龄<2岁)脊髓麻醉辅助镇静的首次报道。3 名婴儿无临床相关的血流动力学改变或窒息事件发生,SpO_2 一直为 100%,无需额外供氧。手术安全进行且无须改为全身麻醉。

有学者使用右美托咪定[负荷剂量 1 μg/kg,持续输注速度 1～2 μg/(kg·h)]联合氯胺酮(负荷剂量 2 mg/kg,随后间断按需给予 0.5 mg/kg 负荷量),作为 2～9 岁婴儿和儿童脊髓麻醉期间的镇静用药[9]。12 例患者中,5 例心率变化>20%,1 例患者收缩压变化>20%。本报道中的婴儿没有表现出临床相关的心率和血压改变。

婴儿在手术麻醉中避免血流动力学的改变尤其重要。McCann 等认为,婴儿全身麻醉后术中低血压是大脑病变和癫痫的潜在原因[10]。回顾本案例,我们认为右美托咪定可成功且安全地用于脊髓麻醉后镇静,并且可维持血流动力学稳定,也有助于使小儿脊髓麻醉下行腹股沟疝手术术中转为全身麻醉的比例降低 19%[11]。更多的前瞻性随机研究有助于进一步评估其血流动力学变化,希望我们的经验能促成此类研究。

右美托咪定的其他益处包括保存气道功能和呼吸动力。尽管本文中的 3 名婴儿未发生围术期低氧血症或窒息事件,但需要更多病例报道确认此技术的安全性。

α_2 受体激动剂具有镇痛和抗焦虑作用。在本病例中,即使脊髓麻醉已消退且患儿运动功能已恢复,但术后 FLACC 评分仍为 0 分。静脉给予右美托咪定可与区域麻醉产生协同效应[12]。体外和体内实验研究表明,右美托咪定可能的作用还包括神经保护[13]。

总之,右美托咪定作为婴儿脊髓麻醉的辅助镇静用药,对患者、麻醉科医师和外科医师有诸多益处。右美托咪定可减少婴儿在手术台上的躁动,提高安全性并保证手术进行。它也可降低术中转为全身麻醉的比例——这种情况下麻醉方式变更是一种挑战。我们认为这项技术值得进一步研究并开展临床试验。

(卢文斌 译,王家强 审)

参考文献

[1] Patel P, Sun L. Update on neonatal anesthetic neurotoxicity: insight into molecular mechanisms and relevance to humans. *Anesthesiology*. 2009; 110: 703 - 708.

[2] Kalkman CJ, Peelen L, Moons KG, et al. Behavior and development in children and age at the time of first anesthetic exposure. *Anesthesiology*. 2009; 110: 805 - 812.

[3] Wilder RT, Flick RP, Sprung J, et al. Early exposure to anesthesia and learning disabilities in a population-based birth cohort. *Anesthesiology*. 2009; 110: 796 - 804.

[4] Venn RM, Hell J, Grounds RM. Respiratory effects of dexmedetomidine in the surgical patient requiring intensive care. *Crit Care*. 2000; 4: 302 - 308.

[5] Belleville JP, Ward DS, Bloor BC, Maze M. Effects of intravenous dexmedetomidine in humans. I. Sedation, ventilation, and metabolic rate. *Anesthesiology*. 1992; 77: 1125 - 1133.

[6] Mason KP, Zurakowski D, Zgleszewski SE, et al. High dose dexmedetomidine as the sole sedative for pediatric MRI. *Paediatr Anaesth*. 2008; 18: 403 - 411.

[7] Shukry M, Miller JA. Update on dexmedetomidine: use in nonintubated patients requiring sedation for surgical procedures. *Ther Clin Risk Manag*. 2010; 6: 111 - 121.

[8] Shukry M, Kennedy K. Dexmedetomidine as a total intravenous anesthetic in infants. *Paediatr Anaesth*. 2007; 17: 581 - 583.

[9] McVey JD, Tobias JD. Dexmedetomidine and ketamine for sedation during spinal anesthesia in children. *J Clin Anesth*. 2010; 22: 538 - 545.

[10] McCann ME, Schouten AN, Dobija N, et al. Infantile postoperative encephalopathy: perioperative factors as a cause for concern. *Pediatrics*. 2014; 133: e751 - e757.

[11] Davidson AJ, Disma N, De Graaff JC, et al; GAS Consortium. Neurodevelopmental outcome at 2 years of age after general anaesthesia and awake-regional anaesthesia in infancy (GAS): an international multicentre, randomised controlled trial. *Lancet*. 2016; 387: 239 - 250.

[12] Lee MH, Ko JH, Kim EM, Cheung MH, Choi YR, Choi EM. The effects of intravenous dexmedetomidine on spinal anesthesia: comparison of different dose of dexmedetomidine. *Korean J Anesthesiol*. 2014; 67: 252 - 257.

[13] Janke EL, Samra S. Dexmedetomidine and neuroprotection. *Semin Anesth Perioper Med Pain*. 2006; 25: 71 - 76.

70. 9岁患儿因咪达唑仑戒断诱发紧张症

卡桑德拉·R. 邓肯-阿扎迪(Cassandra R. Duncan-Azadi),彼得·N. 约翰逊
(Peter N. Johnson),安德鲁·戈姆利 (Andrew Gormley)

摘要

成人患者因苯二氮䓬类药物戒断引起的紧张症极为罕见,在儿童患者中也从未见类似报道。本文报道1名9岁男童,在儿科重症监护病房(PICU)停止输注咪达唑仑后出现紧张症。小儿麻醉疼痛专家组认为,当患儿精神状态改变无法用其他原因解释时,应考虑苯二氮䓬类药物戒断引起的紧张症。给予2 mg劳拉西泮5 min后,患儿症状明显改善。

本病例描述了儿童患者紧张症的症状、持续时间和最终治疗方法。同时,对儿科重症监护、临床药理学和儿科麻醉通过跨学科合作,对复杂罕见疾病成功地予以围术期管理进行病例报道。该病例发表获得患儿的法定监护人书面同意。

病例描述

1名9岁男孩,体重25 kg,患前列腺横纹肌肉瘤,放化疗后因急性小肠梗阻于某儿童医院急诊住院接受治疗。患儿病史主要为继发于盆腔肿瘤的慢性疼痛和下肢痉挛性麻痹。患儿同时有轻度自闭症的病史,但有语言能力,接受家庭教育,能力较好。院外服用的止痛药包括口服美沙酮8 mg,2次/d;加巴喷丁300 mg,3次/d。患儿在

PICU接受气管插管和镇静,随后于手术室内行紧急剖腹探查术。

患儿因腹腔多发粘连灶,术后伴随复杂的并发症。因此,该例患儿的镇静具有一定挑战,且需多种药物镇痛和解除焦虑(图1)。

经过一段治疗后,患儿于第13天拔除气管导管。气管拔管前,患儿所用药物情况如下:静脉注射美沙酮8 mg/8 h、右美托咪定1 μg/(kg·h)、氯胺酮20 μg/(kg·min)、氢吗啡酮0.12 mg/(kg·h)、咪达唑仑0.35 mg/(kg·h)。此外,为防止右美托咪定突然停用的影响,患儿开始使用0.1 mg可乐定透皮贴片。气管拔管前,患儿意识清醒,可与人交流,偶尔激动时需静注一定剂量的氢吗啡酮和劳拉西泮。气管拔管后,氯胺酮、氢吗

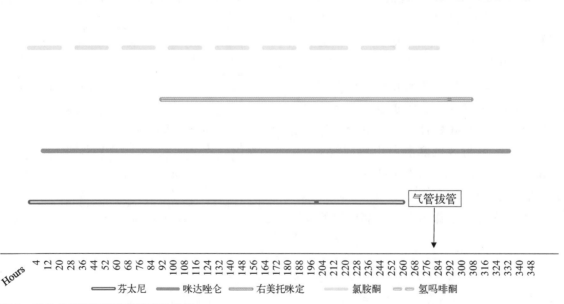

图1 患儿住院期间镇静镇痛药物总览

啡酮和咪达唑仑剂量分别降至 10 μg/(kg·min)、0.05 mg/(kg·h)和 0.2 mg/(kg·h)。氯胺酮于 2 h 后停用,右美托咪定于 12 h 后停用。

在气管拔管及咪达唑仑减量使用 8 h 后,PICU 护理人员报告患儿的首次紧张症发作。患儿母亲称其不再回答她的问题,而是"凝视着空中"(图 2 和图 3)。PICU 团队在床边对患儿进行评估,发现其对命令有反应,但不愿交谈。随后 3 天,患儿输液量逐渐减少。住院第 17 天,患儿美沙酮静脉注射量降至 7 mg/8 h,重新开始服用加

巴喷丁。患儿反应越来越迟钝,但戒断评估工具-1(WAT-1)评分仍然很低(图 2)。PICU 小组担心患儿发生了 PICU 相关的谵妄,并逐步加快减少咪达唑仑的用量。

在住院第 18 天,PICU 工作人员咨询儿科急性疼痛小组,以帮助管理患儿的急慢性疼痛,为最终转至普通病房做准备。同时,咨询精神科医师以解决疑似谵妄的症状。患儿在检查时自发睁眼,但对外界声音或刺激比较淡漠。患儿表现为茫然的凝视,对指令或物理刺激没有反应;瞳孔小

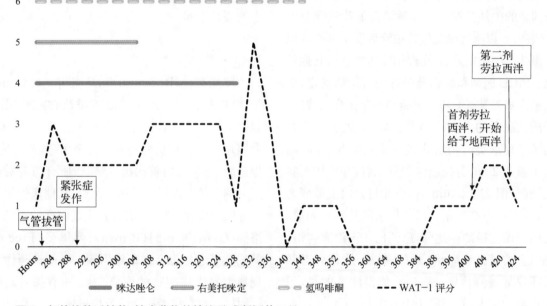

图 2 气管拔管后镇静、镇痛药物的输注及戒断评估工具-1

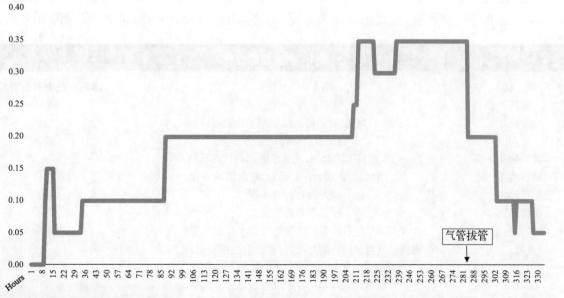

X 轴=PICU 时间;Y 轴=输注剂量 mg/kg/h

图 3 连续注射咪达唑仑的减量情况

而匀称,呼吸均匀而不费力,心率略快(120 次/min),血压正常。WAT - 1 评分范围从 0~2,没有明显的戒断迹象(图 2)。患儿偶尔会左右摇晃身体,但没有颤抖或摇动。头颅 CT 扫描排除任何急性颅内病变。患儿全血细胞计数、基本代谢、肝功能、血氨浓度均在正常范围。

疼痛小组的麻醉科医师对患儿治疗过程非常熟悉,特别注意到其对阿片类药物、苯二氮䓬类药物等极其耐受的现象。即使在气管插管和接受大剂量镇静药时,患者仍然清醒并可沟通。回顾咪达唑仑减量的时间轴(图 3),我们对苯二氮䓬类药物戒断问题的关注持续上升。逐渐降低咪达唑仑的持续输注量,以降低患儿气管拔管后发生谵妄的风险。患儿详细病史显示,在停用咪达唑仑后其症状恶化。PICU 医师和临床药师详细讨论后决定,应明确患儿苯二氮䓬类药物戒断相关紧张症的诊断。基于成人患者的大多病例报道显示,患者通常在服用苯二氮䓬类药物后症状几乎立即改善,故随即给予患儿 2 mg 劳拉西泮静脉注射,并密切观察患儿情况(图 2)。5 min 后,患儿目光由涣散变为内聚,且不再左右摇晃。患儿母亲问其感觉如何,患儿回答说觉得冷。此前,患儿已 3 天没有言语。患儿所有的紧张症症状、缄默、凝视、故作姿态和刻板印象都得到缓解(表 1)。值得注意的是,患儿瞳孔略微扩大,心率降至 100 次/min。

随后,患儿开始口服地西泮,2 mg/6 h。次日,医师对患儿进重新评估,发现患儿已失去反应,再次茫然地盯着前方。患儿瞳孔变小,心率约为 115 次/min,但 WAT - 1 评分仍为 1~2 分。再次静脉注射 2 mg 劳拉西泮,可使患儿在 5 min 内显著缓解症状,能互动并健谈(图 2)。随后,地西泮增加至每 4 mg/6 h 时,待患儿紧张症发生时,预防性静脉注射 2 mg 劳拉西泮。

患儿次日被转移到普通病床。随后 4 周,成功停用地西泮和劳拉西泮。在地西泮减量过程中,患儿仍偶需静脉注射劳拉西泮,但没有长时间复发现象。最终,患儿被转移至离家更近的一家医院,接受美沙酮减量口服治疗,并计划恢复至原来的服用剂量。

讨论

罗斯布什(Rosebush)和马祖雷克(Mazurek)于 1996 年首次报道苯二氮䓬类药物戒断引起的紧张症[1]。作者描述了 5 名年龄在 53~88 岁、长期服用苯二氮䓬类药物 6 个月至 15 年的患者,在停药后 2~7 天内首次出现症状,所有患者对试验剂量的劳拉西泮反应迅速。此后,其他病例报道和研究陆续发表,描述了成人发生紧张症的现象。克洛弗(Glover)、布朗(Brown)、弗里曼(Freeman)等描述了老年患者在家停用苯二氮䓬类药物后出现典型紧张症症状的现象[2-4]。所有患者对静脉注射试验剂量的劳拉西泮反应迅速,恢复用药后无症状复发。卡罗尔(Carrol)、德舒尔(Deuschle)和莱德博因(Lederbogen)报道了长期服用苯二氮䓬

表 1 紧张症的症状		
症 状	描 述	本病例是否有此表现
缄默	口头反应迟钝	是
凝视	固定的凝视,有限的追踪和对威胁没有眨眼	是
姿态	自然保持僵硬的姿势	是
自动服从	夸大被要求的合作,或要求的动作过度延续	否
蜡状柔度	开始刚性,逐渐允许运动,如弯曲蜡烛一样	否
模仿动作	模仿检查者的动作	否
模仿说话	模仿检查者的言语	否
非自主抗拒	必须无动机地用检查者施加的力相等且相反的阻力	否
对抗	做指示或指示相反的对抗;与非自主抗拒相似,患者不仅会抗拒,而且会做与要求相反的事情	否
跟随	一个轻微的压力即可导致患者朝压力方向移动	否
刻板	反复的动作或行为,如咀嚼或前后摇动	是
冗长重复	患者不断重复某些单词或短语	否

类药物的中年患者,在停药后出现紧张症的现象[6]。患者对试验剂量的劳拉西泮反应迅速,并在数周内逐渐减少地西泮用药。西瓦库马(Sivakumar)等报道2例中年患者,尽管逐渐停用苯二氮䓬类药物,仍反复出现紧张症的症状[7,8]。这些患者每天不定量口服劳拉西泮。新近病例报道描述,平时服用苯二氮䓬类药物的患者,术后进入ICU停止使用此类药物后发生紧张症。阿摩司(Amos)报道1名59岁长期使用劳拉西泮的女性,在主动脉瓣置换术后1天出现紧张症,劳拉西泮静脉注射后反应迅速,随后在家接受口服剂量的劳拉西泮治疗[9]。萨达维-科夫内卡(Saddawi-Konefka)等进行了一系列病例报道。在重症监护下,5名患者发生紧张症,其中4名为老年人,1名17岁男孩有抑郁症、自闭症和注意力缺陷障碍的病史,但这些患者的紧张症并非由苯二氮䓬类药物引起,而是电击疗法导致。

本病例提示,苯二氮䓬类药物戒断性紧张症可发生在儿童患者。这说明长期服用苯二氮䓬类药物,并非导致紧张性戒断症状的先决条件。本患儿在住院前未曾服用苯二氮䓬类药物,在使用咪达唑仑13天后即开始首次减量。值得注意的是,患儿所用咪达唑仑剂量很大,气管拔管前2天最高剂量为8.75 mg/h,停药前2天剂量迅速减少。苯二氮䓬类药物戒断的确切机制尚不清楚,可能是由γ-氨基丁酸-α受体戒断引起[9]。本病例报道说明,其机制不仅依赖于时间,还存在剂量依赖。

非惊厥癫痫持续状态与紧张症相似,在有精神状态改变但缺乏临床表现的儿童中,对其进行紧急脑电图(EEG)检查后,高达33%的儿童被确认患有癫痫持续状态[11]。脑电图在排除非惊厥癫痫持续状态上有极大帮助。然而,瞳孔收缩、无心动过速、高血压、早期惊厥发作史可排除此诊断。研究未发现紧张症伴有癫痫发作的脑电图活动,但不能排除皮层下癫痫[12]。据不完全统计,紧张症患者中约80%的EEG是不正常的[13]。

本例患儿年龄较小,使用苯二氮䓬类药物时间较短,但仍表现出几种典型的由苯二氮䓬类药物戒断引起的紧张症特征。症状开始于咪达唑仑用量减少的数小时内,并在几天内恶化。患儿表现为沉默寡言、行动不便、目不转睛、故作姿态、刻板动作等几种紧张症症状。在既往报道中,从患儿出现症状到首次使用劳拉西泮治疗往往延迟数天。萨达维-科夫内卡等描述了常见的紧张症特征(见表1),有助于将紧张症与其他鉴别诊断区分。本例患儿符合4项诊断标准(缄默、凝视、故作姿态、刻板印象)。作者还讨论了紧张症的诊断为何具有挑战性,尤其是在重症监护环境下。WAT-1评分通常用于指导儿童患者镇静和镇痛药的减量。本病例说明,在患有紧张症时,WAT-1评分诊断戒断症状是不可靠的。他们等建议如患儿出现不明原因的"精神状态改变、缄默或不明原因的麻木/静止",应考虑紧张症。当有疑问时,静脉注射劳拉西泮的试验风险较小,且在诊断苯二氮䓬类药物戒断引起的紧张症方面极为有益。

(郭品豪 译,王家强 审)

参考文献

[1] Rosebush PI, Mazurek M. Catatonia after benzodiazepine withdrawal. *J Clin Psychopharmacol*. 1996;16:315-319.

[2] Glover SG, Escalona R, Bishop J, Saldivia A. Catatonia associated with lorazepam withdrawal. *Psychosomatics*. 1997;38:148-150.

[3] Brown M, Freeman S. Clonazepam withdrawal-induced catatonia. *Psychosomatics*. 2009;50:289-292.

[4] Parameswaran R, Moore K, Hannan T, Austin M. Catatonia associated with temazepam withdrawal. *Aust N Z J Psychiatry*. 2011;45:1006-1007.

[5] Carroll BT. Catatonia due to mixed sedative withdrawal. *J Neuropsychiatry Clin Neurosci*. 1997;9:303-304.

[6] Deuschle M, Lederbogen F. Benzodiazepine withdrawal-induced catatonia. *Pharmacopsychiatry*. 2001;34:41-42.

[7] Sivakumar T, Yadav A, Dood M, Khandelwal SK. Lorazepam withdrawal catatonia: a case report. *Asian J Psychiatr*. 2013;6:620-621.

[8] Wang BZ, Gupta A, Bastiampillai T, Sani F. Recurrent clozapine and lorazepam withdrawal psychosis with catatonia. *Aust N Z J Psychiatry*. 2012;46:795-796.

[9] Amos JJ. Lorazepam withdrawal-induced catatonia. *Ann Clin Psychiatry*. 2012;24:170-171.

[10] Saddawi-Konefka D, Berg SM, Nejad SH, Bittner EA. Catatonia in the ICU: an important and underdiagnosed cause of altered mental status. A case series and review of the literature. *Crit Care Med*. 2014;42:e234-e241.

[11] Jette N, Classen J, Emerson RG, Hirsch LJ. Frequency and predictors of nonconvulsive seizures during continuous electroencephalographic monitoring in critically ill children. *Arch Neurol*. 2006;63:1750-1755.

[12] Daniels J. Catatonia: clinical aspects and neurobiological correlates. *J Neuropsychiatry Clin Neurosci*. 2009;21:371-380.

[13] Oldham MA, Desan PH. Alcohol and sedative-hypnotic withdrawal catatonia: two case reports, systematic literature review, and suggestion of a potential relationship with alcohol withdrawal delirium. *Psychosomatics*. 2016;57:246-255.

71. 腹腔镜下肾切除术后肾功能不全伴高血钾症

弗兰克·J. 佩纳(Frank J. Penna),希普·T. 恩古恩(Hiep T. Nguyen),
康斯坦斯·S. 霍克(Constance S. Houck)

摘要

作为一种不断发展的儿科手术方式,腹腔镜手术已越来越多地应用于各种复杂手术,其中包括肾功能不全。此类患者的生理改变容易受到腹腔镜的影响,导致明显的电解质紊乱,如代谢性酸中毒和高钾血症。高钾血症易损害心脏传导。本文报道2例肾功能不全的青少年患者,在腹腔镜下行肾切除术时发生的致命性高钾血症。充分认识这一问题、充分的准备和术中监测,对预防这一危及生命的并发症至关重要。

腹腔镜手术已广泛应用于外科领域,既包括操作复杂的手术、病情复杂的患者,也包括既往被认为不适合行腹腔镜手术的肾功能不全患者。此类患者因生理改变,常存在贫血、凝血功能异常、高血压等,易受 pH、血浆碳酸氢盐和低碱等影响。电解质紊乱是肾功能不全最显著的特征之一。这些生理条件的改变使此类患者更易发生高钾血症,可能对心脏传导产生显著影响[1]。

对慢性代谢性酸中毒,患者自身通过增加呼吸频率进行代偿。在腹腔镜手术中,上述机制受到机体对二氧化碳吸收、围术期低通气致二氧化碳交换减少以及手术体位和膈肌抬高导致的无效腔通气增加等挑战。血浆钾含量仅占全身的 1.5%～2%,但高钾血症对心脏起搏细胞和心肌传导有一定影响。高钾血症常见的心电图表现包括 T 波高尖、QRS 波增宽、U 波、心房骤停、室间节律、房室(AV)分离和房室传导阻滞[2]。本文报道2例肾功能不全的青少年患者,在腹腔镜肾切除术中发生高钾血症。患者均因其潜在肾脏疾病接受了双侧肾切除术,术后可能接受肾移植治疗。在肾功能不全和肾移植受者中,肾切除术的适应证包括顽固性高血压、输尿管反流和感染预防。本病例报道已获患者书面授权。

病例描述
病例1

1 名 13 岁男童罹患慢性肾功能不全及后尿道瓣膜继发的终末期肾病。患者其他重要病史包括尿道下裂及输尿管再植术、尿道下裂及输尿管再植术后状态。患者拟行腹腔镜下双侧肾切除术,以降低活体肾移植术的感染风险。术前用药包括依那普利、骨化三醇、阿莫西林、奥昔布宁、阿法依泊汀、硫酸亚铁、硝苯地平、丝维拉姆和枸橼酸钠。患者体重 50.8 kg,身高 158.6 cm,BMI 19.2 kg/m²。术前检查提示血钾 5.49 mmol/L、碳酸氢盐 20.6 mmol/L,尿素氮(BUN)和肌酐分别为 88 mg/dL 和 9.6 mg/dL。高钾血症是一个慢性长期过程,患者围术期有几次血钾升高的情况,术前一天血钾为 5.95 mmol/L。患者于麻醉诱导后放置中心静脉导管,以便用于术后透析。因设备问题,手术在腹腔镜下开始 430 min 后,才开始机器人协助手术。患者手术过程中共使用 2.5 L 生理盐水,估测失血 100 mL,尿量 1 400 mL。手术结束后,患者在手术室拔除气管导管后送往麻醉苏醒室(PACU)。术中监测示血钾初始值为 5.49 mmol/L,未见其他相关血液检测指标。患者在 PACU 内表现为嗜睡并难以唤醒。连续心电图监测见 T 波高尖,静脉血检测血钾 8.18 mmol/L,随后继续升高到 8.48 mmol/L。立即予碳酸氢钠、葡萄糖酸钙、葡萄糖和胰岛素治疗,直至血钾下降至 6.34 mmol/L。转入病房后,患者口服 5 剂聚磺苯乙烯,并于术后首日下午进行透析治疗。6 周后,患者成功接受活体肾移植手术。

病例2

1 名 5 年前接受活体肾移植的 19 岁男性,有轻度肾功能不全和继发于多囊肾的间歇性发作的肾盂肾炎病史。患者拟行机器人辅助腹腔镜下双侧肾切除术,以缓解因肾脏压迫膈肌所致的肩腹部疼痛。患者术前尿素氮 10.7 mmol/L,血肌酐为 159.1 μmol/L。术前用药包括环孢素、硫唑嘌呤、泼尼松、苯磺酸氨氯地平、阿法依泊汀和多糖铁胶囊。近几年的定期监测显示,患者无电解质异常及排斥反应的迹象。患者术前血清钾 4.51 mmol/L,体重 59 kg,身高 164.6 cm,BMI 21.8 kg/m²。患者最初为左侧卧位,分离左肾后改为右侧卧位。手术总时长为 430 min。术后 3 h 复查血钾水平,血钾水平明显升高至 6.98 mmol/L,心电图 T 波明显升高,复测值为 7.43 mmol/L。表 1 显示了患者术中实验室检查的变化趋势。

在接下来的 3.5 h 内,对患者输注葡萄糖酸钙和 3 个剂量 50 mmol/L 的碳酸氢钠,以纠正其酸中毒,并将血钾降至 4.95 mmol/L,静脉注射呋塞米增加尿量。患者在手术过程中共输注晶体 1.5 L,包括生理盐水及含有 25 mmol/L 碳酸氢钠的 0.5% 的生理盐水。估测失血量为 50 mL,尿量为 850 mL。术后即刻及术后首日,尿素氮和肌酐与术前比较均无明显变化(P>0.05)。患者术后血钾在正常范围内,并按原计划摘除移植肾中的肾结石并于术后 4 天出院。随后,患者出现血尿并再次入院,发现存在肾动脉瘤,需行介入射频消融治疗。

讨论

肾功能不全患者接受腹腔镜手术后高钾血症的研究很少,尽管二氧化碳气腹引起血清二氧化碳浓度的改变可能引起围术期全身酸中毒,使患者血清钾浓度升高,进而增加全身钾含量。众所周知,肾功能衰竭患者更易发生代谢性酸中毒。据推测,正是由于这种易感性,患者更有可能发生

显著的高钾血症,尤其多见于腹腔镜手术中。针对猪模型的研究发现,气腹时间与血钾浓度呈正相关,气腹建立后 2~3 h 出现心电图改变,包括 Q-T 间期缩短,T 波振幅增加,QRS 间期增宽[3]。尽管动物研究表明腹腔镜手术中二氧化碳吸收可导致酸中毒和血清钾升高,随后的人体研究表明,这种增加对控制通气的患者并无显著的临床影响[4]。

若肾功能正常,气腹对腹腔镜下阑尾切除术等短小手术患者的血钾和心电图影响不大。行结肠切除术的老年患者中,尽管监测到代谢性酸中毒,但血钾仅轻微变化。作者推测,患者通过醛固酮介导尿钾升高代偿,但并未观察到钾与尿量存在负相关。上述结果表明,肾功能正常的患者行腹腔镜手术是安全的,但对使用保钾利尿剂或肾功能受损的患者,其在腹腔镜手术中生理代偿能力往往较差[4]。

有趣的是,也有研究支持腹腔镜手术在肾功能衰竭患者使用安全性的报道[1]。一项针对 12 例终末期肾病患者的研究表明,尽管动脉血二氧化碳和 pH 发生了具有统计学意义的变化,但吸收的二氧化碳对血清钾水平影响甚微。作者推测,终末期肾病患者的代谢改变在临床上并不明显,术中呼吸机参数的设置使机体发生了代偿性变化[1]。值得注意的是,这项研究中的患者均在术前 1 天进行了血液透析。本例患者术前贫血、轻度酸性及慢性高碳酸血症,更容易因气腹而加重。

腹腔镜手术建立二氧化碳气腹后 2~3 h 发生的高钾血症,是由外周灌注减少(pH 变化和残余尿量减少)、腹壁缺血和少尿引起的代谢性酸中毒[4]。高钾血症的发生机制包括组织损伤以及缺

表 1 术中实验室检查结果						
时 间	pH	PaCO₂	Na⁻	K⁺	Cl⁻	BE
8:40	7.35		140	4.5	112	−4
12:15	7.2	50	137	6.98	111	−7.4
12:30	7.18	51	7 138	7.29	112	−8
13:00	7.23	52	138	7.41	109	−5.5
13:45	7.29	48	138	7.43	109	−2.4
14:30	7.37	42	138	6.78	108	−0.4
15:45			135	4.95	103	HCO₃ = 24

氧导致钾从细胞内向细胞外转移。腹肌缺血性损害发生的第二个原因是腹内压升高,此机制已被证明可导致实验猪的腹壁血流量显著减少。此外,少尿性肾功能衰竭与 $2.00 \sim 2.67$ kPa 腹腔内压力有关。另一可能机制是二氧化碳从腹膜腔扩散,产生局部细胞内酸中毒,导致细胞内钾进入血液。如果气腹持续超过 3 h,血钾浓度可能升高到需立即治疗的水平。若患者同时存在其他容易导致高钾血症的情况,如术前即合并代谢性酸中毒、使用含钾利尿剂或出现肾功能衰竭,预计血钾会更早达到这一浓度[3]。

手术刺激和应激反应也能促使高钾血症的发生发展。在此期间,高钾血症发生在两个阶段。首先,应激刺激 α_1 肾上腺素能受体引起肝细胞释放钾引起血清钾升高;其次,肌肉细胞 β_2 肾上腺素能受体摄取钾引起低钾血症[5]。高钾血症最具临床意义的不良结果是心律失常。高钾血症的心电图表现最开始是 T 波高尖,然后是 ST 段压低、一度房室传导阻滞和 QRS 波增宽,最终产生一个双相波,表明心室即将停止活动。此时应启动应急治疗以保护心脏传导功能,尤其在血清钾 >7 mmol/L 时[5]。治疗方法包括大剂量注射 10% 葡萄糖酸钙,快速输注 8.4% 碳酸氢钠及输注葡萄糖-胰岛素[2]。预防高钾血症的措施包括增加术中机械通气,这已被证明是预防严重高碳酸血症和呼吸性酸中毒的有效措施。尽管高碳酸血症与高钾血症存在线性关系,逆转高碳酸血症可使血清钾下降至正常水平,但其变化速度与术中 $PaCO_2$ 降低速度并不匹配[6]。研究认为,将呼气末 CO_2 维持在 40 mmHg 会限制 pH 变化程度。一项针对犬的研究表明,麻醉期间维持高碳酸血症时血钾没有进一步升高,但在逆转高碳酸血症时,冠状静脉窦内血钾突然升高,并导致严重心律失常。在严重病例中,高钾血症并伴有潜在终末期肾功能衰竭、尿毒症的患者会出现心肌传导缺陷,即心动过速、心动过缓等各种类型心律失常和心搏骤停[7]。

肾功能衰竭患者腹腔镜手术前准备包括,口服或直肠给予聚磺苯乙烯、静脉注射胰岛素和葡萄糖、碳酸氢钠等,若效果不满意则应术前透析[8]。术前透析能优化液体平衡,控制高血压减少术中出血,最大限度地减少尿毒症患者的代谢紊乱,改善血压、出血和体液等变量[9]。其他术前准备包括调整药物计划和修改麻醉管理方案等。有研究推测,琥珀胆碱是导致血钾升高的原因,但也有研究不支持该推论[7]。术后高容量和高钾血症的处理方案包括术后早期透析治疗,及 L-氨基酸和高渗葡萄糖的营养支持[9, 10]。

结论

肾功能不全或肾功能衰竭患者接受腹腔镜手术过程中可能引发高钾血症,进而引起心脏传导系统的显著改变。患者术前血钾水平较高时,应进行透析或其他治疗(如应用葡萄糖-胰岛素、聚磺苯乙烯),以降低血钾水平。术中应严密监测心电图并定期监测血清电解质、碳酸氢盐。静脉注射钙剂、碳酸氢钠及输注葡萄糖-胰岛素是高钾血症的紧急治疗方式。随着接受腹腔镜手术儿童和青少年数量的增加,正确认识这一问题可为患者提供安全有效的防护措施。

(尹光敏 译,王家强 审)

参考文献

[1] Demian AD, Esmail OM, Atallah MM. Acid-base equilibrium during capnoretroperitoneoscopic nephrectomy in patients with end-stage renal failure: a preliminary report. *Eur J Anaesthesiol*. 2000; 17: 256 - 260.

[2] Werba A, Spiss CK.. *Anaesthesist*. 1989; 38: 375 - 378.

[3] Pearson MR, Sander ML. Hyperkalaemia associated with prolonged insufflation of carbon dioxide into the peritoneal cavity. *Br J Anaesth*. 1994; 72: 602 - 604.

[4] Perner A, Bugge K, Lyng KM, Schulze S, Kristensen PA, Bendtsen A. Changes in plasma potassium concentration during carbon dioxide pneumoperitoneum. *Br J Anaesth*. 1999; 82: 137 - 139.

[5] Koizuka S, Nishikawa K, Nemoto H, et al. Intraoperative QRS-interval changes caused by hyperkalaemia in an infant with Arima syndrome. *Paediatr Anaesth*. 1998; 8: 425 - 428.

[6] Hassan H, Gjessing J, Tomlin PJ. Hypercapnia and hyperkalaemia. *Anaesthesia*. 1979; 34: 897 - 899.

[7] Goggin MJ, Joekes AM. Gas exchange in renal failure. I. Dangers of hyperkalaemia during anaesthesia. *Br Med J*. 1971; 2: 244 - 247.

[8] Krishnan M. Preoperative care of patients with kidney disease. *Am Fam Physician*. 2002; 66: 1471 - 1477.

[9] Silberman H. Renal failure and the surgeon. *Surg Gynecol Obstet*. 1977; 144: 775 - 784.

[10] Christiansen S, Splittgerber FH, Claus M, Philipp T, Reidemeister JC. Implications of end-stage renal disease on cardiac surgery. *Int J Angiol*. 1998; 7: 335 - 338.

第十二部分

神经科学与神经外科麻醉学

要点概览由格雷戈瑞·J.克罗斯比撰写

72. 疑似脓毒症的帕金森高热综合征患者更换脑深部刺激器电池

2017,8(8):187-191

① 帕金森高热综合征(PHS;又名神经阻滞剂恶性综合征)与抗帕金森药物戒断有关。

② PHS患者的症状和体征易与脓毒症混淆,对急需行深部脑刺激器(DBS)电池更换术的患者,PHS是一种两难诊断。

③ 临床医师应排除活动性脓毒症,也应意识到恢复DBS功能的手术可治疗或控制PHS,即便处于PHS活动期。

73. 清醒开颅行动静脉畸形切除术中Onyx肺动脉栓塞致低氧血症

2017,8(4):86-88

① 溶解于二甲基亚砜(DMSO)的乙烯-乙烯醇共聚物由于其安全性及在靶血管中沉积作用,已被越来越多的用于动静脉畸形的治疗,也有利于常规血管造影的评估。

② Onyx栓塞材料可移动进入肺血管,围术期发生右心压力变化时麻醉科医师需高度怀疑肺栓塞的可能。

③ 清醒动静脉畸形切除术后辅以Onyx栓塞已被越来越多的应用于皮质内病变的治疗。麻醉科医师需要意识到,造成围术期低氧血症的原因可能是Onyx栓塞材料迁移到肺血管所致。

74. 经硬膜外导管回抽减压治疗症状性硬膜外血肿

2017,9(4):123-126

① 硬膜外血肿(SEH)是一种罕见的胸腔硬膜外置管并发症。局麻药输注因阻断运动和感觉神经,使其诊断更为困难。

② 若怀疑SEH导致神经系统症状恶化,MRI检查时需拔除硬膜外硬导管以避免干扰成像。

③ 拔除导管前应尝试从导管中抽取血液,在外科手术治疗前这将有助于SEH的诊断和潜在的脊髓减压。

72. 疑似脓毒症的帕金森高热综合征患者更换脑深部刺激器电池

刘清杰(Chyong-jy Joyce Liu),阿妮卡·克兰科维奇(Anica Crnkovic),
约翰·达尔菲诺(John Dalfino),莉娜·洋子·辛格(Leina Yoko Singh)

摘要

帕金森高热综合征(Parkinsonism-hyperpyrexia syndrome,PHS)是1种与帕金森病治疗药物停药相关的神经急症,但其临床表现与脓毒症相似。本文描述1例69岁晚期帕金森患者提出更换丘脑下深部脑刺激器中的电池。患者术前出现发热、僵直、意识改变和自主神经不稳定等症状,难题随之而来。是进行电池更换治疗PHS,还是因疑似脓毒症而推迟手术。应用多巴胺能药物、丹曲林和解热药物只能暂时缓解PHS症状,迅速恢复脑深部刺激功能是PHS最重要治疗手段。

丘脑底核具有调节大脑信号控制身体运动的作用,将脑深部刺激器(Deep brain stimulation,DBS)置于此处,能够发出稳定的电脉冲,并阻断帕金森病的异常神经信号,达到治疗严重帕金森病的效果。尽管DBS确切治疗机制尚不清楚,但它明显改善帕金森病患者的生活质量[1,2]。帕金森高热综合征(PHS),又称抗精神病恶性综合征,是一种威胁生命的神经系统急症,与停用帕金森病治疗药物有关,常在患者服药不规律或所服多巴胺激动剂剂量不足的情况下发生[3-5]。因DBS位置或故障导致PHS的情况很少发生。据我们所知,这是第1例在术前评估更换DBS电池情况下发生PHS的报道。患者委托人已经签署发表此病例报道的知情同意书。

病例描述

1名69岁男性患者,于2001年被诊断为帕金森病,日前被送至术前护理病房更换DBS电池。患者于2010年放置双侧丘脑下核深部刺激器(Activa PC neurostimulator;Medtronic,Minneapolis,MN),于2013年第一次更换电池。放置DBS后患者运动障碍得到控制,但仍存在睡眠障碍、眩晕及继发于帕金森病的神经性膀胱功能障碍等症状。患者每天口服左旋多巴800 mg、金刚烷胺200 mg、奥昔布宁10 mg控制症状。

患者3天前因DBS电池耗尽出现上肢震颤和行动迟缓,将左旋多巴增至1 000 mg以控制症状。外院检查指标在正常范围内:WBC 8 300/μL(正常值:3 400~10 500/μL)、NaCl 138 mmol/L(正常值:136~145 mmol/L)、CO_2 24 mmol/L(正常值:22~29 mmol/L)、肌酐88.4 μmol/L(正常值:61.9~106.1 μmol/L)、BUN 5.4 mmol/L(正常值:2.1~7.1 mmol/L),尿WBC 0~5(正常值:0~5)。

术前评估时患者能够正常应答,能够在辅助下从轮椅转移至担架。除增加左旋多巴剂量外,患者否认最近有其他疾病、发热或调整用药。患者当日晨起服用左旋多巴时,体温37.2℃。基本生命体征:BP 174/104 mmHg、HR 124次/min、吸空气时SpO_2 93%。体检时,患者表现出轻度痛苦,伴有严重的弥漫性静息性震颤,窦性心动过速,呼吸音减弱,腹软,皮肤温暖,无皮疹,口腔黏膜干燥。

术前评估15 min后,患者开始焦躁不安,体温38.4℃。立即开始静脉输液,给予对乙酰氨基酚。实验室检查:WBC 12 100/μL,肌酐1.6 mg/dL,BUN 30 mg/dL,肌酸激酶(CK)1 056 IU/L(正常值:30~225 IU/L),NaCl 136 meq/L,CO_2 19 mmol/L,降钙素原水平0.14(低感染风险参考值:<0.5),血沉15 mm/h(正常值:0~15 mm/h)。胸部X线平片显示无肺炎阴影。尿常规检查排除血红蛋白尿、蛋白尿或酮尿症等。在

静脉输液并应用对乙酰氨基酚后,患者体温仍高达39℃,遂立即送检血液和尿液培养。经讨论后取消该手术,并将患者从术前护理单元转送到急诊科进行处理,以便对潜在的脓毒症进一步治疗。

患者2h后出现神志不清、语无伦次等表现。生命体征:T 39.1℃、BP 150/56 mmHg、HR 129次/min、RR 16次/min、吸空气时SpO₂ 94%。急诊推测其患有脓毒症,给予哌拉西林他唑巴坦治疗,并收住进医疗重症监护病房(medical intensive care unit,MICU)。

患者距首发症状7 h后被转入MICU,不能听从医师指令,仍有疼痛症状。生命体征:T 38.4℃,BP 187/64 mmHg、HR 111次/min、RR 20次/min、吸空气时SpO₂ 96%。实验室结果显示:CK 1 250 IU/L、CO₂ 19 mmol/L、校正后钙8.4 mg/dL(校正白蛋白水平,正常值:8.6~10.3 mmol/dL)、乳酸0.79 mmol/L(正常值:0.4~2 mmol/L)、动脉血pH 7.32、PaCO₂ 37 mmHg、PaO₂ 121 mmHg、动脉血碳酸氢盐18 mmol/L、动脉血BE - 6.6。

头部CT扫描显示双侧DBS导联位置未变,未见急性颅内病变。神经科会诊认为患者出现抗精神病药物恶性综合征,给予卡比多巴-左旋多巴30~300 mg、劳拉西泮2 mg、溴隐亭2.5 mg、丹曲林240 mg(以2.5 mg/kg计算)治疗。急诊首次行丹曲林干预如图1所示。其他降温措施包括冷却毛毯、冰袋、静脉输液、继续使用对乙酰氨基酚等。共使用2剂丹曲林控制高热,使用溴隐亭和卡比多巴-左旋多巴控制症状,劳拉西泮镇静控制震颤,但患者未见好转。多学科小组经讨论最终决定更换DBS电池,以便更加明确治疗PHS。患者入院后首日的体温如图1所示。

入院第2天,患者于手术室更换DBS电池。患者入室生命体征:BP 150/56 mmHg、HR 78次/min、SpO₂ 100%(鼻导管吸氧2 L/min)。麻醉诱导采用丙泊酚150 mg、利多卡因60 mg、芬太尼100 μg,顺利置入喉罩,术中以七氟醚进行麻醉维持,并给予昂丹司琼4 mg。术中顺利更换电池,术后患者被转移至苏醒室,情况稳定。患者苏醒后颤抖复发,立即激活DBS电池后,患者弥漫

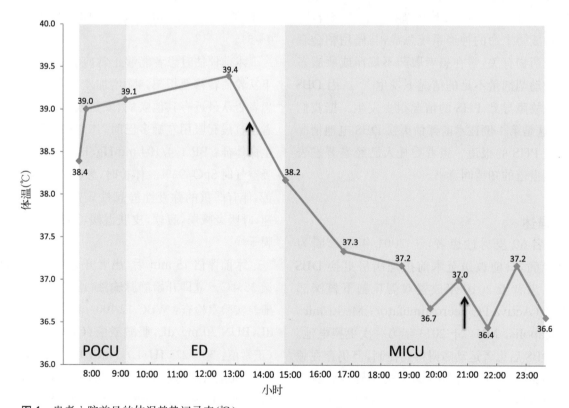

图1 患者入院首日的体温趋势记录表(℃)

背景颜色代表患者所处病区:紫色-术前护理病区、蓝色-急诊科、橙色-医疗重症监护病房;箭头表示丹曲林的给药时间(2.5 mg/kg)。

性震颤随即停止。

术后首日（POD1，即入院第 3 天），患者出现躁动不安，但血流动力学稳定，无发热、僵硬、震颤等表现，患者随即转出 MICU。实验室检查发现肾功能得到改善（肌酐 0.7 mg/dL），白细胞计数下降至 8 200/μL，CK 正常。血和尿培养均为阴性。POD4，患者精神状态恢复至基线，但身体状况仍在进一步恶化，需行物理治疗。POD6，患者前往康复中心。住院期间其体温和 CK 水平如图 2 所示。

讨论

PHS 是帕金森病患者多巴胺激动剂突然停药或减少时出现的一种危及生命的疾病[3-5]。1991 年格兰内尔（Granner）和伍滕（Wooten）提出 PHS 本质上是一种帕金森综合征，在正常用药情况下出现高热但不伴感染[4]。临床表现包括木僵状态伴或不伴震颤、发热、意识改变、自主神经功能失调等，减少多巴胺能药物剂量后 18 h 至 7 天内 CK 升高[4,5]。PHS 发病机制尚不清楚，但其临床特征与抗精神病药恶性综合征相似，故又称抗精神病药恶性样综合征。PHS 并发症包括深静脉血栓形成、肺栓塞、吸入性肺炎、急性肾功能衰竭和弥散性血管内凝血等，死亡率可达 4%[3]，

主要通过支持疗法和恢复多巴胺能药物替代治疗[3-5]。

该患者临床表现为心动过速、发热、白细胞计数升高，符合全身炎性反应综合征的标准。全身炎性反应综合征是非特异性的，可能由缺血、炎症、创伤或感染引起。常规通过血、尿培养确认潜在感染源，但这些结果在术前并不容易获得。该患者 PHS 首发症状为强直伴震颤的运动障碍，患者既往有晚期帕金森病史，同时出现设备电量低导致的治疗不足，因此这一点被忽视了。实验室检查提示，CK 升高、白细胞增多和急性肾功能衰竭可能是横纹肌溶解所致，患者自主神经功能失调（包括心动过速、高血压、躁动、体温急剧升高和精神状态改变）提示 PHS，但这并非最初诊断，因其很少发生在功能不良的 DBS 环境中。我们将脓毒症和 PHS 的症状和体征进行了对比，见表 1。

抗帕金森病药物依从性差是 PHS 的最常见诱因。因左旋多巴半衰期短（1～3 h），围术期突然中止用药可能导致停药症状。感染和脱水也可诱发 PHS[4]。因为禁食的关系，该患者术前从凌晨始出现脱水症状，但这并不足以诱发 PHS，且静脉输液不能缓解其症状。患者降钙素原水平和血沉正常，虽然不能完全排除脓毒症，但表明细菌感染的可能性很低。

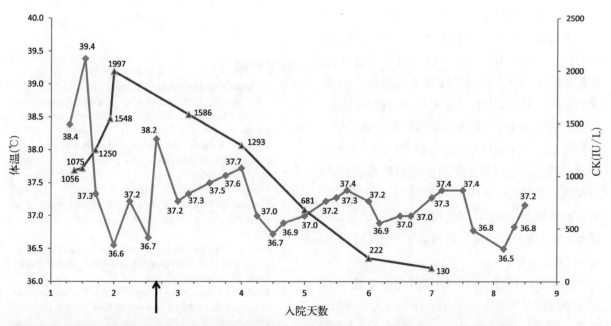

图 2 患者入院至出院期间体温（蓝色）和肌酸激酶（CK）（红色）趋势
箭头表示 DBS 重新启动的时间。CK 正常范围：30～225 IU/L。

表1 脓毒症和 PHS 的临床症状对比		
	脓毒症	PHS
相同表现	发热	
	白细胞增多	
	心率增加(>90 次/min)	
	呼吸频率增快a	
	意识障碍b	
不同表现	除发热外可能出现体温过低	正常用药
	潜在或并发感染	没有感染
		肌肉强直
		CK 增高

缩写词：CK，肌酸激酶；PHS，帕金森高热综合征
a：可表现在自主神经失调的 PHS 中；b：可表现在严重脓毒症中

DBS 故障是引发 PHS 的罕见原因。有报道称，患者在围术期放置 DBS 时因左旋多巴过早停药而发展为 PHS[6-9]。另有并发症称为"恶性 DBS 停药综合征"[10]，患者因电池断电导致 DBS 进展为 PHS[10,11]。有些患者为减少精神方面的不良反应而故意停止使用 DBS[12]。DBS 电池寿命即将耗尽时，给该例患者加大左旋多巴剂量以预防 PHS，但药量仍然不足。患者的运动症状可能并非单靠口服药物控制，而需要 DBS 和口服药物同时作用来改善症状。

虽然 DBS 的确切治疗机制尚不清楚，但齐格蒙德（Zsigmond）等[13]认为，位于丘脑底核的 DBS 可通过作用于黑质致密部间接增加壳核多巴胺的释放，降低 DBS 术后帕金森病患者左旋多巴的需要量。当该患者 DBS 无法工作时，我们可能"低估"了帕金森综合征。对该患者而言，这就类似于减少了所需的多巴胺激动剂剂量。因此，该患者唯一确定的治疗方法是更换 DBS 电池。

要确诊 PHS，作为潜在发热原因的感染因素必须排除。应早期恢复静脉补液并应用多巴胺能药物。通过主动降温并使用解热药来控制发热，建议用丹曲林治疗 PHS，以稳定肌肉中的肌浆膜从而减少肌肉僵硬[3-5]。使用劳拉西泮镇静减少震颤，改善患者舒适度。最有效治疗手段仍然是更换 DBS 电池。

虽然在深镇静下可进行 DBS 电池更换手术，但基于该患者当前情况，我们选择行置入 Supreme 喉罩下的全身麻醉。Supreme 喉罩可以插入胃管进行吸引，以减少误吸风险。应避免使用神经肌肉阻滞剂（琥珀胆碱和非去极化神经肌肉阻滞剂），以降低患者横纹肌溶解和因服用丹曲林而出现肌无力的风险。其他如吩噻嗪、丁罗酚和甲氧氯普胺等药物，可诱发或加重帕金森病，也应避免使用[14]。晚期帕金森病患者术后更易发生恶心和呕吐，因此可使用 5-羟色胺拮抗剂昂丹司琼预防呕吐。患者术中可使用吸入麻醉药，目前尚无证据指出 PHS 或抗精神病药恶性综合征与恶性高热有任何相关性。

虽然术后立即激活了 DBS，但是术后第 4 天时患者仍表现为焦虑不安和嗜睡，这可能是应用丹曲林导致相关性脑病所致[15]。静脉给药后丹曲林的半衰期是 4～8 h，在第 4 天前可完全消除[16]。更可能的原因是 DBS 功能障碍后多巴胺能刺激中断，而重建大脑多巴胺水平仍需要一定时间，因此出现了延迟[17]。患者最终在住院期间精神状态恢复至基础状态，但出现体力下降。PHS 引起的横纹肌溶解、长期卧床造成的肌肉萎缩以及丹曲林引起的肌无力，都是导致患者肌肉松弛的原因。患者需在康复单位中进一步治疗。

对帕金森病患者而言，当植入的 DBS 故障出现发热、身体僵硬和精神状态改变并最终导致 PHS 时，医务人员必须引起高度重视。使用多巴胺能药物、丹曲林和解热药物只是暂时的支持治疗措施，早期更换 DBS 电池才是治疗关键。

（程婷婷 译，王家强 审）

参考文献

[1] Bronstein JM, Tagliati M, Alterman RL, et al. Deep brain stimulation for Parkinson disease: an expert consensus and review of key issues. *Arch Neurol*. 2011; 68: 165.

[2] Kleiner-Fisman G, Herzog J, Fisman DN, et al. Subthalamic nucleus deep brain stimulation: summary and meta-analysis of outcomes. *Mov Disord*. 2006; 21 (Suppl 14): S290-S304.

[3] Mizuno Y, Takubo H, Mizuta E, Kuno S. Malignant syndrome in Parkinson's disease: concept and review of the literature. *Parkinsonism Relat Disord*. 2003; 9 Suppl 1: S3-S9.

[4] Granner MA, Wooten GF. Neuroleptic malignant syndrome or parkinsonism hyperpyrexia syndrome. *Semin Neurol*. 1991; 11: 228-235.

[5] Newman EJ, Grosset DG, Kennedy PG. The parkinsonism-hyperpyrexia syndrome. *Neurocrit Care*. 2009; 10: 136-140.

[6] Kim JH, Kwon TH, Koh SB, Park JY. Parkinsonism-hyperpyrexia syndrome after deep brain stimulation

surgery: case report. *Neurosurgery*. 2010; 66: E1029.

[7] Linazasoro G, Van Blercom N, Castro A, Dapena MD. Subthalamic deep brain stimulation masking possible malignant syndrome in Parkinson disease. *Neurology*. 2004; 63: 589 - 590.

[8] Themistocleous MS, Boviatsis EJ, Stavrinou LC, Stathis P, Sakas DE. Malignant neuroleptic syndrome following deep brain stimulation surgery: a case report. *J Med Case Rep*. 2011; 5: 255.

[9] Urasaki E, Fukudome T, Hirose M, Nakane S, Matsuo H, Yamakawa Y. Neuroleptic malignant syndrome (parkinsonism-hyperpyrexia syndrome) after deep brain stimulation of the subthalamic nucleus. *J Clin Neurosci*. 2013; 20: 740 - 741.

[10] Neuneier J, Barbe MT, Dohmen C, et al. Malignant deep brain stimulation-withdrawal syndrome in a patient with Parkinson's disease. *Mov Disord*. 2013; 28: 1640 - 1641.

[11] Artusi CA, Merola A, Espay AJ, et al. Parkinsonism-hyperpyrexia syndrome and deep brain stimulation. *J Neurol*. 2015; 262: 2780 - 2782.

[12] Kadowaki T, Hashimoto K, Suzuki K, Watanabe Y, Hirata K. Case report: recurrent parkinsonism-hyperpyrexia syndrome following discontinuation of subthalamic deep brain stimulation. *Mov Disord*. 2011; 26: 1561 - 1562.

[13] Zsigmond P, Dernroth N, Kullman A, Augustinsson LE, Dizdar N. Stereotactic microdialysis of the basal ganglia in Parkinson's disease. *J Neurosci Methods*. 2012; 207: 17 - 22.

[14] Shaikh SI, Verma H. Parkinson's disease and anaesthesia. *Indian J Anaesth*. 2011; 55: 228 - 234.

[15] Krause T, Gerbershagen MU, Fiege M, Weisshorn R, Wappler F. Dantrolene - a review of its pharmacology, therapeutic use and new developments. *Anaesthesia*. 2004; 59: 364 - 373.

[16] Procter & Gamble Pharmaceuticals. Dantrium IV (dantrolene sodium) for injection prescribing information. Cincinnati, OH: 2001, May.

[17] Reuter S, Deuschl G, Falk D, Mehdorn M, Witt K. Uncoupling of dopaminergic and subthalamic stimulation: life-threatening DBS withdrawal syndrome. *Mov Disord*. 2015; 30: 1407 - 1413.

73. 清醒开颅行动静脉畸形切除术中 Onyx 肺动脉栓塞致低氧血症

布赖恩·T. 托利(Brian T. Tolly),詹娜·L. 科斯基(Jenna L. Kosky),
安托恩·科特(Antoun Koht),劳拉·B. 海默(Laura B. Hemmer)

摘要

1 名 26 岁男性因脑动静脉畸形行血管内分期 Onyx 栓塞术后行清醒开颅手术切除畸形。患者术中出现心动过速和严重低氧血症,需给氧治疗。术后胸部 CT 显示肺血管内出现高衰减性 Onyx 栓塞剂,心电图提示可能存在右心功能受损,证实了严重肺栓塞的临床诊断。Onyx 栓塞术后行清醒开颅动静脉畸形切除术越来越多的用于大脑皮层运动语言中枢区病变的治疗,麻醉科医师应注意栓塞剂 Onyx 的肺迁移沉积是围术期严重低氧血症的潜在原因之一。

在局部麻醉联合镇静监测下行清醒开颅手术是神经外科肿瘤手术的常用方法,多用于皮质内或附近病变的治疗。尽管缺乏随机对照研究,但越来越多的证据表明,与全身麻醉相比清醒条件下颅内肿瘤切除术的效果更好[1]。因弥漫性血管病变累及运动性语言中枢,清醒开颅行脑动静脉畸形(arteriovenous malformation,AVM)切除极具挑战[2]。然而,新近 2 篇报道发现,部分患者在 AVM 切除术中使用清醒语言和运动皮质定位是有益的[2,3]。近年来,AVM 血管内治疗受到广泛关注,既可单纯采用血管内治疗,也可作为放射或手术切除的术前辅助手段,可最大限度地减少术中失血[4]。目前,一些乙烯-乙烯醇共聚物(Onyx,EV3,Irvine,CA)溶于二甲基亚砜(dimethyl sulfoxide,DMSO)作为栓塞材料,因为安全性高、靶血管沉淀性好、利于血管造影而被广泛应用[5]。本文报道 1 名右侧额叶 AVM 进行分期血管内 Onyx 栓塞的患者,随后行清醒开颅手术时在术中出现严重低氧血症。本病例报道使用的文字和图片经过患者审核,本文发表取得患者的书面同意。

病例描述

患者男性,26 岁,71 kg,因突发癫痫、持续性左上肢乏力,拟行右侧幕上脑 AVM(Spetzler-Martin2 级)栓塞及切除术。患者否认其他病史。目前用药为左乙拉西坦 500 mg,2 次/d。手术前 1 天,患者于全身麻醉下行 Onyx34 栓塞介入治疗,过程顺利,安全拔除气管导管后入苏醒室观察。生命体征:HR 105 次/min,BP 105/58 mmHg,RR 18 bpm,SpO2 100%(经鼻导管吸入 2 L O2)。此时,患者心率持续升高达 90~120 次/min。次日晨,在术前 MRI 期间,患者心率增至 160 次/min。此时患者否认呼吸困难或胸痛,但表示焦虑。心电图(ECG)显示窦性心动过速。血清钾、镁、钙等电解质、肌钙蛋白 I 均在正常范围。其余生命体征正常,决定继续进行手术。

患者入室生命体征:HR 120 次/min,BP 125/55 mmHg,SpO2 99%(吸空气),术中维持氧流量 2 L/min,监测有创动脉压、尿量、EtCO2。局麻下行双侧头皮神经阻滞(滑车上、眶上、颧颞部、枕小、枕大),麻醉药及剂量:1% 丁卡因 50 mg、1% 利多卡因 250 mg、肾上腺素 1:2 000。患者仰卧位,手术床头端抬高 20°。术中瑞芬太尼 0.05~0.12 μg/(kg·min)和丙泊酚 25~55 μg/(kg·min)静脉泵注维持镇静,维持呼吸频率 8~12 次/min。手术开始前给予甘露醇 100 g 持续静滴 15 min。术中应用艾司洛尔 100~250 μg/(kg·min)或去氧肾上腺素(15~60 μg/min)控制心动过速或低血压。

手术进行至 7 h,SpO2 始终维持在 93%~95%。在最低有效镇静程度下,通过麻醉回路补充吸氧 10 L/min。手术进行至约 10 h(AVM 几乎完全切除),患者 SpO_2 突然降至 85%,遂面罩加压吸氧 10 L/min。此时患者清醒,鼓励其吸氧后低氧血症有所改善。呼吸频率最高为 28～30 次/min。双肺可闻及微弱啰音。术中血气分析:pH 7.43,$PaCO_2$ 36 mmHg,PaO_2 240 mmHg,HbO_2 78%,血清碳酸氢盐 24 mmol/L。12 h 内补液量总量:晶体 6 500 mL,5%白蛋白 2 000 mL。估计失血量 800 mL,尿量 7 000 mL。静脉注射呋塞米(5 mg),沙丁胺醇雾化吸入(4 次),但未见立即改善。

鼓励患者持续深呼吸,SpO_2 维持在 90% 左右。此时,并不需要立即建立人工气道。因头皮阻滞已失效,直至病例结束仍需泵注小剂量瑞芬太尼。

术后将患者转到神经外科重症监护病房进一步观察和治疗,此时生命体征:口腔温度 37.3℃,HR 130 次/min,BP 130/60 mmHg,RR 20 次/min,面罩吸氧 10 L/min 时 SpO_2 88%。患者停用镇静剂,出现干咳。夜间需要湿化文丘里面罩和高流量鼻导管吸氧以维持氧合。此时血气分析结果显示:pH 7.53,$PaCO_2$ 30 mmHg,PaO_2 78 mmHg,血清碳酸氢盐 25 mmol/L,心电图显示窦性心动过速、下肢导联 T 波倒置。CT 肺血管造影显示 Onyx 肺动脉栓塞(图 1)。在接下来的 24 h 内,患者血压正常,心率在 90～120 次/min。术后 36 h 患者停止吸氧,术后第 4 天出院回家。术后 3 个月门诊复查时,患者恢复良好,没有任何呼吸系统并发症。

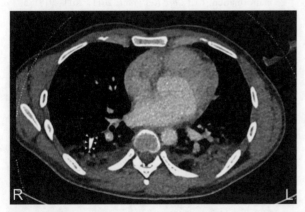

图 1 胸部 CT 显示右下肺叶动脉分支内高衰减性 Onyx 栓塞剂(箭头所示)
双肺下叶可见斑片状磨玻璃影,提示局灶性肺不张或轻度肺水肿。

讨论

一过性低氧血症是清醒开颅术中经常遇到的问题,需要仔细的鉴别诊断[1]。长时间镇静会增加肺不张和低通气的风险,却无法像气管插管患者那样进行手法复张。吸入性肺炎、静脉空气栓塞或血栓栓塞、神经源性肺水肿、血管内容量超负荷、氧供不足和支气管痉挛也是可能的病因。大剂量甘露醇常规用于神经外科,对收缩功能不良的患者有导致肺水肿的风险。此病例则提示了低氧血症的另一重要原因,即患者在栓塞术后手术切除 AVM 过程中,栓塞剂 Onyx 迁移导致的低氧血症。

据我们所知,这是第 1 例在清醒或睡眠状态下开颅手术中 Onyx 肺动脉栓塞导致严重低氧血症的报道。围术期 Onyx 用于脑 AVM 和动脉瘤栓塞引起的其他呼吸并发症已经被报道过。阿索伊杜(Asouhidou)等[6]认为,使用 Onyx 所导致的轻度低氧血症可能是由 DMSO 所致,DMSO 部分通过肺排出,可导致短暂的肺泡氧稀释。有 2 例 Onyx 栓塞后急性呼吸窘迫综合征的病例报道,可能是 DMSO 引起的终末器官内皮细胞坏死和炎症,导致严重的肺渗出[7,8]。此病例,栓塞过程中共使用了 5 份 1.5 mL 的 Onyx34 及 DMSO 溶剂,低于推荐的最大剂量 200 mg/kg[5,9]。

有诸多报道发现栓塞剂 Onyx 可以从颅内栓塞部位发生血管迁移。普克纳斯(Pukenas)等[10]报道了硬脑膜 AVM 栓塞 20 天后胸部 CT 发现无症状的 Onyx 肺栓塞 1 例。1 例新生儿脑动静脉瘘通过血管内注射 Onyx 治疗,随后在右肺动脉发现了 Onyx[11]。这 2 例 Onyx 栓塞都是偶然发现的,患者没有明显的呼吸后遗症。Crusio 等[12]报道了硬脑膜 AVM 栓塞后 2 周后表现为上气道阻塞的上腔静脉综合征。他们猜测中心静脉导管是 Onyx 的迁移部位。

本病例出现的低氧血症可能由多种因素导致,并且与 Onyx 肺栓塞有很大关系。栓塞的第一个典型征象是 Onyx 栓塞后持续的窦性心动过速。此外,患者术后心电图显示有右心损伤。我们假设 Onyx 栓塞可能早在介入治疗过程中就发生了,在手术的后 1/3 阶段,当处理包含 Onyx 较大的 AVM 病灶血管时,可能出现了更多栓子。

与氰基丙烯酸酯栓塞胶相比,Onyx 与血管内皮的相互作用相对较少,故需要关注术中发生移位的可能[5]。

除在围术期发生的 Onyx 肺栓塞外,进行性肺不张和肺水肿也可能导致本例中所见的严重低氧血症。CT 显示患者肺野有轻微实变(图 1)。肺不张的原因可能是患者处于仰卧位,且在没有正压通气的情况下持续了 12 h 的监测下镇静。不过,仅此一点不太可能使一个反复深吸气的健康非肥胖患者在手术结束时出现 PaO_2 最低为 40 mmHg 的情况。

神经外科患者仍应重视血管内容量超负荷和大剂量应用甘露醇导致的肺水肿。在使用甘露醇 1.4 g/kg 后,该患者在前 2 h 内尿量达 1 700 mL,随后大约 500 mL/h。为达到出入量平衡,该患者应用了大剂量晶体液(0.9%氯化钠溶液 3 200 mL、羧甲淀粉 3 300 mL)。大剂量利尿和 0.9%生理盐水,使患者血清钠在 12 h 内逐渐从 133 mEq/L(静脉注射甘露醇后获得,反映稀释)增加到 144 mEq/L。尽管手术后 7 h 血清钠浓度升高,但患者血清电解质未显示出高氯代谢性酸中毒(钠 139 mEq/L、氯化物 104 mEq/L、碳酸氢盐 27 mEq/L)。

在这种情况下,我们主要维持血管内容量,以降低 AVM 手术导致快速出血的风险。对患者初期出现的血管内容量减少,给予晶体溶液与尿量 1:1 比率的输注,停止泵注去氧肾上腺素。连续有创压力监测可进一步指导容量治疗,初始碱剩余 -4.2 mEq/L,至出室前达 -0.3 mEq/L。手术结束时血红蛋白浓度由 11.3 g/dL 降至 8.8 g/dL。血红蛋白浓度下降的部分原因是预计失血量达 800 mL,也可能与一定程度的血液稀释和血管内容量超负荷有关,后者可能引起了迟发性肺水肿。然而,考虑该患者心功能正常、尿量多、禁食时间长,我们不认为血管内容量超负荷引起的肺水肿是围术期严重低氧血症的唯一原因。

随着 Onyx 作为 AVM 辅助治疗的应用越来越多,麻醉科医师需要注意到围术期 Onyx 肺迁移沉积是导致低氧血症的一个潜在重要原因。同样,随着清醒开颅肿瘤切除术的广泛开展,使用 Onyx 进行肿瘤栓塞也可能会遇到各种并发症[13]。也许栓塞发生的频率比我们想象的还要频繁,只是其生理效应被全身麻醉和机械通气所掩盖。随着清醒开颅手术的不断应用,这一现象值得在 AVM 切除术患者围术期出现低氧血症鉴别诊断时加以考虑[2]。

(程婷婷 译,吴友平 审)

参考文献

[1] Meng L, Berger MS, Gelb AW. The potential benefits of awake craniotomy for brain tumor resection: an anesthesiologist's perspective. *J Neurosurg Anesthesiol*. 2015; 27: 310 - 317.

[2] Gabarrós A, Young WL, McDermott MW, Lawton MT. Language and motor mapping during resection of brain arteriovenous malformations: indications, feasibility, and utility. *Neurosurgery*. 2011; 68: 744 - 752.

[3] Gamble AJ, Schaffer SG, Nardi DJ, Chalif DJ, Katz J, Dehdashti AR. Awake craniotomy in arteriovenous malformation surgery: the usefulness of cortical and subcortical mapping of language function in selected patients. *World Neurosurg*. 2015; 84: 1394 - 1401.

[4] Bruno CA Jr., Meyers PM. Endovascular management of arteriovenous malformations of the brain. *Interv Neurol*. 2013; 1: 109 - 123.

[5] Saeed Kilani M, Izaaryene J, Cohen F, et al. Ethylene vinyl alcohol copolymer (Onyx ®) in peripheral interventional radiology: indications, advantages, and limitations. *Diagn Interv Imaging*. 2015; 96: 319 - 326.

[6] Asouhidou I, Katsaridis V, Meng L, et al. Desaturation during Onyx embolization. *Br J Anaesth*. 2010; 105: 385 - 386.

[7] Murugesan C, Saravanan S, Rajkumar J, Prasad J, Banakal S, Muralidhar K. Severe pulmonary oedema following therapeutic embolization with Onyx for cerebral arteriovenous malformation. *Neuroradiology*. 2008; 50: 439 - 442.

[8] Tawil I, Carlson AP, Taylor CL. Acute respiratory distress syndrome after Onyx embolization of arteriovenous malformation. *Crit Care Res Pract*. 2011; 2011: 918185.

[9] Thiex R, Williams A, Smith E, Scott RM, Orbach DB. The use of Onyx for embolization of central nervous system arteriovenous lesions in pediatric patients. *Am J Neuroradiol*. 2010; 31: 112 - 120.

[10] Pukenas BA, Satti SR, Bailey R, Weigele JB, Hurst RW, Stiefel MF. Onyx pulmonary artery embolization after treatment of a low-flow dural arteriovenous fistula: case report. *Neurosurgery*. 2011; 68: E1497 - E1500.

[11] Herman TE, Siegel MJ, Vachharajani A, Masand P, Cross D. Cerebral arteriovenous fistula to pulmonary artery Onyx embolization. *J Perinatol*. 2007; 27: 238 - 240.

[12] Crusio R, Ramachandran K, Ramachandran K, Kupfer Y, Tessler S. Superior vena cava syndrome caused by embolisation of liquid Onyx. *BMJ Case Reports*. 2011; 10. 1136/bcr.11.2010.3502

[13] Ashour R, Aziz-Sultan A. Preoperative tumor embolization. *Neurosurg Clin N Am*. 2014; 25: 607 - 617.

74. 经硬膜外导管回抽减压治疗症状性硬膜外血肿

拉克什·V. 索德科帕姆(Rakesh V. Sondekoppam),道格拉斯·奎恩 (Douglas Quan),苏甘塔·甘纳西(Sugantha Ganapathy)

摘要

椎管内麻醉后硬膜外血肿(spinal epidural hematoma, SEH)需要尽早识别和早期减压,以防止长期的神经损伤。本文报道1例持续硬膜外输注时术后第二天出现SEH的病例。硬膜外导管回抽有血及随后神经症状的改善,使我们怀疑患者出现SEH,MRI检查结果进一步证实了诊断。我们描述了患者出现SHE的时间线及临床进展过程。经原位硬膜外导管回抽血液不仅可帮助诊断SEH,还可对椎管暂时减压。

硬膜外血肿(SEH)是椎管内麻醉最严重的并发症之一[1]。尽管发生率低,但据估计约有一半SEH发生在硬膜外导管在位时,而其余的则在拔除导管后才被识别[2]。早期减压可以改善SEH后神经系统预后,但受部分原因的限制,SEH的识别和处理可能会延迟[3]。可能妨碍SEH观察和管理的因素包括,对SEH临床症状的识别滞后、影像学检查延迟或神经外科无法及时干预[4,5]。此外,当SEH发生在硬膜外导管持续输注局部麻醉药期间,其感觉-运动症状可能会被掩盖。因此,对SEH任何尽早识别和减压的措施都十分重要。

在持续胸段硬膜外镇痛时,腰骶神经分布区的感觉及运动阻滞让人怀疑硬膜外导管在鞘内移位[2]。进行回抽试验可以诊断或排除硬膜外导管是否在鞘内移位,若回抽出脑脊液(cerebrospinal fluid, CSF)则表明导管尖端在蛛网膜下腔。本病例描述一例胸段硬膜外麻醉后并发SEH的病例,患者于术后第二天出现下肢感觉障碍、运动无力。回抽硬膜外导管发现有血液回流。回抽后患者神经学症状出现改善让我们怀疑发生了SEH,最终通过MRI检查得以证实。本病例报道发表取得了患者书面同意。

病例描述

1名63岁女性患者,BMI 27.9(体重75 kg,身高164 cm),拟经腹部正中切口行腹壁及腹腔粘连松解术。患者既往有高血压、2型糖尿病、血脂异常和胃食管反流病等病史。患者目前口服药物:依泽米贝(晨10 mg)、格列齐特(60 mg,2次/d)、二甲双胍(1 000 mg,2次/d)、胰岛素(睡前23 U)、培哚普利/吲达帕胺(晨8/2.5 mg)、瑞舒伐他汀(睡前5 mg)、泮托拉唑(晨40 mg),对乙酰氨基酚、可待因、咖啡因片按需服用。患者曾于1年前行"胰腺假乳头状瘤远端胰腺切除＋脾切除术",后因怀疑胰管连接错误而导致并发腹腔内粘连。患者自述胰腺切除术后硬膜外镇痛效果良好,此次手术时再次要求硬膜外镇痛。患者凝血功能正常(INR 1.1、APTT 29 s、PLT 323 000/μL),无出血不止的病史。使用17G Tuohy针于T8～T9胸椎间隙顺利穿刺,空气阻力消失法确认位置后,置入前端开口的钢丝加强型硬膜外导管(FlexTip Plus, Arrow, Teleflex, Research Triangle Park, NC)。给予试验剂量(3 mL,2%利多卡因＋15 μg肾上腺素)排除椎管内或血管内置管可能,然后给予0.25%丁哌卡因5 mL,阻滞平面在T6～T11。术中采用0.1%丁哌卡因加10 μg/mL氢吗啡酮硬膜外6 mL/h持续输注,术后仍以该速度持续输注。患者自控硬膜外镇痛,单次剂量3 mL,锁定时间20 min。术后当天及术后首日镇痛效果满意,无物理治疗障碍和活动障碍。硬膜外导管于手术当天上午7:30置入,于当日20:30(到达麻醉恢复室后8 h)开始第1次给予肝素(每24 h皮下注射5 000 U)。

术后第 2 天,患者自述晨醒后感觉不到并无法移动双下肢。检查发现,患者左腿和右腿的肌力明显下降(分别为 3/5 和 2/5)。双下肢感觉和运动反射减弱,肠鸣音无变化,遂怀疑硬膜外导管出现椎管内移位导致下肢无力。使用含生理盐水的 10 mL 注射器连接导管进行回抽未见任何液体。因怀疑导管堵塞,注入 1 mL 生理盐水,并持续负压回抽以恢复导管通畅,发现有血液流出直至充满整个注射器。患者自述在回抽血液 1.5 h 后症状出现很大改善。再次检查患者,右腿的屈髋、伸膝、足底和足背屈的力量为 4/5。在相同测试中,左腿功能(肌力 4 + /5)优于右腿功能。双膝和跟腱的下肢反射均为 2 + ,双侧足底向下反射均为 2 + 。左腿辨别针刺能力有所下降,双侧本体感觉也受到不同程度损害。患者行走时很难达到良好的平衡并需要辅助。

对患者而言,最好应紧急行 MRI 以排除硬膜外血肿,但影像检查人员担心在磁场下发生导管移动或加热,以及由于导管伪影造成的图像辨识困难。在确保患者凝血功能正常(INR 1.3,APTT 32 s,PLT 232 000/μL)后拔除硬膜外导管,并在 14:00 左右(怀疑 SEH 6 h 后)对胸腰椎进行 MRI 检查。图像显示,T4～T7 节段的脊髓后方呈扁豆状的异常硬膜外信号,T1 加权显示低信号,T2 加权显示高信号,在 T5、T6 水平也可见,与急性硬膜外血肿表现一致(图 1 - A)。血肿使脊髓前移并扁平,但无脊髓信号改变,提示脊髓中度压迫(图 1 - B)。脑脊液信号在 T5～T6 水平脊髓周围完全消失。患者凝血功能(INR、aPTT)和血小板计数在事件发生当天和之前几天均在正常范围内。

于 16:00 得到上述图像结果,此时患者病情与抽血后相比略有恶化。神经外科会诊,与患者讨论手术和非手术治疗的风险和益处。由于下肢无力进行性加重,19:00 时神经外科紧急进行胸椎板切除减压术(怀疑 SEH 11 h 后)。术中见硬膜外血肿位于 T5～T7 水平,并附着于硬脊膜。血块周围未见异常血管,但发现有静脉血栓导致血肿,这可能是出血来源。回顾该患者住院用药史发现,患者于前 1 晚 20:30 最后一次用达肝素钠。除用于血栓预防外,术后未使用其他抗凝或抗血小板药物。患者住院期间未见其他异常,出院时患者神

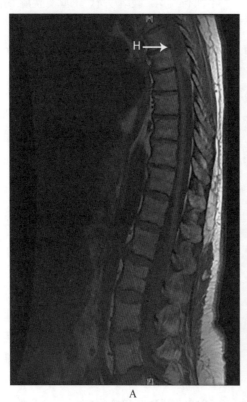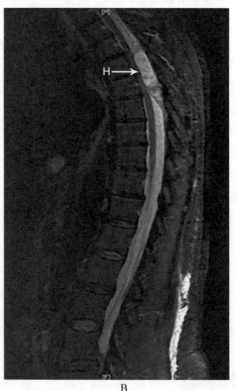

A   B

图 1　胸腰段脊柱矢状位 MRI 扫描显示硬脊膜外血肿(H)

A. 在 T1 加权上显示等强度信号;B. 在 T2 加权图像上显示高信号。

经功能、运动和感觉功能均恢复至正常。

讨论

本病例强调了通过加强型硬膜外导管对SEH进行回抽治疗的可能。抽吸硬膜外导管常用于床边诊断硬膜外导管故障,不仅能鉴别SEH的存在,还可以暂时对椎管进行减压。该病例还提示我们放置硬膜外导管的患者做放射性影响时关注常遇到的问题。

SEH的神经功能恢复不仅与症状的严重程度有关,还与出现症状到实施椎管减压的时间间隔有关[2,3,6,7]。若从出现症状到开始减压治疗的时间少于8 h,有利于神经功能的恢复[2],但正如该案例所强调的,并非在所有情况下都可行。由于感觉或运动阻滞很容易与广泛的硬膜外(或鞘内)局部麻醉药扩散相混淆,因此若患者正在使用硬膜外镇痛可能会出现误判。有时,因为需要进行MRI检查和等待神经外科会诊,会进一步推迟脊髓减压时间。因此,必须努力尽早减压。在此病例中,经硬膜外导管回抽可能已经暂时达到了减压的目的。血肿通常很难通过硬膜外导管回抽,回抽时产生的负压可能会使导管腔塌陷。本例患者使用的钢丝增强型硬膜外导管防止了抽吸过程中管腔的塌陷。导管尖端有时会被血栓堵塞,阻止了血液回抽。因此,必须通过硬膜外导管先注入1 mL生理盐水后才能抽吸血肿。MRI上SEH表现为高亮的一团(图1B),这种形状可能适合抽吸,但在其他情况下是否能有类似的效果则不能肯定。硬膜外导管回抽后症状改善,表明硬膜外导管回抽和暂时神经功能恢复之间有很强的时间相关性。椎管暂时减压有利于神经功能恢复,此例患者从怀疑血肿到减压的时间远超过12 h仍恢复良好可以证明这一点。也有报道称SEH可以自发改善。然而,硬膜外回抽与神经功能明显改善之间的时间关系,以及随后神经功能缺损的恢复,提示经硬膜外导管抽血可以达到即刻的减压效果。

鉴于评估方法的不同,SEH发病率大约在1/190 000~1/3 600。多种因素与SEH的发生密切相关,患者因素包括高龄、女性、脊柱畸形和肾功能不全,技术方面的因素如硬膜外针、导管置入过程的创伤、留置导管时使用低分子肝素(LMWH)、早期(术中/术后早期)应用LMWH,以及同时使用其他抗凝药物[7,10]。虽然非创伤性硬膜外或脊髓穿刺可以降低风险[7],但不明原因的硬膜外血管损伤仍可能存在,比如该患者尽管使用无创性硬膜外导管,减压手术中仍发现一条形成血栓的硬膜外静脉导致了血肿。

目前,SEH处理的指导原则没有明确规定在MRI扫描前是否要拔除硬膜外导管。在疑似SEH的患者中,拔除硬膜外导管是一个两难选择。通常情况下,患者凝血状态常使麻醉科医师对拔除导管后血肿扩大的可能性保持警惕。在拔除硬膜外导管前,血清抗凝血因子Xa水平可能有助于监测LMWH的抗凝活性,但由于检测条件限制,本例患者没有进行该项检查。考虑到情况紧急,最终我们选择拔掉导管,因为其可能导致MRI图像伪影,影响最终判断。其他值得关注的问题包括增强型导管在磁场下可能发生移动以及由于天线效应而使导管升温的可能。虽然与磁场的相互作用可能很小,但在没有充分的证据前,钢丝增强型硬膜外导管最好在MRI检查前拔除[9]。

椎管内麻醉后发生SEH的原因仍然是一个热门研究领域,且可能受到其他任何罕见事件的影响,比如来源的多重性、数据收集困难和统计分析变化较多。对这些罕见事件无法进行前瞻性研究,动物模型也不能完全解释人类的病理机制。鉴于病因中已知和未知因素的复杂交互作用,采用更好的数据收集方法,如自动的病例报道和人群汇总数据,可以更好地收集和确定病因。

总之,SEH早期减压的每一项措施都是改善患者预后的关键,通过原位硬膜外导管回抽血液可能是一项有效的措施。

(程婷婷 译,吴友平 审)

参考文献

[1] Wulf H. Epidural anaesthesia and spinal haematoma. *Can J Anesth*. 1996;43:1260-1271.

[2] Vandermeulen EP, Van Aken H, Vermylen J. Anticoagulants and spinal-epidural anesthesia. *Anesth Analg*. 1994;79:1165-1177.

[3] Lawton MT, Porter RW, Heiserman JE, Jacobowitz R, Sonntag VK, Dickman CA. Surgical management of spinal epidural hematoma: relationship between surgical timing and neurological outcome. *J Neurosurg*. 1995;83:1-7.

［4］Tam NL，Pac-Soo C，Pretorius PM. Epidural haematoma after a combined spinal-epidural anaesthetic in a patient treated with clopidogrel and dalteparin. *Br J Anaesth*. 2006；96：262－265.

［5］Meikle J，Bird S，Nightingale JJ，White N. Detection and management of epidural haematomas related to anaesthesia in the UK：a national survey of current practice. *Br J Anaesth*. 2008；101：400－404.

［6］Foo D，Rossier AB. Preoperative neurological status in predicting surgical outcome of spinal epidural hematomas. *Surg Neurol*. 1981；15：389－401.

［7］Horlocker TT，Wedel DJ，Rowlingson JC，et al. Regional anesthesia in the patient receiving antithrombotic or thrombolytic therapy：American Society of Regional Anesthesia and Pain Medicine Evidence-Based Guidelines （Third Edition）. *Reg Anesth Pain Med*. 2010；35：64－101.

［8］Fukui MB，Swarnkar AS，Williams RL. Acute spontaneous spinal epidural hematomas. *AJNR Am J Neuroradiol*. 1999；20：1365－1372.

［9］URL available at：http：//www.mrisafety.com/TheList_search. asp? s_list_description = arrow&s_ANYwords = & s_object_category = . Accessed on February 20，2017.

［10］Fleischmann KH，Kuter DI，Coley CM，Rathmell JP. Practice guidelines often fail to keep pace with the rapid evolution of medicine：a call for clinicians to remain vigilant and revisit their own practice patterns. *Reg Anesth Pain Med*. 2010；35：4－7.

第十三部分

呼吸与睡眠麻醉学

要点概览由戴维·黑尔曼撰写

75. 经鼻湿化快速充气交换通气在紧急气管切开术中应用

2017,9(9):268-270

① 经鼻湿化快速充气交换通气装置（THRIVE）是一种高流量加湿经鼻供氧新技术。THRIVE能显著延长呼吸暂停时间，维持血氧饱和度。在本案例中，对不能气管插管的上气道高度受累患者，在镇静下行紧急气管切开时，THRIVE可维持患者血氧饱和度。

② THRIVE的有效性似与提供高氧流量用于呼吸氧合有关，同时还减少无效腔量，提供轻微的气道正压，后者有利于二氧化碳的有效清除。

③ 在维持气道开放上，THRIVE可能是一个有用的辅助装置。对气道受损继发急性声门上或声门病变的患者，在镇静下进行各种操作时，如清醒插管、支气管镜检或紧急气管造口术，THRIVE可用于维持患者氧合。

76. 复杂先天性心脏病合并肺动脉高压患儿的扁桃体腺样体切除术

2017,9(10):283-285

① 肺动脉高压是先天性心脏病患者的重要表现，此类患者围术期心肺并发症风险较高。

② 在外科手术过程中，肺血管阻力可能持续升高，严格审慎的麻醉管理必不可少。

③ 加重肺动脉高压的因素包括，酸中毒、焦虑、过度/延长呼气压力/时间、高碳酸血症、低血压、低氧血症和疼痛，以及整个围术期未使用治疗肺动脉高压的药物。

77. 增加流量触发阈值无法解决术中自动触发压力支持通气

2016,7(1):9-12

① 心脏搏动引发的呼吸流量振荡通常无特别影响，若与充足的吸气流量相关，可发生机械通气的自动触发，多见于高动力循环、高心胸比、瓣膜手术和呼吸顺应性降低时。

② 自动触发可能被误认为与患者用力呼吸有关，若不及时发现可导致呼吸性碱中毒、阿片类药物过度使用，延长机械通气以及肺过度通气。

③ 调高呼吸流量触发阈值通常不会引起自动触发，但部分患者心脏搏动导致的峰值流速可能超过设备上的最大可用数值。

78. 食管术后患者气管拔管前应用喉部超声成功评估声带麻痹

2017,9(11):308-310

① 喉部超声是评估自主呼吸患者声带功能的方法，但未见其用于气管插管患者声带功能评估的报道。

② 喉部超声在气管插管患者的声带功能评估中也有一定的应用价值。

③ 喉部超声用于声带评估的适应证及疗效有待进一步研究。

75. 经鼻湿化快速充气交换通气在紧急气管切开术中应用

尼尔·德赛(Neel Desai),安娜·福勒(Anna Fowler)

摘要

经鼻湿化快速充气交换通气(Transnasal humidified rapid-insufflation ventilatory exchange, THRIVE)是一种经鼻腔给予高流量湿化氧气的新型气道技术。它可以延长呼吸暂停时间并维持氧饱和度。本文报道 THRIVE 在 1 名 35 岁男性因急性声门上和声门病变需行紧急气管切开术。静脉镇静导致近似于呼吸暂停的通气不足。THRIVE 维持 SpO_2 约 40 min,仅在完全气道阻塞后出现短暂的 SpO_2 下降。

作为一种生理过程,无呼吸氧合是指在气道通畅的情况下,氧气通过非呼吸方式进入肺部。肺泡氧气吸收和二氧化碳排泄的差异所形成的负压梯度驱动这一气体运动[1]。尽管无呼吸氧合可维持 SpO_2,但不能有效排出二氧化碳。既往研究证实,无呼吸氧合可导致酸中毒、室性心律失常和死亡等并发症[2,3]。

经鼻湿化快速充气交换通气(THRIVE)是一种新型气道技术,是指由 OptiFlow(Fisher and Paykel Healthcare Limited, Auckland, New Zealand)驱动高达 70 L/min 的经鼻高流量湿化氧疗。与无呼吸氧合相比,它可延长呼吸暂停次数和维持 SpO_2 的时间,可更有效地清除二氧化碳(0.15 vs 0.35~0.45 kPa/min)[4]。THRIVE 改善氧合作用的内在机制尚不完全清楚。除无呼吸氧合的作用外,清除鼻咽无效腔量、提供持续的气道正压以减少分流和降低呼吸功可能也是关键[4,5]。

高流量鼻导管或 THRIVE 已被越来越多地应用于多种不同的临床情况。该技术已在急诊和重症监护室等环境进行研究,并已被应用于清醒镇静状态下的纤维支气管镜检查、引导插管及拔牙[6-8]。本文报道 1 例气道受损患者,在局部麻醉和镇静下应用 THRIVE 接受紧急气管切开术。本病例报道取得患者的书面知情同意。

病例描述

1 名 35 岁男性出现持续 6 天的喉咙痛、吞咽困难、声音嘶哑和左颈部疼痛。该患者既往病史包括复发性关节炎,主要表现为右手腕滑膜炎,服用羟氯喹治疗。体重指数为 25.3 kg/m²,吸烟,无其他病史。

床边观察提示患者为脓毒症。患者出现全身不适,初始心率 163 次/min,血压 125/96 mmHg,呼吸空气时 SpO_2 93%,呼吸频率 20 次/min,鼓膜温度 39.9℃。检查中患者身体前倾并出现流口水的症状,存在轻度吸气性喘鸣。胸部听诊正常。进一步的气道评估显示患者张口度良好,下切牙能前突超过上切牙,有后咽部炎症,Mallampati 评分为 Ⅱ 级。左颈部柔软,颈部运动受到疼痛的限制。

鼻内镜检查显示左侧咽壁凸出,左侧会厌褶皱增厚并有白膜覆盖,会厌有红斑和轻微增厚。声门无法显示。颈部 CT 显示左侧咽窦脓肿从左扁桃体下方延伸至假声带水平。脓肿导致气管严重狭窄。最重要的是,甲状软骨水平处气管最大直径仅为 4 mm(图 1),同时发现颈部淋巴结反应性增大。

通过面罩给予 15 L/min 的氧气,同时口服 10 mg 吗啡、1.5 g 头孢呋辛、8 mg 地塞米松并开通静脉输液。为保护患者气道,与耳鼻喉外科医师共同决定施行紧急气管切开术。考虑使用纤维光学技术引导的气管插管,但患者气管严重狭窄且存在气道解剖结构异常,存在中线移位、组织易碎、水肿和脓肿,我们认为任何型号的气管导管都无法做到无创地通过气管狭窄处。

在手术室内行心电、SpO_2 和无创血压监测。患

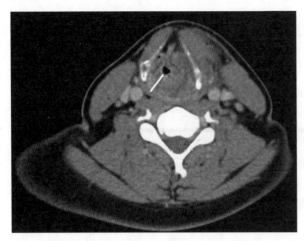

图1 横断面颈部 CT 显示气管狭窄(白色箭头)

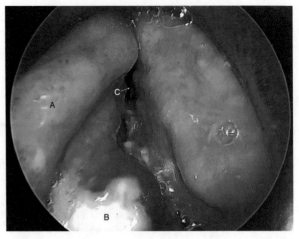

图2 声门区视图显示声带水肿(A),左侧假声带有脓液(B),真声带前方的狭窄开口(C)。

者在 THRIVE 开始前血压已升至 182/105 mmHg,因此使用拉贝洛尔降压。在抬头 40°的倾斜卧位下,使用 OptiFlow 鼻导管以 30 L/min 的速度预充氧 15 min。在整个手术过程中患者保持坐姿,以 30 L/min 的速度持续进行 THRIVE,直至成功建立气道。

在气管切开前分别给予咪达唑仑 2 mg、芬太尼 40 μg 镇痛并减轻焦虑。计划切开的部位用含有 1∶100 000 肾上腺素的 2%利多卡因浸润,然后进行标准的水平切开。因患者焦躁不安且血压较高,故予以进一步镇静,遂开始输注 0.02 mg/(kg·min)丙泊酚和 0.05 μg/(kg·min)瑞芬太尼,同时与患者保持言语沟通。

为使患者耐受手术,遂加深镇静,但导致了随后的通气不足,伴有呼吸频率和呼吸深度的降低。在手术后期,患者开始感到不舒服。我们提醒外科医师,为减轻不适加深镇静可能导致呼吸暂停或气道完全梗阻。外科医师明确表示,若发生这种情况,他们能迅速建立气管通路。随后,丙泊酚用量增至 0.09 mg/(kg·min),瑞芬太尼仍保持为 0.05 μg/(kg·min)。不久之后,患者呼吸频率进一步下降至每分钟 2 次,但 SpO$_2$ 又维持了约 10 min。在处理气管时患者发生气道完全梗阻,但当 SpO$_2$ 降至 89%时已成功建立气管造口。随后,患者 SpO$_2$ 逐渐恢复。尽管深度镇静导致了接近呼吸暂停的通气不足,THRIVE 使氧饱和度在 40 分钟内始终保持在 98%～100%。

置入气切导管后,给予单次剂量的丙泊酚和罗库溴铵进行麻醉诱导并使肌肉松弛。麻醉维持

使用七氟醚。患者开始进行机械通气,初始呼气末二氧化碳为 43 mmHg。随后的视频喉镜检查显示喉部异常、水肿和脓液(图2)。

讨论

对于存在声门上、声门或声门下病变的患者,任何其他方法或技术都不能确保气道安全时,可以进行外科气管切开术。一项来自一所三级医疗中心的为期 5 年的回顾性研究发现,64.7%的紧急清醒气管切开术患者采用局部麻醉的同时,配合清醒镇静[9]。

气管切开时需要镇静的原因众多。首先,患者常因焦虑、幽闭恐惧症和不适而难以耐受紧急气管切开术。其次,镇静可减轻焦虑和躁动引起的儿茶酚胺效应,血压和心率得到控制。良好的手术通路和相对静止的手术区域,可减少出血和损伤神经、气管或血管的风险,并可能缩短手术时间。本例患者在没有镇静且伴有持续高血压和相关出血风险增加的情况下,不太可能耐受气管切开过程。即使明智地选择镇静,也存在较大风险,可并能导致气道完全丧失。由于需要与外科医师共用气道,在考虑是否为患者强化镇静时,与手术团队的良好沟通至关重要。

THRIVE 并非一个明确的气道,但它可作为一种持续氧合的控制手段,直至建立起稳定气道。对自主呼吸的患者,THRIVE 可提供持续的气道正压并使易塌陷的气道开放[4]。当患者处于镇静

状态时,THRIVE 能确保有效气体通过狭窄的声门,除非气道完全阻塞。既往研究已证实,THRIVE 对气道病变的患者有效[4,7]。有病例报道表明,THRIVE 成功应用于 1 名口咽部大肿块并完全遮住声门的患者镇静下行气管切开术,尽管氧注入率较大[10]。若没有 THRIVE,患者 SpO₂ 可能会更早下降。THRIVE 为外科医师完成气管切开提供了更多的时间。

目前,针对 THRIVE 的研究仍处于起步阶段。尚不清楚最佳氧注入率的数值。通常选择 30 L/min 的氧注入率,既可降低焦虑或不适所致风险,患者也无须任何镇静,从而较好地耐受。导致患者焦虑的原因很可能是气管切开手术过程而非 THRIVE。与清醒状态相比,患者在镇静后可更好地耐受更高的氧注入率,且可延长 SpO₂ 开始下降的时间。

在某些条件下,当患者需要镇静时,THRIVE 是一种可用来维持 SpO₂ 的辅助措施。必要时应使用基本气道开放手法,如轻提下颌保持气道通畅。若轻提下颌导致喉痉挛阻塞气道等不良事件时,则需谨慎。气道完全阻塞时,轻提下颌常无效果。若患者已经出现 SpO₂ 下降,则不能依赖 THRIVE 来改善氧合。与面罩通气技术不同的是,THRIVE 并非 SpO₂ 下降时的救援工具。换言之,THRIVE 并非灵丹妙药,在没有仔细的气道评估和足够的专业知识时,不应盲目使用 THRIVE。如果患者最初的通气计划失败,必须制订全面的气道建立的策略。

(卢凌宇 译,吴友平 审)

参考文献

［1］Bartlett RG Jr, Brubach HF, Specht H. Demonstration of aventilatory mass flow during ventilation and apnea in man. *J Appl Physiol*. 1959；14：97 - 101.

［2］Frumin MJ, Epstein RM, Cohen G. Apneic oxygenation in man. *Anesthesiology*. 1959；20：789 - 798.

［3］Joels N, Samueloff M. Metabolic acidosis in diffusion respiration. *J Physiol*. 1956；133：347 - 359.

［4］Patel A, Nouraei SA. Transnasal humidified rapid-insufflation ventilatory exchange（THRIVE）：a physiological method of increasing apnoea time in patients with difficult airways. *Anaesthesia*. 2015；70：323 - 329.

［5］Dysart K, Miller TL, Wolfson MR, Shaffer TH. Research in high flow therapy：mechanisms of action. *Respir Med*. 2009；103：1400 - 1405.

［6］Doyle AJ, Stolady D, Mariyaselvam M, et al. Preoxygenation and apneic oxygenation using transnasal humidified rapid-insufflation ventilatory exchange for emergency intubation. *J Crit Care*. 2016；36：8 - 12.

［7］Badiger S, John M, Fearnley RA, Ahmad I. Optimizing oxygenation and intubation conditions during awake fibre-optic intubation using a high-flow nasal oxygen-delivery system. *Br J Anaesth*. 2015；115：629 - 632.

［8］Sago T, Harano N, Chogyoji Y, Nunomaki M, Shiiba S, Watanabe S. A nasal high-flow system prevents hypoxia in dental patients under intravenous sedation. *J Oral Maxillofac Surg*. 2015；73：1058 - 1064.

［9］Fang CH, Friedman R, White PE, Mady LJ, Kalyoussef E. Emergent awake tracheostomy — the five-year experience at an urban tertiary care center. *Laryngoscope*. 2015；125：2476 - 2479.

［10］Abeysundara L, Parker H, Fowler A, Patel A. The use of transnasal humidified rapid-insufflation ventilatory exchange（THRIVE）to facilitate tracheostomy under sedation. *Anaesthesia Cases*. 2016；2016 - 0009.

76. 复杂先天性心脏病合并肺动脉高压患儿的扁桃体腺样体切除术

亚当·C. 阿德勒(Adam C. Adler),赵元娟·妮可(Yuan-Jiun Nicole Chao)

摘要

肺动脉高压是先天性心脏病的严重并发症。肺动脉高压患者接受任何手术,尤其是气道和腹腔镜手术时,围术期都有发生严重心肺并发症的风险。本文报道了1例患有唐氏综合征和复杂发绀型先心病的2岁患儿的麻醉过程,该患儿接受扁桃体腺样体切除术以治疗严重阻塞性睡眠呼吸暂停(obstructive sleep apnea, OSA)。

早期修复房室管(atrioventricular canal, AVC)缺陷的目的之一就是避免发生肺动脉高压。AVC缺陷的患者已接受手术修复或干预,肺血管阻力(pulmonary vascular resistance, PVR)仍可能升高。此类患儿经常需要接受非心脏手术,这对儿科麻醉医师提出了挑战。我们为患有复杂发绀型先天性心脏病的2岁患儿实施麻醉,该患儿接受扁桃体腺样体切除以治疗严重OSA。

病例描述

1名患有唐氏综合征和复杂先天性心脏病的2岁女孩拟行扁桃体腺样体切除术。患儿足月出生,产前诊断为左心室显性(不平衡)AVC完全缺陷和轻度主动脉弓发育不全。患儿在出生后15天接受左胸廓切开术和主动脉弓端端吻合术,以治疗肺过度循环,但最终修复失败。5周龄时,患儿因没有室间隔未接受二心室修复,而是通过放置肺动脉束带以进行单心室通路循环。17个月时,患儿接受双向Glenn分流术并取出肺动脉束带。在术后首日拔除气管导管,通过鼻导管吸入高流量氧气(4 L/min)和20%的一氧化氮。拔管后立即测动脉血气,发现氧分压和二氧化碳分压分别是31 mmHg和60 mmHg,需要重新气管插管。术中心导管检查显示,肺动脉压显著升高(22 mmHg),PVR指数(PVRI)升高为5 WU/m^2。患儿返回手术室阻断双向Glenn分流,重新行腔静脉肺动脉吻合术,并放置肺动脉束带以限制肺血流顺行(图1)。术后首日即开始口服西地

那非(每6 h 1 mg/kg)治疗肺动脉高压。出院后,考虑患儿有其他导致PVR升高的病因,也就是OSA。术后6个月,行多导睡眠图检查显示呼吸暂停-低通气指数为18,提示重度OSA。耳鼻喉科诊断为巨舌症和双侧扁桃体3度肿大,拟行扁桃体腺样体切除术以缓解OSA,进而可能降低肺动脉压以维持单心室循环。

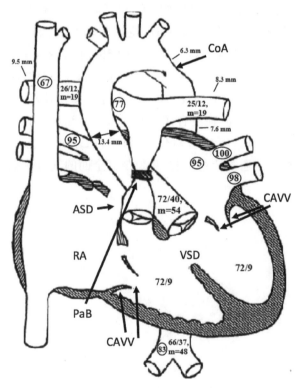

图1 患儿在接受肺动脉束带后拟行扁桃体腺样体切除术前的心脏解剖结构

圆圈内的数字表示血液氧饱和度(%),心血管结构内的数字表示收缩压、舒张压和平均(m)压(mmHg),mm值表示血管直径。ASD 房间隔缺损;CAVV 房室瓣;CoA 主动脉缩窄;PaB 肺动脉束带;RA 右心房;VSD 室间隔缺损。

手术当天清晨,患儿规律服用西地那非,然后口服咪达唑仑(0.5 mg/kg)和氯胺酮(5 mg/kg),以便完成外周静脉穿刺并置入 24 号留置管。患儿吸空气时氧饱和度介于68%和75%,在此期间麻醉科医师对患儿进行持续监测。因患儿非常焦虑,予以静脉持续泵注右美托咪定(0.25 μg/kg)和氯胺酮(2 mg/kg)使其适度镇静,但未发生通气不足。患儿被带入手术室,接受标准监测和预充氧。通过静注芬太尼(5 μg/kg)和氯胺酮(4 mg/kg),以及持续静注右美托咪定(0.8 μg/kg)超过15 min 来进行麻醉诱导,给予去氧肾上腺素(0.5～1 μg/kg)预防外周血管阻力降低。通过面罩通气维持正常血碳酸水平直至患儿对疼痛刺激(轻抬下颌角)无反应。给予维库溴铵(0.2 mg/kg)后置入 4 号带套囊 RAE 气管插管,血流动力学无波动。插管后,调整氧浓度维持脉搏氧饱和度在基础水平。采用压力控制通气,呼气末正压设为3 cm H_2O,呼吸频率 28～30 次/min,气道峰压为20 mmHg,潮气量 5～7 mL/kg,呼气末二氧化碳浓度为 35～40 mmHg。双侧鼓膜切开和置管手术过程顺利。当放置 Crowe-Davis 开口器及颈部过伸以便扁桃体充分暴露时,患儿立即出现心动过缓(51 次/min)、低血压(62/33 mmHg)和脉搏氧饱和度降低(SpO₂ 58%),颈部恢复中立位后,患儿恢复生命体征正常。患儿在行鼓膜切开术时并未出现血流动力学变化,故推测心动过缓是继发于体位改变引起的血管迷走神经刺激。之后又出现两次心动过缓和脉搏氧饱和度降低,在下颌关节轻度半脱位和颈部轻度过伸的情况下,外科医师实施了扁桃体切除术。吸入低剂量异氟醚(0.3%～0.4%)维持麻醉,手术顺利完成。神经刺激监测 4 个肌颤恢复后,给予新斯的明(0.07 mg/kg)和格隆溴铵(0.02 mg/kg),并拔除气管导管。若患儿拔管后出现气道梗阻或通气不足,则准备经鼻行持续气道正压通气。气管拔管后行面罩通气至患儿苏醒,然后转至儿科重症监护室行严密监测。

讨论

唐氏综合征与 AVC 缺陷关系密切。约50%的唐氏综合征患者合并先天性心脏病,其中 25%

为 AVC 缺陷。75%患有 AVC 缺陷的唐氏综合征患者为 AVC 完全缺陷,而所有 AVC 缺陷的患者中 50%患有唐氏综合征。与本例患儿不同的是,唐氏综合征患者很少存在流出道梗阻。一般而言,由左向右分流引起的肺循环血流增加在AVC 修复前可通过药物控制,放置肺动脉束带可从生理上限制肺血流。当患儿长大需要更多肺血流时,肺动脉束带自然会限制肺循环并加重发绀。该例患儿行 Glenn 术后未能适应部分肺循环被动增加,这可能是由肺血管阻塞性疾病所致。

对肺动脉高压的患者,避免肺动脉高压危象是围术期最重要的目标。我们的目标是提供足够的麻醉深度和术后镇痛,而不会因过度镇静导致通气不足。鉴于患儿有发绀型心脏病,麻醉科医师了解肺动脉束带影响肺循环的机制对麻醉管理非常重要。患儿的基础脉搏血氧饱和度为68%～75%,超声心动图提示肺动脉束带过度限制肺循环。较高的血压可促使血流通过受限的肺动脉,而 PVR 增加会导致肺血流不足和低氧血症。

麻醉诱导前必须开放静脉通路,因为吸入麻醉药可能导致心肌过度抑制、气道梗阻或心动过缓,尤其是唐氏综合征患者[1,2]。口服咪达唑仑可减轻焦虑,有利于开放静脉。在此期间,仍需对患儿进行持续监测以防止气道梗阻或通气不足,以免导致肺动脉高压危象。

在肌松完全逆转,自主呼吸恢复且潮气量达到6 mL/kg,并预防性给予轻度镇静以避免咳嗽或拔管刺激后,拔除气管导管。尽管这并非最佳选择,但若患者出现高碳酸血症,应立即使用经鼻持续气道正压通气(continuous positive airway pressure, CPAP)。必须仔细评估并与外科医师讨论经鼻CPAP 的潜在益处和不良反应。一般来说,严重肺动脉高压患者使用 CPAP 时,应避免过度吸气和呼气末正压,以免增加肺循环压力及右心室后负荷。本例患儿胸膜腔内压过度增加可能阻碍了血流通过受限的肺动脉。同样,外科医师用于止血的羟甲唑啉喷雾剂也可提高肺动脉压。在本病例中,提高 SVR 似乎增加了肺血流,脉搏血氧饱和度增加证实了这一点。

对肺动脉高压患者,焦虑、疼痛、低氧血症、高碳酸血症、酸中毒、呼气压力过高或呼气时间过长、低血压以及体温改变等诱因均应避免。在整个围术期应持续使用所有治疗肺动脉高压的药物,以免出现反弹[3]。确保患者手术当天清晨服用西地那非,进入手术室后吸入一氧化氮。禁止突然停用前列环素、米力农、依前列醇及其他药物,以免引起肺动脉高压危象。应当由熟悉先天性心脏病和肺动脉高压患者管理的人员来护理严重肺动脉高压患者,包括术后护理[4]。

除先天性心脏病的心内分流外,唐氏综合征患儿肺动脉压升高还有其他病因。小气道、扁桃体腺样体肥大和巨舌症可导致睡眠期间气道塌陷,唐氏综合征患儿睡眠异常和 OSA 的发生率显著增加[5,6]。解剖因素加上麻醉药和阿片类药物的潜在不良反应,进一步增加气道梗阻的风险[7]。事实上,唐氏综合征患儿打鼾时 OSA 的发生率为 97%[8]。此外,扁桃体腺样体切除术并不能完全缓解梗阻,患者术后经常会出现 OSA 症状[9]。

除了异常的原发性肺血管生长外,慢性上呼吸道梗阻和肺泡通气不足均可加重心内分流所引起的肺动脉高压[10]。

当遇到患有复杂先心病、严重肺动脉高压和严重 OSA 的患者时,术前的详细规划对患者围术期安全至关重要。术前仔细回顾心脏基础解剖和病理生理,并通过多学科交流制订有效的围术期管理方案是必不可少的。

(孟庆元 译,吴友平 审)

参考文献

[1] Kraemer FW, Stricker PA, Gurnaney HG, et al. Bradycardia during induction of anesthesia with sevoflurane in children with Down syndrome. *Anesth Analg*. 2010; 111; 1259 - 1263.

[2] Fox DL, Stream AR, Bull T. Perioperative management of the patient with pulmonary hypertension. *Semin Cardiothorac Vasc Anesth*. 2014; 18; 310 - 318.

[3] Pilkington SA, Taboada D, Martinez G. Pulmonary hypertension and its management in patients undergoing non-cardiac surgery. *Anaesthesia*. 2015; 70; 56 - 70.

[4] Chau DF, Gangadharan M, Hartke LP, Twite MD. The post-anesthetic care of pediatric patients with pulmonary hypertension. *Semin Cardiothorac Vasc Anesth*. 2016; 20; 63 - 73.

[5] Shott SR, Amin R, Chini B, Heubi C, Hotze S, Akers R. Obstructive sleep apnea: should all children with Down syndrome be tested? *Arch Otolaryngol Head Neck Surg*. 2006; 132; 432 - 436.

[6] Levine OR, Simpser M. Alveolar hypoventilation and cor pulmonale associated with chronic airway obstruction in infants with Down syndrome. *Clin Pediatr* (*Phila*). 1982; 21; 25 - 29.

[7] Patino M, Sadhasivam S, Mahmoud M. Obstructive sleep apnoea in children: perioperative considerations. *Br J Anaesth*. 2013; 111(Suppl 1); i83 - i95.

[8] Fitzgerald DA, Paul A, Richmond C. Severity of obstructive apnoea in children with Down syndrome who snore. *Arch Dis Child*. 2007; 92; 423 - 425.

[9] Mitchell RB. Adenotonsillectomy for obstructive sleep apnea in children: outcome evaluated by pre- and postoperative polysomnography. *Laryngoscope*. 2007; 117; 1844 - 1854.

[10] Jacobs IN, Teague WG, Bland JW Jr. Pulmonary vascular complications of chronic airway obstruction in children. *Arch Otolaryngol Head Neck Surg*. 1997; 123; 700 - 704.

77. 增加流量触发阈值无法解决术中自动触发压力支持通气

胡里奥・贝尼特斯・洛佩兹(Julio Benitez Lopez),史里帕德・P. 拉奥(Sripad P. Rao),
理查德・R. 麦克尼尔(Richard R. McNeer),罗曼・杜达利克(Roman Dudaryk)

摘要

心脏搏动引发的振动通常传递到纵隔,并无任何不良影响。当无自主呼吸的患者满足吸气触发(通常是麻醉呼吸机中的负吸气流)时,机械通气自动触发(Autotriggering, AT)。AT 可导致呼吸性碱中毒、阿片类药物过量、机械通气时间延长以及肺过度充气。重症监护室和手术室均可能发生 AT 这种现象。增加流量触发阈值通常可解决 AT。本文报道 1 例使用 GE Datex-Ohmeda Avance S5®麻醉工作站时,将流量触发阈值增加到最大值后 AT 仍未解决的病例。

心脏搏动引发的振动通常传递到纵隔和肺脏而无任何影响。通过监测呼出气二氧化碳、循环容量以及气道压,偶尔可观察到的小周期波动即为正常的心脏振动[1]。这些振动在心肺功能异常(如高动力循环、心脏瓣膜病、心胸比增大和呼吸阻力降低)的患者中显著增加[2]。已有报道表明,接受自动触发(AT)机械通气支持的心脏术后患者和满足脑死亡标准的患者存在大幅度心脏振动[2-5]。在患者未吸气时,满足吸气触发(通常是现代麻醉呼吸机中的负吸气流)就会自动触发机械通气[1]。AT 可导致呼吸性碱中毒、阿片类药物过量和肺过度充气[1,2]。在此,我们报道 1 例先天性心脏病患者,术中使用 GE Datex-Ohmeda Avance S5®(GE Healthcare, Little Shalfont, UK)麻醉工作站行压力支持通气(PSV)时,大幅度心脏振动与 AT 相关,而传统的修正方法(如增加呼吸机流量触发阈值)对 AT 无效。

病例描述

1 名 32 岁女性患者,体重 42 kg,患有唐氏综合征、高血压和甲状腺功能减退,因急性胆囊炎拟行腹腔镜胆囊切除术。回顾病史发现患者 3 岁时行房室管完全缺陷修复术。近期经胸超声心动图显示左心室收缩功能正常,房室间隔未见缺损,但存在中度主动脉瓣和三尖瓣关闭不全、轻度二尖瓣关闭不全。患者否认活动后有任何不适症状,如呼吸急促或胸痛。该患者的麻醉方案为快速顺序诱导及 ASA 标准监测的气管插管全身麻醉。使用丙泊酚、琥珀胆碱和芬太尼进行诱导。术中使用罗库溴铵并在 4 个成串刺激监测下维持肌松。麻醉工作站通气模式初始设置为同步间歇指令通气,压力支持(PS)模式,呼吸频率(RR)12 次/min,潮气量(TV)450 mL,呼气末正压(PEEP)5 cm H_2O,PS 为 8 cm H_2O。PS 流量触发阈值默认为 2 L/min。腹腔镜胆囊切除术过程顺利。

关闭筋膜和切口时,患者恢复自主呼吸。PS 辅助下 RR 为 35～40 次/min,TV 约 120 mL。给予 100 Hz 电流持续刺激 5 s 后,拇长展肌收缩未减弱,因此排除肌松残余可能。呼吸机从 PS 同步间歇指令通气模式切换到 PSV 模式,随后将 PS 水平从 8 cm H_2O 逐步增至 20 cm H_2O,以达到足够的 TV。TV 增至 200 mL,RR 降至 28～30 次/min。逐步增加氢吗啡酮的剂量确保苏醒期间充分镇痛,RR 和 $ETCO_2$ 并未发生变化。在排除肌松残余和疼痛等呼吸急促的可能原因后,调整呼吸机参数以进一步评估患者的呼吸模式。将 PS 水平降为 8 cm H_2O 后,RR 增至 55～60 次/min,TV 降为 30～40 mL。此时,我们仔细检查了二氧化碳分析仪和流速监测模式,考虑是呼吸机 AT 引发 PS 呼吸。随后,将患者调整为自主呼吸模式以便更好地分析流速并监测二氧化碳。我们从流速和二氧化碳描记图中观察到振动频率约为 60 次/min,与患者心率一致。在自主呼吸模式下,TV 为 30～40 mL。未观察到患者有任何膈

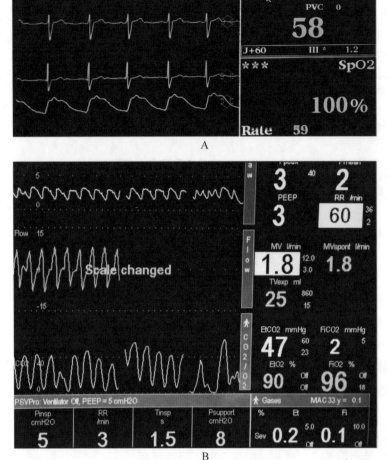

图1 自主呼吸模式下,未观察到患者有任何膈肌或胸壁运动

A. 心电监护所示意的患者心率,B. 自主呼吸模式。最上面的黄线代表呼吸频率,其与心电图和脉搏血氧饱和度的频率一致。绿色的流量描记线代表心脏振动产生的潮气量 25 mL 和分钟通气量 1.8 L/min。白色的描记线代表心脏振动产生的二氧化碳分压 47 mmHg。

肌或胸壁运动(图1)。流速足以产生 2 L/min 以上的分钟通气量,并维持 ETCO$_2$ 在 45～55 mmHg。考虑可能是大幅度心脏振动引起呼吸机回路探测到流速和压力的变化。

恢复 PS 水平为 15 cm H$_2$O 后,再次观察到 RR 为 55～60 次/min,与患者的心率一致。考虑是 PSV 的 AT 所致,故对呼吸机的流量触发阈值进行连续调整,从 2 L/min 开始,每次增加 1 L/min,同时监测 RR 变化。直至阈值达到机器允许的最大值 10 L/min 时,AT 仍然存在。全面检查自主呼吸模式下的流速监测后发现,心脏振动产生时的峰值流速接近 10 L/min,振幅达到 20 L/min,超过麻醉机的最大流量触发阈值(图2)。

我们决定唤醒患者。经口头语言刺激和接触刺激后,患者自主呼吸 TV 约 300 mL,RR 为 10～15 次/min,之前看到的低 TV 流量振动再次出现,ETCO$_2$>60 mmHg(图3)。此时,患者能够遵循指令,且自主呼吸 TV>400 mL,随后平稳拔除气管导管。

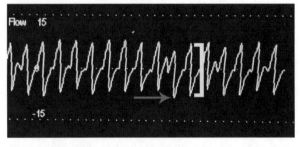

图2 绿色流量描记线由心脏振动产生

黄色方框代表振动的最大幅度为 20 L/min。红色箭头代表最大吸气流量>10 L/min。

讨论

PSV 通常用于提供吸气支持,作为减少呼吸做功和呼吸机撤机的手段。PSV 呼吸由压力或流量触发启动[1]。压力触发与呼吸循环中克服负压引起的呼吸功增加有关[1]。当连续监测吸气和呼气流速的差异达到预设目标时,启动流量触发的辅助呼吸,可避免气道压力过高。尽管流量触发已被证明对监测患者的呼吸非常敏感,但它与

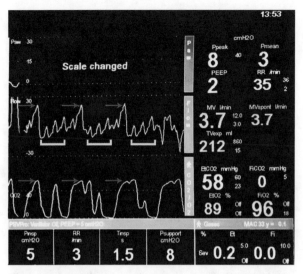

图3 自主呼吸模式

绿色流量描记线代表心脏振动的基础模式(黄色方框)以及重叠的自主呼吸(红色箭头)。白色二氧化碳描记线代表自主呼吸期间的二氧化碳分压(红色箭头)。

AT 相关[1,2]。

现代呼吸机,包括在手术室(包括我们的 GE Datex-Ohmeda Avance S5®)和重症监护室中使用的呼吸机,通常使用流量触发启动机械通气。Datex-Ohmeda Avance S5® 使用吸气和呼气可变孔流量传感器(VOFS)[6]。VOFS 是一种气流速度计,通过使用限流器(如孔口)来产生压力差,经转换和校准后可表示气体流量。然而,VOFS 中的限流器是由活瓣产生的可变孔口,随着流量的增加逐渐打开。这允许监测低至 200 mL/min 的流量,并在高流量下降低阻力[6]。吸气 VOFS 中的流量监测允许在 PSV 期间通过流量触发启动患者的呼吸。错误的流量读数可在多种情况下发生,包括倒流、吸气阀破坏或传感器进水所致[6]。本文病例中的流量不是假象,而是流量变化超出了麻醉机的最大流量触发阈值。

伊马纳卡(Imanaka)等[2]在一项前瞻性研究中对 AT 进行了分析,该研究对 104 例心脏手术后仍处于肌肉松弛的患者行机械通气,流量触发仅设为 1 L/min。23% 的患者在 PSV 模式下出现 5 次以上的 AT,平均峰值流量变化为 4.67 L/min,RR 为 19.9 ± 2.7 次/min[2]。AT 组患者的病情变化包括高动力循环、心胸比增高、瓣膜术后和呼吸顺应性降低[2]。本文中的患者与 AT 组患者有相似之处,比如既往心脏手术和瓣膜病变(主动脉瓣关闭

不全)。在伊马纳卡等人的研究中,流量触发阈值逐渐增加直至 AT 消失,阈值 >6 L/min 时没有 AT 发生。有学者[3]报道了一例术中 PSV 时呼吸机 AT 达 33 次/min 的病例。增加 PEEP 以及流量触发阈值高达 8 L/min 时可中止 AT[3]。然而,本文中的患者在流量触发阈值达到机器允许最大值 10 L/min 时仍有 AT 发生。二氧化碳描记图进一步证实心脏振动引起流速波动,产生气体交换,$ETCO_2$ 达到 45 mmHg(图 1)。由于 TV 偏小和肺泡通气不足,这种相对"正常"的结果并不是 $ETCO_2$ 的真实水平。本病例中患者自主呼吸恢复,TV 可接受时,$ETCO_2$ 水平达到 60~65 mmHg。

在本病例中,我们发现与呼吸衰竭时 PSV 的调整相似,随着 PSV 吸气压力的增加,AT 容积增加,RR 减少。一旦吸气流量降至预设流量,PSV 就会从吸气相变为呼气相[7]。我们使用的 GE Datex-Ohmeda Avance S5® 麻醉机的预设流量默认为 20% 的吸气流量。通过增加 PS 水平,吸气流量增加,吸气时间也增加,达到吸气终止所需的时间也延长。PS 吸气时间的延长有效抑制了额外的 AT 呼吸,并降低了 RR。这种机制引起的 RR 降低,类似于呼吸衰竭时 $ETCO_2$ 和 RR 的预期变化。

尽管 AT 通常在重症监护室中发生,但在手术室中使用流量触发 PSV 进行机械通气撤机时,AT 更易发生且未被发现。在伴有危险因素的患者行机械通气撤机时,持续的呼吸急促、低 TV 和 $ETCO_2$ 以及对 PS 升高的意外反应均应考虑可能发生 AT。此外,也应考虑肌松残余和镇痛不足。持续怀疑 AT 时应仔细评估自主呼吸时的流速波形。如果振动达到 AT 的水平,自主呼吸时的峰值流速应超过呼吸机当前的 PS 触发水平(图 2)。RR 可与具有明显心脏振动的患者的心率一致。振动产生的 $ETCO_2$ 通常低于正常值,但在本病例中,振动产生假的 $ETCO_2$ 水平比真实水平要低,真实的 $ETCO_2$ 水平在 TV 充足时达到 60 mmHg(图 1)。对心脏振动引起呼吸机流速改变的患者进行体格检查发现膈肌没有收缩。如果确认心脏振动是流量改变的原因,并且需要 PSV 进行机械通气撤机时,增加流量触发阈值和 PEEP 可解决大多数 AT[2,3]。然而,在本病例中,阈值达到最大值也未解决 AT。因观察到患者在伴随心脏振

动时呼吸恢复满意（足够的 RR 和 TV），故未尝试逐步增加 PEEP 而决定唤醒患者，停止机械通气（图3）。

随着呼吸机复杂度和灵敏度的增加，AT 等未被发现的可能性也增加。我们的病例应当引起读者对下述两个问题关注。首先，当前流行的机械通气模式在最大流量触发阈值方面的局限性。部分新一代的重症监护室呼吸机具有更高的可调节的最大流量触发阈值，其水平范围为 15～20 L/min[8,9]。其次，心脏振动产生的流速与呼吸衰竭相似，并导致不必要的术后机械通气。若本文中的患者未能及时发现 AT，则可能导致机械通气时间延长，增加阿片类药物过量、肺损伤和呼吸性碱中毒的风险。

（孟庆元　译，卢文斌　审）

参考文献

［1］Hill LL，Pearl RG. Flow triggering, pressure triggering, and autotriggering during mechanical ventilation. Crit Care Med 2000；28：579-81

［2］Imanaka H，Nishimura M，Takeuchi M，Kimball WR，Yahagi N，Kumon K. Autotriggering caused by cardiogenic oscillation during flow-triggered mechanical ventilation. Crit Care Med 2000；28：402-7

［3］Sheikh E，Maguire DP，Gratch D. Autotriggering during pressure support ventilation due to cardiogenic oscillations. Anesth Analg 2009；109：470-2

［4］Arbour R. Cardiogenic oscillation and ventilator autotriggering in brain-dead patients：a case series. Am J Crit Care 2009；18：496，488-95

［5］Sager JS，Eiger G，Fuchs BD. Ventilator auto-triggering in a patient with tuberculous bronchopleural fistula. Respir Care 2003；48：519-21

［6］Tham R，Oberle M. How Do Flow Sensors Work? Anesthesia Patient Safety Foundation Newsletter. Available at：http：//www.apsf.org/newsletters/html/2008/spring/08_dearsirs.htm. APSF，2008.

［7］Miller RD，Fleisher LA，Eriksson LI，Wiener-Kronish JP，Young WL. Miller's Anesthesia. Elsevier Science Health Science Division，2009

［8］Buschmann S. Drager Evita Inifity V500 Elite Specifications. Available at：http：//draeger.com. Dareger，2015. Accessed September 1，2015

［9］GE iVent201. Web：GE Healthcare，2015. Available at：http：//www3.gehealthcare.com.au/en-au/products/categories/respiratory_and_sleep/critical_care_ventilation/ivent_201＃. Accessed September 1，2015

78. 食管术后患者气管拔管前应用喉部超声成功评估声带麻痹

山本夏紘(Natsuhiro Yamamoto),山口义和(Yoshikazu Yamaguchi),Takeshi Nomura(野村武)Osamu Yamaguchi(山口修),Takahisa Goto(后藤贵久)

摘要

喉部超声检查主要在气管拔管后进行。随着超声技术的改进,即便在气管插管条件下,超声也可评估声带功能。本文报道1例食管切除术后仍带有气管插管的患者,在气管拔管前应用喉部超声检查,初步诊断为双侧喉返神经麻痹。我们的经验表明,喉部超声检查可用于气管插管患者的声带功能评估,但其适应证和诊断效果仍有待确定。

喉返神经(RLN)功能障碍是食管切除术后的主要并发症之一[1]。由于双侧喉返神经麻痹可引起上呼吸道阻塞,因此在气管拔管前及早发现该并发症非常重要。目前,直接喉镜检查是诊断喉返神经麻痹的标准方法,但该方法会引起患者不适,并可能导致生命体征波动。声带超声检查(US)是一种耐受性良好的非侵入性技术,但适应证和诊断效果仍有待确定。本病例即应用喉部超声评估气管插管患者的声带功能。本文发表获得了患者书面知情同意书。

病例描述

1名68岁男性患者在放化疗后接受食管切除和淋巴结清扫术。手术结束后不久,患者在手术室内拔除气管导管,但患者5 min后出现喉鸣音和呼吸困难。直接喉镜检查显示双侧声带几乎固定在中线位置。初步诊断双侧喉返神经麻痹,遂再次气管插管,随后将患者转入重症监护病房。

术后第2天决定拔除气管导管。患者自主呼吸,在拔管前应用超声对其声带功能进行评估。在患者甲状软骨上横向放置4~7 Hz凸阵探头(Philips Sparq,阿姆斯特丹,荷兰),保持颈部略伸展。喉的组成结构,如喉软骨和声带清晰可见(图1)。超声显示,即使患者在深呼吸时也没有声带开放,甲状软骨运动相关的声带被动运动明显(补充内容及视频1,参见 http://links.lww.com/AACR/A116)。上述表现与持续性双侧喉返神经麻痹相一致。

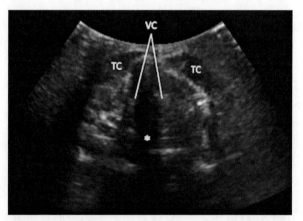

图1　气管拔管前声带的超声图像

将凸阵探头置于甲状软骨上方,吸气和呼气时均未见声带运动,提示双侧喉返神经麻痹。气管导管不能直接显示,但声带之间的气柱(*)间接提示气管导管的存在。TC表示甲状软骨,VC表示声带。

我们计划在气管拔管后立即通过直接喉镜检查确诊。气管拔管前,将气管交换导管(AEC)置入气管导管,以便在随后的直接喉镜检查期间给氧,且便于必要时再次气管插管。拔除气管导管后,立即行直接喉镜检查,结果与喉部超声检查结果相似,证实了双侧喉返神经麻痹的诊断。随后,在 AEC 的辅助下,重新插入气管导管。在拔管、再插管和直接喉镜检查期间氧合维持满意。患者当日接受气管切开术,次日从重症监护病房转到普通病房。

讨论

良好的上呼吸道功能是气管导管成功拔除的关键,但在气管插管期间难以评估。该例患者在气管拔管前应用超声评估声带运动,结果与双侧喉返神经麻痹表现相一致(图 2)。因此,随后通过使用 AEC,保证拔管和再插管期间的气道安全。

通过喉镜检查或纤维喉镜直接观察声带运动,是诊断喉返神经麻痹的标准方法。由于气管导管影响了对喉功能的直接评估,上述方法在气管插管患者中的应用尚不清楚。口腔和咽部分泌物也会干扰直接喉镜检查。此外,在清醒或仅轻度镇静的患者中进行上述检查会引起患者不适。

喉部超声技术在评估声带功能中不断进步。甲状腺手术后应用超声成功发现喉返神经麻痹已被报道[2]。有学者称[3],喉部超声和直接喉镜检查对术后声带麻痹的诊断准确率相当;此外,尽管真声带比假声带和杓状软骨更难用超声显示,但上述 3 个解剖标志的诊断准确率并无显著差异。儿童进行直接喉镜检查较成人更困难,喉部超声对儿童声带麻痹的诊断也具有较高的敏感性和特异性[4-6],但上述报道仅包括气管拔管后和通过自然气道呼吸的患者。少数的几篇报道描述了喉部超声在气管插管患者中的应用。在气管导管套囊放气期间,超声测量套囊与声带间的宽度与拔管后喉鸣音的发生相关[7],该值可作为拔管后喉鸣音的预测指标。但是,该方法与本病例的评价方

法不同,它要求气道正压高达 30 cm H_2O 且气管导管套囊需要放气。

在该病例中,喉部超声可对气管插管患者的声带功能进行有效评估。深呼吸时无声带开放强烈提示患者双侧声带麻痹,这一发现提示在气管拔管时需要使用 AEC。如果在没有进行初步评估的情况下使用 AEC,对患者而言可能是一种侵入性操作,引起患者不适,并且存在气道损伤的风险。喉部超声为气管拔管前评估喉返神经麻痹的风险提供了充分且重要的信息。

气管拔管后喉部超声的结果,与直接喉镜检查的结果的一致性良好。若喉返神经功能正常,即使是气管插管患者,喉部超声也会显示声带开放。补充视频 2(补充内容 2,http://links.lww.com/AACR/A117)显示了一位声带运动正常的气管插管患者的喉部超声视图,与本患者进行对比。

本案例的经验表明,喉部超声可用于评估气管插管患者拔管前的声带功能。本方法仍需进一步的临床体会和观察验证。

(金培培 译,卢文斌 审)

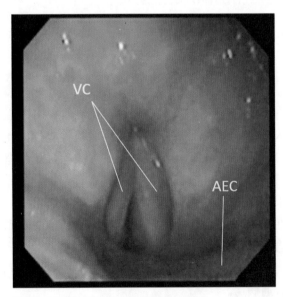

图 2 气管拔管后声带的直接喉镜视图

患者在吸气和呼气时,双侧声带几乎固定在中线。AEC 为气管交换导管,VC 表示声带。

参考文献

[1] van Sandick JW, van Lanschot JJ, ten Kate FJ, Tijssen JG, Obertop H. Indicators of prognosis after transhiatal esophageal resection without thoracotomy for cancer. *J Am Coll Surg*. 2002;194;28-36.

[2] Kundra P, Kumar K, Allampalli V, Anathkrishnan R, Gopalakrishnan S, Elangovan S. Use of ultrasound to assess superior and recurrent laryngeal nerve function immediately after thyroid surgery. *Anaesthesia*. 2012;67;301-302.

[3] Wong KP, Woo JW, Youn YK, Chow FC, Lee KE, Lang BH. The importance of sonographic landmarks by transcutaneous laryngeal ultrasonography in post-thyroidectomy vocal cord assessment. *Surgery*. 2014;156;1590-1596.

[4] Shaath GA, Jijeh A, Alkurdi A, Ismail S, Elbarbary M, Kabbani MS. Ultrasonography assessment of vocal cords mobility in children after cardiac surgery. *J Saudi Heart Assoc*. 2012;24;187-190.

[5] Vats A, Worley GA, de Bruyn R, Porter H, Albert DM, Bailey CM. Laryngeal ultrasound to assess vocal fold paralysis in children. *J Laryngol Otol*. 2004;118;429-431.

[6] Stafrace S, Engelhardt T, Teoh WH, Kristensen MS. Essential ultrasound techniques of the pediatric airway. *Paediatr Anaesth*. 2016;26;122-131.

[7] Ding LW, Wang HC, Wu HD, Chang CJ, Yang PC. Laryngeal ultrasound: a useful method in predicting post-extubation stridor. A pilot study. *Eur Respir J*. 2006;27;384-389.

第十四部分

血液管理

要点概览由玛丽莎·B. 马克斯撰写

79. 成功抢救产后大出血的耶和华见证人产妇

2017, 8(12)：326 - 329

① 有必要在产前讨论可接受的止血方式。

② 密切监测潜在出血可确保早期诊断,便于多学科团队进行快速协调会诊,以提高产后大出血患者的生存率。

③ 对耶和华见证人信仰的患者,术前计划、血液保存和凝血因子管理是治疗的关键环节。

79. 成功抢救产后大出血的耶和华见证人产妇

理查德·M. 哈伯德(Richard M. Hubbard),乔纳森·H. 沃特斯(Jonathan H.Waters),
马克·H. 亚泽(Mark H. Yazer)

摘要

目前,产后出血是产妇死亡的主要原因。耶和华见证人因个人信仰拒绝输注某些血制品。当此类患者发生出血时,救治尤其困难。本文报道1例耶和华见证人产妇在剖宫产产后发生大出血,因未及时发现活动性动脉出血,送重症监护病房后血流动力学不稳定,后紧急行床旁剖腹探查术,产妇血红蛋白最低值达15 g/L。此病例提示我们,对此类特殊患者,术前做好出血的抢救计划,实施血液保护策略及加强凝血因子管理至关重要。

产后出血是产妇死亡的主要原因,近年来其发生率呈上升趋势[1-4]。耶和华见证人(以下简称见证人),是在美国兴起的一个基督教非传统教派,现已发展到全世界并拥有超过800万信徒,其教义包括不接受某些血制品[5]。这也导致当见证人产妇发生产后出血时,很难施以有效救治。一项针对见证人产妇的回顾性调查研究表明,其围生期死亡率比常人高6~65倍[1,6,7]。医护人员普遍认为,见证人患者不接受包括红细胞、血小板和血浆在内的任何血制品。这种误解不利于此类患者出现急性出血性危象时的救治[1,5,6,8]。

近期1篇综述强调,诊治见证人产妇时,应由产科医师、麻醉科医师、血液病理学专家、新生儿科医师组成的多学科团队进行产前评估,以预测围生期可能发生的并发症并制订应对方案[9]。与产妇进行术前谈话时,确认此类患者对不同血制品的接受程度,这对发生急性出血的抢救至为关键[5]。在不违背患者意愿的前提下,合理制订患者术中和术后的治疗方案,尽量减少失血,优化红细胞产生[9]。

既往文献报道,出血是见证人产妇死亡的主要原因,血红蛋白最低值在13~40 g/L[1,7,10,11]。本文报道1名见证人产妇产后发生大出血,紧急行子宫切除术,入ICU后再次发生动脉出血,因血流动力学极不稳定,血红蛋白最低值达15 g/L,行床旁剖腹探查术后获成功救治。

该病例报道已征得患者知情同意。研究机构认为病例报道不属于人文研究,因此不需要伦理审查委员会的批准。

病例描述

1名24岁经产妇,G2P1,拟在地区妇幼保健院行再次剖宫产而入院。术前2周,该患者通过无血医疗咨询服务完成了一份表格,详细说明其可接受的血液制品(图1)。这项服务以一对一的电话咨询开展,并可转接至教会长老,以帮助其决策。从表中可以看出,该产妇愿意接受白蛋白、凝血因子浓缩物、闭合环路(手术区域、自体血回收机、患者通过静脉通路形成闭合回路)回收的自体血。产妇入院前补充了维生素和口服铁剂,入院时血红蛋白为106 g/L。

血 制 品	接受	不接受
红细胞/白细胞		✓
血小板		✓
血浆/新鲜冰冻血浆		✓
白蛋白	✓	
重组促红细胞生成素	✓	
免疫球蛋白	✓	
血浆来源凝血因子浓缩物	✓	
重组凝血因子浓缩物	✓	
闭合环路回收的自体血	✓	
非闭合环路回收的自体血		✓
心脏起搏器/呼吸机,透析仪	✓	
血液稀释	✓	
细胞标记试验	✓	
硬膜外自体血补片	✓	
自体血小板胶	✓	
自体富血小板血浆	✓	

图1 产妇入院前填写的血液用品使用医疗咨询表

手术当天,常规在单次腰麻后行剖宫产,手术开始 7 min 后剖出 1 名正常女婴,1 min、5 min Apgar 评分均为 9 分。胎儿剖出后,即给予产妇缩宫素、卡前列素、甲基麦角新碱、米索前列醇,但子宫仍收缩无力。在给予米索前列醇时,其阴道有活动性出血。遂立即行子宫底压迫缝合(B-Lynch)、双侧了宫 卵巢韧带结扎,但均未能止血。随后,在全身麻醉行子宫切除术。

患者术中失血约 2 500 mL,术中采取多模式复苏策略:输注乳酸林格液 1 600 mL、5% 白蛋白 750 mL、回收自体血红细胞 370 mL;泵注去氧肾上腺素 0.33 μg/(kg·mL)并间断辅以去氧肾上腺素推注,以维持血管阻力。手术历时 2 h,患者转入 ICU 时未拔除气管导管,血流动力学稳定,且不需血管活性药支持。此时,患者血红蛋白为 74 g/L。

入 ICU 约 90 min 后,患者出现低血压和心动过速(图 2)。ICU 医师予以补液(晶体液 3 L、胶体液 1 L)复苏,并泵注去甲肾上腺素维持循环。患者循环得以暂时稳定,但术后 2 h 血红蛋白降为 37 g/L(图 3)。术后 4 h 时产科医师复查时发现,患者腹胀持续加重。床旁超声提示腹腔内大量血液,需行剖腹探查术。ICU 医师和麻醉科医师会诊后一致认为,患者此时状态极不稳定,无法安全送至手术室。

产科医师立即行床旁剖腹探查术,术中腹腔引流出约 3 000 mL 血液,引流至自体血回收机清洗后再回输入给患者。手术探查发现,患者右侧卵巢动脉活动性出血,遂予以手术止血。在患者附件和腹膜撕裂处填塞 Surgicel 可吸收止血纱布,喷上凝血酶喷雾后,暂时关腹而不缝合。

术中管理上,除泵注去甲肾上腺素 0.4 μg/(kg·min)外,又予以血管升压素(3 U/h)以维持血压。考虑到患者严重贫血,输注回收血 550 mL 以避免进一步血液稀释。剖腹探查术历时 90 min,术后患者血流动力学得以改善,无须依赖血管活性药维持血压,血红蛋白由床旁探查前 15 g/L 上升至 35 g/L。

术中使用血栓弹力图评估患者凝血状态:凝血时间 R 缩短(3.2 min),最大振幅降低(41.7 mm)、LY30 升高(11.1%)。因患者拒绝输注血小板,遂静脉给予重组凝血因子 VIIa 110 μg/kg、氯化钙 1 g、氨甲环酸 1 g、碳酸氢钠 100 mmol 以改善凝血(尽管动脉血气 pH 为 7.47)。

在术后早期,给予患者促红细胞生成素(40 000 U,静脉注射)、维生素 K(10 mg/次,2 次静脉注射)、静脉铁剂、叶酸,以促进内源性红细胞和凝血因子的产生。

患者术后血流动力学稳定,无出血症状后缝合其腹部正中切口。术后次日拔除气管导管,术

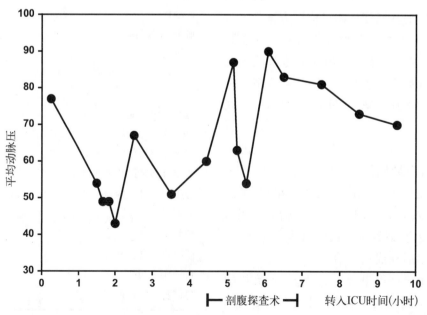

图 2 患者子宫切除术后血流动力学

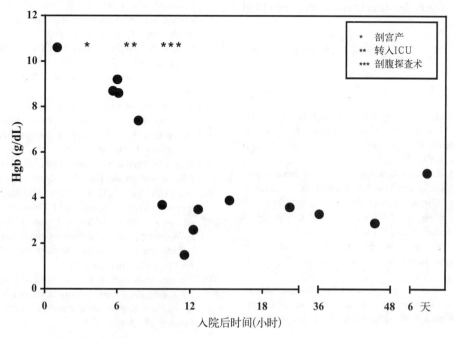

图 3 患者子宫切除术后血红蛋白水平

后第 3 天转入普通病房。患者术后第 11 天出院前的实验室检查提示血红蛋白为 51 g/L。患者出院后因伤口血肿、裂开,再入院行短期治疗,其他无异常。

讨论

除输注异体血外,预防和治疗产后出血还有许多方法。产前用药,如补充铁剂、促红细胞生成素可促进内源性红细胞的产生[9,12]。术中成分输血,如某些血液制品和凝血因子可为见证人患者所接受[5,8]。尽管有质疑认为术中自体血回收存在导致患者羊水栓塞、空气栓塞的风险,但多项研究已证实其可安全用于产科手术,且得到美国妇产科医师学会、美国麻醉医师协会的认可[2-4]。

回顾此病例的处理过程,术前评估应注意以下几点。首先,术前无血医疗咨询服务对本次出血抢救非常重要,尤其是发现该产妇能接受回收自体血的输注。再者,产妇分娩前即存在贫血,应在分娩前几周补充铁剂和促红细胞生成素以治疗贫血。

患者术中和术后管理上,亦有几点需注意。首先,自体血回收在该产妇剖宫产出血和 ICU 再次出血救治中至关重要。应当强调的是,该技术在产科手术中可安全有效的应用。其次,患者首

次出血时,即应使用氨甲环酸或促凝血药物来改善凝血,而不应等到再次出血时使用。再者,因该产妇不接受新鲜冰冻血浆,且该事件发生时 4 因子凝血酶原浓缩物还未推广使用,故给予凝血因子 Ⅶ 浓缩物。而今,当面对此类情况时,应当首选凝血酶原浓缩物等多因子复合物。最后,机体氧供不足时,诱导昏迷以降低脑代谢可能使部分患者受益。幸运的是,该患者恢复迅速,故未尝试此方法。

与此同时,必须根据患者血流动力学不稳定的主要原因(即动脉出血)来制订干预措施。该患者存在动脉活动性出血,药物止血效果不佳,只有通过手术止血,故紧急行剖腹探查术。因送往手术室行该手术将延误时机,不利于患者预后,遂行床旁剖腹探查术。总之,该患者的成功救治,得益于多学科医师团队的合作。

拒绝输血的产妇的管理,涉及术前、术中、术后等多方面。在术前,应就是否接受某种血制品与患者谈话并签字,积极识别围产期出血的危险因素,通过补充铁剂和促红细胞生成素治疗贫血。在术中,应重视血液保护策略,尤其是自体血红细胞回收,复苏策略应确保组织灌注,要避免血红蛋白稀释浓度过低带来的危险。在术后,应仔细监测以早期发现有无出血。管理此类患者可以借鉴

母亲安全倡议(Safe Motherhood Initiative)和相关网络资源[13]。

(李露茜 译,卢文斌 审)

参考文献

[1] Van Wolfswinkel ME, Zwart JJ, Schutte JM, Duvekot JJ, Pel M, Van Roosmalen J. Maternal mortality and serious maternal morbidity in Jehovah's Witnesses in the Netherlands. *BJOG*. 2009；116：1103-1108.

[2] Morikawa M, Kuramoto A, Nakayama M, et al. Intraoperative red cell salvage during obstetric surgery in 50 Japanese women. *Int J Gynaecol Obstet*. 2015；128：256-259.

[3] Goucher H, Wong CA, Patel SK, Toledo P. Cell salvage in obstetrics. *Anesth Analg*. 2015；121：465-468.

[4] Milne ME, Yazer MH, Waters JH. Red blood cell salvage during obstetric hemorrhage. *Obstet Gynecol*. 2015；125：919-923.

[5] Hubbard R, Waters JH, Yazer MH. Heterogeneity in blood product acceptance among antenatal patients of the Jehovah's Witness faith. *Obstet Gynecol*. 2015；126：974-977.

[6] Singla AK, Lapinski RH, Berkowitz RL, Saphier CJ. Are women who are Jehovah's Witnesses at risk of maternal death? *Am J Ostet Gynecol*. 2001；4：893-895.

[7] Massiah N, Athimulam S, Loo C, Okolo S, Yoong W. Obstetric care of Jehovah's Witnesses: a 14-year observational study. *Arch Gynecol Obstet*. 2007；276：339-343.

[8] Waters JH, Potter PS. Cell salvage in the Jehovah's Witness patient. *Anesth Analg*. 2000；90：229-230.

[9] Mason CL, Tran CK. Caring for the Jehovah's Witness parturient. *Anesth Analg*. 2015；121：1564-1569.

[10] Harris T, Parikh N, Rao Y, Oliver R. Exsanguination in a Jehovah's Witness. *Anaesthesia*. 1983；38：989-992.

[11] Shaw HA, Ezenwa E. Secondary abdominal pregnancy in a Jehovah's Witness. *South Med J*. 2000；93：898-900.

[12] de Souza A, Permezel M, Anderson M, Ross A, McMillan J, Walker S. Antenatal erythropoietin and intra-operative cell salvage in a Jehovah's Witness with placenta praevia. *BJOG*. 2003；110：524-526.

[13] Patients Who Decline Blood Products. acog.org. https://www.acog.org/-/media/districts/district-ii/public/smi/v2/hemguidancepatientswhodeclineblood.pdf? dmc. Accessed October 25, 2016.

第十五部分

老年患者麻醉

要点概览由罗伯特·A.惠廷顿撰写

80. 植入房水引流装置的青光眼患者俯卧位接受紧急颈椎减压及融合术的麻醉管理

2016,7(3):63-66

① 青光眼的治疗目的是,降低眼内压(IOP)或通过增加房水流出而减少房水量。

② 若在植入有阀引流装置后6个月内进行手术,术前应测量 IOP 以排除高 IOP 患者,此类患者需重新制订降低 IOP 的药物治疗方案。

③ 对无阀设备,分流术后2个月内 IOP 有增高风险,故应延迟2个月后手术。对急诊手术,手术期间应监测眼压,在分流器还未发挥作用时应局部应用降 IOP 药物(如缝合前)。

80. 植入房水引流装置的青光眼患者俯卧位接受紧急颈椎减压及融合术的麻醉管理

凯文·A. 布莱克尼(Kevin A. Blackney),扎卡里·J. 扎沃德尼(Zachary J. Zavodni),
丹尼尔·萨达维-科尼夫卡(Daniel Saddawi-Konefka)

摘要

在病理生理机制上,青光眼和围术期视力丧失具有相似性。青光眼患者围术期视力丧失的风险可能会增加。为兼顾两者,围术期管理目标包括优化眼灌注压和氧供。难治性青光眼的一种治疗方法是放置房水引流装置。然而,目前尚无关于使用此类设备患者的麻醉管理报道。本文报道1例植入 Ahmed 引流阀治疗难治性青光眼的患者俯卧位下行紧急颈椎减压及融合术,讨论房水引流装置和青光眼的麻醉管理,并提出相应建议。

青光眼是世界上最常见的致盲原因之一[1]。眼内压(intraocular pressure,IOP)升高与眼灌注压(ocular perfusion pressure,OPP)降低是青光眼已知的危险因素[1-6]。青光眼的主要治疗方法是降低眼内压[7,8]。植入引流装置,将房水分流至结膜下间隙来调节眼内压,可用于难治性青光眼的治疗。

低 OPP 与高 IOP 也会导致以缺血性视神经病变(ischemic optic neuropathy,ION)为特点的围术期视力丧失(perioperative visual loss,POVL)[9]。尽管青光眼和 POVL 病理生理机制相似,但青光眼尚未被纳入 POVL 的危险因素来加以讨论。此外,目前尚无关于植入房水引流装置患者麻醉管理的文献报道,尤其是对于高 POVL 风险的病例。

本文报道1例女性老年难治性青光眼患者,曾接受 Ahmed 引流阀(Ahmed glaucoma valve,AGV)治疗,因症状性椎管狭窄而接受紧急颈椎后路减压及融合术。本文探讨青光眼和 POVL 病理生理机制的相似处,并为青光眼患者和植入房水引流装置的围术期管理提供建议。本文所使用的信息及照片已经患者书面同意。

病例描述

1名69岁女性,因急性双侧手臂麻木无力而接受颈椎后路 C3~C4 椎板切除及融合术。患者既往病史包括肥胖、贫血、高血压和青光眼。尽管

患者视力丧失,但仍能独立进行日常活动。患者几年前右眼植入 AGV,但自认该装置无效果。患者左眼仅接受局部药物治疗。眼科医师会诊发现,该患者的 AGV 工作正常(储液器或滤泡含有排出的液体;图1),眼内压正常。与患者及其丈夫就 POVL 风险进行了深入讨论,包括目前缺乏关于合并青光眼或 AGV 患者发生 POVL 的公开数据。在获得患方知情同意后,继续进行后续手术治疗。

手术当天使用了美国麻醉师协会实践指南推荐的数种干预措施[9],包括将平均动脉压维持在基线的24%以内、头高脚底位和最佳的液体管理。患者术中出血量仅为 200 mL。术后发现 AGV 滤泡体积增加,提示术中引流液增加。数小时后 AGV 滤泡恢复到平常大小(图1)。术后眼科检查显示视力没有变化。

讨论

青光眼房水引流装置

青光眼是指一系列导致特征性视野丧失和视神经损害的疾病,常伴有眼内压升高(正常范围为10~21 mmHg)。眼内压升高的原因为房水流动的机械性阻塞(如闭角型青光眼)或流出受限而无明显阻塞(如开角型青光眼)[2]。针对青光眼发病机制的两项研究表明,部分患者颅内压(intracranial pressure,ICP)较低,存在较大的跨筛板压力梯度(IOP - ICP),该压力梯度将脑脊液与玻璃体液分

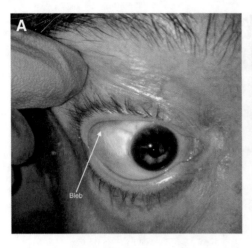
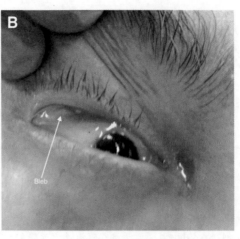

图1 Ahmed 引流阀滤泡

A. 术前，患者的滤泡正常充盈；B. 术后，患者的滤泡出现明显扩张，并有明显的球结膜水肿。两者均在数小时内消退。

离，导致青光眼形成[10,11]。减少房水产生或增加引流降低眼内压，是青光眼的治疗方法[12]。

当青光眼的药物治疗失败时，可以进行手术干预，包括放置引流装置[12,13]。房水引流装置治疗难治性青光眼的历史已逾30年[14,15]。这些装置将房水从前房引流到结膜下间隙，随后被重新吸收进入眼/全身循环（图2）[14-17]。与其他外科干预措施相比，置入房水引流装置的患者长期预后较好[16,18]。引流装置分为无流量限制阀的引流装置（如 Baerveldt 青光眼植入物）和有流量限制阀的引流装置（例如 AGV）[15,19]。BGI 和 AGV 是最常用的两种植入物[16]，选择何种植入物主要取决于眼科医师的临床经验[14,17]。

青光眼和 POVL 的发病机制非常相似。俯卧位下行脊柱手术时，POVL 的发生率为0.2%。89%的患者是因脊柱前路或后路手术发生 ION，从而导致 POVL[20-24]。POVL 的术前危险因素包括贫血和心血管疾病，术中危险因素包括手术时间长、失血量大、低血压和严重的头低足高位[9,21-23]。跨筛板压力梯度的增加是发生青光眼的重要机制之一[10,11]，这一理论可为脊柱手术中因硬脑膜打开或脊椎减压时 ICP 减少而 POVL 风险增加提供额外解释。ION 是由视神经灌注不足所致[23]，预防 ION 的麻醉管理策略集中于减少上述危险因素（如维持 OPP[OPP＝平均动脉血压－IOP]、足够的氧供）[25]。

青光眼和植入房水引流装置患者的麻醉管理

对植入房水引流装置的患者，麻醉科医师应给予仔细考量。麻醉科医师应熟悉该装置是否具有限流阀以及植入时间。此类患者的围术期管理建议总结，见表1。

"无阀"BGI 需要4～8周才能使结膜下板纤维化，在此之前可安全地调节流量。在此期间，为防止液体过多，需要放置一个临时、可溶解的缝合线。其中有两项重要的注意事项。其一，保持高眼内压直到缝合线退化，青光眼的药物治疗必须继续。其二，在结膜下板充分密闭前，过早的缝合线退化可导致低眼内压，并伴有急性视力受损的并发症[16]。

目前，尚不清楚青光眼患者使用 BGI 会减轻还是加重 POVL。降低眼内压可能降低 POVL 风险，房水过度流出可能导致近期放置无阀引流装置的患者眼内压降低。若患者术后发生角膜变形等低眼内压的临床表现[26]，建议立即请眼科会诊。部分手术体位相关的眼内压升高，会使房水通过 BGI 过早流出的风险增加，若手术体位可能

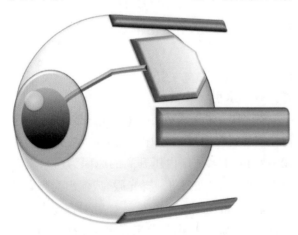

图2 引流阀的示意图

液体从前房流入结膜下的绒毛收集板（滤泡），液体可以从该滤泡重新吸收。

表1 植入房水引流装置患者的围术期管理建议		
引流装置	无流量限制阀 （如 BGI）	有流量限制阀 （如 AGV）
有关设备的特殊建议	1. 有眼内压升高风险的择期手术,应在放置引流装置术后至少 2 个月 2. 对于紧急或急诊手术,围术期应监测眼内压;若引流装置尚未起作用(例如在缝合线脱落前),则局部应用降低眼内压药物	对植入术后 6 个月内的手术,术前应测量眼内压以排除高眼内压期,并且需重新继续使用降低 IOP 的药物
整体建议	1. 为完善围术期评估和管理,应请眼科会诊 2. 术后应测量眼内压,以排除过度引流伴眼内压过低 3. 此类设备内没有空气,故可以使用氧化亚氮 4. 与眼科医师就眼科手术的区域麻醉技术进行探讨 5. 高危患者接受俯卧位手术时,谨慎使用抗胆碱药、麻黄碱和琥珀胆碱	

AGV：Ahmed 引流阀；BGI：Baerveldt 青光眼植入物；IOP：眼内压

增加患者眼内压,我们建议择期手术至少应在 BGI 放置 2 个月后进行。对接受紧急或急诊手术的患者,麻醉科医师应继续使用青光眼的药物,优化 OPP,并避免直接压迫眼睛。另外,应考虑进行眼科会诊以监测围术期 IOP。

AGV 使用基于 Venturi 流量限制器,当 IOP 与结膜下压力梯度>8 mmHg 时,允许引流房水。由于其流量可调节,故不需要可溶解的缝合线缝合。因此,AGV 能够使 IOP 立即降低[14-16,19]。然而,由于结膜下板在前 6 个月内封闭,房水的流出会受到限制,随后可能导致 IOP 短暂增加,也就是"高眼内压期"。高达 82% 的患者会出现高眼内压期,我们建议植入限流阀引流装置 6 个月内的患者若接受手术应在围术期监测 IOP[14,27]。若患者处于高眼内压期,应该重新进行青光眼的药物治疗。此类患者 6 个月后结膜下板的顺应性不会改变,眼内压的管理变得更加可预测。

值得注意的是,这两种设备的滤泡内都不含空气,因此吸入麻醉药可使用氧化亚氮。植入房水引流装置的患者接受眼科手术时,应与眼科医师全面讨论区域麻醉技术(如球后阻滞或局部麻醉)后方可实施。上述情况下的最安全麻醉方法,仍需进一步研究。

即使没有植入引流装置,合并青光眼病史的患者都应引起麻醉科医师的高度重视,特别是 POVL 高危患者。健康患者行俯卧位手术时,IOP 即可增加 5～10 mmHg[19]。即青光眼患者的视神经对 IOP 波动十分敏感,因此这一增加对他

们来说也可能是有害的[13]。此外,俯卧位通过重力作用削弱虹膜的运动而,进而加剧病理性房角闭合,阻断前房的液体流出[28]。实际上,眼科医师常使用"俯卧位激发试验"来识别闭角型青光眼的高危患者[29]。

因此,青光眼患者应在围术期继续使用降低眼内压的药物。该类药物(如 0.5% 马来酸噻吗洛尔)安全性较高,可以通过降低 IOP 来降低 POVL 风险。对没有青光眼的患者而言,这种实践的收益很难量化,但对 POVL 高风险的患者而言,术前常规使用此类药物可能是有益的,但需健康志愿者在俯卧位下接受局部药物或安慰剂的随机对照试验来验证这一假设。

结论

青光眼和 POVL 在病理生理学上可能存在共同通路,因此放置引流装置的青光眼患者接受高危手术时可能具有更高的 POVL 风险。从长期来看,植入房水引流装置对青光眼患者 IOP 恢复正常是有效的,但最初 6 个月内其效果很不稳定,可能需要进行更为积极稳妥的围术期管理。鉴于房水引流装置对 POVL 的影响尚不清楚,未来的研究需比较有无房水引流装置的患者术中俯卧位时 IOP 的波动情况。

（谢芳 译,卢文斌 审）

参考文献

[1] Drance SM, Morgan RW, Sweeney VP. Shock-induced optic neuropathy：a cause of nonprogressive glaucoma. N

Engl J Med 1973；288：392 – 5

［2］Drance SM，Sweeney VP，Morgan RW，Feldman F. Studies of factors involved in the production of low tension glaucoma. Arch Ophthalmol 1973；89：457 – 65

［3］Graham SL，Drance SM. Nocturnal hypotension：role in glaucoma progression. Surv Ophthalmol 1999；43（suppl 1）：S10 – 6

［4］Hayreh SS，Zimmerman MB，Podhajsky P，Alward WL. Nocturnal arterial hypotension and its role in optic nerve head and ocular ischemic disorders. Am J Ophthalmol 1994；117：603 – 24

［5］Leske MC，Connell AM，Wu SY，Hyman LG，Schachat AP. Risk factors for open-angle glaucoma. The Barbados Eye Study. Arch Ophthalmol 1995；113：918 – 24

［6］Leske MC，Heijl A，Hyman L，Bengtsson B，Dong L，Yang Z；EMGT Group. Predictors of long-term progression in the early manifest glaucoma trial. Ophthalmology 2007；114：1965 – 72

［7］Heijl A，Leske MC，Bengtsson B，Hyman L，Bengtsson B，Hussein M；Early Manifest Glaucoma Trial Group. Reduction of intraocular pressure and glaucoma progression：results from the Early Manifest Glaucoma Trial. Arch Ophthalmol 2002；120：1268 – 79

［8］Kass MA，Heuer DK，Higginbotham EJ，Johnson CA，Keltner JL，Miller JP，Parrish RK II，Wilson MR，Gordon MO. The Ocular Hypertension Treatment Study：a randomized trial determines that topical ocular hypotensive medication delays or prevents the onset of primary open-angle glaucoma. Arch Ophthalmol 2002；120：701 – 13

［9］American Society of Anesthesiologists Task Force on Perioperative Visual Loss. Practice advisory for perioperative visual loss associated with spine surgery：an updated report by the American Society of Anesthesiologists Task Force on Perioperative Visual Loss. Anesthesiology 2012；116：274 – 85

［10］Berdahl JP，Allingham RR，Johnson DH. Cerebrospinal fluid pressure is decreased in primary open-angle glaucoma. Ophthalmology 2008；115：763 – 8

［11］Ren R，Jonas JB，Tian G，Zhen Y，Ma K，Li S，Wang H，Li B，Zhang X，Wang N. Cerebrospinal fluid pressure in glaucoma：a prospective study. Ophthalmology 2010；117：259 – 66

［12］King A，Azuara-Blanco A，Tuulonen A. Glaucoma. BMJ 2013；346：f3518

［13］Bettin P，Di Matteo F. Glaucoma：present challenges and future trends. Ophthalmic Res 2013；50：197 – 208

［14］Barton K，Feuer WJ，Budenz DL，Schiffman J，Costa VP，Godfrey DG，Buys YM；Ahmed Baerveldt Comparison Study Group. Three-year treatment outcomes in the Ahmed

Baerveldt comparison study. Ophthalmology 2014；121：1547 – 57.e1

［15］Bhatia LS，Chen TC. New Ahmed valve designs. Int Ophthalmol Clin 2004；44：123 – 38

［16］Christakis PG，Tsai JC，Kalenak JW，Zurakowski D，Cantor LB，Kammer JA，Ahmed II. The Ahmed versus Baerveldt study：three-year treatment outcomes. Ophthalmology 2013；120：2232 – 40

［17］Kaya M，Ozbek Z，Yaman A，Durak I. Long term success of Ahmed glaucoma valve in refractory glaucoma. Int J Ophthalmol 2012；5：108 – 12

［18］Budenz DL，Barton K，Gedde SJ，Feuer WJ，Schiffman J，Costa VP，Godfrey DG，Buys YM；Ahmed Baerveldt Comparison Study Group. Five-year treatment outcomes in the Ahmed Baerveldt comparison study. Ophthalmology 2015；122：308 – 16

［19］Schwartz KS，Lee RK，Gedde SJ. Glaucoma drainage implants：a critical comparison of types. Curr Opin Ophthalmol 2006；17：181 – 9

［20］Berg KT，Harrison AR，Lee MS. Perioperative visual loss in ocular and nonocular surgery. Clin Ophthalmol 2010；4：531 – 46

［21］Lee LA. Perioperative visual loss and anesthetic management. Curr Opin Anaesthesiol 2013；26：375 – 81

［22］Nickels TJ，Manlapaz MR，Farag E. Perioperative visual loss after spine surgery. World J Orthop 2014；5：100 – 6

［23］Roth S. Perioperative visual loss：what do we know，what can we do？Br J Anaesth 2009；103（suppl 1）：i31 – 40

［24］Shen Y，Drum M，Roth S. The prevalence of perioperative visual loss in the United States：a 10 – year study from 1996 to 2005 of spinal，orthopedic，cardiac，and general surgery. Anesth Analg 2009；109：1534 – 45

［25］Kitaba A，Martin DP，Gopalakrishnan S，Tobias JD. Perioperative visual loss after nonocular surgery. J Anesth 2013；27：919 – 26

［26］Munoz G，Agarwal S，Castresana MR. Severe bilateral ocular hypotony after emergent coronary artery bypass graft surgery complicated with cardiogenic shock. Anesthesiology 2016；124：722

［27］Nouri-Mahdavi K，Caprioli J. Evaluation of the hypertensive phase after insertion of the Ahmed Glaucoma Valve. Am J Ophthalmol 2003；136：1001 – 8

［28］Gayat E，Gabison E，Devys JM. Case report：bilateral angle closure glaucoma after general anesthesia. Anesth Analg 2011；112：126 – 8

［29］Fazio DT，Bateman JB，Christensen RE. Acute angle-closure glaucoma associated with surgical anesthesia. Arch Ophthalmol 1985；103：360 – 2

第十六部分

区域麻醉和急性疼痛医学

要点概览由理查德·布鲁尔撰写

81. 类似颈部硬脊膜穿破后头痛的罕见横窦静脉血栓

2016,7(3): 57 - 59

① 硬膜外穿刺后头痛(PDPH)是硬膜外注射类固醇的一种并发症。

② PDPH 治疗失败后应及时进行下一步调查,如脑静脉窦血栓(CVST)形成。

③ CVST 是一种罕见的、难以诊断且存在致命风险的疾病,临床表现多变且不典型,包括头痛和局灶性神经损伤,应及早进行 MRI 成像检查。

82. 连续腰方肌阻滞在全髋关节置换术后疼痛中的应用

2016,7(6): 129 - 131

① 腰方肌阻滞(QLB)已被报道可通过椎旁局部扩散(T10 到 L2),而达到镇痛目的。

② 术后可采用导管持续阻滞止痛。

③ 全髋关节置换术中,超声引导的连续 QLB 可在多个目标之间提供最佳平衡:保留自主运动的镇痛、安全,且在髋关节置换及患者中易于实施。

81. 类似颈部硬脊膜穿破后头痛的罕见横窦静脉血栓

马吉德·吉里斯(Maged Guirguis),爱德华多·朱西诺(Eduardo Jusino),丽达·托尔巴(Reda Tolba),塞缪尔·塞缪尔(Samuel Samuel)

摘要

硬膜外穿刺后头痛(Postdural puncture headache,PDPH)是与硬膜外类固醇注射相关的严重并发症。本文所报道的患者在主观和客观上均可诊断为 PDPH,但在保守或介入治疗后未出现好转。治疗失败后,被进一步诊断为大脑静脉窦血栓。大脑静脉窦血栓是一种罕见且诊断困难的致命性疾病,非特异性临床表现存在各种,如头痛、局限性神经功能缺失。对标准 PDPH 治疗无效的患者,早期可行磁共振成像和磁共振静脉血管成像确诊。

硬膜外注射类固醇(epidural steroid injection,ESI)常用于慢性背部和颈部疼痛的治疗。硬膜外注射类固醇后常出现严重的头痛并发症,常诊断为 PDPH。大脑静脉窦血栓(cerebral venous sinus thrombosis,CVST)是一种临床表现各异且很难精确诊断的罕见疾病。本文所报道的患者初始病史和体格检查均提示 PDPH,但经保守和介入治疗后,症状未见缓解。经过进一步检查和影像学诊断后,患者最终被诊断为 CVST。本病例报道经患者书面同意后发表。

病例描述

1 名 28 岁女性患者,1 年前在一次交通事故后出现长时间颈椎痛,遂至门诊就医。患者主诉受伤后左侧颞顶部头痛和轴性颈椎痛。CT 颈椎平扫结果未见急性病理改变,诊断为颈部肌肉拉伤后离院。

患者本次至门诊后,主诉轴性颈椎痛发展为放射性疼痛,由左上肢放射至手指,伴手指麻痹和针刺感。患者既往有偏头痛、枕骨后神经痛、2 周前孕早期选择性流产、自发性流产史、2 次分娩后肺栓塞等病史。体格检查和其他症状无异常。

非甾体类抗炎药、肌肉松弛药和理疗等保守治疗无效,遂决定行颈部硬膜外注射类固醇治疗。C6~C7 间隙行 ESI 治疗,未出现任何并发症。

患者 2 周后再次至门诊就医,主诉疼痛仅在治疗当日轻度缓解。遂行再次 ESI 治疗,但此次硬膜外穿刺过程中有脑脊液从 Tuohy 穿刺针流出。因穿刺失败,患者出院回家并嘱 PDPH 相关事项。

患者 3 天后因恶心、畏光和严重的枕骨后头痛入急诊科。体格检查无特殊,诊断为 PDPH 并行相应治疗,如增加液体量、卧床休息及咖啡因治疗。患者头痛经上述保守治疗后仍无法缓解,经腰椎硬膜外间隙给予 15 mL 自体血行硬膜外血补丁(epidural blood patch,EBP)治疗。患者头痛仍未缓解,遂收治入院进一步观察,并静脉应用咖啡因治疗。次日,在 C7 至 T1 硬膜外间隙行 EBP 治疗,症状仍未缓解。

患者随后接受影像学检查。颅脑 MRI 提示左横窦出现局部充盈缺损。随后进行磁共振静脉造影(magnetic resonance venogram,MRV)证实左横窦大面积未见增强的血流信号(图 1~图 3)。

患者经肝素治疗后,症状明显好转。随后改用作用于 Xa 因子水平的依诺肝素。针对高凝状态的实验室检查提示,除Ⅷ因子升高外,其他均正常。为进一步延长抗凝治疗,患者出院前开始接受华法林桥接治疗。

治疗后 3 个月和 6 个月随访提示,患者 MRV 显示左侧横窦部分再通,随后出现血管再生。

讨论

本病例因颈部 ESI、定位症状和未出现神经系统缺失的关系,导致诊断偏差。

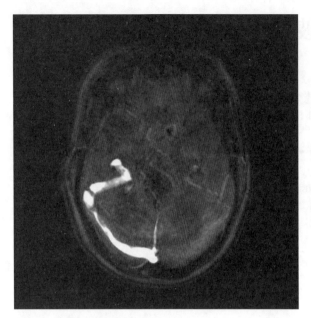

图1 左侧横窦闭塞

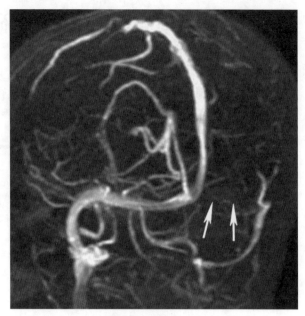

图3 箭头所示左侧闭塞的横窦

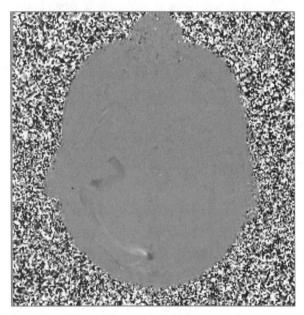

图2 数字减影血管造影仅显示右侧血流

硬膜外穿刺后头痛常被诊断为PDPH,治疗方法常选用EBP。EBP治疗PDPH的成功率在60%~90%[1]。持续性头痛需进一步完善检查。PDPH的鉴别诊断多样,包括偏头痛、脑膜炎、CVST和颅内血肿。年轻女性患者合并严重或持续性PDPH时,应高度怀疑CVST[2]。

CVST是一种罕见(每年发病率约3/1 000 000)的致命性疾病。CVST常见于青年女性(20~35岁),尤其高发于围产期或口服避孕药等情况[3],多见于孕晚期和产后第4周期间[4]。尽管症状各异,但多数患者表现为急性或亚急性头痛和局灶

性神经损伤[5]。梅奥医学中心的一项回顾性研究表明,1978～2001年诊断为CVST患者的常见症状为头痛(87%),最常见体征为视神经盘水肿(55%)。因相当一部分患者(25%)未表现出明显体征,使诊断变得更加困难[2]。

CVST的发展常伴随神经功能损伤。病情严重的患者可能因以下两种机制导致脑疝。其一,因静脉闭塞引起静脉梗阻和大脑局部水肿;其二,脑脊液通过蛛网膜绒毛吸收后流入静脉窦,而静脉窦阻塞引起颅内压升高[3]。瓦齐(Wasay)等[6]报道逾200例CVST患者并无相同的头痛模式。新发急性或亚急性跳动性头痛患者,当病情进展迅速时应考虑进一步检查。CVST所致头痛常为单侧,但并非与血栓侧相关。其他报道提示,CVST常伴随持续性头痛[3]。库姆库西(Cumurciuc)等[7]报道了17例CVST病例,其中32%患者仅表现为头痛。与本报道类似,仅依赖偏头痛病史而无任何神经功能异常者很难诊断为CVST。

CT可帮助诊断CVST,但10%～20%CVST患者可无CT异常表现[8]。CVST患者的CT检查可能仅提示脑水肿或积水。增强磁共振是诊断CVST的较敏感指标,若怀疑CVST可通过磁共振造影进一步明确[8]。

本例患者因未出现任何脑膜刺激症状,无法通过腰椎穿刺评估头痛。84%的CVST患者出现腰椎穿刺结果异常[3]。

有研究报道,意外穿破硬脊膜且在蛛网膜下腔注射类固醇,可显著增加 CVST 风险[9]。

博勒姆(Borum)等[10]报道1例硬脊膜穿破后留置导管行无痛分娩产妇发展为横窦血栓病例。该产妇接受腰椎 EBP 治疗后,出现 48 h 的短暂缓解。在接受抗凝治疗后,症状完全缓解。1 项回顾性研究分析提示,硬脊膜穿破是导致血栓形成的第 4(8%)位最常见危险因素[11]。

尽管多数研究报道 CVST 发生在产后,但尔根(Ergan)等[12]报道了2例蛛网膜下腔注射类固醇后出现 CVST 的病例。第1例患者蛛网膜下腔注射 15 mg 地塞米松,出现矢状窦和双侧横窦血栓。第2例患者蛛网膜下腔注射 125 mg 氢化可的松,仅出现右侧横窦血栓。

本例患者血浆Ⅷ因子水平升高。据相关研究提示,Ⅷ因子水平升高为 CVST 血栓前期最常见危险因素。实际上,Ⅷ因子水平升高 150% 以上(150 IU/dL)时,静脉血栓风险提高5倍。Ⅷ因子水平升高的发生率高达 20%,仅有较少比例的患者发生静脉血栓,其确切原因尚不明确[13]。古普塔(Gupta)等[3]指出,80% 以上 CVST 患者存在高凝状态等诱发因素。无法准确确认患者何时出现血栓,患者在交通事故中出现头部损伤可能也是发生 CVST 的高危因素。

未见颅内出血或出血性梗死时,应谨慎为 CVST 患者行抗凝治疗。对颅内出血严重和极危重患者,可在抗纤溶治疗后获得好转。抗凝的主要目的在于阻止血栓扩展,维持正常颅内压[14]。

总之,CVST 是一种罕见但可能致命的疾病,可引起头痛和局灶性神经功能损伤。鉴于其症状非特异且临床表现多样,早期诊断较困难。椎管内注射后发生 PDPH 的患者,若规范化治疗无效,可考虑早期行 MRI 和 MRV。需要注意的是,硬脊膜穿破可增加 CVST 形成的风险。本文重在强调该疾病临床表现的多样性以及快速诊断和治疗,以避免永久性神经损伤。

(胡宝吉 译,卢文斌 审)

参考文献

[1] Stocks GM, Wooller DJ, Young JM, Fernando R. Postpartum headache after epidural blood patch: investigation and diagnosis. Br J Anaesth 2000; 84: 407-10

[2] Ahmed SV, Jayawarna C, Jude E. Post lumbar puncture headache: diagnosis and management. Postgrad Med J 2006; 82: 713-6

[3] Gupta RK, Jamjoom AA, Devkota UP. Superior sagittal sinus thrombosis presenting as a continuous headache: a case report and review of the literature. Cases J 2009; 2: 9361

[4] Todorov L, Laurito CE, Schwartz DE. Postural headache in the presence of cerebral venous sinus thrombosis. Anesth Analg 2005; 101: 1499-500

[5] Ju YE, Schwedt TJ. Abrupt-onset severe headaches. Semin Neurol 2010; 30: 192-200

[6] Wasay M, Kojan S, Dai AI, Bobustuc G, Sheikh Z. Headache in cerebral venous thrombosis: incidence, pattern and location in 200 consecutive patients. J Headache Pain 2010; 11: 137-9

[7] Cumurciuc R, Crassard I, Sarov M, Valade D, Bousser MG. Headache as the only neurological sign of cerebral venous thrombosis: a series of 17 cases. J Neurol Neurosurg Psychiatry 2005; 76: 1084-7

[8] Quiñones-Hinojosa A, Binder DK, Hemphill JC III, Manley GT. Diagnosis of posttraumatic transverse sinus thrombosis with magnetic resonance imaging/magnetic resonance venography: report of two cases. J Trauma 2004; 56: 201-4

[9] Milhaud D, Heroum C, Charif M, Saulnier P, Pages M, Blard JM. Dural puncture and corticotherapy as risks factors for cerebral venous sinus thrombosis. Eur J Neurol 2000; 7: 123-4

[10] Borum SE, Naul LG, McLeskey CH. Postpartum dural venous sinus thrombosis after postdural puncture headache and epidural blood patch. Anesthesiology 1997; 86: 487-90

[11] Wilder-Smith E, Kothbauer-Margreiter I, Lämmle B, Sturzenegger M, Ozdoba C, Hauser SP. Dural puncture and activated protein C resistance: risk factors for cerebral venous sinus thrombosis. J Neurol Neurosurg Psychiatry 1997; 63: 351-6

[12] Ergan M, Hansen von Bünau F, Courthéoux P, Viader F, Prouzeau S, Marcelli C. Cerebral vein thrombosis after an intrathecal glucocorticoid injection. Rev Rhum Engl Ed 1997; 64: 513-6

[13] Giraldo EA, Petrinjac-Nenadic R. The 'cord sign' in cerebral venous thrombosis associated with high plasma levels of factor VIII. Neurocrit Care 2011; 15: 186-9

[14] Gosk-Bierska I, Wysokinski W, Brown RD Jr, Karnicki K, Grill D, Wiste H, Wysokinska E, McBane RD II. Cerebral venous sinus thrombosis: incidence of venous thrombosis recurrence and survival. Neurology 2006; 67: 814-9

82. 连续腰方肌阻滞在全髋关节置换术后疼痛中的应用

玛格丽特·M.哈克特(Margaret M. Hockett),希娜·希姆布莱德(Sheena Hembrador),
阿历克斯·李(Alex Lee)

摘要

1名69岁男性患者,既往因慢性疼痛服用阿片类药物。患者接受全髋关节置换术,为保证能早期活动并良好的控制疼痛,采取尚未用于全髋关节置换术后镇痛的新型超声引导阻滞技术、可产生运动分离的连续腰方肌阻滞。当经导管给药时,患者不再需要静脉给予阿片类药物。患者术后第一天可下床活动,疼痛评分0～3分。对本例患者而言,腰方肌阻滞是一种具有应用前景的镇痛技术,既不影响患者术后活动,还能提供良好的镇痛效果。

随着美国阿片类药物使用量的增加,越来越多的患者在择期手术后存在阿片类药物耐受的情况。这为术后镇痛带来严峻挑战,同时也为区域麻醉技术带来广阔前景。随着超声引导神经阻滞技术逐渐取代传统的解剖定位阻滞方法,通过超声解剖知识的更新,新的更加可靠的区域麻醉入路成为可能。更重要的是,面对急需安全有效的术后镇痛的现状,超声引导神经阻滞技术逐渐成为反映患者对不同医院和(能够提供该项技术的)医师满意度的一项指标。2010年,美国共完成310 800例全髋关节置换术(total hip arthroplasties,THA)[1]。THA患者常出现慢性疼痛且需大量使用阿片类药物,术后镇痛尤其困难。按照病例报道规范要求[2],在获得患者书面同意后,本文报道1例术后慢性疼痛和使用阿片类药物的THA患者,经腹横肌区域麻醉技术,成功实现连续腰方肌阻滞(quadratus lumborum block,QLB),并获得良好的镇痛效果。

病例描述

1名69岁男性患者,既往有高血压、痛风、胃食管反流病、慢性腰痛和右侧髋关节痛病史。患者右髋部初始肌力4/5级,需要依靠拐杖移动。患者在我科行后路右侧THA。患者自服布洛芬以及羟考酮5～20 mg按需使用控制疼痛。鉴于患者有慢性疼痛和阿片类药物服用史,我们认为给予低位硬膜外或神经置管,可能有助于缓解患

者术后疼痛。与患者签署神经周围置管知情同意书,并强调该方法更有利于术后早期活动。为减少神经阻滞对患者运动的影响,我们选择QLB置管而非硬膜外、腰丛置管或股神经阻滞技术。近期研究提示,单次QLB注射局部麻醉药可减轻股骨颈骨折和半髋成型患者的术后疼痛[3]。

患者术前口服多种镇痛药,包括对乙酰氨基酚1 g、塞来昔布200 mg、加巴喷丁600 mg,以及静脉使用地塞米松10 mg。经患者书面同意后,取左侧卧位,氯己定消毒,铺无菌洞巾。Petit三角处1%利多卡因局部浸润麻醉,Petit三角由背阔肌、外斜肌和髂嵴围成的腰背部区域。SonoSite © S超声仪的HFL38x线阵探头扫描上述区域,显示腹内斜肌及前方QLB的界面后,在超声引导下使用Arrow 17 Ga. × 3 ½硬膜外穿刺针(Tuohy)直接穿刺到达目标位置(图1)。使用生理盐水在斜方肌后缘作局部浸润,为留置导管创造空间。使用Arrow 19G显影针头和导管穿至皮下18 cm的位置,而后使用透明敷料和胶布固定穿刺针。经导管给予0.5%利多卡因15 mL。10 min后患者右侧T10至L2水平出现冰冷感觉。患者手术过程采用气管插管全身麻醉,静注芬太尼200 μg、丙泊酚200 mg、琥珀胆碱120 mg进行诱导。麻醉维持使用1.9%七氟醚,肌松维持使用顺式阿曲库铵7 mg。手术时间152 min,期间静脉使用氢化吗啡酮0.2 mg。患者苏醒期间,再次使用氢化吗啡酮1 mg,同时启动经QLB导管镇痛泵(含0.2%罗哌

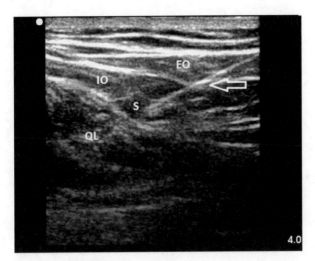

图1 穿刺针位置

经腰方肌(QL)后缘导管注射生理盐水(S)浸润 QL 箭头所示,穿刺针穿过腹内斜肌(internal oblique,IO)和腹外斜肌(external oblique,EO)至腰方肌后缘。

卡因),速度为 7 mL/h。

患者回病房后,经 QLB 导管的镇痛泵参数不变。我院 THA 后患者可选择口服羟考酮或氢吗啡酮,或静脉使用氢吗啡酮缓解术后疼痛。鉴于本例患者术前有羟考酮服用史,故建议患者继续使用羟考酮。术后当天,患者服用羟考酮 5 mg。患者术后第 1 天、第 2 天分别服用羟考酮 25 mg、20 mg。住院期间,患者睡前继续服用加巴喷丁600 mg,对乙酰氨基酚 650 mg/6 h。术后第 1 天、第 2 天,患者不需要静脉使用阿片类药物,疼痛评分维持在 1~2 分。术后第 1 天,患者可用助行器下床散步,理疗期间疼痛评分在 0~2 分。因患者拟出院,QLB 导管在术后第 2 天停止注药。患者在使用罗哌卡因期间未出现肌力减退。患者对术后第 1 天、第 2 天急性疼痛控制表示非常满意。患者出院后曾行短期康复治疗,并继续使用入院前口服方案以控制疼痛。

讨论

目前尚未见连续性 QLB 治疗 THA 后疼痛的相关报道。局部麻醉药通过渗透至腰方肌前外侧和后缘实现 QLB,同时实现腹横肌后缘水平阻滞。布兰科(Blanco)和麦克唐奈(McDonnell)[4]在 2007 年和 2012 年分别描述了前外侧和后缘QLB 方法。通过染料磁共振成像技术显示,局部麻醉药可通过椎旁扩散实现 QLB。然而,如果以

腰方肌后缘为目标浸润点,局麻药可扩散至椎旁。Carney 等[5]研究提示,如果通过体表定位经Petit 三角行腹横肌平面阻滞,注射药物可沿腰方肌前面和侧面流动,这与患者 T10～T11 甚至 L2椎旁间隙对比度增加相关。本研究者发现,超声引导下后路 TAP 与穿刺针进入腰 Petit 三角相关,并且经穿刺置管于腰方肌后缘,可获得 T10 至L2 椎旁阻滞。我们假设通过阻断 T12 皮支、髂腹下神经、股外侧皮神经,可满足手术切皮的需要。

术后检测证实,患者感觉平面在 T10 至 L2,与切口位置恰好吻合。与术前相比,患者下肢肌力并未出现明显下降,这也有利于患者完成物理治疗,同时也降低跌倒风险。源自 L2～L4 的闭孔神经是支配臀部感觉的主要神经,在本例中局部麻醉药椎旁扩散至 L2,可部分阻滞闭孔神经。由于股神经和坐骨神经是分开的,QLB 后患者未表现出下肢肌力减弱。

近期发表的一项高质量综述[6]显示,目前尚没有完美的 THA 镇痛技术。传统的 THA 区域阻滞技术包括腰部硬膜外、股神经阻滞、髂筋膜阻滞、闭孔神经阻滞及腰丛阻滞[6]。尽管上述方法可提供部分镇痛,但可导致下肢活动受限,妨碍物理治疗,甚至增加跌倒风险[7,8]。考虑到硬膜外有扩散至腰丛的风险,有学者不推荐 THA 患者术后硬膜外镇痛[9,10]。阿登(Ardon)等[11]近期报道前路单点阻滞椎旁 T12、L1 和 L2 神经,为 THA患者提供术后镇痛。在该研究中,患者在手术当日晚、术后第 1 天未出现肌力下降。该研究的局限性在于是一项回顾性研究,也未设置对照试验,但这为该类患者术后镇痛提供了一种可行方法。在超声引导技术流行的当下,采用体表定位方法行腰椎旁神经阻滞无法看到内部结构。不过,目前未检索到描述超声引导椎旁神经阻滞技术的文献。

目前仅有 2 篇个案报道超声引导下连续QLB 用于腹部外科术后镇痛[12,13]。近期,帕拉斯(Parras)和布兰科(Blanco)[3]开展的随机试验,比较单次 QLB 与股神经阻滞用于股骨颈骨折后髋关节置换术后镇痛。结果显示,与股神经阻滞相比,接受单次 QLB 的患者术后疼痛及阿片类药物使用量明显下降[3]。2009 年,一项随机对照试验中表明,接受连续股神经阻滞的 THA 患者,术

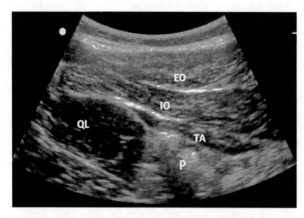

图2 超声所示腰方肌(QL)与腹膜(P)、腹横肌(TA)、腹内斜肌(IO)和腹外斜肌(EO)之间的关系

采用 SonoSite C60XI(5-2MHz)扫描健康志愿者获得

后 48 h 内需静脉使用氢吗啡酮 8 mg,相当于口服吗啡 160 mg[14,15]。接受腰丛阻滞的 THA 患者,术后 48 h 内需静脉使用氢吗啡酮 5.7 mg,相当于口服吗啡 50 mg[14,15]。本文所报道的患者,术后 48 h 内连续 QLB 期间,口服羟考酮 50 mg,相当于口服吗啡 75 mg,远低于使用其他神经阻滞镇痛方法所需药物量。

尽管 QLB 的有效性和安全性仍需进一步验证,但目前尚未见相关并发症报道。腰丛阻滞往往无法在直视下完成,与此不同的是,腰方肌在超声下很容易看到,深度一般在 3~4 cm(图2)。图2 中所示字母"P"即为腹膜,位于腹横肌下方且容易察觉,可有效避免穿刺入腹腔引起内脏损伤。超声直视下将穿刺针置于拟阻滞部位并置管,超声可见导管并注入局部药,可避免导管放置于腹膜处。本例患者的穿刺针,位于离硬膜外间隙和腹膜后结构均较远的安全距离内。

本例患者有慢性疼痛和严重的阿片类药物服用史,这为提供完善镇痛且不影响患者早期活动带来严峻挑战。放置腰方肌导管可为患者提供完全镇痛,且不需要辅助静脉使用阿片类药物。患者未出现运动减退,并对恢复期间疼痛管理表示非常满意。THA 患者使用腰方肌置管的术后疼痛方案,或许优于目前应用的其他区域阻滞技术,具有广阔前景但需进一步验证。

(胡宝吉 译,卢文斌 审)

参考文献

[1] Wolford ML, Palso K, Bercovitz A. Hospitalization for Total Hip Replacement Among in Patients Aged 45 and Over: United States, 2000 - 2010. NCHS Data Brief, No 186. Hyattsville, MD: National Center for Health Statistics, 2015. Available at: http://www.cdc.gov/nchs/data/databriefs/db186.htm. Accessed January 2, 2016

[2] Gagnier JJ, Kienle G, Altman DG, Moher D, Sox H, Riley D; CARE Group*. The CARE Guidelines: consensus-based clinical case reporting guideline development. Glob Adv Health Med 2013; 2: 38 - 43

[3] Parras T, Blanco R. Randomised trial comparing the transversus abdominis plane block posterior approach or quadratus lumborum block type I with femoral block for postoperative analgesia in femoral neck fracture, both ultrasound-guided. Rev Esp Anestesiol Reanim 2016; 63: 141 - 8

[4] Blanco R, McDonnell JG. Optimal Point of Injection: The Quadratus Lumborum Type I and II Blocks. Available at: http://www.respond2articles.com/ANA/forums/post/1550.aspx. Accessed January 2, 2016

[5] Carney J, Finnerty O, Rauf J, Bergin D, Laffey JG, Mc Donnell JG. Studies on the spread of local anaesthetic solution in transversus abdominis plane blocks. Anaesthesia 2011; 66: 1023 - 30

[6] Højer Karlsen AP, Geisler A, Petersen PL, Mathiesen O, Dahl JB. Postoperative pain treatment after total hip arthroplasty: a systematic review. Pain 2015; 156: 8 - 30

[7] Ilfeld BM, Duke KB, Donohue MC. The association between lower extremity continuous peripheral nerve blocks and patient falls after knee and hip arthroplasty. Anesth Analg 2010; 111: 1552 - 4

[8] Johnson RL, Kopp SL, Hebl JR, Erwin PJ, Mantilla CB. Falls and major orthopaedic surgery with peripheral nerve blockade: a systematic review and meta-analysis. Br J Anaesth 2013; 110: 518 - 28

[9] Kessler J, Marhofer P, Hopkins PM, Hollmann MW. Peripheral regional anaesthesia and outcome: lessons learned from the last 10 years. Br J Anaesth 2015; 114: 728 - 45

[10] Biboulet P, Morau D, Aubas P, Bringuier-Branchereau S, Capdevila X. Postoperative analgesia after total-hip arthroplasty: comparison of intravenous patient-controlled analgesia with morphine and single injection of femoral nerve or psoas compartment block. A prospective, randomized, double-blind study. Reg Anesth Pain Med 2004; 29: 102 - 9

[11] Ardon AE, Greengrass RA, Bhuria U, Porter SB, Robards CB, Blasser K. The use of paravertebral blockade for analgesia after anterior-approach total hip arthroplasty. Middle East J Anaesthesiol 2015; 23: 81 - 9

[12] Kadam VR. Ultrasound guided quadratus lumborum block or posterior transversus abdominis plane block catheter infusion as a postoperative analgesic technique for abdominal surgery. J Anaesthesiol Clin Pharmacol 2015; 31: 130 - 1.

[13] Visoiu M, Yakovleva N. Continuous postoperative analgesia via quadratus lumborum block — an alternative to transversus abdominis plane block. Paediatr Anaesth 2013; 23: 959 - 61

[14] Marino J, Russo J, Kenny M, Herenstein R, Livote E, Chelly JE. Continuous lumbar plexus block for postoperative pain control after total hip arthroplasty. A randomized controlled trial. J Bone Joint Surg Am 2009; 91: 29 - 37

[15] Chung KC, Barlev A, Braun AH, Qian Y, Zagari M. Assessing analgesic use in patients with advanced cancer: development of a new scale — the Analgesic Quantification Algorithm. Pain Med 2014; 15: 225 - 32

第十七部分

慢性疼痛医学

要点概览由霍诺里奥·T.本俉提供

83. 外周神经调节治疗神经瘤截肢后疼痛

2017,8(2):29－30

① 截肢后神经瘤引起的疼痛很难控制。

② 保守治疗和介入治疗都可能无效。

③ 调节痛区支配神经可减轻疼痛。

84. 胸椎旁神经射频热消融术成功治疗漏斗胸修复术后长期疼痛

2017,8(1):18－20

① 漏斗胸修复术可引起严重的慢性术后疼痛。

② 保守治疗方法可能无效。

③ 椎旁神经射频热凝术是治疗漏斗胸术后长期疼痛的一种方法。

83. 外周神经调节治疗神经瘤截肢后疼痛

凯雷·梅尔(Kaare Meier),托马斯·F. 本特森(Thomas F. Bendtsen),珍斯·克里斯蒂安·索伦森(Jens Christian Sørensen),罗恩·尼古拉齐森(Lone Nikolajsen)

摘要

神经瘤疼痛是严重持久的顽固性疼痛。本文报道 1 名 37 岁女性截肢者,因严重的神经瘤疼痛,经证实对药物治疗、甘油注射、脊髓刺激、射频热凝和多次手术切除效果都不佳。超声引导下将电极放置在神经瘤附近,采用外周神经刺激治疗后,患者的疼痛数字评分从 8 降至 3 (0~10)。外周神经调节是治疗神经瘤疼痛的一种极具前景的新方法。

与创伤、截肢或手术相关的周围神经损伤,可能导致疼痛性神经瘤的形成[1]。局部注射酒精和辣椒素等药物治疗,效果往往有限。目前尽管有许多不同的神经瘤外科切除方法,但效果仍有争议[2,3]。

神经瘤疼痛的机制尚不完全清楚,钠通道表达改变导致受损轴突的异常敏感和自发活动是其机制之一[4]。理论上,局部麻醉药所致的传导阻滞应能消除疼痛。

本文报道 1 例年轻截肢者在接受神经刺激电极治疗后,在疼痛的残端神经瘤附近放置一根神经刺激电极后,其疼痛得到极大的缓解。

病例描述

1 名 37 岁女性患者,右足在 15 年前的一次卡车事故中被压伤。事故发生后,患者出现复杂的局部疼痛综合征,尽管在数次手术后有所改善,但 6 年后仍未愈合,遂决定行膝下截肢手术。患者截肢后遭受严重的残端疼痛和位于幻足的幻肢疼痛。多种药物治疗和 4 次神经瘤手术切除,并未使疼痛减轻。

患者 5 年前被转至本中心,接受脊髓刺激(spinal cord stimulation, SCS)治疗。患者因残肢痛无法使用假肢,故一直使用轮椅。常规检查未发现感染或骨刺,但在触发点敲击残端会导致残端抽搐。疼痛数字评分法(numerical rating scale, NRS, 0~10;0 = 无疼痛,10 = 想象中最严重的疼痛)表明,残端和幻痛从 8 增加到 10。与对侧相比,定量感觉测试显示截肢侧有毛刷触诱发痛、针刺痛觉过敏和对压、冷、热的异常阈值(图 1 和表 1)。

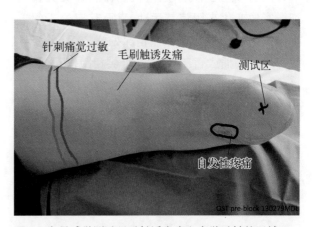

图 1 定量感觉测试显示触诱发痛和痛觉过敏的区域

表 1 治疗前定量感觉测试

	截肢侧	对 侧
触觉检测阈值	0.03 g	0.69 g
触觉痛阈	15.14 g	>446.68 g
压力痛阈	20 kPa	521 kPa
压力疼痛耐受阈值	21 kPa	>800 kPa
冷检测阈值	20.2℃	30.5℃
热检测阈值	47.3℃	37.3℃
冷痛阈	20.2℃	<10.0℃
热痛阈	47.3℃	47.0℃
上发条样疼痛(刷子)	NRS 8	NRS 0
上发条样疼痛(针刺)	NRS 10	NRS 0

NRS:数字评价量表(0~10);0 = 无痛,10 = 想象中最严重的疼痛

在局部麻醉后,使用 SJM 导引器将 SCS 电极(St. Jude Medical[SJM]S8, LAMITRODE)在 T10~T12 水平插入。刺激引起残端和幻足的感觉异常,随后植入脉冲发生器(implantable pulse generator, IPG)。脊髓刺激(SCS)治疗最初是成功的,但几个月后患者疼痛复发,遂决定对神经瘤

进行射频(radiofrequency，RF)热凝治疗。在几个月内，RF 共治疗 2 次，但对疼痛只有短期疗效。经审慎考虑后，遂决定对位于腓总神经末梢的神经瘤进行肌肉包埋手术，并同时注射甘油。患者在随后几个月内几乎未感到疼痛。此后，在局部麻醉下，通过超声引导对神经瘤进行 3 次甘油注射，但随着时间推移，每个疗程间的无痛间隔明显缩短。

为获得更持久的治疗效果，我们决定在超声引导下经皮植入周围神经刺激电极(SJM Octrode)。其方法如下：超声显示坐骨神经近端神经瘤，穿刺针向前推进过程中，通过换能器和针尖交替的细微影像变化来跟踪其运动，直至其定位于邻近神经瘤的坐骨神经副神经鞘深处。随后，电极导线穿过针头插入，直到针尖与针尖相距仅几厘米。导线经皮下隧道连接至已植入的神经刺激器(刺激参数：60 HZ，脉宽 250/400 μs)。

周围神经刺激电极自 1 年半前植入以来，患者在门诊定期随访。患者的 NRS 评分显示，其持续疼痛从 8 降至 3，定量感觉测试显示无触诱发痛或痛觉过敏。患者安装了假肢，不再使用轮椅(图 2)。

讨论

肢体截肢后疼痛普遍存在，是一种极具挑战的慢性疼痛[5]。囿于研究方法，临床医师从随机

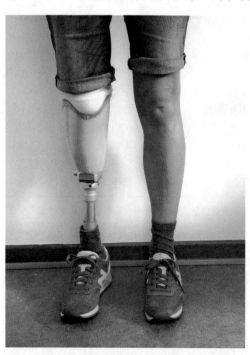

图2 外周神经刺激治疗后采用假肢的患者

对照试验可获得的治疗证据很少[6]。其潜在机制可从脊髓上、脊髓和外周水平等方面进行大致分类。在外周，残端神经瘤可引起严重的神经病理性残端疼痛，并伴有触诱发痛和痛觉过敏。研究表明，残端疼痛与幻痛密切相关，治疗残端疼痛可减轻幻痛[7]。

该病例表明，即使其他一系列治疗手段失败，只要神经瘤的位置允许放置刺激电极，外周神经调节即可成功治疗伴随的残端疼痛和幻肢疼痛。也有病例报道刺激电极被放置在远离神经部位，表明这一治疗手段的有效性[8]。

这一疗法的作用机制包括，通过外源性电刺激、皮下电刺激、皮肤和肌层电刺激、部分交感神经阻滞和局部血流改变，来调整内在电脉冲信号从而减轻疼痛[9,10]。

总之，外周神经刺激是一种简单有效的神经调节技术，在治疗难治性神经瘤疼痛时应予以考虑。

(吴昱　译，王恒跃　审)

参考文献

［1］Lago N，Navarro X. Evaluation of the long-term regenerative potential in an experimental nerve amputee model. *J Peripher Nerv Syst*. 2007；12：108-120.

［2］Stokvis A，van der Avoort DJ，van Neck JW，Hovius SE，Coert JH. Surgical management of neuroma pain：a prospective follow-up study. *Pain*. 2010；151：862-869.

［3］Nikolajsen L，Black JA，Kroner K，Jensen TS，Waxman SG. Neuroma removal for neuropathic pain：efficacy and predictive value of lidocaine infusion. *Clin J Pain*. 2010；26：788-793.

［4］Black JA，Nikolajsen L，Kroner K，Jensen TS，Waxman SG. Multiple sodium channel isoforms and mitogen-activated protein kinases are present in painful human neuromas. *Ann Neurol*. 2008；64：644-653.

［5］Cohen S，Hsu：Postamputation pain：epidemiology，mechanisms，and treatment. *J Pain Res*. 2013；6：121-136.

［6］Alviar MJ，Hale T，Dungca M. Pharmacologic interventions for treating phantom limb pain. *Cochrane Database Syst Rev*. 2011；12：CD006380.

［7］Nikolajsen L. Postamputation pain：studies on mechanisms. *Dan Med J*. 2012；59：B4527.

［8］Rauck RL，Cohen SP，Gilmore CA，et al. Treatment of post-amputation pain with peripheral nerve stimulation. *Neuromodulation*. 2014；17：188-197.

［9］Burchiel KJ. Effects of electrical and mechanical stimulation on two foci of spontaneous activity which develop in primary afferent neurons after peripheral axotomy. *Pain*. 1984；18：249-265.

［10］Goadsby PJ，Knight YE，Hoskin KL. Stimulation of the greater occipital nerve increases metabolic activity in the trigeminal nucleus caudalis and cervical dorsal horn of the cat. *Pain*. 1997；73：23-28.

84. 胸椎旁神经射频热消融术成功治疗漏斗胸修复术后长期疼痛

汉娜·诺米·拉登哈夫 (Hannah Noemi Ladenhauf)，奥图尔卡尔·斯特恩纳 (Ottokar Stundner)，鲁道夫·利卡尔 (Rudolf Likar)，乔格·舒尔 (Jörg Schnöll)，罗曼·P. 梅兹杰尔 (Roman P. Metzger)

摘要

本文报道 1 名 25 岁男性患者在漏斗胸修复术后出现严重持续性疼痛，经椎旁神经射频消融术治疗后症状得到缓解。患者曾行微创漏斗胸修补术，术中应用全身麻醉并胸段硬膜外导管持续镇痛。术后病程平稳，但出现严重的持续性双侧胸壁疼痛，位于 T8～T9 水平。在保守治疗失败后，一位疼痛介入治疗麻醉科医师在患者 T9 行双侧椎旁神经射频消融。在棒植入后 3 年，直到计划取出之间，患者再未感到疼痛。

漏斗胸是儿童和青少年最常见的先天性胸壁畸形，每 150～1 000 个新生儿中就有 1 个男性新生儿是漏斗胸[1]。漏斗胸畸形手术矫正的指征包括：外形不美观、心肺功能障碍、生理缺陷或运动障碍。随着 Nuss 手术技术的成熟，医师通过胸部两个侧切口插入 1 根金属棒，抬高胸骨并重塑胸壁。在大多数医学中心，此类手术可通过胸腔镜辅助完成。该手术创伤较小，软组织损伤较开放手术小，但依然会导致严重的术后疼痛。许多研究证明[2,3]，多模式镇痛策略是治疗围术期疼痛的重要手段。对漏斗胸修补术患者的长期慢性疼痛，学界的了解及研究较少。我们报道 1 名男性漏斗胸修复术后患者，经椎旁神经射频热消融术（radiofrequency thermoablation，RFA）治疗慢性疼痛的病例。

病例描述

1 名 25 岁男性患者因漏斗胸影响美观拟接受修补术。胸部磁共振成像、超声心动图、心电图和肺功能等术前评估检查提示，患者没有心肺功能受限。该患者拟接受微创 Nuss 手术。手术在全身麻醉下进行，并在胸段 T3～T4 水平置入硬膜外导管。双侧手术切口位于 T7～T9 锥体水平。

患者手术平稳，术后连续 3 天硬膜外持续注入罗哌卡因，8 mg/h；静脉滴注双氯芬酸 75 mg，2 次/d，连续 6 天；静脉滴注对乙酰氨基酚 500 mg/次，

4 次/d，连续 6 天；静脉滴注氢吗啡酮 8 mg/天。术后第 4 天拔除硬膜外导管，术后第 6 天口服布洛芬 400 mg/次，2 次/d。

患者在随后几周感觉胸部长时间剧烈疼痛。双侧 T8～T9 椎体水平的疼痛评分高达 10 分，左侧尤为显著，严重影响其日常生活（纵向疼痛评分见表 1）。患者术前是 1 名屋顶修理学徒。现因剧烈胸痛无法工作。

最初，医师增大镇痛药物剂量，布洛芬每天剂量增至 1.2 g，然后换成口服双氯芬酸 100 mg/d、萘普生 1 g/d 和安乃唑 3 g/d。口服阿片类药物也予以增加，氢吗啡酮 8 mg/d，但患者因严重恶心，很快停止使用。患者同时也接受理疗和心理治疗；在 3 个月内，所有保守治疗方法均未减轻疼痛。因此，我们决定对其进行疼痛介入治疗。

为缓解疼痛并评估局部麻醉的疼痛治疗效果，医师首先进行椎旁神经阻滞。患者取俯卧位，局部麻醉应用 5 mL 普鲁卡因 10 mg/mL。在超声引导平面内技术下，医师在 T9～T10 椎体水平行椎旁神经阻滞[4]。注射 7.5 mg/mL 罗哌卡因 15 mL 后，患者疼痛明显减轻，持续时间约为 24 h（见表 1）。由于镇痛效果良好，我们将患者转至医学中心进行疼痛介入治疗，并决定实施椎旁神经射频消融术。

手术由具有疼痛介入治疗经验的麻醉科医师实施。患者取俯卧位，在双侧 T8～T10 椎体水平注射 10 mg/mL 普鲁卡因 10 mL 局部麻醉。在 CT

表1 患者不同时间点 NRS 疼痛评分	
时 间 点	NRS 疼痛评分
术前	0
PACU(至术后 6 h)	0
ICU(手术日当晚)	0
术后 1 天	0
术后 2 天	3
术后 3 天	4
术后 4 天	3
术后 5 天	2
术后 6 天	3
2 周后随访	8
3 周后随访	7
4 周后随访	9
6 周后随访	8
10 周后随访	10
12 周后随访	9
13 周,神经阻滞前	9(左侧胸壁)
	7(右侧胸壁)
13 周,左侧椎旁神经阻滞 2 h 后	0(左侧胸壁)
	5(右侧胸壁)
13 周,左侧椎旁神经阻滞 24 h 后	0(左侧胸壁)
	7(右侧胸壁)
14 周,疼痛介入治疗前	9
14 周,疼痛介入治疗 24 h 后	2(主要是穿刺部位)
15 周	0
4~35 个月后随访	0
摘除胸棒 24 h 后	0
摘除胸棒 3 月后	0

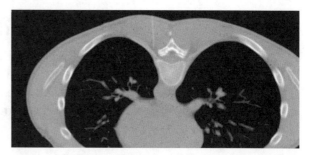

图1 CT 引导下在胸椎左侧置入射频消融针,其位置约在 T9～T10 椎间孔

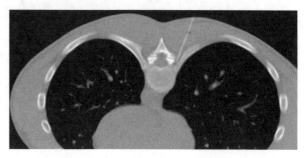

图2 CT 引导下在胸椎右侧置入射频消融针,其位置约在 T9～T10 椎间孔

引导下,将 RFA 针(0.7 m, 22G, 100 mm, 活动针尖 5 mm)在距脊柱中线 4 cm 处穿刺,直至针尖靠近 T9～T10 椎间孔(图1 和图2)。在感觉运动测试排除运动刺激后,通过 RFA 发生器 Neuro Therm NT 1100(Neuro Therm, Wilmington, MA)进行非脉冲 RFA 治疗,设定为 90℃,90 s。根据实验数据,上述操作过程的损伤范围大约为直径 4 mm 区域[5]。穿刺部位的轻微疼痛大约持续 24 h,患者随后很快恢复。从介入疼痛治疗直至随访结束,患者未再感觉到疼痛。根据最初治疗计划(表1),在放置胸棒 3 年后,患者需在全身麻醉下进行胸棒摘除手术。后续随访显示,患者可进行绝大部分体育运动,外观和功能都不错。患者目前无任何不良症状。

讨论

该例患者经历漏斗胸修复术后产生严重长期慢性疼痛,最终通过疼痛介入治疗获得良好效果。尽管漏斗胸修复手术非常痛苦,且需要全面的术后镇痛方案[6],但长期和/或慢性疼痛仍较为罕见。

胸棒通常在修复术后 2～4 年摘除。过去认为,提前摘除胸棒是减轻术后顽固性疼痛的唯一可行选择,但会减弱修复手术的功能恢复效果和外观效果[7]。2000 年后,越来越多的患者接受漏斗胸修补术。一份关于接受 Nuss 手术患者的报道显示[8],每 21 例患者中就有 1 例因慢性持续性疼痛提前摘除胸棒。有学者[9]对 475 例接受微创漏斗胸修复术的患者进行回顾分析,其中 13 例患者因顽固性疼痛提前摘除胸棒。一项对不同年龄组患者的 Nuss 手术结果分析表明,与儿童相比,术后疼痛和/或因疼痛而提前摘除胸棒更常见于青少年和成人患者[10]。

术后疼痛除限制患者体力活动并带来顽固性疼痛外,还有其他症状。陈(Chen)等[11]报道了 1 例 22 岁患者在接受 Nuss 手术后 2 周,出现复杂的局部疼痛综合征。通过强化物理治疗和经皮神经电刺激治疗,患者 6 个月后完全康复。大多数术后慢性疼痛是 Nuss 手术操作时损伤神经或血管,导致胸廓出口综合征[12]或臂丛神经损伤[13]。

对本例患者而言,因疼痛在胸骨棒周围区域

比较明确,最好进行单个椎体节段的疼痛治疗。短期的神经阻滞诊断评估后,即可制订长期治疗方案。永久切断神经传导的方法有多种,包括冷冻消融、化学神经松解术和 RFA[14],连续 RFA 的适用性较好,安全性较高。射频刺激针的尖端施放非脉冲的交变电场,引起周围组织分子的振荡、加热,最终导致蛋白质凝固和细胞死亡。将神经组织加热到85℃可几乎完全破坏所有无髓和有髓神经纤维。目前认为,运动神经纤维也可能与感觉神经纤维一起受到损伤[15]。因此,必须靠近(感觉性)脊髓背根神经节的位置实施消融。与连续 RFA 相比,脉冲 RFA 通过脉冲电场实现神经消融而不产生热量,理论上更加安全[16]。脉冲 RFA 的疗效与传统的热疗 RFA 相似,其传入神经阻滞疼痛和暂时性运动障碍的风险都比较小[17,18]。然而,由于缺乏常规 RFA 和脉冲 RFA 对比的高质量证据,尚不能明确哪项技术最佳[19]。

在接受 Nuss 手术的患者中,严重和长时间的术后疼痛十分常见。患者在某些情况下需提前摘除胸棒以暂停治疗。因此,尚需进一步研究并更好地评估此类手术患者的慢性疼痛发生率,在术后长时间持续进行疼痛治疗。本文是对漏斗胸修补术后长期疼痛的患者成功实施疼痛介入治疗的首次报道。这一操作避免了提前摘除胸棒,提高了患者舒适度,取得良好的治疗效果。

(林省委 译,王恒跃 审)

参考文献

[1] Goretsky MJ, Kelly RE Jr, Croitoru D, Nuss D. Chest wall anomalies: pectus excavatum and pectus carinatum. *Adolesc Med Clin*. 2004; 15: 455 – 471.

[2] Gonzalez KW, Dalton BG, Millspaugh DL, Thomas PG, St Peter SD. Epidural versus patient-controlled analgesia after pediatric thoracotomy for malignancy: a preliminary review. *Eur J Pediatr Surg*. 2015; 26: 340 – 343.

[3] Hoksch B, Kocher G, Vollmar P, Praz F, Schmid RA. Nuss procedure for pectus excavatum in adults: long-term results in a prospective observational study. *Eur J Cardiothorac Surg*. 2016; pii: ezw130 [epub head of print].

[4] The New York School of Regional Anesthesia. Thoracic Paravertebral Block. Available from: http://www.nysora.

com/techniques/neuraxial-and-perineuraxial-techniques/ultrasound-guided/3277 – thoracic-paravertebral-block.html. Accessed March 18, 2016.

[5] Cosman ER Jr, Dolensky JR, Hoffman RA. Factors that affect radiofrequency heat lesion size. *Pain Med*. 2014; 15: 2020 – 2036.

[6] Muhly WT, Maxwell LG, Cravero JP. Pain management following the Nuss procedure: a survey of practice and review. *Acta Anaesthesiol Scand*. 2014; 58: 1134 – 1139.

[7] Gibreel W, Zendejas B, Joyce D, Moir CR, Zarroug AE. Minimally invasive repairs of pectus excavatum: surgical outcomes, quality of life, and predictors of reoperation. *J Am Coll Surg*. 2016; 222: 245 – 252.

[8] Engum S, Rescorla F, West K, Rouse T, Scherer LR, Grosfeld J. Is the grass greener? Early results of the Nuss procedure. *J Pediatr Surg*. 2000; 35: 246 – 251.

[9] Pilegaard HK, Licht PB. Routine use of minimally invasive surgery for pectus excavatum in adults. *Ann Thorac Surg*. 2008; 86: 952 – 956.

[10] Kim DH, Hwang JJ, Lee MK, Lee DY, Paik HC. Analysis of the Nuss procedure for pectus excavatum in different age groups. *Ann Thorac Surg*. 2005; 80: 1073 – 1077.

[11] Chen YL, Chen LC, Chen JC, Cheng YL. Complex regional pain syndrome following the Nuss procedure for severe pectus excavatum. *Ann Thorac Cardiovasc Surg*. 2014; 20 Suppl: 542 – 545.

[12] Lee SH, Ryu SM, Cho SJ. Thoracic outlet syndrome after the Nuss procedure for the correction of extreme pectus excavatum. *Ann Thorac Surg*. 2011; 91: 1975 – 1977.

[13] Vegunta RK, Pacheco PE, Wallace LJ, Pearl RH. Complications associated with the Nuss procedure: continued evolution of the learning curve. *Am J Surg*. 2008; 195: 313 – 316.

[14] Soloman M, Mekhail MN, Mekhail N. Radiofrequency treatment in chronic pain. *Expert Rev Neurother*. 2010; 10: 469 – 474.

[15] Dreyfuss P, Halbrook B, Pauza K, Joshi A, McLarty J, Bogduk N. Efficacy and validity of radiofrequency neurotomy for chronic lumbar zygapophysial joint pain. *Spine*（Phila Pa 1976）. 2000; 25: 1270 – 1277.

[16] Liem L, van Dongen E, Huygen FJ, Staats P, Kramer J. The dorsal root ganglion as a therapeutic target for chronic pain. *Reg Anesth Pain Med*. 2016; 41: 511 – 519.

[17] Cohen SP, Sireci A, Wu CL, Larkin TM, Williams KA, Hurley RW. Pulsed radiofrequency of the dorsal root ganglia is superior to pharmacotherapy or pulsed radiofrequency of the intercostal nerves in the treatment of chronic postsurgical thoracic pain. *Pain Physician*. 2006; 9: 227 – 235.

[18] Uchida K. Radiofrequency treatment of the thoracic paravertebral nerve combined with glucocorticoid for refractory neuropathic pain following breast cancer surgery. *Pain Physician*. 2009; 12: E277 – E283.

[19] Malik K, Benzon HT. Radiofrequency applications to dorsal root ganglia: a literature review. *Anesthesiology*. 2008; 109: 527 – 542.

第十八部分

普通病例报道

要点概览由马库斯·M.利迪和马克·C.菲利普斯提供

85. 巨大咽后甲状腺肿致喉部受压

2017,9(6):178-181

① 结节性甲状腺肿是碘缺乏引起的多发性腺瘤或囊肿构成的甲状腺肿大。若长期延误治疗，甲状腺可向胸骨下或颈部邻近区域延伸。

② 结节性甲状腺肿的发生率已经降低，但能引起气管、喉和/或食管受压而致呼吸困难和吞咽困难等压迫症状的巨大甲状腺肿依然存在。

③ 建议术前使用纤支镜仔细评估气道，甲状腺切除术时应适当放宽清醒气管切开术的指征。

86. 紧急环甲膜穿刺术后通气和氧合：如何对不理想的有创气道进行管理

2016,7(10):212-214

① 气管切开术或环甲膜切开术是治疗"不能插管/不能通气"的金标准。

② 为简化和方便建立有创气道，已有几种商品化的经皮治疗装置，但此类装置通气和氧合的相关数据比较有限。

③ 紧急环甲膜切开术可能会失败，急诊医师可能需外科方法行气管切开或环甲膜切开，以紧急建立气道。

87. 不要破坏气道连接：一种将气切管安全换为气管导管的技术

2016,7(7):155-157

① 需要后续干预的气管切开患者，通常需要更换气管导管。

② 气管切开后的潜在并发症是危险的，尤其是刚行气管切开的患者，其并发症风险可能被忽略或低估。

③ 对刚行气管切开的患者，将气切管更换为气管导管时可使用气管交换导管。

88. 困难气道反应小组成功处理氢吗啡酮引起的罕见血管性水肿

2016,7(9):188-189

① 与其他阿片类药物不同，氢吗啡酮通常与组胺释放和血管性水肿无关。

② 氢吗啡酮引起组胺释放和血管性水肿，导致喘鸣及舌、悬雍垂和周围黏膜迅速水肿。

③ 困难气道反应小组需要清醒下行纤支镜插管，来抢救氢吗啡酮应用后出现罕见不良反应的患者。

89. 应用吸脂技术处置上肢外周静脉置管引起的脉搏消失

2016,7(9):185-187

① 手术过程中静脉通路失败可能不容易发现，从而造成潜在的并发症。

② 外周静脉输液可能外渗到软组织，导致筋膜综合征并引起不可逆的血管并发症，尤其是小儿患者。

③ 临床上任何表现为明显软组织浸润的患者，均应考虑咨询整形外科医师，通过抽脂套管快速清除渗出液可立即恢复患肢灌注，避免手术切开筋膜。

90. 经口内镜下肌切开术引起腹腔内积气的识别与处理

2017,8(6):145 - 146

① 贲门失弛缓症是一种食管下括约肌松弛缺乏或不足伴食管远端蠕动紊乱的疾病,通常表现为吞咽困难和反流。

② CO_2注气下经口内镜肌切开术,是一种选择性破坏食管下括约肌治疗贲门失弛缓症的微创治疗方法。

③ CO_2注气法可引起临床意义上的气腹、纵隔气肿或气胸,影响正常通气,可腹腔或胸腔穿刺减压。

91. 全身麻醉后放置胃管可能引起食管黏膜下血肿

2016,7(8):169 - 171

① 在全身麻醉状态下置入或取出胃管可引起黏膜溃疡、穿孔和出血,尤其是使用抗凝剂和/或抗血小板药物治疗的患者。

② 对术后主诉胸痛或背部疼痛的患者,CT 扫描排除主动脉夹层可能后,应高度怀疑食管黏膜下血肿。

③ 上消化道内镜检查可确诊黏膜下血肿。

92. 术中肠系膜牵拉综合征相关的严重休克

2017,8(3):51 - 54

① 肠系膜牵拉可释放前列环素,引起暂时性动脉低血压、面部潮红和心动过速,这种综合征对儿茶酚胺和血管升压素治疗无反应,导致严重的分布性休克。

② 由于无法在术中测定前列环素水平,肠系膜牵拉综合征是术中分布性休克鉴别诊断中的排除诊断,静脉使用抗炎药可能在未来的治疗中发挥作用。

③ 除鉴别诊断外,肠系膜牵拉综合征是自限性的。术中成功的治疗后,不需术后继续重症监护。

93. 甲状旁腺切除术术中高钾血症和室性心律失常

2017,9(4):105 - 108

① 1/3 晚期肾病患者需行甲状旁腺切除术治疗继发的甲状旁腺功能亢进。血清甲状旁腺激素突然减少可致甲状旁腺电解质异常,包括低钙血症、低镁血症、低磷血症和高钾血症。

② 终末期肾病甲状旁腺切除术后,高达 80%的患者有高钾血症。对其认识不足可致严重后果,如发生室性心律失常,尤其当患者血钾高于或低于正常水平时。

③ 术后 4 d 内不仅应监测患者血钙水平,还需严密监测其他电解质。

94. 心源性肝功能衰竭继发极度低血糖患者神经功能完全恢复

2017,9(8):236 - 238

① 危及生命的低血糖往往源于医源性错误,但急性病理过程如脓毒症和急性肝功能衰竭,可导致危及生命的低血糖。

② 急性重度二尖瓣反流伴全身灌注不足的心源性休克,会引起急性肝功能衰竭伴严重低血糖。

③ 低血糖多久后会出现低血糖性神经系统后遗症,目前并不清楚。对长期低血糖(如心源性肝)患者进行复苏时,在假定脑受到不可逆损伤前,应延长复苏时间。

95. 术前口服盐酸纳曲酮/盐酸安非他酮患者的围术期疼痛管理

2017,9(8):224 - 226

① 纳洛酮是一种竞争性阿片类受体拮抗剂,安非他酮是一种抑制去甲肾上腺素/多巴胺吸收的抗抑郁药物,这种协同效应旨在帮助患者减肥。

② 口服纳洛酮-安非他酮缓释片被批准作为一种减肥药物,应用于成人 BMI ≥30 kg/m^2 或 ≥27 kg/m^2 且至少有一个体重相关的疾病,包括高血压、血脂异常和 2 型糖尿病等。

96. 重症肌无力患者接受机器人胸腺切除术的麻醉管理

2017,8(9)：222 - 225

① 重症肌无力是一种自身免疫性疾病,影响乙酰胆碱受体,导致神经肌肉接头的乙酰胆碱受体数量减少,神经肌肉阻滞剂及拮抗药物需谨慎应用。

② 机器人辅助胸腔镜胸腺切除术中,为防止患者发生术中体动,需要实施可靠的神经阻滞。

③ 术前症状持续时间、BMI 和联合肺切除术的得分系统,可能有助于评估患者术后是否需重症监护和机械通气。

97. 特发性嗜睡和恶性高热家族史患者接受全身麻醉

2017,8(9)：238 - 241

① 特发性嗜睡以白天困倦为特征,而非夜间睡眠受到干扰引起的昼夜节律失调。患者通常服用莫达菲尼以抑制 CYP450 酶的敏感性来治疗。

② 由于 CYP2C9 的活性明显降低,麻醉科医师必须考虑潜在的药物相互作用。影响 CYP2C9 代谢的常用药物有非甾体类抗炎药、苯妥英钠、阿米替林、氟西汀和氯胺酮。

③ 除控制症状外,麻醉科医师必须保持高度警惕,以防术中麻醉深度不足或苏醒延迟,可应用短效药物辅以局部麻醉技术。

98. 硬膜外注射不适用于 May-Thurner 综合征患者腰椎神经根病治疗

2017,9(10)：294 - 296

① May-Thurner 综合征是一种罕见的慢性静脉疾病,主要由左髂总静脉受右髂总动脉与第五腰椎椎体压迫所致。动脉搏动可能引起内皮损伤和血液流速减慢,导致深静脉血栓形成,并引起背部脊神经根痛,表现为下腔静脉梗阻症状。

② 因该静脉系统完全没有瓣膜,当腹腔或胸腔内压力增加,或任何静脉相对或绝对阻塞反流,都会导致硬膜外静脉怒张并出现相应的临床症状。

③ 疼痛医师必须意识到,May-Thurner 综合征与腰椎疾病引起的神经根压迫的临床表现相似,治疗方式完全不同。May-Thurner 综合征需手术治疗再通血管。

99. 皮肤划痕症：导致术中低血压和荨麻疹的罕见病因

2016,7(2)：41 - 43

① 皮肤划痕症是以摩擦或抓挠形成皮纹且能在皮肤上写字为特征,发病率高达 5%。

② 尽管大多数患者是良性的,但可能出现严重症状,包括血管水肿伴有皮肤外观改变。

③ 围术期众多监护设备,如简易血压袖带,均可诱发此症状。若患者围术期症状恶化,建议应用血管活性药物和液体疗法积极纠正患者的低血压状态。

100. 经皮隔离肝灌注：血流动力学监测及目标导向的麻醉管理

2017,8(11)：300 - 303

① 经皮肝灌注可允许注射大剂量化疗药物,对不能手术的肝转移患者而言全身不良反应最小。

② 在放射手术间进行全麻诱导后,X 线透视下动脉造影置入 3 根导管,经由下腔静脉阻断静脉回流,经颈内静脉使血液循环恢复正常。

③ 氢化可的松、雷尼替丁和别嘌呤醇被认为是预防肿瘤溶解综合征的药物,推荐经动脉或中心静脉给药。

85. 巨大咽后甲状腺肿致喉部受压

卡丽莎·M. 托马斯(Carissa M. Thomas),詹姆森·K. 马特利(Jameson K. Mattingly),
阿德里安·亨德里克斯(Adrian Hendrickse),约翰·I. 宋(John I. Song)

摘要

1名病态肥胖男性因巨大咽后甲状腺肿导致喉部压迫,对这一罕见病例实施气道管理是一个挑战。可弯曲喉镜检查显示,巨大咽后肿块压迫口咽部和声门上区,阻碍声门暴露。患者在接受甲状腺全切除术前进行了清醒气管切开。甲状腺肿导致的气管压迫通常由于肿物向胸骨后延伸,一般不会造成气管插管困难。肿物向咽后广泛延伸可致声门上气道阻塞。在这种情况下,最佳的气道管理方法是麻醉和外科团队密切合作建立外科气道。

多结节性甲状腺肿是多个腺瘤或囊肿组成的甲状腺肿大。其发病率取决于碘的补充。在发达国家,甲状腺肿大的发病率约为4%,而在碘缺乏的国家则接近10%[1]。甲状腺肿大的自然进程是腺体进行性增大,进而因气管、喉和食管受压而出现呼吸及吞咽困难。若长期延误治疗,肿大的甲状腺可延伸至胸骨后或颈部邻近区域。由于颈部筋膜平面造成的解剖间隔,胸骨后甲状腺肿更为常见,而生长到咽后间隙的甲状腺肿则十分罕见。本文报道1名巨大咽后甲状腺肿导致喉部受压的肥胖男性患者,讨论此类罕见病例的气道管理方法。

病例描述

1名53岁男性病态肥胖(BMI 50.3)患者,因甲状腺缓慢肿大10年,出现吞咽和呼吸困难就诊。因压迫性呼吸困难,患者已不能仰卧。体格检查对颈部巨大肿块有重要意义。纤维喉镜检查显示,患者口咽和声门上气道狭窄,因咽后甲状腺肿的肿块效应,声门不能轻易显示(图1)。会厌受压并阻碍声门暴露。颈部CT扫描显示巨大甲状腺肿块,向上延伸至C2,向下延伸至纵隔和咽后间隙,导致上呼吸道向前移位,气管中度狭窄,声门上喉部受压(图2)。考虑到甲状腺的大小和相关症状,建议行甲状腺全切术。

患者因病态肥胖、甲状腺肿块大小及其在咽后的特殊位置,再加上肿块对喉和气管的巨大影响,如何妥善管理气道比较复杂。最令人担忧的是,患者在自主呼吸下,纤维喉镜也不能充分显示声门。在与麻醉小组进行长时间讨论后,我们认为清醒气管切开是建立气道的最安全方法。CT扫描显示甲状腺肿主要位于咽后间隙,甲状腺峡部大小正常,存在一个安全的手术入路。与患者进行长时间沟通后,麻醉和外科小组取得了患者同意。术前给予吡咯烷酮300 μg、咪达唑仑0.5 mg、芬太尼150 μg,患者随后进入手术室。外科气道建立过程中,持续输注右美托咪定1.0~0.2 μg/(kg·h)和瑞芬太尼0.04 μg/(kg·min)。尽管计划在外科气道建立失败时紧急行环甲膜切开术,但仍备好紧急气道车(内含纤维支气管镜和其他相关救援设备)。气管切开时患者取45°坐位,通过鼻导管自主吸氧。整个手术过程中,由一名麻醉科医师固定患者头部,并与患者密切沟通。利多卡因浸润皮肤,为防止患者误吸,口咽和声门上

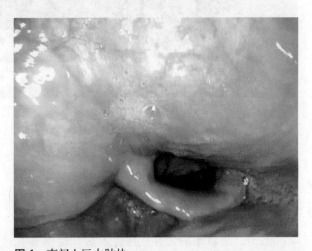

图1 声门上巨大肿块

术前纤维喉镜检查显示一个巨大压迫性的环形咽后甲状腺肿,阻挡声门的视野。

333

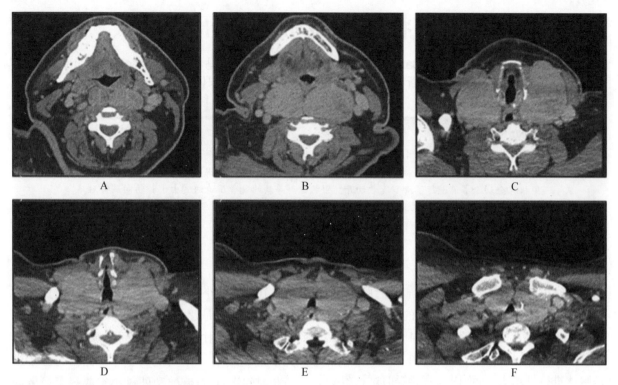

图 2 巨大咽后甲状腺肿的影像学表现

颈部 CT 扫描显示巨大甲状腺肿。A 图显示肿块上极,肿块范围逐渐向下延伸至 F 图。

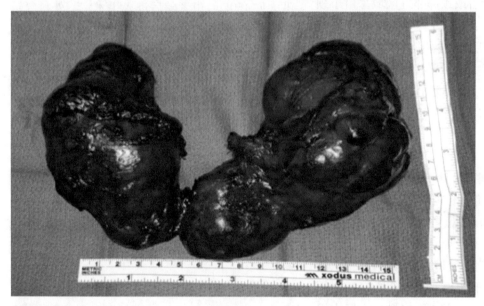

图 3 甲状腺肿全切除术

甲状腺全切除术后肿大甲状腺的大体表现右叶 13 cm(上-下)× 7.5 cm (内-外)× 5.7 cm(前-后),左叶 14.3 cm(上-下)× 8.5 cm(内-外)× 5.3 cm (前-后)。峡部 2.5 cm (上-下)× 0.9 cm(内-外)× 0.7 cm(前-后)。总重量为 570 g,腺体呈弥漫性结节状。

未进行表面麻醉。气管切开过程没有出现并发症,外科气道建立后患者接受麻醉(丙泊酚和七氟醚)。在喉肌电图监测下,以标准方式施行甲状腺全切术。图 3 显示巨大的甲状腺肿,重量为 570 g。病理检查示多结节样增生,左叶偶发乳头状癌(0.6 cm)。患者术后无并发症。术后纤维喉镜见可移动的真声带和气道明显改善(图 4)。患者在术后 2 周内拔除气切导管,未发生并发症。

讨论

甲状腺位于颈部的内脏间隔内,被气管前(内脏)筋膜包围。甲状腺肿向上延伸时,受限于气管前筋膜和肌肉与甲状软骨的附着。气管前筋膜向下延伸至纵隔,为甲状腺肿向胸骨后扩张提供了潜在空间[2]。胸骨后甲状腺肿的实际发病率因定义的不同而不同。若>50% 的甲状腺肿位于胸骨后,则甲状腺切除时胸骨后甲状腺肿的发病率在

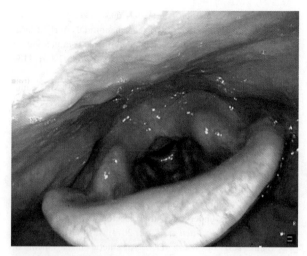

图4 术后气道情况明显改善
术后纤维喉镜检查显示口咽及声门上气道有明显改善。

2%～20%[3]。有文献报道,胸骨后甲状腺肿大多因压迫气管引起气管症状。沙哈(Shaha)等研究表明,75%的伴有气道压迫的甲状腺肿病例是因肿块向胸骨后延伸[4]。相反,甲状腺肿延伸至咽后间隙的情况则很少见。内脏筋膜的后部将器官与咽后间隙分隔[2,5],也是甲状腺肿向咽后间隙蔓延的潜在途径。与胸骨后甲状腺肿(主要是气管受压)不同,咽后甲状腺肿可以压迫声门上喉部。咽后肿块阻塞、会厌周围狭窄及气管压迫的独特组合,压迫声门上区导致本例患者出现气道受压。

与胸骨后甲状腺肿相比,咽后甲状腺肿对喉部的压迫导致了不同的气道问题,相应处理方法未在文献中明确。甲状腺肿术前建立气道的最佳方法尚有争议,通常包括标准的直接喉镜下经口插管或纤支镜辅助插管(经鼻或经口)。大多研究发现,甲状腺肿向胸骨后延伸的患者在气道管理时不会出现并发症,即使术前访视时被麻醉科医师认为是高风险的甲状腺肿患者[6-9]。洛夫特斯(Loftus)等[10]评估了与困难气管插管有关的患者和甲状腺方面的因素,发现只有高龄是困难气道的唯一重要指标,而腺体大小与气道并发症并不相关。其他关于甲状腺肿的大量回顾性研究表明,可以使用传统的插管技术处理此类气道[6-9,11]。吉尔菲兰(Gilfillan)等[11]回顾了4 572例甲状腺切除术,其中919例(20%)为胸骨后甲状腺切除术。所有患者均成功完成气管插管,未行气管造口。另一项研究观察了573例接受甲状腺切除术的患者,其中有19例胸骨后巨大甲状腺肿(超过50%

的体积在胸骨后),仅1例需行气管切开,其余18例在直接喉镜下均成功气管插管[6]。很大程度上,这是由气管保持通畅和甲状腺肿生长相对缓慢所致。如果能显示喉部结构(即声门上区和声门),即可安全进行气管内插管,气管导管则可支撑气管。对严重外压的患者,弹簧型气管导管可能有所帮助。胸骨后甲状腺肿患者在气管插管时,应维持自主通气,镇静和肌松可致前纵隔肿块患者的气管导管远端气道塌陷,在最坏情况下可致心肺骤停[12]。胸骨后巨大甲状腺肿的气道管理通常较为简单,除非发生气管侵犯。

该患者气道管理的另一挑战是病态肥胖(BMI 50.3)。病态肥胖患者因胸部、颈部、腹部、口腔和咽部的组织堆积,使得气道进入及维持通畅困难,常导致困难气道的出现[13]。此外,肥胖患者肺功能残气量减少,甚至很难根据胸壁厚度和患者体重进行通气[13]。尽管存在上述解剖上的挑战,但有研究表明在接受甲状腺切除术的18 825例患者中,病态肥胖患者的气道并发症并未增加,但手术时间更长,伤口并发症的风险也更大[14]。

尽管有部分针对咽后甲状腺肿的描述性报道,但均未探讨这一情况下的气道管理[2,15-17]。咽后甲状腺肿患者通常不能直观显露喉部。即使可看到声门,位于后部的肿块对杓状软骨、会厌和声门的影响,很可能阻碍气管导管的置入。对口咽或声门上肿瘤患者,气道管理应该遵循经典方法,即清醒纤支镜辅助插管或清醒气管切开[18,19]。我们选择对患者进行清醒气管切开术。当建立外科气道后,我们尝试在标准的直接喉镜和纤维喉镜下气管插管,以更好地理解此类罕见病例的气道管理。在这两种方法中,咽后肿块对声门上区和声门的阻隔妨碍了插管。由于舌根前部阻塞(可能是由于肥胖)和咽后甲状腺肿造成的后部阻塞,直接喉镜下不能看到会厌。在纤维喉镜下,声门暴露也非常困难。我们推测患者在喉部表麻后也不能耐受光纤喉镜辅助插管,若反复尝试可能会导致喉痉挛和无法通气的灾难。在这种情况下,最安全理想的选择是有计划的采用清醒气管切开建立外科气道。本病例报告强调了在管理特殊的困难气道时,与麻醉小组密切沟通的重要性。术前精心规划的多学科方法防止了不必要的伤害,并预防了"不能通气、不能插管"的险情。

多发结节性甲状腺肿的发病率有所下降,但仍然存在引起压迫症状的巨大甲状腺肿。大多数病例导致的气管压迫,可成功实施气管内插管。在极少数情况下,压迫症状可能来自甲状腺肿的咽后压迫,引起声门上气道阻挡。此类患者拟行甲状腺切除术时,应尽可能实施清醒气管切开。此外,多学科团队术前使用纤维喉镜进行仔细评估,以及与麻醉团队深入讨论制订保护气道的方案,可以避免不良结果的发生。

(吴友平 译,王恒跃 审)

参考文献

［1］Medeiros-Neto G. Multinodular goiter. In: De Groot LJ, Chrousos G, Dungan K, et al (eds). South Dartmouth, MA: MDText.com, Inc. 2000; 1711 - 1761.

［2］Lakhani R, Nijjar R, Fishman JM, Jefferis AF. A retropharyngeal multinodular goitre. *Ann R Coll Surg Engl*. 2010; 92: W35 - W37.

［3］Singh B, Lucente FE, Shaha AR. Substernal goiter: a clinical review. *Am J Otolaryngol*. 1994; 15: 409 - 416.

［4］Shaha AR, Burnett C, Alfonso A, Jaffe BM. Goiters and airway problems. *Am J Surg*. 1989; 158: 378 - 380.

［5］Govindaraj S, Rezaee R, Pearl A, Som PM, Urken ML. Radiology quiz case. Thyroid goiter presenting as a retropharyngeal mass. *Arch Otolaryngol Head Neck Surg*. 2003; 129: 1013 - 1014.

［6］Dempsey GA, Snell JA, Coathup R, Jones TM. Anaesthesia for massive retrosternal thyroidectomy in a tertiary referral centre. *Br J Anaesth*. 2013; 111: 594 - 599.

［7］Bouaggad A, Nejmi SE, Bouderka MA, Abbassi O. Prediction of difficult tracheal intubation in thyroid surgery. *Anesth Analg*. 2004; 99: 603 - 606.

［8］Bennett AM, Hashmi SM, Premachandra DJ, Wright MM. The myth of tracheomalacia and difficult intubation in cases of retrosternal goitre. *J Laryngol Otol*. 2004; 118: 778 - 780.

［9］Amathieu R, Smail N, Catineau J, Poloujadoff MP, Samii K, Adnet F. Difficult intubation in thyroid surgery: myth or reality? *Anesth Analg*. 2006; 103: 965 - 968.

［10］Loftus PA, Ow TJ, Siegel B, et al. Risk factors for perioperative airway difficulty and evaluation of intubation approaches among patients with benign goiter. *Ann Otol Rhinol Laryngol*. 2014; 123: 279 - 285.

［11］Gilfillan N, Ball CM, Myles PS, Serpell J, Johnson WR, Paul E. A cohort and database study of airway management in patients undergoing thyroidectomy for retrosternal goitre. *Anaesth Intensive Care*. 2014; 42: 700 - 708.

［12］Blank RS, de Souza DG. Anesthetic management of patients with an anterior mediastinal mass: continuing professional development. *Can J Anesth*. 2011; 58: 853 - 860.

［13］Kristensen MS. Airway management and morbid obesity. *Eur J Anaesthesiol*. 2010; 27: 923 - 927.

［14］Buerba R, Roman SA, Sosa JA. Thyroidectomy and parathyroidectomy in patients with high body mass index are safe overall: analysis of 26,864 patients. *Surgery*. 2011; 150: 950 - 958.

［15］Berenholz LP, Segal S, Kessler A. Goitre presenting as an oropharyngeal mass: an unusual finding in the elderly. *J Laryngol Otol*. 1999; 113: 170 - 171.

［16］Sharma A, Naraynsingh V, Teelucksingh S. Benign cervical multi-nodular goiter presenting with acute airway obstruction: a case report. *J Med Case Rep*. 2010; 4: 258.

［17］Som PM, Shugar JM. Retropharyngeal mass as a rare presentation of a goiter: CT findings. *J Comput Assist Tomogr*. 1991; 15: 823 - 825.

［18］Altman KW, Waltonen JD, Kern RC. Urgent surgical airway intervention: a 3 year county hospital experience. *Laryngoscope*. 2005; 115: 2101 - 2104.

［19］Orfanos JG, Quereshy FA. Causes of the difficult airway. *Atlas Oral Maxillofac Surg Clin North Am*. 2010; 18: 1 - 9.

86. 紧急环甲膜穿刺术后通气和氧合：如何对不理想的有创气道进行管理

马修·A. 华纳(Matthew A. Warner)，休·M. 史密斯(Hugh M. Smith)，马丁·D. 齐林斯基 (Martin D. Zielinski)

摘要

在"不能插管、不能通气"的情况下，紧急环甲膜穿刺建立有创气道仍然是一种基本治疗方式。虽然市面已有多种气切设备，但对这些设备的通气和氧合参数进行比较的数据有限。本文报道1例使用Quicktrach II(一种紧急环甲膜穿刺装置)设备时的出现严重呼吸功能损害的病例。当患者氧合和通气不理想时，需立即取出通气装置，同时改行气管切开来改善呼吸。在面对困难气道时，麻醉科医师和外科医师应意识到常见的环甲膜穿刺装置存在的一定局限。

根据美国麻醉医师协会(ASA)困难气道评估指南和困难气道协会(DAS)非预计困难气道管理指南，在尝试各种方式后，最后采用气管切开或环甲膜穿刺建立有创气道[1,2]。尽管气管切开是建立气道的金标准，但现有的几种经皮环甲膜穿刺装置，已简化了气管切开步骤，更有利于有创气道的建立。经皮环甲膜穿刺术通常在手术室外进行，由非麻醉医护人员为需要稳定气道和/或进行手术的患者实施，其操作人员包括急救人员、护理人员和外科医师[3]。

尽管有研究比较了不同环甲膜穿刺装置的放置速度和效果，但经这些装置进行机械或自主通气的相关报道有限。此外，未见针对此类装置通气效果的临床研究。本文报道一例使用Quicktrach II (内径4.0 mm，带套囊；德国 VBM 公司)装置进行经皮环甲膜穿刺切开术后，患者仍发生呼吸功能严重受损的病例。本文还对经皮环甲膜穿刺术后患者的气道管理给出明确建议。

病例描述

1名35岁既往体健(BMI 27)的男性患者，在一次未戴头盔骑行摩托车高速行驶过程中与鹿相撞。车祸现场，患者枕骨骨折，意识清醒但烦躁不安，格拉斯哥昏迷评分为12分。到达当地急诊科时，患者意识恶化，经医师决定行气管插管。在使用依托咪酯和罗库溴铵麻醉后进行气管插管，在直接喉镜、间接视频喉镜、弹性橡胶探条配合下前

后9次尝试都未能成功实施气管插管。急诊科医师、急救人员和1名麻醉护士轮番尝试插管。在两次气管插管期间，使用口咽通气道和简易呼吸器进行通气，但通气变得越来越困难。使用 King-LTS(King Systems)声门上气道通气装置，发现通气不足后迅速取出。

考虑到患者气道仍处于不稳定状态，遂决定采取使用 Quicktrach II 经皮环甲膜穿刺术。尽管气切操作成功，但通气和氧合效果不理想，患者脉搏血氧饱和度(SpO_2)仅80%，且气道压力较前升高。给患者静脉注射 10 mg 维库溴铵，患者呼吸功能暂时改善，然后转至第三级医疗机构。

患者抵达时，在纯氧和便携式呼吸机支持下，SpO_2波动在80%~85%。患者带有颈托，枕骨骨折伴持续出血，因尝试气管插管导致嘴唇和口腔中度损伤。无法通过环甲膜穿刺处置入吸痰管抽吸。转接简易呼吸器通气，摁压球囊时感到气道阻力很高。呼吸音双侧对称但不清晰，用比色法能显示呼气末二氧化碳。转送患者的工作人员不知道使用了哪种环甲膜穿刺装置，仅知道其在多次插管失败后放置。在纤维支气管镜检查评估气道阻塞的过程中，似乎能看到有一个异物嵌顿在装置内，仅留有一点间隙，纤维支气管镜不能经由此处通过(图1)。由于担心异物阻塞气道，患者立即被紧急送往手术室以明确气道情况。

在手术室中，环甲膜穿刺术后1h内的首次动

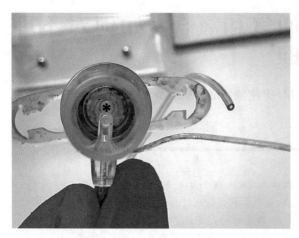

图1 该装置尾侧

注意装置内的小腔（＊），最初它被认为是嵌入装置内的异物。

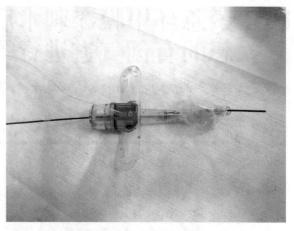

图2 纤维支气管镜下向管腔内放置导丝，使用seldinger技术更换为常规气切管。

脉血气显示pH为7.01，二氧化碳分压（$PaCO_2$）＞100 mmHg，碳酸氢根为29 mmol/L（正常22～25 mmol/L）。患者采用机械通气，呼吸频率为24次/min，呼气末正压（PEEP）为5 cm H_2O，气道压力＞55 cm H_2O，潮气量200～250 mL，肺动态顺应性约为5 mL/cm H_2O（正常＞30 mL/cm H_2O）。此时准备行气管切开术。在继续气道检查前，尝试使用成人弹性纤维支气管镜（PortaView LF-GP，外径4.1 mm；Olympus Center Valley，PA）进行检查，但纤支镜无法通过管腔。一根导丝经纤支镜侧口进入环甲膜穿刺装置的狭窄腔隙（图2）。经导丝将原气切装置替换为7.0 mm气管切开管（Bivona成人TTS；Portex）。

更换气切管后，患者通气立刻得到改善，潮气量＞400 mL，气道峰压约36 cm H_2O，PEEP 12 cm H_2O（动态顺应性17 mL/cm H_2O）。10 min后复查血气，高碳酸血症和呼吸性酸中毒得到改善，pH 7.19，$PaCO_2$ 90 mmHg，SpO_2上升至92%。重复支气管镜检查显示，右侧支气管树周围有血色胆汁分泌物，与吸出物一致。床旁胸片显示右上、下肺叶塌陷。气管切开后1 h内，进行了吸痰及连续肺复张，吸入氧浓度降至80%，之后血气显示pH 7.28，$PaCO_2$ 57 mmHg，动脉血氧分压（PaO_2）为70 mmHg。患者于术后第5天撤机，术后第7天拔除气切管。

仔细检查先前经环甲膜置入的装置发现，纤支镜检查时观察到的狭窄处不是异物，而是装置本身设计的一部分。该装置没有明显缺损，套囊保持完整（图2）。

讨论

气管切开术或经皮环甲膜穿刺仍是处理气管插管失败或不能通气的最后一种方式。经皮穿刺设备旨在帮助外科气道建立经验有限的操作者进行，这些设备主要分为两大类。第一类是使用针刺穿环甲膜，然后通过针置入导丝并扩皮，使用Seldinger技术将专门的气切管经导丝置入后固定。使用这项技术的设备包括Arndt紧急环甲膜穿刺导管组件（Cook Medical）、Melker紧急环甲膜穿刺装置（Cook Medical）和Mini-Trach II（Smith Medical）。第二类则不使用导丝。这类装置内含一个切开设备，可以创造一个足够大的通道，以便直接置入配套的气切管。采用这种技术的设备包括环甲膜穿刺套装（FRC MedizinTechnk）、Portex一次性经皮气管切开套装（Smith Medical）、Quicktrach I和Quicktrach II（VBM Medical）、TracheQuick急诊环甲膜穿刺套件（Teleflex Medical）和Pertrach工具包（Pulmodyne）。

目前，直接比较这些设备的数据有限。麻醉科医师可能更熟悉使用Seldinger技术的气切套装，不使用导丝的此类装置的优点在于操作步骤较少。同样，使用环甲膜穿刺套件穿刺与外科环甲膜进行比较的数据也有限，但两者总体成功率近乎相同[4]。不同研究报道的气切管置入所用时间有所差别，取决于所用设备和操作者。无论采用何种技术，环甲膜穿刺的导管内径一般在4.0～6.0 mm，因是否带有套囊而略有不同。此外，还有几种设备能方便进行环甲膜穿刺或导丝引导下环甲膜穿刺置管,从而实现临时给氧和通气(即喷射通气)。

本病例使用内径 4.0 mm 的 Quicktrach Ⅱ 环甲膜穿刺装置。该装置由一根穿刺针和预装在针上的套管组成,该组合可简单地运用"穿针引线"技术进入气道。该装置具有一个防止针头插入过深的设计,可降低穿破气管后壁的风险。在我们医院中,所有紧急气道工具车均配备了基于 Seldinger 技术的内径为 5.0 mm 的 Melker 紧急环甲膜穿刺工具箱。

目前,关于经皮环甲膜穿刺术的供氧和通气有效性的数据有限,也没有关于其在体的研究。Michalek-Sauberer 等[5]使用 7 种环甲膜穿刺装置,在不同肺顺应性和阻力水平下,用模型肺评估各装置通气期间的呼吸力学。其结论认为,不管模型肺顺应性或阻力如何,在机械通气模式下,Quicktrach II 与内径至少为 4 mm 的带套囊的装置,均可在生理性气道压力下保证足够的潮气量。瓦多里亚(Vadodaria)等[6]发现,对于动脉血氧饱和度为 80% 的模型肺,麻醉科医师平均在 51 s 内完成无套囊 Quicktrach I 穿刺,PaO_2 在随后 58 s 内达到 100 mmHg。上述研究的主要局限在于,研究是在模型肺上完成的,其适用性难以确定。此外,既往缺少环甲膜穿刺装置对人体通气与氧合有效性的研究,尤其是呼吸力学改变的患者。当患者存在肺不张、肺炎、气胸、血胸时,环甲膜穿刺装置所能提供的帮助十分有限。

Quicktrach II 尽管能在多次气管插管失败后开放气道,通气和氧合仍严重受损,直至气管切开后才改善,但对因肺不张和误吸导致的急性肺损伤所引发的呼吸功能障碍,环甲膜穿刺装置不能改善呼吸功能。部分原因可能是无法通过该装置达到充分改善塌陷肺泡的目的。

幸运的是,该患者较年轻且无严重并发症,能够承受一定程度的心肺损害,而不至于发生心搏骤停或对心脏造成不可逆损伤,但对患有严重心肺疾病的患者,该设备是否能防止随时可能发生的心搏骤停以及延长心肺复苏效果还不确定。此外,该设备不允许成人用吸痰管或纤维支气管镜通过,而气管插管和纤支镜检查对呼吸力学受损

的患者可能至关重要。从理论上讲,内径较大(例如 5.0 mm)的设备考虑到了这一点,从而改善了通气。

目前,放置紧急气切装置的有创气道管理几乎没有明确依据。紧急环甲膜穿刺术后急性并发症高达 15%,主要包括出血、置管不当、周围组织结构损伤(包括气管后壁、声门区)、气胸等[7]。既往教材建议,在置管后 72 h 内改行气管切开,以降低发生声门下狭窄的风险。现有文献报道中,声门下狭窄的发生率差别很大。1 项 20 例环甲膜穿刺术的回顾性综述发现,慢性声门下狭窄的总发生率仅 2.2%,这使作者对置管后 72 h 改行气管切开的必要性产生怀疑[4],但有报道表明,既往曾尝试气管插管的患者,慢性声门下狭窄的发生率达到 30%[8]。

建议采用前瞻性队列研究来评估环甲膜穿刺术后长期后遗症和长时间声门下狭窄的潜在风险。为确定进一步治疗方式,建议参考以下 3 点:① 充分的通气和氧合,如无明显的代谢性酸中毒,且血气分析结果接近正常,$pH > 7.3$ 以及动脉 $SpO_2 > 90\%$。② 需要长时间机械通气(例如多次手术、长距离院内转运、转送外院或不能安全拔管的情况)。③ 是否可更换为另一装置。若通气和氧合充足,且不需要长时间机械通气,则紧急情况下放置的气切管可继续保留,但应根据临床需要,且最后均应移除或更换。当通气和氧合充足,但需要建立长期人工气道时,应更换气切管。可以通过多种途径更换:使用或不使用纤支镜辅助的气管切开术、导丝引导或再次尝试进行经口或经鼻插管,包括联合使用间接视频喉镜和纤维支气管镜等新方法。如果通气和氧合不足,则必须评估和纠正潜在原因,可能包括气胸、低心排量、镇静或肌松不足以及设备自身管腔阻塞等。如果通气和氧合仍然不足,则该气切管需要迅速更换。本患者则因气切管内径(4.0 mm)过小,不足以满足患者的呼吸需求。

总之,使用市面上几种气切设备行急诊环甲膜穿刺可一定程度上改善通气,但存在通气和氧合上的局限,需要由有气道管理经验的专业人员进行快速评估和处理。

(杨心月 译,王恒跃 审)

参考文献

[1] Apfelbaum JL, Hagberg CA, Caplan RA, et al; American Society of Anesthesiologists Task Force on Management of the Difficult Airway. Practice guidelines for management of the difficult airway: an updated report by the American Society of Anesthesiologists Task Force on Management of the Difficult Airway. *Anesthesiology*. 2013; 118: 251-270.

[2] Frerk C, Mitchell VS, McNarry AF, et al; Difficult Airway Society intubation guidelines working group, Difficult Airway Society 2015 guidelines for management of unanticipated difficult intubation in adults. *Br J Anaesth*. 2015; 115: 827-848.

[3] Bair AE, Panacek EA, Wisner DH, Bales R, Sakles JC. Cricothyrotomy: a 5-year experience at one institution. *J Emerg Med*. 2003; 24: 151-156.

[4] Talving P, DuBose J, Inaba K, Demetriades D. Conversion of emergent cricothyrotomy to tracheotomy in trauma patients. *Arch Surg*. 2010; 145: 87-91.

[5] Michalek-Sauberer A, Granegger M, Gilly H. The efficacy of spontaneous and controlled ventilation with various cricothyrotomy devices: a quantitative in vitro assessment in a model lung. *J Trauma*. 2011; 71: 886-892.

[6] Vadodaria BS, Gandhi SD, McIndoe AK. Comparison of four different emergency airway access equipment sets on a human patient simulator. *Anaesthesia*. 2004; 59: 73-79.

[7] Smith MD, Katrinchak J. Use of a gum elastic bougie during surgical cricothyrotomy. *Am J Emerg Med*. 2008; 26: 738.e1.

[8] Weymuller EA Jr, Cummings CW. Cricothyroidotomy: the impact of antecedent endotracheal intubation. *Ann Otol Rhinol Laryngol*. 1982; 91: 437-439.

87. 不要破坏气道连接：一种将气切管安全换为气管导管的技术

米格尔·亚历詹德罗·帕蒂诺（Miguel Alejandro Patiño），达姆-陶伊·杜伦（Dam-Thuy Truong），安吉拉·杜伦（Angela Truong），胡安·保罗·卡塔（Juan Pablo Cata）

摘要

气管切开是最古老和最常用的外科手术之一。当气管切开的患者需要后续干预时，通常需将气切管更换为气管导管。这一过程存在风险，而麻醉科医师可能会忽视或低估部分潜在并发症。在拔除新近置入的气切管后，若不能给患者通气并更换气管导管，会迅速升级为危及生命的紧急事件。本文报道 1 名新近行气管切开术的患者，使用气管交换导管安全完成气管导管替换气切管的病例。

作为一种在气管上开口的手术，气管切开术是最古老的外科手术之一。几个世纪以来，它一直也是最常用的外科手术之一[1]。当气管切开的患者需接受随后的手术治疗时，通常需要将气切管更换为气管导管，以满足麻醉和手术要求。对大多数气管切开术的患者，因气管通道已成型，更换为气管导管通常比较简单。因此，气管切开会给麻醉科医师一种关于气道管理的错误安全感。与之鲜明对比的是，在新近经历气管切开的患者中，呼吸道并未很好地成型。此时若拔除气切管（使气管保持开放），可能很难将另一根导管重新置入气管腔内，从而可能导致危及生命的气道丧失。本文报道 1 例新近行气管切开术的患者，应用气管交换导管安全地将气切管换为气管导管。

病例描述

1 名 53 岁女性患者（体重 63 kg，身高 157 cm），在口腔鳞状细胞癌术后被送至手术室行颈部伤口切开、引流和清创。患者既往病史包括高血压、甲状腺功能减退和缺铁性贫血。气道检查显示，其气道评分为 Mallampati 3 级，张口受限，切牙间距为 4 cm。颈部活动范围正常。患者已接受气管切开术、右半颌关节切除术、颈部清扫术、左腓骨游离骨皮瓣重建下颌骨和移植皮片的供区重建。上述手术均顺利完成。患者术后第 6 天右侧颈部出现水肿，出现脓性分泌物。颈部 CT 扫描显示右侧下颌骨重建部位外侧和下方有积液，提示术后积液和/或脓肿。

对这名 7 天前刚接受气管切开术的患者，麻醉管理要求将气切管换成带套囊的气管导管，以便术中提供正压通气，并利于手术操作。计划将 6 号 Shiley 气切管（Covidien Ltd, Mansfield, MA）换成带套囊的 6.0 钢丝加强型气管导管。患者抵达手术室后，首先通过气管切开导管给予纯氧进行预充氧，然后静注 2 mg 咪达唑仑。向气切管中喷入 4% 盐酸利多卡因溶液喷雾，以进行气道表面麻醉。随后取出内套管，经外套管置入 1 根 14Fr Cook 气管交换导管（Cook Inclucated, Bloomington, Ind）（图 1）。当交换导管成功进入气管后，拔除气切管的外套管（图 2）。然后，沿 Cook 气管交换导管向气管内推进 1 根 6.0 钢丝

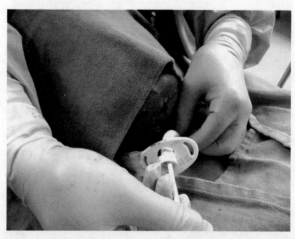

图 1 通过外套管置入 Cook 气管交换导管

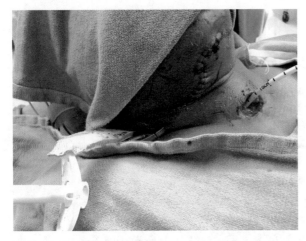

图2 Cook气管交换导管进入气管,然后拔除外套管

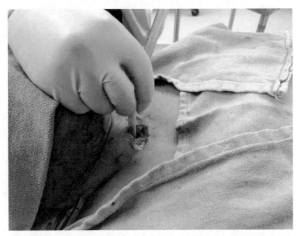

图3 将气管导管沿Cook气管交换导管置入并取下后者后,气管导管在位

加强型气管导管。气管导管到位后,取出交换导管(图3)。通过测量呼气末二氧化碳并听诊两肺野呼吸音,证实气管导管交换成功。建立好稳定的气道后,手术顺利进行。

讨论

气管切开术的最早记载可在 *Rig Veda* 中找到,该书写于公元前2000年,是一本印度教医学书籍,其中描述了"喉咙处的切口愈合"[2]。世界上有记载的首例成功的气管切开手术,是由安东尼奥·布拉萨维拉(Antonio Brassavola)在意大利费拉拉完成,详细资料发表于1546年[3]。气管切开术仍是当今最常见的外科手术之一。目前,气管切开的主要适应证有上呼吸道阻塞、长期机械通气、头颈部手术,尤其是需要广泛切除肿瘤并进行复杂整形重建的手术。当气管切开的患者接

受随后的手术时,必须拔除气切管并将其换成带套囊的气管导管,以便麻醉科医师在患者处于全身麻醉时能进行正压通气。此外,因能提供最佳的手术部位暴露和手术入路,也使得放置气管导管优于气切管。

陈旧和新鲜的气管切开存在显著差异,这对必须接受另一外科手术的患者意义重大。对陈旧的气管切开术患者而言,气管腔与被切开的皮肤组织已很好地成型,将气切管换成气管导管通常较为容易。在拔除气切管时,吻合口不太可能回缩至颈部深面。与换管相关的风险通常随气道的成型而降低。通常,新鲜的气管造口是指在过去7天内进行的气管造口[4],有学者认为气管-皮肤窦道完全成型需2~3周时间[5,6]。对许多患者而言,很难确定气管-皮肤窦道何时完全成型。恶性肿瘤、免疫抑制、糖尿病和伤口愈合不良等并发症,可能会延迟气道成型。新近接受气管切开的患者,气道成型通常不够好。不使用交换导管时贸然拔除气切管,可能使气管退入颈部深处。然后,气道会变成一个狭缝状的开口,使得气管导管非常难于置入。在失败后的反复尝试中,气管导管尖端可能向下滑动,造成通过气管前间隙进入前纵隔的错误路径。据报道,若置入前纵隔形成假性气道,不经意的进行正压通气可能导致水肿、皮下气肿、纵隔气肿、气胸和心搏骤停。

气切管拔除和更换导管过程中,可能遇到困难的高风险因素包括病态肥胖和颈部粗短,该类患者气管前组织厚度增加。难以触摸颈部中线解剖和因病理变化(如甲状腺肿大)而发生气管移位的患者,也应被视为气切管更换困难的高危患者。最后,对因放疗导致颈部解剖结构紊乱的患者、因重建皮瓣进行广泛手术切除的患者,也应预计到气切管更换困难。当反复尝试将气管导管重新插入气管造口内不成功,而可能会出现完全气道阻塞时,可以尝试经口气管插管来控制气道。不幸的是,许多接受气管切开术的患者本身即为困难气道。头颈部恶性肿瘤可能会引起气道阻塞,或因新近接受手术切除气道内的癌变组织,并进行了复杂的游离瓣重建,而导致困难气道。气管切开也用于部分自主通气无法获得充分氧合的患者。若气切管不能及时更换,气道阻塞会引起患

者恐慌,使其焦躁不安,可能会导致尝试建立新的气道失败。这些患者通常甚至不能忍受短时间的呼吸暂停,气道阻塞可能会迅速导致灾难性的心肺骤停。若发生这些危机,最后的努力包括紧急行环甲膜切开术或气管切开术。

在气管腔内置入 1 根又长又硬的导管,会带来气管支气管损伤和气胸的风险[7]。因此,在整个换管过程中应非常谨慎。使用纤维支气管镜可发现新生肉芽组织,这可能是在换管过程中出现气道阻塞和出血一个原因。支气管镜检查还可估计从气管造口到隆突相对较短的距离,以及安全置入所需导管的长度。另外,气管内吸引管和红色橡胶导尿管也可成功应用,且气管支气管损伤的风险较低,缺点是无法连续的补充氧气和抢救通气。

气管切开术绕过了上气道阻塞,建立了一个允许进入气管腔的通道。若不采取任何预防措施,拔除气切管将会导致整个通道的丧失。如本例患者所示,使用气管交换导管代表通道的存在。在交换过程中,时刻都有导管位于气管内,可一直提供直接进入气管的途径。

结论

麻醉科医师通常可熟练使用交换导管进行气管导管交换。外科医师也经常进行该操作。本文建议,当将新鲜的气切管更换为气管导管时应常规使用交换导管。替换气切管可能充满严重危险,而麻醉科医师可能会忽视或低估这些危险。本病例提高了医师对这些风险的认识。若一个新鲜的气切管被拔除但不能更换为气管导管,患者无法通气的情况会迅速升级为危及生命的危机。值得注意的是,很难根据患者气切后天数或仅通过对颈部进行目测检查来确定患者的气切通道的成型程度。考虑到气道失败的潜在风险和可用于预防的简单预防措施,我们主张当需将气切管更换为气管导管时,应常规使用交换导管。希望这一建议可被已熟练使用气管交换导管的麻醉科医师广泛采用。

(吴友平 译,王恒跃 审)

参考文献

[1] Rajesh O, Meher R. Historical review of tracheostomy. *Internet J Otorhinolaryngol*. 2005;4:1-4.

[2] Szmuk P, Ezri T, Evron S, Roth Y, Katz J. A brief history of tracheostomy and tracheal intubation, from the Bronze Age to the Space Age. *Intensive Care Med*. 2008;34:222-228.

[3] Goodall EW. The story of tracheostomy. *Br J Child Dis*. 1934;31:167-176, 253-272.

[4] Mitchell RB, Hussey HM, Setzen G, et al. Clinical consensus statement: tracheostomy care. *Otolaryngol Head Neck Surg*. 2013;148:6-20.

[5] Fisher DF, Kondili D, Williams J, Hess DR, Bittner EA, Schmidt UH. Tracheostomy tube change before day 7 is associated with earlier use of speaking valve and earlier oral intake. *Respir Care*. 2013;58:257-263.

[6] Engels PT, Bagshaw SM, Meier M, Brindley PG. Tracheostomy: from insertion to decannulation. *Can J Surg*. 2009;52:427-433.

[7] Kaiser EF, Seschachar AM, Popovich MJ. Tracheostomy tube replacement: role of the airway exchange catheter. *Anesthesiology*. 2001;94:718-719.

88. 困难气道反应小组成功处理氢吗啡酮引起的罕见血管性水肿

斯考特·梅森 (Scott Masson),马修·维勒罗 (Matthew Villerot),巴文库马·达拉尔 (Bhavinkumar Dalal)

摘要

与其他引起组胺释放的阿片类药物不同,既往研究未发现氢吗啡酮可引起血管性水肿。本文报道1例罕见的氢吗啡酮引起的血管性水肿。1名34岁女性患者,既往下肢深静脉血栓及肺栓塞病史,因创伤后左下肢肿胀疼痛,给予氢吗啡酮治疗。给药后患者迅速发生喘鸣,舌部、悬雍垂及周围黏膜组织水肿。困难气道反应小组迅速启动,在手术室内进行清醒纤维支气管镜引导下气管插管。在给予抗组胺和激素治疗24 h后,患者气道水肿缓解,成功拔除气管导管。

血管性水肿表现为快速的黏膜和黏膜下组织肿胀,波及口咽和(或)喉部时,可以引起气道梗阻。与其他引起组胺释放的阿片类药物不同,尚未见氢吗啡酮引起血管性水肿的报道[1,2]。本文主要介绍氢吗啡酮的这种罕见的不良反应,并探讨可能的病理生理机制。

病例介绍

1名34岁女性患者,因下楼时跌倒引起下肢肿胀疼痛入急诊就诊,既往有深静脉血栓和肺栓塞病史。患者否认使用避孕药、血管紧张素转化酶抑制剂(ACEI)和非甾体类抗炎药。因主诉疼痛,给予静脉注射2 mg氢吗啡酮,给药后60 min内患者诉咽喉部不适。体格检查发现咽后壁红斑、舌体、悬雍垂和周围的黏膜组织明显肿胀。此时,静脉给予患者50 mg苯海拉明和20 mg法莫替丁。数分钟后,患者出现发音困难、吸气性喘鸣和呼吸困难,立即给予肌注0.3 mg肾上腺素,静推125 mg甲泼尼龙,鼻导管吸氧,并迅速启动困难气道反应小组。患者SpO$_2$始终维持在92%以上。考虑到可能发生紧急气道,决定在手术室内进行快速纤维支气管镜引导下气管插管。患者气管插管成功后转送至ICU。此后48 h内,每6 h给予静推4 mg地塞米松。舌体和周围黏膜组织肿胀减少约50%后,气管套囊周围开始出现漏气,拔除气管导管后置入库克导管(cook catheter)。观察患者3 min后,患者无喘鸣,呼吸通畅,予拔

除库克导管。此后检测血浆IgE、C1酯酶抑制物、C4、β人绒毛膜促性腺激素(β-HCG)和C1酯酶功能活性均无异常。

讨论

血管性水肿是一种致命的病理状态,可导致严重的气道梗阻,当医师缺乏经验及仪器设备不到位时甚至会导致患者死亡。本病例是1例罕见的药物不良反应,在既往文献中未见报道。血管性水肿患者中,35%正在使用ACEI药物,6%为典型的遗传性血管性水肿,59%为其他病因[3]。其他病因包括食物过敏、药物、雌激素升高(怀孕或使用避孕药)或应激[4]。

本例患者不属于上述任一原因引起的血管性水肿。患者并无妊娠(β-HCG定量检测为阴性),否认使用避孕药物和ACEI药物,且无已知的食物过敏。入院后患者唯一使用的药物是氢吗啡酮,因此推测该药为其致病因素。遗传性神经性水肿是由于C1酯酶抑制物基因突变引起,可以检测血浆C4浓度、C1酯酶抑制物浓度和C1酯酶抑制物功能予以确诊[4,5]。实验室检测该患者各项指标均为正常,因此可排除Ⅰ型和Ⅱ型血管性水肿。Ⅲ型血管性水肿与妊娠和口服避孕药物有关,可以通过病史和血浆β-HCG检测予以排除。

吗啡是二氢吗啡的衍生物,可以通过组胺释放机制引起血管性水肿的不良反应。组胺释放可引起肺和皮肤组织的系统反应,表现为广泛的荨麻疹

和气道平滑肌收缩。2008 年的一项研究，比较了犬类在静脉给予吗啡和氢吗啡酮后血浆组胺上升水平，研究发现基础水平的组胺浓度为 0.8 ng/mL，吗啡组给药后上升至 440～589 ng/mL，而氢吗啡酮组仅上升至 9.7～10.2 ng/mL[6]。尽管组胺释放是一种可能的解释，但缺少皮肤和呼吸系统体格检查的阳性体征，且该研究提示在体组胺的上升水平较低，因此这种解释似乎不太可能。

对本患者的临床表现，我们推测可能与缓激肽受体激活的两种机制有关。其一是直接的缓激肽受体激动，研究发现在特定人群中内源性阿片肽可与该受体结合[7]。另外一种可能是肾素-血管紧张素系统和激态释放酶-激肽系统的上调。内源性阿片肽可增加肾素-血管紧张素的活性，进而活化激态释放酶-激态系统，引起缓激肽水平的增加。其病因究竟是直接的受体激动，还是缓激肽水平增加抑或两者皆有，尚不明确。氢吗啡酮对肾素-血管紧张素系统和缓激肽受体的作用值得进一步研究。

（陶天柱 译，王恒跃 审）

参考文献

[1] Hallberg P, Brenning G. Angioedema induced by tramadol — a potentially life-threatening condition. *Eur J Clin Pharmacol*. 2005；60：901-903.

[2] Sung JM, Shin YS, Kim MJ, et al. A case of codeine induced urticaria/angioedema. *Kor J Asthma Allergy Clin Immunol*. 2008；28：234-237.

[3] Megerian CA, Arnold JE, Berger M. Angioedema：5 years' experience, with a review of the disorder's presentation and treatment. *Laryngoscope*. 1992；102：256-260.

[4] Zuraw BL. Clinical practice：hereditary angioedema. *New Engl J Med*. 2008；359：1027-1036.

[5] Agostoni A, Aygören-Pürsün E, Binkley KE, et al. Hereditary and acquired angioedema：problems and progress：proceedings of the third C1 esterase inhibitor deficiency workshop and beyond. *J Allergy Clin Immunol*. 2004；114：S51-S131.

[6] Guedes AP, Papich MG, Rude ED, Rider MA. Comparison of plasma histamine levels after intravenous administration of hydromorphone and morphine in dogs. *J Vet Pharmacol Therapeut*. 2007；30：516-522.

[7] Lai J, Luo MC, Chen Q, et al. Dynorphin A activates bradykinin receptors to maintain neuropathic pain. *Nat Neurosci*. 2006；9：1534-1540.

[8] Bali A, Randhawa PK, Jaggi AS. Interplay between RAS and opioids：opening the Pandora of complexities. *Neuropeptides*. 2014；48：249-256.

[9] Schmaier A. The plasma kallikrein-kinin system counterbalances the renin-angiotensin system. *J Clin Investig*. 2002；109：1007-1009.

89. 应用吸脂技术处置上肢外周静脉置管引起的脉搏消失

哈桑·H. 阿姆哈兹(Hassan H. Amhaz),凯特·布雷塔(Kate Buretta),埃德蒙·H. 乔斯特(Edmund H. Jooste),凯莉·马乔维克(Kelly Machovec),杰弗里·R. 马库斯(Jeffery R. Marcus),沃里克·A. 艾姆斯(Warwick A. Ames)

摘要

小儿外周静脉置管可能伴随少见的并发症。本文介绍1例经肘部外周静脉小导管输注大量血液引起血管外软组织外渗,导致严重血运障碍的病例。使用吸脂导管清除血管外渗物迅速恢复受累上肢的灌注,避免了筋膜切开手术。

为新生儿建立外周静脉通路(peripheral intravenous, PIV)具有挑战。PIV 相关并发症有时非常严重,如有毒的药物外渗或筋膜间隙综合征。当手术患者肢体的静脉通路或监测受损影响时,麻醉科医师对 PIV 的通畅情况或位置变化知之甚少。本文首次报道吸脂技术用于处置 PIV 置管相关筋膜间隙综合征引起血运障碍的病例。

病例介绍

1 名患儿出生后 10 天,因先天性心脏病需行改良 Blalock-Taussig 分流手术。患儿脐动脉和静脉导管穿刺在位。手术室中,对患儿行常规监测和麻醉诱导,过程顺利。左肘前静脉穿刺成功置入 24 G 外周静脉导管。术中管路通畅,患者在给药后反应良好。

在体外循环脱机后,使用 Alaris PC 泵经 PIV 输注总量 100 mL 的超滤血,设定的标准压力 525 mmHg。血液输注完毕后,给予生理盐水缓慢静滴,维持 PIV 通畅。左手 SpO_2 监测提示波形良好,SpO_2 正常。

术毕,移除无菌覆盖单后发现左上肢从腕部至肩部肿胀明显,皮肤瘀斑,肘前静脉处瘀伤(图1)。手掌苍白,无毛细血管再灌注。触诊脉搏消失,超声多普勒未见血流信号。手术主治医师发现后紧急请小儿整形外科会诊。

立即对患肢消毒铺单后,在前臂掌侧切开 3 mm 切口,置入合适的吸脂导管呈放射状的抽吸

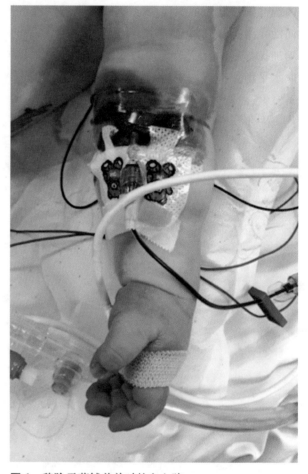

图 1 移除无菌铺盖单时的左上肢

患儿手部颜色持续变淡,柔韧性降低,在行外科处置前已完全苍白。

清除血肿。导管的深度始终维持在皮下 2～3 mm,未突破筋膜层(图2)。操作中,成功吸引出外渗血液 80 mL。患肢肿胀明显减退,手掌灌注肉眼可见改善。微循环再灌注恢复至正常水平,

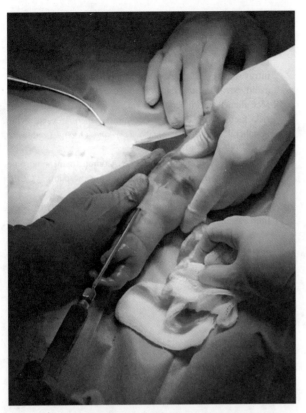

图2 经前臂切口使用 Coleman 吸脂导管抽吸血液

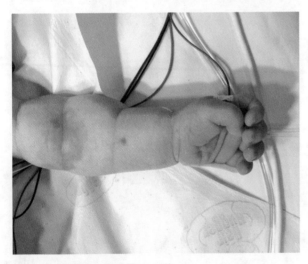

图3 血管渗漏2周后的左上肢

可触及桡侧和尺侧动脉搏动。患肢进行轻微加压包扎并抬高。患儿随后被送回儿科 ICU 接受术后治疗和神经血管功能的监测。

术后第2天，静脉穿刺点周围出现表皮松解，予局部创面处理。2周后，穿刺点愈合良好，未留下明显后遗症（图3）。

讨论

小儿 PIV 置管存在一定的失败因素，如导管移位、静脉炎、堵塞、感染和药液渗漏。近期研究发现，PIV 置管后 1 h 有 1/4 出现失败[1]。渗漏是常见的失败原因（14%～16%），肘窝处置管后失败的概率大于手部[1,2]。PIV 渗漏的危险因素包括慢性疾病、外周血管疾病和使用抗凝药物[3]。PIV 渗漏的后果不仅包括毒性药物的渗出，还包括可能的后续处理如筋膜切开。

美国麻醉医师协会（ASA）尚未制订关于术中 PIV 规范使用的指南。因此，不同的麻醉科医师对最佳处置的理解相差甚远[4]。重要的是，经历过并发症的医护人员在监测 PIV 时与未经历者并无差异[4,5]。手术室与儿科 ICU 环境不同，后者定期公布监测数据[6]。小儿患者行大手术时通常不能直接观察到远端肢体。有研究报道[5]静脉内滴注碳酸氢钠来确定 PIV 在血管内，气管导管在位时呼气末二氧化碳可见短暂的升高。

使用程序化报警的输液泵进行高压驱动输液是导致血管外渗漏而未被发现的明确因素。我们选择使用输液泵输血的原因是，体外循环超滤后红细胞比容明显升高。重力驱动下经 24 G PIV 输注如此黏滞的液体似乎不太可行。鉴于输液泵是导致血管外渗漏的危险因素，回顾本病例后我们认为应当在输液时常规检查 PIV 通路[2,4,7]。令人沮丧的是，SpO₂ 监测没有对即将发生的组织灌注减少发出警报。其他作者也曾报道，SpO₂ 监测不是诊断外周缺血的可靠帮手[8,9]。

PIV 渗漏的处理取决于渗漏严重程度、外渗物类型及是否存在远端神经血管受累。当脉搏完全不能触及，皮肤颜色苍白时，需要早期制订手术方案来解除筋膜压迫。儿科整形医师认为抽吸血管外渗漏的血液更加有效。由于 PIV 置管于肘前静脉，渗漏的血液可能局限于皮下组织。占位效应是引起神经血管受累的原因。筋膜切开术可以解决这个问题，但可能造成严重的后果，留下瘢痕。尽管抽吸法用于清除 PIV 渗漏的有毒物质已有报道，尚未见文献报道使用抽脂法处理 PIV 渗漏引起的筋膜室综合征[10]。

结论

手术中可能出现静脉通路失败，当未及时发现时可能引起潜在不良事件。当出现 PIV 渗漏

347

的临床表现时,任何时候都应考虑请整形外科会诊。本例患者使用吸脂技术清除血管外渗漏血液,是一种微创、有效和明确的治疗方式。

(陶天柱 译,王恒跃 审)

参考文献

[1] Malyon L, Ullman AJ, Phillips N, et al. Peripheral intravenous catheter duration and failure in paediatric acute care: a prospective cohort study. *Emerg Med Australas*. 2014; 26: 602 - 608.

[2] de Lima Jacinto AK, Avelar AF, Pedreira ML. Predisposing factors for infiltration in children submitted to peripheral venous catheterization. *J Infus Nurs*. 2011; 34: 391 - 398.

[3] Dougherty L. IV therapy: recognizing the differences between infiltration and extravasation. *Br J Nurs*. 2008; 17: 896, 898 - 901.

[4] Ball RD, Henao JP, Ibinson JW, Metro DG. Peripheral intravenous catheter infiltration: anesthesia providers do not adhere to their own ideas of best practice. *J Clin Anesth*. 2013; 25: 115 - 120.

[5] Keidan I, Sidi A, Ben-Menachem E, Derazne E, Berkenstadt H. A simple diagnostic test to confirm correct intravascular placement of peripheral catheters in order to avoid extravasation. *J Clin Anesth*. 2015; 27: 585 - 588.

[6] McCullen KL, Pieper B. A retrospective chart review of risk factors for extravasation among neonates receiving peripheral intravascular fluids. *J Wound Ostomy Continence Nurs*. 2006; 33: 133 - 139.

[7] Bebawy JF, Gupta DK, Koht A. Compartment syndrome caused by a properly functioning infusion pump. *J Clin Anesth*. 2011; 23: 134 - 136.

[8] Clay NR, Dent CM. Limitations of pulse oximetry to assess limb vascularity. *J Bone Joint Surg Br*. 1991; 73: 344.

[9] Mars M, Hadley GP. Failure of pulse oximetry in the assessment of raised limb intracompartmental pressure. *Injury*. 1994; 25: 379 - 381.

[10] Gault DT. Extravasation injuries. *Br J Plast Surg*. 1993; 46: 91 - 96.

90. 经口内镜下肌切开术引起腹腔内积气的识别与处理

埃里克·李(Eric Lee),杰·B. 布罗德斯基(Jay B. Brodsky),霍梅罗·里瓦斯(Homero Rivas),卡尔·郑(Karl Zheng),约翰·G. 布罗克-乌特内(John G. Brock-Utne)

摘要

经口内镜下肌切开术(peroral endoscopic myotomy,POEM)是一种治疗食管失弛缓症的微创操作。POEM 术中,持续向患者食管和胃内吹入二氧化碳气体,可能导致严重的腹腔积气、纵隔积气或胸腔积气。本文介绍一例 POEM 术中腹腔内积气引起机械通气受限的病例。经发现后,立即给予腹腔穿刺减压,通气迅速改善。

失迟缓症是一种病因不明的罕见疾病,主要特点为食管下段括约肌(low esophageal sphincter,LES)舒张功能完全或不全丧失以及远端食管的蠕动功能受损。其典型的临床症状为吞咽困难和未消化的食物及液体反流。失迟缓症的治疗方法是破坏 LES 使食物顺利进入胃内。内科治疗包括注射肉毒素和使用钙通道阻滞剂。外科治疗包括 LES 球囊扩张和腹腔镜下 Heller 肌切开术[1]。最近临床研究发现,微创手术 POEM 可以有效地治疗失迟缓症[2]。本文主要目的是让麻醉科医师熟悉 POEM 术中常见的呼吸功能受限以及简单的处理策略。

病例介绍

1 名 44 岁女性,身高 1.63 m,体重 44 kg,因食管失迟缓症和进行性的吞咽困难,拟行 POEM 手术。患者既往体健,术前血压正常,呼吸空气时 SpO_2 100%。预充氧后,给予患者芬太尼、丙泊酚和琥珀胆碱行快速顺序诱导和气管插管。麻醉维持给予吸入混合空气和 1%~2% 七氟醚,罗库溴铵维持肌松。间歇正压通气(IPPV)参数设置为吸氧浓度 0.7,潮气量 400 mL,呼吸频率 10 次/min,PEEP 2 cm H_2O,吸气峰压(peak inspiratory pressure,PIP)12 cm H_2O。切开时患者血压 115/62 mmHg,SpO_2 100%,呼气末二氧化碳($ETCO_2$)34 mmHg。

外科医师开始经胃镜导管持续吹入低流量 CO_2,但使用的系统不能进行气体压力监测。黏膜切开、游离和肌肉切开使用低压单极电刀,因此不需要降低吸氧浓度。

经食管吹入 CO_2 10 min 后,$ETCO_2$ 上升至 52 mmHg。此时血压 114/60 mmHg,潮气量 386 mL,PIP 16 cm H_2O,PEEP 5 cm H_2O。10 min 后,PIP 开始上升。30 min 后 PIP 从基础值的 12~14 cm H_2O 迅速上升至 40 cm H_2O,同时 $ETCO_2$ 持续上升。高碳酸血症的初始处置为增加呼吸频率至 15 次/min,潮气量调整至 500 mL 以增加分钟通气量。手术开始后 40 min,$ETCO_2$ 最高上升至 75 mmHg,血压为 110/46 mmHg。操作全程中,血压维持稳定。

触诊患者发现腹部膨胀紧张,胸部和颈部可见皮下气肿。告知术者后,手术暂停操作。在患者腹部穿刺置入 Veress 针解除腹腔内的压力后,SpO_2 从 96% 升至 100%,PIP 降至 34 cm H_2O,10 min 后 $ETCO_2$ 从 75 mmHg 降至 46 mmHg。

后续手术操作顺利,术后拔除气管导管。患者在 PACU 内未出现呼吸和循环系统的异常。术后第 1 天,常规行 POEM 术后泛影葡胺食管造影检查显示黏膜缝合修补完整,无残余皮下气肿。

讨论

POEM 术中需要经胃镜导管向食管和胃内充入 CO_2。在 LES 处建立食管到胃的黏膜下通道,当 LES 周围可见环形的肌肉纤维时,使用电刀切开这些肌纤维。肌肉切开的长度不等,多数在 7~19 cm,远端距离胃 2~3 cm。

自 2010 年报道首例 POEM 术以来,已发表大量文献介绍 POEM 手术,但是鲜有文献讨论该术式相关的麻醉问题[4]。由于 POEM 患者存在失弛缓症状,麻醉相关并发症中最常提及的是反流误吸[5]。

经食管和胃持续冲入 CO_2 气体可导致腹腔积气、纵隔积气、胸腔积气和皮下气肿[6]。术中切割时穿透浆膜层进入纵隔和腹腔与上述情况有关[7]。对 1 700 例接受 POEM 手术的患者进行回顾性分析发现,与充入 CO_2 相关的不良事件发生率小于 2%[8]。腹腔积气、纵隔积气和皮下气肿等并发症最早在胸部 X 线检查或术后第 1 天食管造影时被发现,且在未行干预下恢复正常。

有关综述回顾了 POEM 相关的麻醉管理,发现所有患者(28/28)在术中均可见 $ETCO_2$ 轻度升高,并可通过增加分钟通气量来治疗[9]。该研究报道了 1 例患者发生少量皮下气肿,但未见其他并发症。另外一项研究报道了 16 例 POEM 术患者,其中 6 例发生了皮下气肿,50%(8/16)的患者接受穿刺解除腹腔压力[7]。这两篇文章均未提及胸部积气和腹部积气影响通气功能。更近的一项研究[10]介绍了 52 例 POEM 患者的麻醉管理,在 $ETCO_2$ 开始上升时首先增加分钟通气量以维持 $ETCO_2$ 低于 45 mmHg。气道峰压的增加被认为是腹腔内压力升高的标志,首先给予胃内负压吸引,该文中报道的最高 PIP 为 55 cm H_2O,最高 $ETCO_2$ 为 64 mmHg。6 例患者通过穿刺解除高腹压,所有患者在术中的血压均维持稳定。

可能与手术技术相关,我院行 POEM 手术时机械通气异常的发生率明显较高。PIP 上升可致通气受限,甚至引起气道损伤。高碳酸血症和相关酸血症很常见,如果麻醉科医师不能发现原因或没有密切监测患者,可能会丧失诊断和处理的最佳时机。腹腔内大量积气未被发现时,可能导致腹腔间隔综合征,引起严重的低血压,此时容易误诊为心脏不良事件。

POEM 术中通气异常最有效的处理措施是解除腹腔内压力,及时与外科医师交流非常重要。通常,普通针头可以有效减压,我们的患者中有一例使用普通针头未能充分减压,需要置入 5 mm 的穿刺套管。我们的外科医师在术前已常规准备好相应的腹部区域,用于术中可能需要的腹腔减压。

POEM 最严重的罕见并发症是张力性气胸,通过腹腔减压不能予以纠正。如果腹腔穿刺减压后 PIP 不能立即下降,需要考虑张力性气胸的可能[11]。

每一名麻醉科医师都应该了解 POEM 术中充入 CO_2 相关的并发症。通气参数的改变很常见,而如果麻醉科医师认为是其他原因和(或)进行不当的处置措施,那么可能会错过腹腔减压的最佳时间。

(陶天柱 译,王恒跃 审)

参考文献

[1] Boeckxstaens GE, Annese V, des Varannes SB, et al; European Achalasia Trial Investigators. Pneumatic dilation versus laparoscopic Heller's myotomy for idiopathic achalasia. *N Engl J Med*. 2011;364:1807 - 1816.

[2] Inoue H, Minami H, Kobayashi Y, et al. Peroral endoscopic myotomy (POEM) for esophageal achalasia. *Endoscopy*. 2010;42:265 - 271.

[3] Barbieri LA, Hassan C, Rosati R, Romario UF, Correale L, Repici A. Systematic review and meta-analysis: efficacy and safety of POEM for achalasia. *United European Gastroenterol J*. 2015;3:325 - 334.

[4] Ren Z, Zhong Y, Zhou P, et al. Perioperative management and treatment for complications during and after peroral endoscopic myotomy (POEM) for esophageal achalasia (EA) (data from 119 cases). *Surg Endosc*. 2012;26:3267 - 3272.

[5] Saxena P, Pippenger R, Khashab MA. Preventing aspiration during peroral endoscopic myotomy. *J Anesth*. 2014;28:959.

[6] Vigneswaran Y, Ujiki MB. Peroral endoscopic myotomy: an emerging minimally invasive procedure for achalasia. *World J Gastrointest Endosc*. 2015;7:1129 - 1134.

[7] von Renteln D, Inoue H, Minami H, et al. Peroral endoscopic myotomy for the treatment of achalasia: a prospective single center study. *Am J Gastroenterol*. 2012;107:411 - 417.

[8] Zhang XC, Li QL, Xu M-D, et al. Major perioperative adverse events of peroral endoscopic myotomy: a systemic 5 - year analysis. *Endoscopy*. 2016. doi: http://dx.doi.org/10.1055/s - 0042 - 110397.

[9] Tanaka E, Murata H, Minami H, Sumikawa K. Anesthetic management of peroral endoscopic myotomy for esophageal achalasia: a retrospective case series. *J Anesth*. 2014;28:456 - 459.

[10] Yang D, Pannu D, Zhang Q, White JD, Draganov PV. Evaluation of anesthesia management, feasibility and efficacy of peroral endoscopic myotomy (POEM) for achalasia performed in the endoscopy unit. *Endosc Int Open*. 2015;3:E289 - E295.

[11] Banks-Venegoni AL, Desilets DJ, Romanelli JR, Earle DB. Tension capnopericardium and cardiac arrest as an unexpected adverse event of peroral endoscopic myotomy (with video). *Gastrointest Endosc*. 2015;82:1137 - 1139.

91. 全身麻醉后放置胃管可能引起食管黏膜下血肿

藤本百合(Yuri Fujimoto)，白水和宏(Kazuhiro Shirozu)，白水宪俊(Noritoshi Shirozu)，秋吉小三郎(Kozaburo Akiyoshi)，西村当(Ataru Nishimura)，川崎潮(Sho Kawasaki)，本山义正(Yoshimasa Motoyama)，神田桥忠(Tadashi Kandabashi)，饭原小路(Koji Iihara)，外纯生(Sumio Hoka)

摘要

本文介绍1例未破裂的颅内动脉瘤患者行血管内介入栓塞治疗术后出现食管黏膜下血肿的病例。患者术前接受抗血小板治疗，术中同时给予抗凝药物。胃管在术毕持续负压吸引后拔除，患者术后诉胸背部疼痛，经检查诊断为食管黏膜下血肿。血肿可能与胃管置入或拔除有关。接受抗血栓治疗的患者在手术后出现胸背部疼痛应该考虑到这种可能的并发症。

全身麻醉后放置胃管常见的并发症包括出血、黏膜溃疡和气管穿孔。由于使用抗凝和（或）抗血小板药物，血管介入治疗手术伴随出血相关的并发症。本文介绍1例全身麻醉下行介入栓塞治疗后出现食管黏膜下血肿的患者，其损伤可能与胃管的置入或拔除有关。

病例介绍

1名70岁女性，身高155 cm，体重52 kg，因右颈内动脉未破裂的颅内动脉瘤（狭窄处2.5 mm，顶部/直径9.5 mm×6.5 mm×7.0 mm）拟行血管内介入栓塞治疗。除头痛外患者无其他神经系统症状或体征。患者既往患高血压和甲状腺功能减退，术前控制良好，口服阿司匹林（100 mg/d）直至手术当天。术前检验结果显示血红蛋白141 g/L，血小板计数$177×10^9$/L，凝血功能正常（INR 0.95，活化的部分凝血酶原时间28.6 s）。

麻醉诱导使用静脉注射丙泊酚（100 mg）和芬太尼（100 μg）。给予肌松药罗库溴铵（30 mg）后，气管插管顺利。胃管（日本东京柯惠医疗）缓慢置入后，术中未予负压吸引。在我们医院，麻醉后放置胃管是常规操作。麻醉维持使用七氟醚（1%～1.5%），40%～50%的氧气混合空气，持续泵注瑞芬太尼0.1 μg/（kg·min），术中间断推注芬太尼。除常规监测外，经桡动脉穿刺置管监测有创动脉血压。患者术前已接受抗血小板治

疗，手术开始时继续给予4 000单位的肝素抗凝。肝素化前的ACT为123 s，给药5 min后ACT为290 s，1 h后306 s，手术结束时239 s。手术采用经股动脉路径，术中无相关的并发症。手术结束时未给予鱼精蛋白。术中血压维持在80～110/40～50 mmHg，心率维持在55～65次/min，无明显血流动力学波动。

拔除胃管时连接持续负压吸引（50～60 kPa）清理胃内容物和口腔分泌物，未见异常（如血性分泌物）。气管内吸引后拔除气管导管，拔管时收缩压短暂升至150 mmHg。手术结束后10 min患者清醒，拔管后20 min送返病房。手术时间107 min，麻醉时间151 min。

回病房40 min后，患者诉严重胸痛，疼痛放射至上腹部和背部，伴有恶心和冷汗。患者血压136/66 mmHg，心率93次/min，呼吸频率15次/min，SpO_2 100%（面罩吸氧3 L/min）。紧急行增强CT扫描以排除主动脉夹层。尽管血管系统正常，但可见食管扩张（图1）。术后3.5 h行上消化道内镜检查（upper gastrointestinal endoscopy，UGE）发现食管黏膜下血肿，上至颈部食管，下至胃食管连接处（图2）。考虑血肿可能是患者急性疼痛的原因，内镜下处置后患者疼痛逐渐缓解，术后6 h疼痛完全消失。

患者术后给予清流质饮食和质子泵抑制剂，并暂停阿司匹林治疗。术后4天，再次行UGE

351

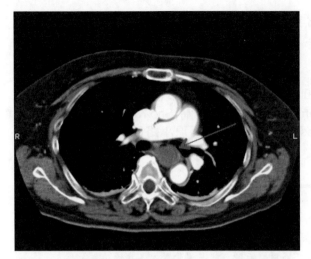

图 1 患者返回病房 2 h 后行增强 CT 扫描，发现食管扩张
红色箭头示食管

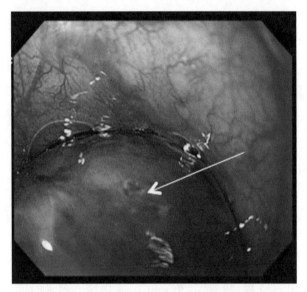

图 2 患者返回病房后 3 h 行上消化道内镜检查
食管被黏膜下血肿占位挤压（白色箭头）

检查发现血肿自行吸收趋于恢复（图 3）。术后第 5 天，患者开始固体饮食，术后第 13 天患者出院。术后未见呕血、血红蛋白下降或神经功能障碍。尽管术后未予抗凝治疗，患者未见卒中症状，如期康复。

讨论

　　食管黏膜下血肿很少见，发生于术中的更是鲜有报道[1]。该患者主诉胸痛后，在 CT 扫描后进行内镜检查，发现了食管损伤。如本病例所见，食管血肿最常见的症状是胸痛。我们采用保守的治疗方法来处理血肿，因为文献报道血肿保守治

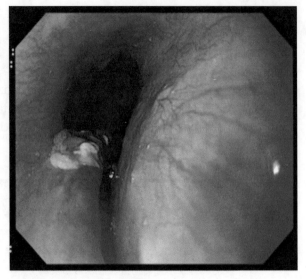

图 3 术后第 4 天行上消化道内镜检查
血肿已自行吸收清除。

疗有效，预后良好[2]。

　　食管黏膜下血肿可分为自发性或创伤性[3]。自发性血肿是由出血或食管内压力骤升（如呕吐）引起黏膜下层分离或潜在的疾病（如血液病、肾衰和抗凝治疗）[4,5]。创伤性食管黏膜下血肿可能是医源性的（如内镜下活检）或 Mallory-Weiss 综合征和食管失迟缓症引起[6,7]。本例患者血肿的病因可考虑为自发性，因患者使用抗凝和抗血小板药物，也可以认为是创伤性的，因患者置入胃管并在负压吸引下拔除。

　　我们认为，该患者存在血肿形成的 3 个诱发因素：① 使用抗凝和抗血小板药物导致出血状态；② 拔管时咽部反射使食管或胃内压力增加；③ 胃管的置入和拔除。首先考虑第 1 种因素，即术前和术中使用了阿司匹林，术中使用了肝素预防血栓相关的并发症，患者处于抗凝的状态。术中抗凝治疗处于合适的水平，患者 ACT 延长至最高的 306 s，符合未破裂动脉瘤的推荐水平。为避免围术期血栓风险，接受血管内栓塞治疗的患者常在术前使用抗血小板药物，同时在术中给予抗凝治疗[8,9]。尽管 ACT 目标值需要延长至正常值的 2 倍或 250～300 s，但没有确切证据支持这一限度。颅内动脉瘤栓塞治疗的并发症包括血栓栓塞、动脉瘤穿孔或破裂、血管堵塞、线圈移位和血管痉挛。血栓栓塞事件最为常见[10]，主要发生于术后 48 h 内，因此术后推荐使用抗血栓

治疗。

考虑第 2 种因素,文献报道拔除气管导管时呕吐反射引起食管内或胃内压力骤升是术后自发性食管黏膜下血肿的主要原因[11]。本例患者在拔管时未出现剧烈咳嗽或呕吐,但食管内压力增加的可能性不能排除。

考虑第 3 种因素,本例患者的血肿形成呈线性,从颈段食管延续致胃管交界处。因此,拔除胃管时持续负压吸引可能是机制之一。过度负压作用于食管黏膜,可能引起黏膜下损伤进而导致血肿的形成。

但是,不能确定食管黏膜下损伤是否发生于拔除胃管时。胃管置入时也可能造成黏膜细小损伤,在肝素化后出血加重进而发展成为大的黏膜下血肿。

既往鲜有文献报道置入和拔除胃管与食管黏膜下血肿的相关性。在本例患者中,血肿形成推测是由胃管操作引起。因此,我们建议在分析围术期食管黏膜下血肿形成的原因时,除考虑食管反射还应考虑胃管置入/拔除操作。当患者接受抗凝和(或)抗血小板治疗时,血肿发生的可能性更大。在我们医院,全身麻醉患者常规置入胃管以避免胃内容物反流,但本例患者提醒我们置胃管对接受抗凝和(或)抗血小板的患者有时可能是禁忌,尤其是当该操作不能使患者明显获益时。如果有置入胃管的指征,需要小心放置,拔管时予以间断吸引或不使用负压吸引。

综上所述,患者术后发生胸痛时应当考虑到食管黏膜下血肿的可能性,尽管这是一种罕见的并发症。

(陶天柱 译,王恒跃 审)

参考文献

[1] Kuo YC, Wu CS. Spontaneous intramural perforation of the esophagus: case report and review of the literature. *Endoscopy*. 1989; 21: 153 - 154.

[2] Jeong ES, Kim MJ, Yoo SH, et al. Intramural hematoma of the esophagus after endoscopic pinch biopsy. *Clin Endosc*. 2012; 45: 417 - 420.

[3] Freeman AH, Dickinson RJ. Spontaneous intramural oesophageal haematoma. *Clin Radiol*. 1988; 39: 628 - 634.

[4] Hiller N, Zagal I, Hadas-Halpern I. Spontaneous intramural hematoma of the esophagus. *Am J Gastroenterol*. 1999; 94: 2282 - 2284.

[5] Kamphuis AG, Baur CH, Freling NJ. Intramural hematoma of the esophagus: appearance on magnetic resonance imaging. *Magn Reson Imaging*. 1995; 13: 1037 - 1042.

[6] Saleem AM, Hennessey H, von Renteln D, Vassiliou MC. Atrial fibrillation as an unexpected complication after peroral endoscopic myotomy (POEM): a case report. *Surg Laparosc Endosc Percutan Tech*. 2014; 24: e196 - e199.

[7] Steadman C, Kerlin P, Crimmins F, et al. Spontaneous intramural rupture of the oesophagus. *Gut*. 1990; 31: 845 - 849.

[8] Yamada NK, Cross DT III, Pilgram TK, Moran CJ, Derdeyn CP, Dacey RG Jr. Effect of antiplatelet therapy on thromboembolic complications of elective coil embolization of cerebral aneurysms. *AJNR Am J Neuroradiol*. 2007; 28: 1778 - 1782.

[9] Qureshi AI, Luft AR, Sharma M, Guterman LR, Hopkins LN. Prevention and treatment of thromboembolic and ischemic complications associated with endovascular procedures: Part II — clinical aspects and recommendations. *Neurosurgery*. 2000; 46: 1360 - 1375

[10] Hwang G, Jung C, Park SQ, et al. Thromboembolic complications of elective coil embolization of unruptured aneurysms: the effect of oral antiplatelet preparation on periprocedural thromboembolic complication. *Neurosurgery*. 2010; 67: 743 - 748.

[11] Meulman N, Evans J, Watson A. Spontaneous intramural haematoma of the oesophagus: a report of three cases and review of the literature. *Aust N Z J Surg*. 1994; 64: 190 - 193.

92. 术中肠系膜牵拉综合征相关的严重休克

阿尔弗雷多·哈克·库托(Alfredo Haack Couto),雨果·西凯拉(Hugo Siqueira),
巴勃罗·普尔切拉·布拉西莱罗(Pablo Pulcheira Brasileiro),
伊斯玛·利马·卡瓦纳蒂 (Ismar Lima Cavalcanti),
罗杰伊·卢兹·达罗夏·维泰拉(Rogério Luiz da Rocha Videira)

摘要

肠系膜牵拉综合征是指牵拉肠系膜时出现低血压、颜面潮红和心动过速等临床表现。本文报道1例对儿茶酚胺和血管升压素治疗无效的肠系膜牵拉综合征。患者诊断为克罗恩病,在行肠道炎性病变切除时因牵拉肠系膜导致严重的分布性休克,伴有颜面潮红,但氧饱和度、二氧化碳和脑电双频指数(BIS)未见异常。本例患者未出现心动过速的原因可能是长期使用噻吗洛尔。约30 min后患者血压回升至基础水平,术后无不良事件。

肠系膜牵拉综合征是由于牵拉肠系膜导致的低血压、颜面潮红和心动过速[1]。其病理生理学机制是血浆前列环素水平升高,引起血流动力学改变和颜面潮红[2]。本文介绍1例肠切除术中发生的对儿茶酚胺和血管升压素抵抗的严重肠系膜牵拉综合征。

病例描述

1名女性患者,66岁,患有克罗恩病(Montreal表型分型 A3L3B2),已接受药物治疗4年,拟行肠道炎性病变切除术。腹部CT扫描发现直肠乙状结肠连接处狭窄,回肠末端包括回盲瓣增厚,肠腔狭窄,伴回肠瘘和回肠乙状结肠瘘。术前讨论时,外科医师表示肠切除的范围根据术中情况决定,备全结肠切除。

术前体格检查发现患者患有青光眼,外伤性视网膜剥离致右眼失明。患者无过敏或吸烟史。手术史包括剖宫产、视网膜固定术和肱骨骨折复位术。目前使用的药物有硫唑嘌呤(150 mg/d)、英夫利昔单抗(100 mg/8 w)、奥美拉唑(20 mg/d)、叶酸、维生素 B_{12}、骨化三醇和噻吗洛尔滴眼液(手术前1晚停药)。实验室检查结果:血红蛋白11.3 g/dL,血细胞比容32%、白细胞计数 $3.6 \times 10^9/L$[3],白蛋白 3.1 g/dL。心电图、胸片及经胸超声心动图检查未见异常。

患者入室后行心电图、脉搏氧饱和度、无创血压监测,另外,通过脑电双频指数(BIS)监测皮层电活动。右上肢穿刺置入18G静脉输液针,给予环丙沙星400 mg和舒芬太尼5 μg。经L1~L2腰椎间隙穿刺置入硬膜外导管,给予0.5%罗哌卡因10 mL和芬太尼100 μg。全身麻醉诱导过程使用芬太尼(250 μg)、丙泊酚(120 mg)、顺式阿曲库铵(8 mg)。可视喉镜下插入7.5 mm气管导管,然后给予氢化可的松300 mg。超声引导下颈内静脉穿刺置入7F双腔导管。静脉给予甲硝唑1.5 mg。麻醉维持使用七氟醚(呼气末气体浓度2%),间断给予顺式阿曲库铵(2 mg)。

开始牵拉肠系膜10 min后,患者动脉血压从95/60 mmHg逐渐降至70/45 mmHg。为维持患者血压,静脉输注1 L胶体溶液并间断推注麻黄碱,每次10 mg/次(总量50 mg)。尽管给予上述处理,患者血压在随后15 min持续降至45/30 mmHg。

患者中心静脉压也从11 mmHg降至2 mmHg,但呼气末 CO_2 分压持续未变(30 mmHg)。心电图和心率未见异常。患者颜面部和外周可见明显皮肤潮红。两次静推肾上腺素(每次10 μg/次),但平均动脉压(MAP)上升幅度<10%。术中事件时间表如图1所示。

此时考虑患者发生分布性休克,给予静脉输注去甲肾上腺素(起始输注速度0.1 μg/kg/min,并按滴定法进行调整)。左桡动脉穿刺置管持续监测ABP及抽血行血气分析。此时,尽管持续泵注去甲肾上腺素1 μg/(kg·min),MAP仅38 mmHg。然后开始静脉泵注血管升压素(0.08 U/min),

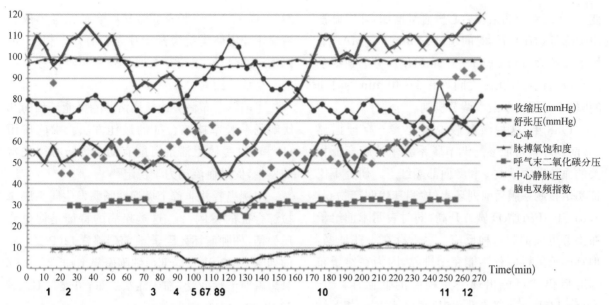

图 1　事件时间表

1. 硬膜外阻滞(0.5%罗哌卡因10 mL + 芬太尼100 µg);2. 全身麻醉诱导;3. 肠系膜牵拉;4. 液体输注;5. 麻黄碱10 mg 静注(* 5);6. 肾上腺素10 µg 静注(* 2);7. 开始输注去甲肾上腺素;8. 左桡动脉穿刺置管;9. 开始输注血管升压素;10. 停止输注血管升压素;11. 停止输注去甲肾上腺素;12. 拔除气管插管。

MAP 轻度升高(约10%)。动脉血气分析示 PaO_2/吸入氧浓度显著降低(87.3),呼吸性酸中毒(pH 7.25、$PaCO_2$ 56.6、HCO_3^- 20.8),电解质正常。

患者吸入七氟醚以维持 BIS 值60,尿量平均2.4 mL/kg/h。考虑到患者血流动力学剧烈波动,外科医师决定将术式由肠道重建改为 Hartmann 结肠造口术以缩短手术时间。

休克持续40 min 后,患者 MAP 开始逐渐升高。调整血管活性药物泵注速度直至 MAP 升至65 mmHg,此时距离出现休克症状约1 h。血流动力学维持稳定后30 min,经硬膜外导管给予吗啡2 mg 和0.2%罗哌卡因16 mg。经静脉给予安乃近2 mg 和昂丹司琼8 mg。

采用加速度肌松监测法(TOF - Watch)监测神经肌肉阻滞程度。给予阿托品0.75 mg 和新斯的明1.5 mg,当 T4/T1 比值接近1时拔除气管导管。此时 BIS 值为97,MAP 77 mmHg,心率79次/min。患者在麻醉后监护室苏醒,恢复良好。

手术切除末端回肠(65 cm)、盲肠(18 cm)、右半结肠和部分乙状结肠(17 cm)。缝合牢固后,使用肠系膜覆盖胃肠道(主要是回肠末端)。术后病理回报示回肠狭窄,肠壁增厚,肠道内多处颜色和质地改变,提示克罗恩病活动期。镜下未见脓肿。

讨论

肠系膜牵拉综合征是指牵拉肠系膜引起短暂性血压下降、颜面部潮红和心动过速。本例患者依据临床表现和危险因素可以明确该诊断。分布性休克的鉴别诊断需要考虑胶体过敏。患者既往史不存在胶体过敏的危险因素,且在给予胶体后血压有所改善,因此可予排除。此外,可以排除探查肠系膜时引起脓肿内毒素释放入血,因为 CT 检查和术后病理均未见脓肿,患者术后康复良好。

本例肠系膜牵拉综合征患者未见明显的心动过速,可能原因是患者长期使用噻吗洛尔滴眼液,尽管是局部使用,但其仍可能引起全身的心血管反应[3]。硬膜外阻滞致相关交感神经阻滞可能是造成患者低血压的另一因素,但有研究报道胸段硬膜外阻滞与肠系膜牵拉综合征患者血压下降幅度并无相关性[4]。本例硬膜外仅给予0.5%罗哌卡因10 mL,且血流动力学不稳定发生于硬膜外给药1 h 后,交感神经阻滞作为主要诱因的可能性似乎不大。

1985年前,肠系膜牵拉所致低血压被认为是自主神经反射引起,如交感传入神经兴奋、容量血管出现血液淤积及直接心脏迷走神经抑制[5-7]。有研究以20例主动脉手术患者为对象,术中进行肺动脉导管监测上述肠系膜牵拉所致血流动力学变化,发现牵拉肠系膜后心排血量增加,外周血管阻力降低,有时持续时间超过 30 min[1]。MAP 平均下降约 20 mmHg(3～57 mmHg),考虑到肠系膜牵拉与低血压出现之间约有 5～10 min 的时间间隔,于是提出了激素调节机制。

1988 年,这种激素假说被证实。有证据显示,前列坏素可能参与调节肠系膜牵拉综合征相关的血流动力学改变和颜面部潮红[2]。研究不仅证实牵拉肠系膜后前列环素(检测其代谢产物 6-keto-PGF$_1$α)浓度显著升高,同时表明术前给予布洛芬可以抑制这种反应。尽管存在上述证据,但神经反射机制仍不能完全排除,因为在给予布洛芬后仍然可能出现一定程度的低血压。6-keto-PGF$_1$α 血浆浓度和皮肤潮红程度的相关性也得到证实。

1989 年,有研究发现腹主动脉重建手术患者血栓素 B2、前列腺素 E2 和组胺的水平未见明显升高,进一步提示前列环素是肠系膜牵拉综合征发生的关键因素[8]。此外,另一项研究发现布洛芬可以抑制前列环素水平的升高[9]。但是,安慰剂组患者出现血栓素 B2 迟发性升高,这被认为是对前列环素合成、释放增加和血管舒张的调节反应(血管收缩剂)。

最新的一项研究表明,前列环素不仅能引起低血压、颜面潮红和心动过速,还可导致 PaO$_2$/吸入氧浓度比值降低,这可能由于血管舒张引起肺内分流增加[10]。代偿性的缩血管物质也在研究中被证实,前列环素释放与血浆中肾素、精氨酸血管升压素、肾上腺素、血栓素 A2 的增加具有相关性,这些物质在肠系膜牵拉后 30 min 内合成释放以维持血流动力的稳定。

使用血管升压素治疗血管舒张性休克的益处已被广泛证实。血管升压素可以维持心排血量和氧供需平衡,减少去甲肾上腺素的使用[11]。在肠系膜牵拉综合征患者中,血管升压素不能显著改善血流动力学的原因可能是,患者体内已经存在高浓度的内源性精氨酸升压素[12],使得额外给予的外源性升压素不起作用。

1 项病例报道显示酮洛酸可成功用于治疗肠系膜牵拉综合征[13]。另 1 项前瞻性研究提示,氟比洛芬酯也被用于治疗肠系膜牵拉综合征[14]。

然而,尚不清楚当肠系膜牵拉综合征已经形成后再应用非甾体类抗炎药治疗是否有效。相反,可以确定的是,输注瑞芬太尼是肠系膜牵拉综合征的一个危险因素[15]。

术前给予布洛芬或氟比洛芬酯可能是预防和缓解肠系膜膜牵拉综合征的最佳方法。术前使用 H1 和 H2 受体阻滞剂可能有助于预防心律失常的发生,促进血流动力学稳定[16]。

本例患者并非首个炎症性肠病发生肠系膜牵拉综合征的案例[17]。这类疾病的特征是促炎介质失衡,如肿瘤坏死因子 α、前列腺素 I2(PGI2)和前列腺素 E2,以及局部白细胞聚集增加[18,19]。部分患者对治疗耐受,临床症状加重,可能与 IL-17 和 PGI2 的表达增高有关[18-20]。

需手术治疗的炎症性肠病患者大多处于疾病进展期,患者表现为 Th17 细胞为主的炎症反应,IL-17 和 PGI2 浓度显著升高[20]。尽管尚需更多的研究证实,我们认为该类患者释放大量前列环素的风险更大,可能增加肠系膜牵拉综合征的发生率和严重程度。

肠系膜牵拉综合征是一种排除性诊断,在腹部手术中发生分布性休克时排除其他鉴别诊断后得出。目前尚不能在短时间内检测出前列环素的浓度,但是分布性休克的早期处理并不需要明确诊断肠系膜牵拉综合征。不同于其他病因引起的分布性休克,肠系膜牵拉综合征具有自限性。术中处理成功后不需要常规转移至重症监护病房进行连续的监测和治疗。此外,给予抗炎药物可能在后续治疗中发挥作用。

(陶天柱 译,张清荣 审)

参考文献

[1] Seltzer JL, Ritter DE, Starsnic MA, Marr AT. The hemodynamic response to traction on the abdominal mesentery. *Anesthesiology*. 1985;63:96-99.

[2] Seltzer JL, Goldberg ME, Larijani GE, et al. Prostacyclin mediation of vasodilation following mesenteric traction. *Anesthesiology*. 1988;68:514-518.

[3] Volotinen M, Hakkola J, Pelkonen O, Vapaatalo H, Mäenpää J. Metabolism of ophthalmic timolol: new aspects of an old drug. *Basic Clin Pharmacol Toxicol*. 2011;108:297-303.

[4] Brinkmann A, Seeling W, Wolf CF, et al. The effect of thoracic epidural anesthesia on the pathophysiology of the eventration syndrome [in German]. *Anaesthesist*. 1994;

43：235 - 244.

[5] Strunin L. The splanchnic，hepatic and portal circulations. In：Prys-Roberts C，ed. *The Circulation in Anaesthesia: Applied Physiology and Pharmacology*. 1st ed. Oxford：Blackwell Scientific Publications；1980：241 - 251.

[6] Batchelder BM，Cooperman LH. Effects of anesthetics on splanchnic circulation and metabolism. *Surg Clin North Am*. 1975；55：787 - 794.

[7] Kaufman L. Anesthesia for abdominal surgery. In：Gray TC，Utting JE，Nunn JF，eds. *General Anaesthesia*. 1st ed. London：Butterworths；1980；1431 - 1452.

[8] Gottlieb A，Skrinska VA，O'Hara P，Boutros AR，Melia M，Beck GJ. The role of prostacyclin in the mesenteric traction syndrome during anesthesia for abdominal aortic reconstructive surgery. *Ann Surg*. 1989；209：363 - 367.

[9] Hudson JC，Wurm WH，O'Donnel TF Jr，et al. Ibuprofen pretreatment inhibits prostacyclin release during abdominal exploration in aortic surgery. *Anesthesiology*. 1990；72：443 - 449.

[10] Brinkmann A，Seeling W，Wolf CF，et al. The impact of prostanoids on pulmonary gas exchange during abdominal surgery with mesenteric traction. *Anesth Analg*. 1997；85：274 - 280.

[11] Serpa Neto A，Nassar AP，Cardoso SO，et al. Vasopressin and terlipressin in adult vasodilatory shock：a systematic review and meta-analysis of nine randomized controlled trials. *Crit Care*. 2012；16：R154.

[12] Brinkmann A，Seeling W，Wolf CF，et al. Vasopressor hormone response following mesenteric traction during major abdominal surgery. *Acta Anaesthesiol Scand*. 1998；42：948 - 956.

[13] Latson TW，Reinhart DJ，Allison PM，Whitten CW，Valentine RJ. Ketorolac tromethamine may be efficacious in treating hypotension from mesenteric traction. *J Cardiothorac Vasc Anesth*. 1992；6：456 - 457.

[14] Takada M，Taruishi C，Sudani T，Suzuki A，Iida H. Intravenous flurbiprofen axetil can stabilize the hemodynamic instability due to mesenteric traction syndrome — evaluation with continuous measurement of the systemic vascular resistance index using a FloTrac® sensor. *J Cardiothorac Vasc Anesth*. 2013；27：696 - 702.

[15] Nomura Y，Funai Y，Fujimoto Y，et al. Remifentanil increases the incidence of mesenteric traction syndrome：preliminary randomized controlled trial. *J Anesth*. 2010；24：669 - 674.

[16] Duda D，Lorenz W，Celik I. Histamine release in mesenteric traction syndrome during abdominal aortic aneurysm surgery：prophylaxis with H1 and H2 antihistamines. *Inflamm Res*. 2002；51：495 - 499.

[17] Woehlck H，Antapli M，Mann A. Treatment of refractory mesenteric traction syndrome without cyclooxygenase inhibitors. *J Clin Anesth*. 2004；16：542 - 544.

[18] Pedersen J，Coskun M，Soendergaard C，Salem M，Nielsen OH. Inflammatory pathways of importance for management of inflammatory bowel disease. *World J Gastroenterol*. 2014；20：64 - 77.

[19] Strober W，Fuss IJ. Proinflammatory cytokines in the pathogenesis of inflammatory bowel diseases. *Gastroenterology*. 2011；140：1756 - 1767.

[20] Liu W，Li H，Zhang X，et al. Prostaglandin I2 - IP signalling regulates human Th17 and Treg cell differentiation. *Prostaglandins Leukot Essent Fatty Acids*. 2013；89：335 - 344.

93. 甲状旁腺切除术术中高钾血症和室性心律失常

丹尼尔·J. 罗森兰斯(Daniel J. Rosenkrans),拉维尼娅·M. 科拉克齐克
(Lavinia M. Kolarczyk)

摘要

本文报道 1 例终末期肾病患者行甲状旁腺切除术,术中发生急性高钾血症和室性心律失常。
本文强调甲状旁腺切除术可能导致体内钾离子动态稳态改变,并强调术前优化治疗的重要性。

1965 年,终末期肾病(ESRD)患者继发甲状旁腺功能亢进行甲状旁腺切除术被首次报道。约 1/3 的 ESRD 患者在其病程中需要接受这一手术治疗[1,2]。甲状旁腺切除术后血清甲状旁腺激素突然降低可致电解质异常,包括低钙、低镁、低磷和高钾血症[3]。术后早期最可能发生上述电解质异常,故术后前 4 天应密切观察患者[4]。电解质紊乱中尤以低钙血症最为常见,并可致术后呼吸困难[5]。在接受甲状旁腺切除术的 ESRD 患者中,有 25%~80% 的患者发生高钾血症,这一现象尚未被充分认识,却可能引起更严重的后果,尤其当患者基础血钾水平正常或升高时[2,6,7]。本文报道 1 例接受甲状旁腺切除术的 ESRD 患者术中并发急性高钾血症,并引发室性心律失常。该病例报已取得患者委托人书面知情同意。

病例描述

1 名 59 岁男性患者,因"透析依赖性终末期肾病、继发甲状旁腺功能亢进",拟择期行甲状旁腺切除术。值得医师注意的既往史如下:多支冠状动脉旁路移植术后,移植血管内近期放置金属裸支架;主动脉瓣置换术后,人工瓣膜轻度狭窄;高血压病史,平素服用赖诺普利和美托洛尔。术前 1 天行血液透析治疗(Optiflux160NRE,血流量 450 mL/min,透析液流速为血流速度 1.5 倍,透析液成分:K^+ 2.0 mmol/L、Ca^{2+} 0.63 mmol/L、Na^+ 137 mmol/L、HCO_3^- 32 mmol/L)。不过,直到本次手术后患者才透露,因患者本人要求,这一透析疗程由原定的 4 h 缩短至 2 h 45 min。手

当日,实验室检验提示血甲状旁腺激素 3 088 pg/mL(正常范围为 12~72 pg/mL),血肌酐 920 μmol/L(术前基础肌酐值未知),血钾 5.4 mmoL/L、血钙 2.45 mmol/L、血白蛋白 47 g/L。术前心电图表现为窦性心律伴 I 度房室传导阻滞。麻醉诱导前基础生命体征:心率 73 次/min、血压 179/100 mmHg、脉搏血氧饱和度 98%。按监护标准给予监护,全麻诱导顺利,气管插管使用非去极化肌松药。诱导后经桡动脉穿刺置管行血流动力学监测,丙泊酚和瑞芬太尼静脉输注维持麻醉深度。视情况调整潮气量和呼吸频率,维持呼气末二氧化碳分压($ETCO_2$)34~36 mmHg。

一侧甲状旁腺切除后不久,患者出现轻度低血压、ST 段压低和室早三联律。考虑患者合并严重心脏病病史,因担心患者发生冠状动脉缺血,遂提高患者收缩压以改善冠脉灌注。提高血压后,患者低血压和 ST 段压低得到解决,但室早三联律仍然存在。随后,心律进一步演变为交界性逸搏,心室率 52 次/min(图 1)。与外科医师沟通后,决定中止甲状旁腺探查。动脉血气分析提示:pH 7.37、PCO_2 37.5 mmHg、血钾 6.8 mmol/L、血钙 1.1 mmol/L。静脉注射氯化钙、胰岛素、葡萄糖、沙丁胺醇纠正高钾血症,并过度通气维持 $ETCO_2$ 30 mmHg。后复测血钾 7.3 mmol/L,即予第二轮相同处理以纠正高钾血症。随后,心律由交界性逸搏恢复为窦性心律伴 I 度房室传导阻滞。术毕,患者带气管插管转入 ICU 紧急行血液透析治疗。

术后 24 h 内患者出现明显低钙血症(血钙 1.38 mmol/L、游离钙 0.93 mmol/L)、低镁血症(血

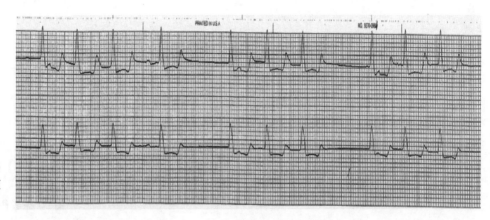

图1 术中Ⅱ导联(上)和 V_5(下)导联所示室性心律失常

镁 0.58 mmol/L)、相对低磷血症(血磷 1.55 mmol/L、术前磷酸盐 2.2 mmol/L)。相关检查结果详见表 1 及图 2、图 3。给予静脉注射葡萄糖酸钙和镁剂治疗。实验室检验提示患者出现轻度肌钙蛋白血症(血清肌钙蛋白 I 0.037 ng/mL),随后恢复正常。

患者后续住院期间无特殊。恢复常规血液透析治疗后,患者血钾水平恢复正常,术后第 2 d 出院。

讨论

本例患者电解质紊乱的最初临床症状为低血压和突然发作的室早三联律。室性心律失常的潜在病因众多,包括冠状动脉缺血、脑干损伤(如卒中或压迫)和电解质异常。鉴于患者曾接受冠状动脉旁路移植术,且移植血管内放置金属裸支架不久,冠状动脉缺血被认为是患者室性心律失常的最可能病因。提高冠脉灌注压力后,患者室性心律失常仍持续存在。这使麻醉科医师怀疑电解质紊乱,随后根据动脉血气结果诊断为高钾血症。

术中高钾血症的潜在原因包括恶性高热(MH)、横纹肌溶解和溶血性输血反应等危及生命的疾病。此外,还应考虑酸血症、药物不良反应以及 ESRD 透析不完全。在诊断高钾血症前,麻醉科医师曾怀疑患者发生 MH 和横纹肌溶解,因麻醉诱导后患者曾短暂吸入七氟醚维持。但患者未表现 MH 或横纹肌溶解的其他特征性症状,如酸血症、$ETCO_2$ 升高、体温升高、肌肉僵直或血清肌酸激酶(血清总肌酸激酶 94 U/L)升高。因此,患者的高钾血症应由其他原因引起。

酸中毒等内环境紊乱,也可导致血钾升高。本例患者动脉血气分析结果显示 pH、二氧化碳分压、碳酸氢盐、氯化物和乳酸水平均正常,可排除代谢性酸中毒和呼吸性酸中毒。口服血管紧张素转换酶抑制剂等抗高血压药物,也可能影响钾平衡。尽管患者平素所服降压药包含一种血管紧张素转换酶抑制剂,但手术当天并没有服用该药物。

患者自述手术前 1 天接受过 1 次完整的血液透析治疗,但其术前肌酐和钾水平表明并非如此(肌酐 10.42 mg/dL、钾 5.4 mmol/L)。术后进一步追问证实,患者只完成了指定透析方案的 70%。

表 1 患者围术期相关实验室检查结果					
	术前	术中	术后 1 h	术后 3 h (紧急透析后)	术后 12 h
钾(mmol/L)	5.4	6.8,7.3*	5.1	4.0	3.2
肌酐(μmol/L)	921.13	882.23	947.65	565.76	340.34
钙(mmol/L)	2.44	2.72	2.4	2.19	1.38
游离钙(mmol/L)		1.07	1.26	1.19	0.93
镁(mmol/L)		0.82	0.78		0.58
磷酸盐(mmol/L)		2.1	1.68		1.55
PTH(pg/dL)	3 088		787		1 802

缩写:PTH:甲状旁腺激素 *:经初步治疗了所测血钾

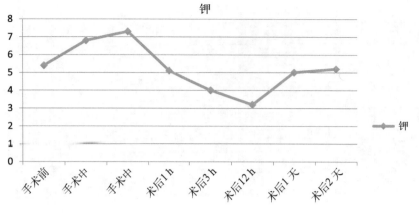

图 2　患者住院期间血钾变化趋势

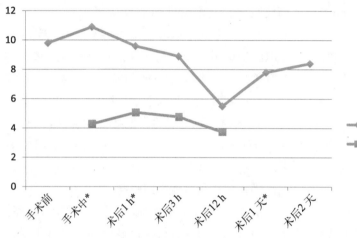

图 3　患者住院期间血钙和游离钙变化趋势

＊：给予钙剂治疗（静脉注射葡萄糖酸钙或氯化钙）。

血钾 5.4 mmol/L 低于室性心律失常发生的阈值（6 mmol/L），但与甲状旁腺切除相关的代谢变化很可能导致钾浓度上升到致心律失常水平[8]。不完全透析和甲状旁腺切除继发急性钾升高共同导致了患者发生交界性心律失常。

从该例患者可以看出，术前准备不佳和鲜为人知的手术并发症共同导致了一起临床不良事件的发生。若医师知悉患者术前透析不完全，手术可能被推迟，直至患者接受完整的血液透析治疗，特别是当高钾血症和甲状旁腺切除术相关的情况下。然而，麻醉科医师很难确定患者术前是否已接受完整的血液透析，尤其当患者自述已完成了透析疗程。再者，与低钙血症相比，高钾血症是甲状旁腺切除术一个鲜为人知的并发症。因此，透析不完全所致高钾血症所带来的风险也可能被低估。

骨饥饿综合征（HBS）是甲状旁腺切除术后可能发生的一种罕见却重要的临床并发症。甲状旁腺激素水平慢性升高可刺激破骨细胞分解骨组织，将钙和磷酸盐释放至血液。甲状旁腺切除术后甲状旁腺激素水平的突然下降，被认为可引起严重的低钙血症、低磷血症和高钾血症。这一系列的电解质紊乱被定义为 HBS[3]。HBS 似乎不太可能是该患者发生术中高钾血症的原因，但却可能是术后电解质紊乱的病因（见表 1）。

综上所述，引起术中高钾血症的病因很多。高钾血症与甲状旁腺切除术的关系尚不清楚，但应该意识到甲状旁腺切除术术后高钾血症的发病率很高（25%～80%）。接受甲状旁腺切除术的患者（尤其是 ESRD 患者）应优化术前治疗，以减少术中血钾迅速升高的风险，尽管这在术前可能很难识别。

（尹光敏　译，张清荣　审）

参考文献

[1] Wilson RE，Bernstein DS，Murray JE，Moore FD. Effects of parathyroidectomy and kidney transplantation on renal osteodystrophy. *Am J Surg*. 1965；110：384 - 393.

[2] Hayes JF，Gross GF，Schuman ES. Surgical management of renal hyperparathyroidism in the dialysis patient. *Am J Surg*. 1982；143：569 - 571.

[3] Koshkelashvili N，Lai JY. Hyperkalemia after missed

hemodialysis. *N Engl J Med*. 2016；374：2268.

［4］Brasier AR，Nussbaum SR. Hungry bone syndrome：clinical and biochemical predictors of its occurrence after parathyroid surgery. *Am J Med*. 1988；84：654－660.

［5］Isk Y，Goktas U，Yuzkat N，Kati I. Hungry bone syndrome as a cause of recurrent laryngospasm after parathyroidectomy. *Eur J Anaesthesiol*. 2011；28：142－143.

［6］Bajaj Y，Roberts S，Simon D，Snowden C，Gianopoulos I，England RJ. Intra-operative hyperkalemia：a serious but under recognised complication of renal parathyroidectomy -

a prospective study：how we do it. *Clin Otolaryngol*. 2011；36：69－72.

［7］Yang YL，Lu HF，Chung KC，Jawan B，Chou FF. Young age，male sex，and end-stage renal disease with secondary hyperparathyroidism as risk factors for intraoperative hyperkalemia during parathyroidectomy. *J Clin Anesth*. 2015；27：195－200.

［8］Ettinger PO，Regan TJ，Oldewurtel HA. Hyperkalemia，cardiac conduction，and the electrocardiogram：a review. *Am Heart J*. 1974；88：360－371.

94. 心源性肝功能衰竭继发极度低血糖患者神经功能完全恢复

梁雅芬(Yafen Liang),杰里米·M. 本纳特(Jeremy M. Bennett),
道格拉斯·B. 库辛(Douglas B. Coursin),马克·J. 赖斯 (Mark J. Rice)

摘要

急性重度二尖瓣反流所致心源性休克,可因灌注不足而引起急性肝功能衰竭。肝糖原生成障碍可致严重低血糖。目前,恢复正常血糖而不遗留神经系统后遗症的时间窗尚不明确。因此,临床上处理极度低血糖患者时的复苏方案,主要取决于患者整体状况、医师判断及所在机构的实际情况。本文报道1例急性心源性休克并肝功能衰竭继发极度低血糖患者(中心实验室测得血糖 < 0.28 mmol/L)神经功能完全恢复的病例。

极度低血糖往往是由用药失误所致,但脓毒症和急性肝功能衰竭等多种临床疾病,也可导致极度低血糖。患者对低血糖的耐受性存在显著个体差异。恢复正常血糖而无神经系统后遗症的时间窗在人群中尚不明确。因此,不能想当然地认为极度低血糖患者存在永久不可逆性脑损伤。本病例报道已获患者书面知情同意。

病例描述

1 名 44 岁女性因"发热、乏力、进行性呼吸困难 2 周"就诊。既往静脉毒品用药史、原发孔型房间隔缺损病史,3月前因"二尖瓣心内膜炎"行"二尖瓣置换 + 房间隔缺损修补术"。外院体格检查发现低血压并全收缩期杂音;经食管超声心动图显示二尖瓣重度反流,左心室收缩功能正常;实验室检查提示白细胞计数和乳酸水平升高。数小时后,患者休克加重,血乳酸水平持续升高,血管升压药需求量增加。患者为进一步治疗转入我院。转运途中,患者呼吸困难加重,精神状态恶化,变得躁动,然后陷入昏迷(Glasgow 昏迷评分 3 分),给予紧急气管插管。

转至我院时,患者已处于心源性休克状态,需要持续输注去甲肾上腺素(35 μg/min)。实验室检查提示严重代谢性酸中毒(FiO$_2$ 80%时动脉血气[ABG]:pH 6.9、PaCO$_2$ 34 mmHg、PaO$_2$ 123 mmHg、碳酸氢盐 7 mmol/L、乳酸 15 mmol/L),肝功能异常(碱性磷酸酶 135 U/L、天冬氨酸

转氨酶 738 U/L、丙氨酸转氨酶 250 U/L),血小板减少(血小板 29×10^3/μL),凝血功能障碍(INR 4.9、部分凝血活酶时间 71 s、纤维蛋白原 87 mg/dL),急性少尿型肾损伤。患者还存在极度低血糖(中心实验室测动脉血样本葡萄糖 < 5 mg/dL,收到报告时已过去 46 min),这一结果与 28 min 时所测 ABG 结果(血糖 0.7 mmol/L)相符。立即予以葡聚糖-50(12.5 g)静脉滴注。40 min 后复查动脉血气显示血糖 7.2 mmol/L。鉴于血糖过高可加重此类患者的神经系统损害,故密切监护(每隔 1 小时监测 1 次血糖浓度,并且补充葡糖糖时应缓慢输注)以避免高血糖发生。

放置主动脉内球囊反搏以增加前向血流后,患者仍处于低心排血量状态,遂决定给予 V-A 转流体外膜氧合(ECMO)治疗,作为进一步干预治疗前的过渡治疗。ECMO 治疗开始前,团队成员主要关注和争论的点在于:极度低血糖情况下患者神经系统的预后。由于肌松药残余作用,患者神经系统检查受限;患者双侧瞳孔散大,对光反射微弱;脑电双频指数(BIS)监测显示平均值为 30。

给予患者左、右心房置管及升主动脉置管,行 V-A ECMO 治疗。ECMO 治疗后患者心血管状况得到改善。INR 峰值 8.8,总胆红素 4.6 μmol/L,碱性磷酸酶 143 U/L,天冬氨酸转氨酶 10 128 U/L,丙氨酸转氨酶 2 361 U/L。给予多种成分输血治疗后,患者血小板数量和凝血功能明显好转。

最初发现极度低血糖后约 17 h,患者开始能够遵循简单的指令。

4 天后患者撤除 ECMO,同时行二尖瓣置换术。患者恢复良好,并于第 18 天出院,转至护理服务机构。患者无严重神经功能损害。

讨论

美国糖尿病协会(American Diabetes Association)将低血糖定义为血糖浓度低于 3.9 mmol/L,并确定了多种可诱发低血糖的潜在因素,如脓毒症和严重疾病[1]。低血糖所致一系列机体反应最先表现为机体防御系统激活,包括胰岛素分泌减少、胰岛 A 细胞分泌胰高血糖素及肾上腺髓质分泌肾上腺素逐渐增加。如果上述反应无法使血糖水平恢复正常,那么将发生明显的功能性脑损伤,可从轻度认知功能障碍发展为行为异常、癫痫发作、昏迷甚至死亡[2]。血糖水平在 41~49 mg/dL 时也可能发生昏迷[2]。但是,经常低血糖的患者、长期糖尿病或严密控制的糖尿病患者,可反复发生无症状或轻微症状低血糖,通常被称为"无症状低血糖"[1]。

本例患者低血糖可能真实存在而非测量失误,ABG 和中心实验室检查都证实了低血糖这一结果。尽管低血糖确切持续时间不清楚,但患者对葡萄糖输注治疗有反应。从中心实验室样本测定时间(确认低血糖)到低血糖治疗时间间隔为 36 min,因此本例患者处于低血糖状态至少 36 min。转至我院途中,患者精神状态恶化很可能由低血糖引起,因为患者其他身体状况(SpO$_2$ 略高于 90%,平均动脉压约 60 mmHg)难以解释精神状态的变化。因此,低血糖持续时间很可能超过 36 min。

胰岛素过量治疗确实会导致医源性死亡[2],但永久性神经损伤罕见。低血糖致功能性脑衰竭较为常见,低血糖致脑死亡则很罕见,但两者的区别是模糊的。在胰岛素诱导猴低血糖的研究中,血糖低于 1.1 mmol/L 并持续 5~6 h,才能产生神经损伤[3]。幸运的是,这种程度和持续时间的低血糖在人类中很少发生。糖尿病患者偶尔会发生血糖浓度<1.0 mmol/L。不过,曾有报道指出,大鼠血糖浓度为 1.7~2.0 mmol/L 可发生脑细胞

(也许是神经元)死亡[2],而 2.5 mmol/L 的低血糖大鼠则未见上述脑细胞死亡报道[4]。鉴于低血糖耐受性存在显著个体差异,如能有低血糖状态下患者神经系统预后的临床监测手段,将有助于制订进一步复苏策略。

BIS 是一种对脑电图进行数学分析的监测方式,用以描绘大脑活动。尽管存在争议,仍有研究表明 BIS 用于脑死亡诊断时,与经颅多普勒、脑电图、脑血管造影或临床评估具有良好的相关性。一项研究显示,BIS<20 对预测脑死亡的敏感度为 100%(23/23),阳性预测率 84%(23/28),阴性预测率 100%(9/9)[5]。本例患者虽患有极度低血糖,但其 BIS 读数为 30,这一结果推动了实施进一步复苏。

本例患者极度低血糖本可被高乳酸血症部分代偿。低血糖复合高乳酸血症被认为是矛盾的。葡萄糖是乳酸的主要前体,而乳酸可通过 Cori 循环重新转化成葡萄糖。然而,患者肝脏储存糖原耗尽后,生成葡萄糖的糖异生途径受损,从而也失去清除乳酸的能力。即使大脑是专性葡萄糖消耗器官,但仍可在空腹和低血糖等特殊情况下利用其他代谢产物(如乳酸)。研究表明,低血糖甚至正常血糖时,血液中乳酸可以取代约 1/4(化学计量)用作大脑代谢底物的葡萄糖[6]。低血糖乳酸代偿机制的存在意味着,出现这种代谢状态的患者不应被理所当然地认为发生了持续不可逆性脑损伤。据报道,有几例乳酸酸中毒和葡萄糖水平低于 30 mg/dL 的患者并未陷入昏迷状态[7]。另一项研究报道,ICU 患者进行持续静脉-静脉血液滤过时使用碳酸氢盐置换液是发生低血糖的潜在诱因,而以乳酸盐作为置换液则不会,表明可能存在代偿机制[8]。

循环休克导致组织葡萄糖转出增加,毛细血管葡萄糖浓度低于静脉血。与正常血压患者相比,严重低血压患者应用床旁血糖仪测量毛细血管血糖时血糖水平更容易被低估,导致系统性低血糖诊断错误。因此,本例患者采集的是动脉血样本测量血糖浓度,而不是毛细血管血液样本。

综上所述,肝功能衰竭患者诊断低血糖时需要仔细辨别,因为血糖水平测量的准确度受各种因素影响。我们报道了 1 例血糖水平低于 0.28 mmol/

L 且至少持续了 36 min 的成年患者,完全恢复而不伴严重神经损害。因此,对极度低血糖患者,在血糖水平恢复并稳定前,不应做关键的临床决定。

(尹光敏 译,张清荣 审)

参考文献

[1] Workgroup on Hypoglycemia, American Diabetes Association. Defining and reporting hypoglycemia in diabetes: a report from the American Diabetes Association Workgroup on Hypoglycemia. *Diabetes Care*. 2005; 28: 1245 - 1249.

[2] Ben-Ami H, Nagachandran P, Mendelson A, Edoute Y. Drug-induced hypoglycemic coma in 102 diabetic patients. *Arch Intern Med*. 1999; 159: 281 - 284.

[3] Kahn KJ, Myers RE. Insulin-induced hypoglycaemia in the non - human primate. In: Brierly JB, Meldrum BS, eds. *Brain Hypoxia*. London, UK: William Heinemann Medical Books Ltd; 1971: 185 - 194.

[4] Tkacs NC, Pan Y, Raghupathi R, Dunn-Meynell AA, Levin BE. Cortical Fluoro-Jade staining and blunted adrenomedullary response to hypoglycemia after noncoma hypoglycemia in rats. *J Cereb Blood Flow Metab*. 2005; 25: 1645 - 1655.

[5] Dunham CM, Katradis DA, Williams MD. The bispectral index, a useful adjunct for the timely diagnosis of brain death in the comatose trauma patient. *Am J Surg*. 2009; 198: 846 - 851.

[6] Nemoto EM, Hoff JT, Severinghaus JW. Lactate uptake and metabolism by brain during hyperlactatemia and hypoglycemia. *Stroke*. 1974; 5: 48 - 53.

[7] Oldenbeuving G, McDonald JR, Goodwin ML, et al. A patient with acute liver failure and extreme hypoglycaemia with lactic acidosis who was not in a coma: causes and consequences of lactate-protected hypoglycaemia. *Anaesth Intensive Care*. 2014; 42: 507 - 511.

[8] Vriesendorp TM, van Santen S, DeVries JH, et al. Predisposing factors for hypoglycemia in the intensive care unit. *Crit Care Med*. 2006; 34: 96 - 101.

95. 术前口服盐酸纳曲酮/盐酸安非他酮患者的围术期疼痛管理

艾伦·尼赫(Allen Ninh),圣金·金(Sang Kim),安德鲁·戈德伯格(Andrew Goldberg)

摘要

1 名 42 岁肥胖女性(BMI 30.2 kg/m²)急诊行颈前路椎间盘切除融合术。患者口服纳曲酮-安非他酮缓释片 6 个月,最后一次用药为术前 12 h。即使术前停用该药,术中和术后采用多模式镇痛策略,术后急性疼痛控制仍不完善。服用阿片类拮抗剂的患者接受手术,对麻醉科医师提出了独特挑战,术前需进行多学科会诊讨论,制订围术期疼痛管理策略。

纳曲酮-安非他酮缓释片(Contrave)于 2014 年获美国食品和药物监督管理局(FDA)批准,作为成年重度肥胖患者的辅助治疗药物。该药目前已被批准用于 BMI≥30 kg/m² 或 BMI≥27 kg/m² 且合并至少 1 种与体重有关疾病(包括高血压、血脂异常、II 型糖尿病的成年患者)[1]。纳曲酮是一种阿片类受体竞争性拮抗剂,安非他酮作为抗抑郁药,具有抑制去甲肾上腺素/多巴胺再摄取的特性。这两种药物协同作用于大脑食物奖赏系统,结合适度的生活方式改变,可有效减轻体重[2,3]。

本文报道 1 例口服 Contrave(纳曲酮 16 mg、安非他酮 180 mg)的肥胖患者围术期疼痛管理困难的病例。纳曲酮及其活性代谢产物 6-β-纳曲醇可与中枢神经系统 μ、κ 和 δ 阿片受体竞争性结合,有效阻断阿片类镇痛药的镇痛效应[4],使围术期管理更加复杂。此类患者对阿片类镇痛药耐药,当接受减重或矫形外科手术时,因手术可导致严重术后疼痛,给医师提出了重大治疗挑战[5,6]。本病例报道已获得患者书面知情同意。

病例描述

1 名 42 岁肥胖女性患者(BMI 30.2 kg/m²),诊断为 C5~C6 巨大型椎间盘突出继发颈神经根病变、焦虑症。患者拟行脊柱手术,术前 12 h 内已服用过 Contrave 和阿普唑仑。因伤势危急,患者并未至术前评估门诊就诊。患者近期服用过 Contrave,在术前与患者沟通过术后镇痛不全的问题。因患者椎间盘突出已引起感觉异常症状,经多学科讨论(包括麻醉科医师、外科医师和患

者)后决定继续手术治疗。围术期拟采取多模式镇痛策略以控制疼痛。术前用药:对乙酰氨基酚 1 000 mg、加巴喷丁 600 mg 口服;术中用药:氯胺酮 500 mg、芬太尼 500 μg、咪达唑仑 2 mg 静注。麻醉维持用药:氯胺酮 10 μg/(kg·min)、丙泊酚 125 μg/(kg·min)、瑞芬太尼 0.2 μg/(kg·min) 持续泵注。麻醉深度采用 BIS 监测,维持在 25~60。手术结束时外科医师予以区域阻滞(丁哌卡因脂质体 40 mL)。

患者接受了颈椎前路椎间盘切除融合术,术程顺利。因颈部组织的广泛分离及骨组织切除,术后疼痛风险增加。手术时长 90 min,术毕拔除气管导管后转至 PACU 继续监护。患者在 PACU 共观察 10 h,期间每 1~2 h 评估一次神经功能和疼痛程度(疼痛数字模拟量表 NRS,1~10 分)。患者术后疼痛管理方案:氢吗啡酮患者自控镇痛泵(PCA)(单次给药剂量 0.3 mg,每 8 min 给药 1 次),对乙酰氨基酚 1 000 mg/6 h 静注,必要时给予安定 5 mg 口服。上述 PCA 方案,主要考虑到 Contrave 可抑制低剂量阿片类药物的镇痛效应,可能发生阿片类耐受。因患者既往存在焦虑病史,故予以必要时口服安定的医嘱。PACU 护理记录显示患者疼痛评分最高为 4 分,整体而言疼痛控制良好。考虑到术后血肿形成及手术对气道压迫的风险,最终决定将患者转至高级监护病房(step-down unit,监护力度介于 ICU 与普通病房),以便加强夜间监护。

高级监护病房可持续监测患者氧合情况。在使用氢吗啡酮 PCA 泵减轻重度疼痛(NRS 评分 8

分)时,发生一过性过度镇静,同时 SpO₂ 降至 82%。我们怀疑一过性 SpO₂ 降低是因术前未明确诊断的阻塞性睡眠呼吸暂停引起。发生该事件后,患者镇痛方案(对乙酰氨基酚 1 000 mg/6 h 静注＋氢吗啡酮 PCA 泵)未予变动,但未再次发生上述不良事件。尽管患者夜间的疼痛控制不理想,但考虑到已发生 SpO₂ 下降,疼痛管理团队对是否增加氢吗啡酮剂量犹豫不决。随后的夜间里,患者佩戴无重复吸入型面罩(吸入纯氧)。必要时口服安定的医嘱未变,但并未使用。

术后第 1 天(POD1),患者自述持续疼痛(NRS 4 分),但整体疼痛强度有所降低。停用氢吗啡酮 PCA 泵,改为每 3 h 口服氢吗啡酮 2 mg,患者自述手术切口疼痛,呈持续性酸痛,右手臂感觉异常症状消失。术后第 1 天疼痛评分 4～5 分,行物理治疗时疼痛评分上升至 6 分,术后第 2 天出院前疼痛评分降至 2～3 分。

讨论

本文强调了麻醉科医师和外科医师在管理近期口服 Contrave 患者围术期急性疼痛时所面临的挑战。本例患者尽管采用围术期多模式镇痛策略,但术后疼痛控制仍不完善。Contrave 已被证明是一种有效的减肥辅助药物,其临床应用可能愈发普遍,因此,有必要制订此类患者急性疼痛管理策略。

单次口服 Contrave 后,纳曲酮缓释片(ER)平均消除半衰期约 5 h。2 次/日,纳曲酮缓释片无蓄积,但其主要活性代谢产物 6-β-纳曲醇蓄积比约为 3。给药后纳曲酮血药浓度可在 1 h 内达到峰值,并随两相代谢逐渐下降。按照药物说明书建议,使用阿片类药物前应停用该药,但并未提供具体停药时间。说明书还强调,术前口服 Contrave 的患者,在无法监测纳曲酮血药浓度时给予阿片类镇痛药是危险的[7]。原则上,口服 Contrave 患者在择期手术前最好停用该药以免发生相关并发症,但并不适用于阿片类镇痛药控制急性疼痛的急诊患者。

本例患者因椎间盘突出致感觉异常的症状持续存在,尽管近期服用过 Contrave,仍决定继续行脊柱手术。术前给予对乙酰氨基酚和加巴喷

丁,术中给予氯胺酮,以期使非阿片类镇痛药的镇痛作用最大化。尽管术中使用瑞芬太尼可致阿片类镇痛药相关痛觉过敏,但本例患者术中仍给予瑞芬太尼是为避免无肌松情况下发生体动[8]。因患者术前所用药物具有阿片类受体拮抗作用,仍存在术中发生体动反应的顾虑(因患者需进行神经电生理监测,术中不能使用非去极化肌松药)。0.5MAC 以上吸入麻醉药也可避免体动发生,但医院所遵循的指南已强调术中需行神经电生理监测的患者禁用吸入麻醉药。因此,本例患者术中给予丙泊酚持续泵注以维持足够的麻醉深度[9]。手术结束前外科医师行区域阻滞,通过非阿片类药物机制进一步抑制疼痛,尽管这可能仍不足以提供完善镇痛。

尽管采取了包括非阿片类镇痛药在内的多模式镇痛策略,患者术后仍发生剧烈疼痛。原因除阿片类受体被 Contrave 阻断外,还可能存在多种潜在因素。瑞芬太尼可使痛觉阈值降低,Contrave 也可通过使阿片类镇痛药耐受降低痛觉阈值,导致术后疼痛增强,因此需要更大剂量阿片类药物或添加非阿片类镇痛药来缓解疼痛[10]。在肥胖患者术后镇痛效果上,多模式非阿片类药术后镇痛方案与阿片类药物镇痛方案已被证实效果相当。有研究显示,非阿片类镇痛方案(包括氯胺酮、可乐定、利多卡因、硫酸镁和甲强龙等)在控制胃分流术后疼痛上,效果与芬太尼一致[11]。在遇到服用 Contrave 的患者时,可选择上述类似的非阿片类镇痛方案。因多数非阿片类镇痛药存在"天花板效应",故限制了其在重度疼痛管理中的应用。

目前,尚无针对口服 Contrave 患者的围术期管理指南。Contrave 潜在的阿片类受体拮抗作用与应用更为普遍的 Suboxon(丁丙诺啡/纳洛酮)类似,其临床表现复杂,围术期疼痛管理困难。目前,针对 Suboxone 的临床建议不但有限,且相互矛盾。有文献建议围术期可继续服用 Suboxone,同时应用大剂量纯阿片受体激动剂控制疼痛;也有文献建议术前应停用该药[12]。在优化口服 Contrave 患者围术期管理的相关文献上,也未见可参考的建议。

我们建议,麻醉科医师、外科医师和其他临床

医师在术前应让患者尽早停用 Contrave。尽管尚无具体指南，但为数不多的研究结果表明，术前停药几周可能较为合适[2]。根据药物说明书建议，在使用 Contrave 前 7～10 天应停用阿片类镇痛药。停药后经 5 个消除半衰期后，药物可从体内基本消除。仍在服用 Contrave 的患者若需行急诊手术，围术期必须采取多模式镇痛策略，但仍可能发生术后镇痛不全。此外，患者术前准备应包括考虑推迟或取消择期手术，应权衡术后疼痛增加所致潜在风险与暂停手术的利弊关系。

本病例旨在强调口服 Contrave 患者围术期管理策略的缺乏，并提供相关信息以帮助其他临床医师更好地管理此类患者。有必要进行更多研究，以优化口服 Contrave 患者的围术期管理策略。

（尹光敏　译，张清荣　审）

参考文献

［1］Office of the Commissioner. Press Announcements - FDA Approves Weight-Management Drug Contrave. Available at：http：//www. fda. gov/NewsEvents/Newsroom/PressAnnouncements/ucm413896. htm. Published 2014. Accessed August 23, 2016.

［2］Tek C. Naltrexone HCl/bupropion HCl for chronic weight management in obese adults：patient selection and perspectives. *Patient Prefer Adherence*. 2016；10：751 - 759.

［3］Greig SL, Keating GM. Naltrexone ER/bupropion ER：a review in obesity management. *Drugs*. 2015；75：1269 - 1280.

［4］Codd EE, Shank RP, Schupsky JJ, Raffa RB. Serotonin and norepinephrine uptake inhibiting activity of centrally acting analgesics：structural determinants and role in antinociception. *J Pharmacol Exp Ther*. 1995；274：1263 - 1270.

［5］Dudley KA, Tavakkoli A, Andrews RA, Seiger AN, Bakker JP, Patel SR. Interest in bariatric surgery among obese patients with obstructive sleep apnea. *Surg Obes Relat Dis*. 2015；11：1146 - 1151.

［6］Welton KL, Gagnier JJ, Urquhart AG. Proportion of obese patients presenting to orthopedic total joint arthroplasty clinics. *Orthopedics*. 2016；39：e127 - e133.

［7］Contrave（R）［package insert］. La Jolla, CA：Orexigen Therapeutics Inc；2016.

［8］Reed A, Woo P. Phonomicrosurgery and office-based laryngology. In：Levine et al, eds. *Anesthesiology and Otolaryngology*. New York：Springer-Verlag Publishing；2013：147 - 171.

［9］Lambrechts M, O'Brien MJ, Savoie FH, You Z. Liposomal extended-release bupivacaine for postsurgical analgesia. *Patient Prefer Adherence*. 2013；7：885 - 890.

［10］Kim SH, Stoicea N, Soghomonyan S, Bergese SD. Intraoperative use of remifentanil and opioid induced hyperalgesia/acute opioid tolerance：systematic review. *Front Pharmacol*. 2014；5：108.

［11］Feld JM, Laurito CE, Beckerman M, Vincent J, Hoffman WE. Non-opioid analgesia improves pain relief and decreases sedation after gastric bypass surgery. *Can J Anaesth*. 2003；50：336 - 341.

［12］Huang A, Katznelson R, de Perrot M, Clarke H. Perioperative management of a patient undergoing Clagett window closure stabilized on Suboxone ® for chronic pain：a case report. *Can J Anaesth*. 2014；61：826 - 831.

96. 重症肌无力患者接受机器人胸腺切除术的麻醉管理

苏珊·M. 马丁内利(Susan M. Martinelli),比拉尔·D. 拉提夫(Bilal D.Lateef),詹森·M. 朗(Jason M. Long),戴维·Y. 黄(David Y. Huang),阿梅塔·卡马卡尔(Ameeta Karmarkar),布莱恩·P. 巴里克(Brian P. Barrick)

摘要

本文报道1例重症肌无力患者接受机器人辅助胸腺切除术并伴有术后肌无力危象的案例,并重点关注该案例的麻醉考虑。重症肌无力是一种影响乙酰胆碱受体的自身免疫性疾病,使用神经肌肉阻断剂和逆转药物时需特别注意。考虑到机器人固定而患者可移动、肺隔离、气管拔管和术后处理等相关风险,采用机器人辅助手术的方法使麻醉管理具有挑战性。

重症肌无力(MG)是一种自身免疫性疾病,最终导致神经肌肉交界处烟碱型乙酰胆碱受体数量减少。因此,MG 对全身麻醉药的使用有显著影响,如肌肉松弛剂(NMB)的使用和拮抗。机器人辅助胸腔镜手术方法为 MG 患者增加了额外的问题,包括机器人固定时患者可移动、肺隔离、气管拔管标准和术后管理等。本文报道1例 MG 患者接受机器人辅助胸腺切除术并发术后肌无力危象的病案。本病例报道已获患者书面同意。

病例描述

1名45岁男性拟接受机器人辅助胸腔镜胸腺切除术。患者16岁时被诊断为 MG。他已接受多年的霉酚酸酯治疗,后改用泼尼松和溴吡斯的明治疗。自确诊以来,患者一直断断续续地接受治疗。截至术前,患者已连续8个月每天服用泼尼松 5 mg 和溴吡斯的明 30 mg。

患者最初症状包括视力障碍(上睑下垂、视力模糊和复视)。在手术前约8个月,患者症状开始扩大并加重,出现肢体无力和延髓性麻痹症状(难以控制分泌物和吞咽困难)。患者还主诉有用力时呼吸困难,但最近的药理学心脏压力测试呈阴性。随后,患者被转至外科行胸腺切除术。

患者的神经科医师建议其在手术前1天入院。溴吡斯的明在手术前3天已停用。患者预计在全身麻醉下接受手术,我院神经科医师通常在术前即让患者停止服用乙酰胆碱酯酶抑制剂,以避免其对 NMB 的影响。同时,胰腺胆碱酯酶抑制剂理论上还增加误吸风险,而溴吡斯的明则引起唾液增多。患者术前检查显示其肌力与门诊基本情况一致,并不担心暂停服用溴吡斯的明会导致肌无力加重。泼尼松一直持续到手术当天(患者术前由神经科医师会诊时,医师以为患者每天服用 40 mg 泼尼松。因此,神经科推荐给予围手术期应激剂量的类固醇。当患者在入住 ICU 时才了解到其每天只服用 5 mg 泼尼松,故在术后恢复其日常剂量)。患者于术前午夜接受氢化可的松治疗,在麻醉诱导后、手术结束后及手术当天晚上,患者均接受了氢化可的松治疗。

在术前评估时,患者表示其在过去几个月病情一直稳定,症状轻微。患者入手术室后给予常规监护。全身麻醉诱导时给予芬太尼 150 μg(1.7 μg·kg)、丙泊酚 130 mg(1.5 mg/kg)、瑞芬太尼 150 μg(1.7 μg/kg)。面罩通气时需要使用口咽通气道辅助。诱导时未使用 NMB,而后予以七氟醚、瑞芬太尼保持麻醉深度。放置 39F 左侧双腔气管导管(DL ETT)(Mallinckrodt Bronchocath, Chestershire, UK)且未造成损伤,纤支镜检查证实放置到位。随后进行动脉穿刺置管,并开放额外的外周静脉(IV)通路。全身麻醉维持方案为 2% 七氟醚、瑞芬太尼 0.1 μg/kg/min。患者取仰卧位,肩下垫枕,双臂垫好并收拢,手术床旋转 45° 后,实施单肺通气。

尽管 BIS 在 40 左右,患者仍出现带管呛咳和体动。4个成串刺激（TOF）显示,患者右侧面神经有4次抽搐。为防止机器人固定后因患者体动而造成伤害,遂给予2 mg顺式阿曲库铵,TOF随后降至0。顺式阿曲库铵给药1 h后TOF恢复到4、5秒强直刺激未见消退。因患者无体动且血流动力学稳定,遂决定不再给予NMB。

手术全程共178 min,术中无殊。给予注射脂质体丁哌卡因进行术后镇痛。患者自主呼吸潮气量为400~600 mL,TOF为4、5秒强直刺激无消退。患者能按指令运动,自主握力很强,且血流动力学稳定。鉴于患者未表现出肌松残余的迹象,且在手术结束前3 h仅给予2 mg顺式阿曲库铵,故决定不给予肌松拮抗药。患者在手术室内拔除气管导管,转移至ICU期间病情稳定。

到达ICU后,患者在高氧流量面罩下维持SpO_2在90%左右。此后不久,患者开始显露痛苦的迹象:颤抖,双手放在喉咙处,向前倾坐,试图说明他胸痛。患者双手握力较强,但后来确定这与肌无力危象相关的延髓性麻痹有关。患者再次接受气管插管并输注丙泊酚、芬太尼,但未使用NMB。然后,请神经科医师会诊。患者于术后第1天上午恢复泼尼松日常剂量。患者在术后第1天再次拔除气管导管。大约3 h后,患者再次出现延髓性麻痹症状,并再次行气管插管(未使用NMB)。神经科医师将泼尼松剂量增加到60 mg/d,溴吡斯的明剂量更改为60 mg,3/d。另外,放置血液透析导管进行血浆置换。术后第2天,完成6次血浆置换治疗中的第1次,患者成功在术后第3天拔除气管导管。患者在术后第5天被转至普通病房,术后第14天接受了第6次血浆置换治疗,在术后第16天出院回家时服用泼尼松缓释片(从60 mg/d降至5 mg/d)和溴吡斯的明(3次/d,60 mg/次)。患者正从术后肌无力危象中恢复,因此在服用高剂量泼尼松和溴吡斯的明后出院。

讨论

MG最常见症状为眼外肌无力。当累及球部肌肉(咽部肌肉和咀嚼肌),出现肢体无力时则提示病情严重。MG的治疗主要包括乙酰胆碱酯酶抑制剂、糖皮质激素、免疫调节药物和血浆置换

等,但在紧急情况、严重或难治性MG时可能需手术切除胸腺。胸腺被认为在激活T细胞从而攻击神经肌肉连接中发挥作用。胸腺瘤是胸腺切除术的指征,该手术也可能使有中至重度肌无力和循环抗体的患者受益[1]。许多MG患者在胸腺切除术后症状完全缓解,其他患者则出现症状改善[2]。

此前,开胸手术是保证胸腺完全切除的唯一方法。胸腔镜下手术和最近兴起的机器人辅助胸腔镜手术,已经变得普遍起来。机器人辅助可以更精细地处理纵隔。利用三维成像技术,内窥镜"手臂"的可操作性优于普通胸腔镜器械[3]。与开胸手术相比,机器人辅助时胸腺可完全切除,发生纵隔结构损伤和术后疼痛的可能性更低。

该手术必须使用稳定的气道装置进行肺隔离。二氧化碳的吸入和外科牵引可能导致肺隔离装置移位。麻醉科医师插管时需将气管导管旋转90°,使气管导管的重新定位变得困难[4]。因此,大多数麻醉科医师更青睐左侧双腔支气管导管。麻醉管理时尽管倾向于避免使用NMB,但双腔气管导管的管径和硬度使其比普通气管导管更难放置。无论是否使用瑞芬太尼抑制呛咳,使用大剂量麻醉药物可能是一种方法(如上所述)。值得关注的是,这可能导致严重的低血压,故可能不适合合并心血管疾病的患者。使用琥珀胆碱(SCh)也存在一定隐忧。虽然需要更大剂量琥珀胆碱来产生相同程度的肌肉松弛[5],但常规插管剂量的琥珀胆碱(1 mg/kg)已远大于其ED95,理论上也是足够的。溴吡斯的明是一种用于MG药物治疗的乙酰胆碱酯酶抑制剂,已经被证明在使用后可以延长琥珀胆碱的肌松效果[6],但延长时间在临床上并不显著,可以达到完全的功能恢复。

与其他手术相比,该手术对患者无体动反应的需求更为迫切,因为机械臂不像外科医师的手臂那么从容,而且体动反应可能会导致更多的创伤。许多围术期管理人员可能仍然希望完全避免非去极化肌松药,因为小剂量的肌松药会导致严重的肌肉麻痹[2]。联合使用吸入和静脉注射药物是实现这一目标的一种方法,以达到极端的麻醉深度和无体动反应,同时可能使用血管活性药物

来支持血流动力学。如果这种方法不合适（如上所述），则可以使用小剂量的肌松药[7]。如果使用非去极化肌松药，建议使用定量 TOF 监测[4,7]。顺式阿曲库铵似乎是一个合理选择，因为它通过霍夫曼消除，药代动力学最可靠。眼轮匝肌的监测（本例中唯一的选择）与内收肌的监测相比，肌松残余的发生率可增加 5 倍[8]。

体动反应被忽视的另一个后果是肺隔离的失败。如果患者在刺激下进行负压呼吸，手术侧的肺会再次扩张。为避免这种情况，建议在适当的肺萎陷后夹住双腔支气管导管手术侧的管腔，而不是像通常的做法那样夹住连接器（图 1）。利用这种特殊技术，作者还断开了操作侧的连接器，并夹紧了连接器。这样就避免了回路泄漏。此外，如果通气正压损坏连接器，它更换起来更容易。

值得注意的是，我们的患者没有使用肌松拮抗（主观上强 TOF、持续强直、良好的呼吸机制和目的性）即符合拔管标准。在手术室进行拔管应根据具体情况，考虑患者的主要症状。主要表现为球部症状的患者，其他肌肉可能有足够的力量，但容易发生上气道阻塞[9]。此外，MG 患者存在肌松残余或复发风险增加。虽然我们认为该患者符合拔管标准的部分原因是 TOF 监测，但研究已经证明临床医师无法根据 TOF 监测发现肌松残余。建议利用 TOF 定量方法来可靠地确定肌松状态[10,11]。

是否给予肌松拮抗剂和剂量还不清楚。人们担心静脉注射乙酰胆碱酯酶抑制剂（即新斯的明）可能会引发胆碱能危象，即使同时使用抗毒蕈碱药物。如果使用氨基类固醇非去极化肌松药，舒更葡糖可能会发挥重要作用。舒更葡糖结合氨基类固醇神经肌肉阻滞分子不依赖于乙酰胆碱酯酶的抑制[12]。舒更葡糖已用于 MG 患者，但结果不一。2 个病例报道显示肌松拮抗成功，未发生再次插管事件[13,14]，而 2 个病例报道显示患者接受胸腺切除术，舒更葡糖拮抗失败[15,16]。虽然许多重症肌无力患者术后不需要 ICU 观察，但由于多种原因（肌松残余、膈神经损伤、纵隔出血等），胸廓手术患者仍有呼吸功能受损的危险，因此在 ICU 可以得到更好的管理。

在管理全身麻醉的 MG 患者时，明确可能导致术后肌无力危象的危险因素是有帮助的。根据 2 个系列病例报道，危险因素可能包括术后肌无力危象史、术前高剂量溴吡斯的明（＞360 mg）、术后肺部感染、"不稳定"MG（定义不明确）[17,18]。177 例（其中 22 例发生呼吸衰竭）的回顾性研究试图对术后危象风险进行分层。作者基于 Osserman 分型、术前症状持续时间、BMI 和并发肺切除术，设计了一个评分系统[19]。这些预测因素可能有助于与术后机械通气和重症监护相关的决策。

虽然肌无力危象被认为是该患者呼吸衰竭的病因，但还存在其他潜在的原因，包括膈神经损伤、肌松残余、麻醉和继发于双腔支气管放置的声带损伤。肌松残余和麻醉残余很容易区分，但危象可能以类似于膈神经或声带损伤的方式出现（刺耳声、发音困难等）。眼肌和其他周围肌无力可能提示危象，但没有症状也不意味着危险的排除。因此，仍然需要更好的预警指标。

危象的治疗大多需要重新气管插管。高剂量

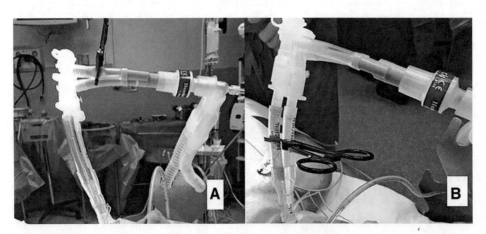

图 1 如图 A 将夹具夹在双腔管的分叉连接片上，实现肺隔离。夹子夹在通向手术肺的导管的实际管腔上。作者建议，如果患者存在体动反应，而且有可能误吸，这样做可以保持肺部隔离。

类固醇和静脉注射免疫球蛋白能够发挥作用,血浆置换可用于难治性病例。虽然文献中没有特别提到机器人胸腺切除术的危象,但可以从神经重症监护文献中获得很多信息[20]。

MG 患者的围术期管理具有挑战。接受机器人辅助胸外科手术的患者,需要特别对待。应在术前就术前优化、术中注意事项和术后处理(如ICU、麻醉后管理、病房)做好明确的计划。多学科团队如胸外科、麻醉科和神经科。

(尹光敏 译,蒋政宇 审)

参考文献

[1] Gwathmey KG, Burns TM. Myasthenia gravis. *Semin Neurol*. 2015; 35: 327 – 339.

[2] Drachman DB. Myasthenia gravis. *N Engl J Med*. 1994; 330: 1797 – 1810.

[3] Rea F, Schiavon M, Marulli G. Robotic thymectomy for myasthenia gravis. *Ann Cardiothorac Surg*. 2015; 4: 558 – 560.

[4] Campos J, Ueda K. Update on anesthetic complications of robotic thoracic surgery. *Minerva Anesthesiol*. 2014; 80: 83 – 88.

[5] Eisenkraft JB, Book WJ, Mann SM, Papatestas AE, Hubbard M. Resistance to succinylcholine in myasthenia gravis: a dose-response study. *Anesthesiology*. 1988; 69: 760 – 763.

[6] Pelligrini JE, Baker AB, Fontenot DJ, Cardenas AF. The effect of oral pyridostigmine bromide nerve agent prophylaxis on return of twitch height in persons receiving succinylcholine. *Mil Med*. 2000; 165: 252 – 255.

[7] Pandey R, Garg R, Chandralekha, et al. Robot-assisted thoracoscopic thymectomy: perianaesthetic concerns. *Eur J Anaesthesiol*. 2010; 27: 473 – 477.

[8] Thilen SR, Hansen BE, Ramaiah R, Kent CD, Treggiari MM, Bhananker SM. Intraoperative neuromuscular monitoring site and residual paralysis. *Anesthesiology*. 2012; 117: 964 – 972.

[9] Mao VH, Abaza M, Spiegel JR, et al. Laryngeal myasthenia gravis: report of 40 cases. *J Voice*. 2001; 15: 122 – 130.

[10] de Boer HD, Fuchs-Buder T. Residual neuromuscular blockade and myasthenia gravis. *Acta Anaesthesiol Scand*. 2012; 56: 932 – 933.

[11] Brull SJ, Murphy GS. Residual neuromuscular block: lessons unlearned. Part II: methods to reduce the risk of residual weakness. *Anesth Analg*. 2010; 111: 129 – 140.

[12] Sungur Z, Sentürk M. Anaesthesia for thymectomy in adult and juvenile myasthenic patients. *Curr Opin Anaesthesiol*. 2016; 29: 14 – 19.

[13] Sungur Ulke Z, Yavru A, Camci E, Ozkan B, Toker A, Senturk M. Rocuronium and sugammadex in patients with myasthenia gravis undergoing thymectomy. *Acta Anaesthesiol Scand*. 2013; 57: 745 – 748.

[14] de Boer HD, Shields MO, Booij LH. Reversal of neuromuscular blockade with sugammadex in patients with myasthenia gravis: a case series of 21 patients and review of the literature. *Eur J Anaesthesiol*. 2014; 31: 715 – 721.

[15] Kiss G, Lacour A, d'Hollander A. Fade of train-of-four ratio despite administration of more than 12 mg kg(-1) sugammadex in a myasthenia gravis patient receiving rocuronium. *Br J Anaesth*. 2013; 110: 854 – 855.

[16] Sugi Y, Nitahara K, Shiroshita T, Higa K. Restoration of train-of-four ratio with neostigmine after insufficient recovery with sugammadex in a patient with myasthenia gravis. *A A Case Rep*. 2013; 1: 43 – 45.

[17] Wu Y, Chen Y, Liu H, Zou S. Risk factors for developing post-thymectomy myasthenic crisis in thymoma patients. *J Cancer Res Ther*. 2015; 11(suppl 1): C115 – C117.

[18] Ando T, Omasa M, Kondo T, et al. Predictive factors of myasthenic crisis after extended thymectomy for patients with myasthenia gravis. *Eur J Cardiothorac Surg*. 2015; 48: 705 – 709.

[19] Leuzzi G, Meacci E, Cusumano G, et al. Thymectomy in myasthenia gravis: proposal for a predictive score of postoperative myasthenic crisis. *Eur J Cardiothorac Surg*. 2014; 45: e76 – e88.

[20] Spillane J, Hirsch NP, Kullman DM, Taylor C, Howard RS. Myasthenia gravis — treatment of acute severe exacerbations in the intensive care unit results in a favourable long-term prognosis. *Eur J Neurol*. 2014; 21: 171 – 173.

97. 特发性嗜睡和恶性高热家族史患者接受全身麻醉

塞娜·阿弗拉基(Sena Aflaki),莎莉·胡(Sally Hu),拉米·A. 卡迈勒(Rami A. Kamel),弗朗西丝·钟(Frances Chung),曼迪普·辛格(Mandeep Singh)

摘要

特发性嗜睡的病理生理基础及其与麻醉药物的相互作用尚不清楚。此类患者接受手术的文献报道较少。本文描述 1 例 55 岁特发性嗜睡病的女性患者,在门诊接受择期肩关节镜检查的麻醉方案和治疗计划。因患者有恶性高热家族史,这使该病例管理存在特殊性。该患者最终采用了全身麻醉和区域麻醉相结合的方法。全凭静脉麻醉通过丙泊酚和瑞芬太尼维持,采用熵值监测麻醉深度,患者围术期未发生并发症。本病例报道获得患者书面知情同意。

特发性嗜睡(Idiopathic Hypersomnia,IH)是一种中枢性嗜睡疾病,其特点是非夜间睡眠紊乱或昼夜节律失调所致的白天嗜睡[1]。IH 的病理生理基础及其与麻醉药物的相互作用尚不清楚。根据现行诊断标准和分类,IH 患者是否具有一致的病理生理机制尚不清楚。Ⅱ 型发作性睡病(曾称为无眩晕的发作性睡病)和 IH 存在相似性[2]。IH 的主要特点是没有发作性睡病的 4 种典型症状:眩晕、催眠幻觉、睡眠麻痹和白天过度嗜睡。既往文献较少报道此类患者的麻醉。本文讨论一例患有 IH 和恶性高热(malignant hyperthermia,MH)家族史的患者的围术期管理。

病例描述

1 名明确有 IH 病史的 55 岁女性患者,因骨性关节炎拟接受择期肩关节镜检查治疗。对这例 IH 患者的麻醉考量分为术前、术中、术后 3 个阶段(表1)。

患者既往病史包括纤维肌痛、溃疡性结肠炎、胃食管反流病、轻度阻塞性睡眠呼吸暂停和 MH 家族史。使用的药物包括美沙拉明、泮托拉唑、加巴喷丁和莫达非尼。患者自诉接受 7 cm H_2O 持续气道正压通气(continuous positive airway pressure,CPAP)治疗的依从性很好。

患者定期至睡眠医学专家处随访。其在 2 年前被诊断为 IH,尽管 CPAP 治疗效果良好,但仍

表1　IH 患者围术期不同阶段的麻醉考量

术　前	术　中	术　后
1. 症状控制情况评估 　-过度嗜睡 　-自主症状(直立性晕厥、体温调节失调、雷诺型症状)	1. 警惕与莫达非尼或兴奋剂使用有关的术中知晓或麻醉深度不足	1. PACU 密切监测是否有症状加重或过度镇静 　-莫达非尼可作为 PACU 的抢救疗法
2. 进一步检查或咨询的评估 　-若症状控制不佳,转诊睡眠医学专家 　-作为治疗反应的客观指标- MWT	2. 警惕自主神经功能失调 　-与药物(兴奋剂)有关 　-与潜在 IH 病理生理相关	2. 限制使用具有镇静作用的药物 　-限制长效阿片类药物 　-尽可能合用区域麻醉 　-优化多模式镇痛选择
3. 关于特定药物的建议 　-继续服用兴奋剂 　-继续服用莫达非尼	3. 警惕潜在药物相互作用 　-安非他明和麻黄碱 　-哌甲酯和氯胺酮 　-莫达非尼可能抑制 CYP450 酶(特别是 CYP2C9) 4. 警惕出现苏醒延迟	3. 离开 PACU 前指导麻醉后护理 　-监测出室后的迟发性嗜睡

出现持续的嗜睡症状。患者否认最近出现过度嗜睡、自主神经失调的症状（如直立性晕厥、体温调节失调或雷诺型症状），或以前使用过兴奋剂治疗。患者 Epworth 睡眠量表（ESS）评分为 5 分，表明白天嗜睡最少。患者长期服用莫达非尼 100 mg，4 次/d，症状控制良好。最近的醒觉维持试验（MWT）也证实，患者在维持治疗中没有白天嗜睡的情况。总之，患者的 IH 已获得医学上的最优治疗。患者被建议在围术期继续使用莫达非尼的维持剂量，以及阻塞性睡眠呼吸暂停的CPAP 治疗。

手术当日，患者接受超声引导下的肌间沟臂丛神经阻滞，注入 20 mL 含 0.25% 丁哌卡因和肾上腺素的局部麻醉药，未出现并发症。全麻诱导予以咪达唑仑 2 mg、丙泊酚 2.5 mg/kg、瑞芬太尼 1 μg/kg。气管插管采用直接喉镜下直径 7 mm（内径）带套囊气管导管，插管无困难。采用丙泊酚（50～100 μg/kg/min）和瑞芬太尼（0.25 μg/kg/min）维持全身麻醉，持续时间 2 h。因患者有 MH 家族史，故避免使用琥珀胆碱和吸入麻醉药。考虑到患者术前使用莫达非尼和发生术中知晓的可能性，全程未使用肌松药。采用熵值监测麻醉深度（GE datex-ohmeda Entropy, Chicago, IL），目标值为 40～60。停止输注丙泊酚和瑞芬太尼后，在患者能够服从口头命令时拔出气管导管。

拔管成功后，患者在 PACU 进行监护，直至达到出室标准（麻醉后出室评分≥9）。患者在 PACU 内无不良呼吸事件或嗜睡发生。患者的 CPAP 机器处于备用状态，但未使用。PACU 中未使用长效阿片类药物。麻醉小组对患者重新进行了评估，为其出院后治疗提供指导，包括肌间沟阻滞后对患者手臂的护理，提高对嗜睡延迟加重的警惕，优化多模式口服止痛药以限制术后阿片类药物的使用。术后 4 周对患者进行再次评估，IH 症状未见加重，也未询及术中知晓发生。

讨论

直至 1976 年 IH 才正式进入医学文献。IH 的起源可追溯到 1956 年对"睡眠醉酒"状态的描述[3]。这种状态特指一类严重嗜睡和觉醒困难的患者，这些患者不符合发作性睡病四大典型症状的

临床特征。IH 的最新诊断标准载于"国际睡眠障碍分类"第 3 版，包括 6 项具体标准（表 2）。IH 患者在自主神经系统方面也可能有躯体问题（雷诺样综合征、偏头痛、体位性晕厥、体温调节失调）[4]。

表 2　IH 诊断标准（ICSD－3）
A. 患者每天有周期性睡眠需求，或白天陷入睡眠并至少持续 3 个月
B. 不伴猝倒
C. 若既往多导睡眠图显示 REM 潜伏期≤15 min，则标准 MSLT 显示少于 2 个 REM 睡眠或没有 REM 睡眠
D. 至少存在下述 1 条： 1. MSLT 显示平均睡眠潜伏期≤8 min 2. 24 h 多导睡眠监测（在慢性睡眠剥夺纠正后执行）或手腕体动仪记录的总睡眠时间≥660 min（典型者为 12～14 h）；
E. 排除睡眠不足综合征
F. 过度睡眠和/或 MSLT 结果不能用其他睡眠障碍、内科或精神障碍、毒品及药物滥用来更好解释

IH 患者的具体术前建议包括：评估症状的性质、病程和控制情况，评估是否需要额外检查或推荐睡眠医学专家，评估围术期特定药物。

麻醉科医师应询问嗜睡过度的症状（每天都有不可抑制的睡眠需要或白天进入睡眠并持续至少 3 个月），并排除发作性睡病的症状（猝倒症、睡眠麻痹、催眠幻觉）。如术前出现这些症状，推荐患者至睡眠医学专家进行进一步治疗。

术前应侧重评估症状的控制情况和维持治疗的效果。白天嗜睡可通过筛选问卷（如 ESS）来评估。评分≥10 分的患者被认为白天嗜睡过多。ESS 可用于 MWT 报告不可获得的情况下，或用于评估当前的警觉性水平[5]。MWT 测量受试者在标准睡眠条件下保持清醒的能力，被用来评估有嗜睡疾病患者对治疗的反应[6]。如果对 40 min 的 MWT 的所有 4 个试验都保持清醒，则该结果强烈提示患者在治疗时能够保持清醒。

IH 的药物选择与其他中枢性嗜睡疾病相似。所用药物主要为兴奋剂（如安非他明、哌甲酯）和催醒剂（如莫达非尼）。其他药物包括氟马西尼、克拉霉素、左甲状腺素和 pitolisant（选择性组胺 H3 受体激动剂）[3]。多巴胺再摄取抑制剂莫达非尼是一种促进觉醒的药物，越来越多的证据表明

它是一种安全有效的治疗选择[7]。

麻醉科医师应注意用于控制嗜睡症状的药物与麻醉常用药物可能存在相互作用。这些兴奋剂和促醒剂均通过肝脏 CYP450 酶代谢。莫达非尼抑制 CYP450 酶，尤其是在体外，可使 CYP2C9 的平均活性降低 60%[8]。由 CYP2C9 代谢并可能受到影响的常见药物包括非甾体抗炎药、苯妥英钠、阿米替林、氟西汀和氯胺酮。

因治疗嗜睡可能导致术中知晓，或使麻醉药物需求量增加，是另一个重要的考虑因素。目前尚不清楚术前使用莫达非尼如何影响麻醉深度。有病例报道显示，发作性睡病患者围术期使用莫达非尼并未出现术中知晓[9]。本例患者，麻醉深度是使用 40～60 的熵值目标来监测的。此外，避免使用肌松药，以使患者出现活动作为全身麻醉下监测可能存在术中苏醒的另一种手段。

虽然不使用肌松药的气管插管会增加喉损伤风险，但这一风险必须与患者出现肌肉麻痹却意识清醒进行权衡。在本病例中，患者声带在气管插管时充分松弛，患者在 PACU 和术后 4 周重新评估时没有出现声音嘶哑。

将此患者视为 MH 易感患者，会产生一系列特殊考量，尤其是与麻醉技术选择、与意识和过度镇静有关的风险。通常，MH 易感患者选择全凭静脉麻醉（TIVA）与麻醉深度监测相结合的方式。对嗜睡疾患的患者，麻醉药物的选择仍然存在争议，相关文献报道较少，且几乎完全集中于发作性睡病患者。部分研究者建议，对使用莫达非尼的患者应避免使用丙泊酚，因丙泊酚代谢受损可能导致苏醒延迟[9]。有病例报道显示，脑电双频指数监测仪用于 TIVA 下莫达非尼治疗的发作性睡病患者，没有发现苏醒延迟或术中知晓[10]。我们选择区域麻醉联合全身麻醉，以减少维持麻醉所需的丙泊酚总量。患者全麻苏醒后的警觉性水平评估可能会受到嗜睡症状的影响，而这些症状与残留麻醉剂的效果无关。在这种情况下，在气管拔管前必须证实患者能清楚地服从口头命令。

PACU 的术后护理阶段，应监测症状是否加重。限制术后镇静可能对嗜睡疾病的患者特别重要，若使用不当可能使患者面临症状恶化的风险。

在本病例中，没有观察到术后嗜睡症状加重；然而，我们也同时在 PACU 中准备了莫达非尼，作为一种潜在的抢救治疗用药。莫达非尼可改善健康患者全身麻醉苏醒后的警觉性和恢复情况[11]。出院时，应就恢复术前用药（包括莫达非尼和兴奋剂）、症状加重的自我监测、安排与睡眠医学专家随访以及优化多模式镇痛以减少总体阿片类药物需求等方面提供咨询。

结论

IH 患者的围术期管理需要特殊考量。麻醉管理需要特殊考虑的方面包括，排除发作性睡病，确保症状得到最佳控制，认识与促醒剂有关的药物相互作用，术中对麻醉深度不足或苏醒延迟保持更高的警惕，选择短效药物和区域麻醉技术，以及术后教育和咨询等。对本例有 MH 家族史的 IH 患者，通过联合 TIVA 和区域麻醉技术，围术期继续使用莫达非尼，术中予以丙泊酚维持麻醉，未发生术中知晓。强调术前适当优化嗜睡症状的重要性，可以避免术后症状加重。仍需要进一步研究来探讨这一特殊人群的围术期管理。

（吴友平 译，蒋政宇 审）

参考文献

[1] American Academy of Sleep Medicine（AASM）. *The International Classification of Sleep Disorders - Third Edition（ICSD - 3）*. Online version. http://www.aasmnet.org/EBooks/ICSD3/. Accessed August 7, 2016.

[2] Šonka K, Šusta M, Billiard M. Narcolepsy with and without cataplexy, idiopathic hypersomnia with and without long sleep time: a cluster analysis. *Sleep Med*. 2015; 16; 225 - 231.

[3] Billiard M, Sonka K. Idiopathic hypersomnia. *Sleep Med Rev*. 2016; 29; 23 - 33.

[4] Vernet C, Leu-Semenescu S, Buzare MA, Arnulf I. Subjective symptoms in idiopathic hypersomnia: beyond excessive sleepiness. *J Sleep Res*. 2010; 19; 525 - 534.

[5] Johns M. A new method for measuring daytime sleepiness: the Epworth sleepiness scale. *Sleep*. 1991; 14; 540 - 545.

[6] Sullivan SS, Kushida CA. Multiple sleep latency test and maintenance of wakefulness test. *Chest*. 2008; 134; 854 - 861.

[7] Mayer G, Benes H, Young P, Bitterlich M, Rodenbeck A. Modafinil in the treatment of idiopathic hypersomnia without long sleep time - a randomized, double-blind, placebo-controlled study. *J Sleep Res*. 2015; 24; 74 - 81.

[8] Robertson P, DeCory HH, Madan A, Parkinson A. In vitro inhibition and induction of human hepatic cytochrome

P450 enzymes by modafinil. *Drug Metab Dispos*. 2000；28：664 - 671.

［9］Morimoto Y，Nogami Y，Harada K，Shiramoto H，Moguchi T. Anesthetic management of a patient with narcolepsy. *J Anesth*. 2011；25：435 - 437.

［10］Ozkose Z，Gunaydin B，Tunga Dogan A，Yavuzer R. *Acta Anesthesiol Belg*. 2007；58(1)：59 - 61.

［11］Larijani GE，Goldberg ME，Hojat M，Khaleghi B，Dunn JB，Marr AT. Modafinil improves recovery after general anesthesia. *Anesth Analg*. 2004；98：976 - 981.

98. 硬膜外注射不适用于 May-Thurner 综合征患者腰椎神经根病

迈克尔·斯尼德曼(Michael Sniderman)

摘要

1 名 59 岁患者因腰背痛、双侧大腿疼痛和单侧神经根病变加重 6 周,前来慢性疼痛门诊。MRI 显示患者轻度椎间盘源性和小关节源性疾病,但有明显的硬膜外静脉丛充血并压迫硬脊膜。患者自述既往患有 May-Thurner 综合征(1 种下腔静脉阻塞疾病),一直由血管外科医师进行治疗,但本次无相关症状。与放射科医师的讨论证实,患者 May-Thurner 综合征恶化是其此次出现症状的可能原因。因常规注射治疗可能无效,患者最终被转回至血管外科医师以解除静脉阻塞。该病例报告已获得患者书面知情同意。

超过 80% 的人会在生命中某刻发生腰痛[1]。腰痛是美国因疼痛而丧失工作能力的第二大常见原因,也是全世界致残的主要原因[2]。2013 年,向初级保健医师求诊的患者中有 1/5 主诉腰痛[3]。多达 90% 的症状被认为是非特异性的,解剖学上也无法解释[4]。对其他患者,与椎间盘退变、狭窄和小关节疾病相关的疼痛通常有影像学表现,需要疼痛医师进行靶向介入治疗。

除常见的腰椎解剖因素外,血管紊乱也会引起明显的疼痛。在 May-Thurner 综合征(MTS)中,左髂总静脉被压迫在右侧髂总动脉和第 5 腰椎椎体之间,可能导致下腔静脉(IVC)阻塞。MTS 后遗症相对少见,仅占慢性静脉疾病的 2%~5%[5]。背部和根性疼痛尽管非常罕见,也是下腔静脉阻塞的症状[6]。本病例报道描述了 1 种常见症状的不寻常表现,并强调对此类患者进行仔细评估的重要性。对 MTS 腰背痛患者,我们没有进行注射治疗,而是将其转回血管外科进行治疗。

病例描述

在 2001 年的一次跨国飞行后,1 名 43 岁男性出现呼吸短促、左大腿肿胀和疼痛,随后被诊断为深静脉血栓形成。CT 显示左髂总静脉和下腔静脉慢性血栓形成。在随后 12 年间,患者接受华法林治疗。2013 年,患者大腿肿胀和疼痛复发,遂接受血管外科医师评估。当时查体非常简单,外科医师仅记录了不对称和色素沉着,

未提及下肢力量、感觉、反射或步态等情况。磁共振静脉造影和静脉双功超声显示,肾下下腔静脉狭窄伴双侧髂静脉和左侧髂外静脉广泛血栓,且有大量盆腔和腹部侧支静脉形成。外科医师认为股静脉可能闭塞,并计划行经皮介入治疗。最后,对左髂总静脉进行了血管成形术,但下腔静脉和髂静脉的血运重建均未成功。幸运的是,血管成形术足以减轻其大腿肿胀和疼痛。患者重新开始使用华法林,并在随后 4 年间无明显症状。

现年 59 岁的患者现转诊至慢性疼痛门诊,自诉有 6 周的背痛加重史,双侧大腿疼痛,左腿偶感异常,以及大腿"饱满"。患者否认有任何诱因或外伤事件。初级保健医师医嘱给予萘普生和环苯扎平,但症状未明显缓解。患者其他病史包括下腔静脉血管成形术、左髂总静脉和髂外静脉成形术以及尝试下腔静脉再通术,患者称目前的症状与过去的病史没有任何相似之处。总之,在此次发作前,患者几乎没有任何症状,患者自诉每周步行 80.46 km,几乎每天都打高尔夫球。

右下肢的体格检查显示,髋关节屈曲和股四头肌伸展肌力 4 级,髌骨反射减弱。直腿抬高试验:右侧不明显,左侧阴性。下肢感觉正常,否认有大小便失禁。能感觉到胫后搏动,双下肢未见肿胀或变色。背部和双侧大腿的疼痛评分为静息时的 4 分和活动时的 9 分。一周前的磁共振成像(MRI)显示,L3~L4 和 L4~L5 有环状裂隙和少

量椎间盘膨出，无明显狭窄。L5 至 S1 有较大的椎间盘膨出，但未引起中央或椎间孔狭窄。然而，因硬膜外静脉丛扩大，鞘囊几乎完全消失（图 1 和图 2）。上述影像未与既往 MRI 比较。

尽管 MRI 显示存在腰椎小关节和椎间盘退变，但并不符合患者的体格检查或病史，尤其是双侧直腿抬高试验不明显，腰椎屈曲、伸展时无疼痛。进一步询问得知，与其他症状相比，物理疗法更加重大腿的"饱满"。鉴于患者有广泛的血管病史，在考虑脊髓注射前，疼痛科医师决定先与放射科医师和血管外科医师会诊。在此期间，考虑给患者使用抗神经官能药和 μ 受体激动剂，患者因担心其不良反应未接受。

与放射科医师详细讨论了患者的 MRI 结果。尽管患者医疗记录中未记录，但放射科医师称患者的特殊血管状况由 MTS 所致。放射科医师重

申，腰椎间盘和小关节的病变相当轻微。因此，疼痛科医师决定放弃介入干预，让患者重回血管外科接受治疗。患者和外科医师决定再尝试一次血管再通术以减轻症状。本病例报告撰写时，患者尚未接受血运重建术。

讨论

MTS 患者因左髂总静脉受右侧髂总动脉与第 5 腰椎椎体的慢性压迫，再加上动脉搏动的影响，可导致血管内皮损伤和血流变缓，可能引起深静脉血栓形成[5]。除大腿局部疼痛和肿胀外，小部分 MTS 患者会出现明显的背部和腿部疼痛。硬膜外间隙的解剖，决定其不能耐受微小的结构改变。硬膜外间隙内有动脉，而大部分静脉在腹侧，位于硬脊膜和后纵韧带之间。这些静脉形成静脉丛，分别汇入髂静脉（下）、半奇静脉或奇静脉

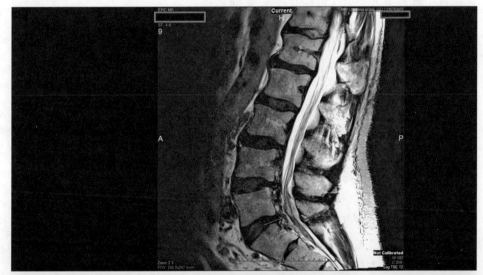

图 1　腰椎 T2 MRI 平扫（矢状位）

箭头显示静脉丛充血。

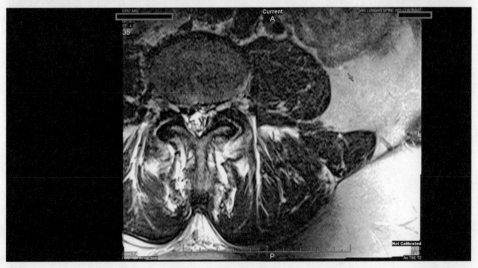

图 2　腰椎 T2 MRI 平扫（轴位切面）

箭头显示静脉丛充血。

（上），然后分别汇入下腔静脉或上腔静脉。鉴于这一静脉系统完全没有瓣膜，任何腹内或胸腔内压力增加或任何静脉回流的相对或绝对阻塞，都会导致硬膜外间隙内静脉肿胀。当静脉肿胀压迫到个别的神经根，或像该患者一样压迫整个鞘囊时，可导致神经根病。

2004 年，某些学者发表一篇对近一万例腰痛或坐骨神经痛患者的研究报道[7]。其中，0.13%的患者影像学上表现为下腔静脉阻塞，引起静脉充血和神经压迫。本例患者的症状可能由与 MTS 相关的不同问题引起。腰痛、乏力和感觉异常，很可能由硬脊膜内的几根腰神经根受压所致。因劳累而恶化的大腿"饱满"，可能因大腿内静脉充血，超过以前足够的侧支静脉回流所致。

遗憾的是，对背部和根性疼痛的常规干预手段，如关节面注射或硬膜外类固醇注射，不能解决该患者出现症状的原因，且存在不必要的风险。硬膜外类固醇注射通过多种途径发挥作用，包括在受刺激的神经根或骨结构处发挥抗炎作用、抑制受损椎间盘释放磷脂酶 A2 以及阻断伤害性刺激的输入[8]。硬膜外类固醇注射只能短期缓解神经根症状，可作为康复和物理治疗的补充。本例患者确实存在神经根症状，但物理治疗不能解决其病因。实际上，因患者静脉系统存在损害，这一疗法可能进一步加重疼痛。此外，类固醇注射并非没有风险。其可能导致感染、穿破蛛网膜和疼痛加重。使用类固醇可能引起肾上腺抑制、体液潴留和高血压等已知并发症，但对血管结构受损的患者而言可能是灾难性的。

通过谷歌学术检索 2017 年后"May-Thurner Syndrome treatment"，共得到 240 多个结果。使用相同术语进行 PubMed 检索得到 108 个结果。关于 MTS 的两篇最新文献，一篇刊发于《美国急诊医学杂志》，一篇刊发于《中欧医学杂志》（Wiener Klinische Wochenschrive），介绍了在紧急情况下发现的 MTS 病例及其治疗[9,10]。尽管相关文献较多，但其唯一治疗方法仍然是血管内介入、外科开放手术和抗凝。

总之，尽管 MTS 与腰椎疾病引起的神经根病相似，但其治疗方式却完全不同，疼痛科医师必须意识到注射治疗的局限性。

（吴友平 译，蒋政宇 审）

参考文献

[1] Bernstein IA, Malik Q, Carville S, Ward S. Low back pain and sciatica: summary of NICE guidance. *BMJ*. 2017; 356: i6748.

[2] AAPM Facts and Figures on Pain. The American Academy of Pain Medicine website. Available at: http://www.painmed.org/patientcenter/facts_on_pain.aspx. Accessed April 11, 2017.

[3] Mafi JN, McCarthy EP, Davis RB, Landon BE. Worsening trends in the management and treatment of back pain. *JAMA Intern Med*. 2013; 173: 1573-1581.

[4] Maher C, Underwood M, Buchbinder R. Non-specific low back pain. *Lancet*. 2017; 389: 736-747.

[5] Zucker EJ, Ganguli S, Ghoshhajra BB, Gupta R, Prabhakar AM. Imaging of venous compression syndromes. *Cardiovasc Diagn Ther*. 2016; 6: 519-532.

[6] Richardson J, Groen GMD. Applied epidural anatomy. *Contin Educ Anaesth Crit Care Pain*. 2005; 3: 98-100.

[7] Paksoy Y, Gormus N. Epidural venous plexus enlargements presenting with radiculopathy and back pain in patients with inferior vena cava obstruction or occlusion. *Spine* (*Phila Pa 1976*). 2004; 29: 2419-2424.

[8] Molloy R, Benzon H. Chapter 40: interlaminar epidural steroid injections for lumbosacral radiculopathy. In: Benzon H, Raja S, Molloy R, Liu S, Fishman S, eds. *Essentials of Pain Medicine and Regional Anesthesia*. 2nd ed. Philadelphia, PA: Elsevier, 2005: 331-340.

[9] Demir MC, Kucur D, Cakir E, Aksu, N. May-Thurner syndrome: a curious syndrome in the ED. *Am J Emerg Med*. 2016; 34: 1920.e1-1920.e3.

[10] Boc A, Boc V, Kozak M. May-Thurner syndrome: old acquaintance, new perspective: case report. *Wien Klin Wochenschr*. 2017; 129: 362-365.

99. 皮肤划痕症：导致术中低血压和荨麻疹的罕见病因

马克·伯布里奇(Mark Burbridge)

摘要

1 名有皮肤划痕症病史的 54 岁男性患者接受择期脊柱手术。全身麻醉后不久，患者发生严重低血压及荨麻疹，因怀疑过敏反应而取消手术。后来，患者在预先制订的围术期管理策略下接受腹壁疝修补术，围术期平稳无殊。本病例报道首次证实皮肤划痕症可导致严重术中低血压和荨麻疹。本文对其腹壁疝修补术顺利完成的围术期管理策略进行讨论，并为此类患者的麻醉管理提供建议。本病例报道已获患者书面知情同意。

皮肤划痕症是物理性荨麻疹中最常见的一种类型，在总人群中约占 5%[1]。尽管多数患者症状轻微，也有少数患者表现非常虚弱。皮肤划痕症是因摩擦或划伤所致特征性皮肤风团，给人一种能在皮肤上写字的错觉。症状可在几秒内出现，并持续长达 1 h[2]。皮肤划痕症的确切病因目前尚不清楚[3]，可依据病史及激发试验阳性做出诊断。其最常见诱因有抓挠、梳头、洗澡后毛巾擦身和/或穿紧身衣等。压力是其不太常见的诱因。身体任何部位都可出现症状，但以手臂、腿及背部最常见。出现皮肤风团的同时可伴瘙痒、发热、烧灼感及疼痛等症状，也可无任何症状。有报道显示，多数患者表现为皮肤风团合并水肿体征，以嘴唇、舌头、眼睑、手臂、腿及生殖器最常受累[4]。皮肤划痕症与气道高反应性相关，也得到文献支持[5]。此类患者建议随身携带含肾上腺素的急救包[1]。皮肤划痕症病程平均持续时间约 6 年，可

表现为持续性、反复发作或缓解。皮肤划痕症门诊患者最常用药物为 H_1 受体拮抗剂，可使 80%症状得到明显缓解。20%患者合并其他类型诱导性荨麻疹(表 1)。多达一半的患者同时存在过敏性疾病，如哮喘、花粉热及食物过敏。甲状腺疾病、风湿病也是其常见并发症[1]。

本例患者为 54 岁男性，合并严重皮肤划痕症，择期行外科手术。该患者一年前曾经历过严重术中低血压及荨麻疹发作。

病例描述

1 名 54 岁男性患者，体重 91 kg，身高 167 cm，BMI 32.4 kg/m²。第一次手术时，拟行 L4 至 S1 腰后路椎板切除减压融合术。患者既往史为 24 岁开始出现皮肤划痕症阳性，表现为洗澡后毛巾擦身可诱发症状。否认合并哮喘、气促及水肿等伴随症状。患者自诉除术前几周荨麻疹病灶有变

表 1 诱导性荨麻疹及围术期潜在促发因素		
诱导性荨麻疹亚型	**激 发 机 制**	**可能的术中促发因素**
皮肤划痕症	皮肤上发生剪切力	手术铺单、袖带血压计、止血带、气动压缩装置
迟发型压力性荨麻疹	直接作用于皮肤的压力	袖带血压计、止血带、气动压缩装置
寒冷性荨麻疹	寒冷物体作用于皮肤(水、冰块、冷空气)	冷冲洗液、低体温(如体外循环)
热性荨麻疹	热物体作用于皮肤(通常>40℃)	主动空气加热器、术中加温装置
日光性荨麻疹	紫外线和/或可见光作用于皮肤	手术室照明灯、脉搏血氧仪、外科激光
振动性血管性水肿	皮肤振动	示波血压计
水源性荨麻疹	皮肤接触水源	冲洗液、任何溅到患者身上的液体
胆碱能性荨麻疹	出汗	高温出汗
接触性皮炎	多种原因	多种原因，取决于过敏性质

大变痒外，平素病程稳定。过敏专科医师规律随访。为缓解症状，每天口服 1 次西替利嗪 10 mg、羟嗪 25 mg。其余病史无殊。体格检查及气道评估均未见明显异常。既往无过敏史。病程记录及患者本人均未提及既往手术并发症史。

在手术准备区，给予患者咪达唑仑 2 mg 静注。麻醉诱导用药为芬太尼 250 μg、内泊酚 100 mg、罗库溴铵 50 mg 及氯胺酮 50 mg。约 10 min 后，在放置俯卧位前，患者上颈部、腹部、胸口及背部突然出现荨麻疹风团。气道压不变，但无创平均动脉压（MAP）从 81 mmHg 降至 52 mmHg，心率从先前的 60～70 次/min 上升到 114 次/min。单次静注去氧肾上腺素 100 μg 后血压未见上升，2 min 后再次给予去氧肾上腺素 100 μg，同时静注麻黄碱 10 mg，MAP 上升至 70 mmHg。随后，静脉给予苯海拉明 50 mg、氢化可的松 100 mg。因怀疑过敏反应，麻醉科医师和外科医师共同决定停止手术。给予新斯的明 3 mg、格隆溴铵 0.6 mg 拮抗肌松，转入麻醉恢复室继续监护，1 h 后患者皮疹消退。患者次日出院，未见其他并发症。

1 年后患者拟入院行腹壁疝补片修补术。患者于术前 1 周至术前门诊就诊，同时咨询了过敏专科医师，建议继续当前剂量西替利嗪及氢化可的松治疗方案，并在术前 12 h、术前 1 h 分别预防性加服泼尼松 60 mg，术前 6 h、术前 1 h 分别口服苯海拉明 50 mg；术后继续泼尼松治疗 3 天；术中避免使用促进组胺释放的药物。

在手术准备区用止血带协助开放外周静脉时，发现止血带周围出现宽约 4 in（约 0.16 cm）的风团，同时静脉穿刺处也迅速出现直径 1 in（约 2.54 cm）的圆形风团，且患者自觉风团处发痒。预防性给予咪达唑仑 2 mg，以减轻应激所致皮肤划痕症。进入手术室后，根据美国麻醉医师协会监测标准给予监测，袖带血压计首次充气后，在袖带周围 1～2 in（约 2.54～5.08 cm）及袖带覆盖处皮肤均出现红色风团。气动压缩装置置于双下肢小腿，安全绑带放置在患者大腿及髋部。麻醉诱导用药：芬太尼 200 μg、丙泊酚 200 mg、顺式阿曲库铵 20 mg；麻醉维持用药：1MAC 七氟醚。手术结束时，静脉给予昂丹司琼 4 mg、氢吗啡酮 1.2 mg 及泰诺 1 g，并给予新斯的明 2 mg、格隆溴

铵 0.4 mg 拮抗肌松药。掀开手术单后发现气动压缩袜、袖带血压计及手术床安全带下所在区域皮肤出现广泛风团；手术单与皮肤粘贴处表现为鲜红色风团。术中未应用任何血管活性药物情况下，MAP 维持在 60～80 mmHg。手术期间患者气道压力保持稳定，拔除气管导管后，患者被转麻醉后恢复室继续监护。术后 36 h 在院期间，患者一般情况平稳。

讨论

皮肤划痕症是慢性诱导性荨麻疹的一种亚型。其他亚型包括寒冷性、延迟压力性、日光性、热性、振动性、胆碱能性、接触性及水源性荨麻疹。临床表现除荨麻疹外，还可合并血管性水肿、支气管痉挛等表现，少数患者可有低血压表现。值得注意的是，该类患者身上可出现不止 1 种亚型的荨麻疹。其治疗策略包括避免或消除刺激源，同时口服药物控制症状。门诊患者一线治疗用药为二代抗组胺药，难治性患者可合用其他药物，包括单克隆抗体奥马珠单抗、免疫抑制剂环孢霉素 A 以及白三烯受体拮抗剂孟鲁司特等。三线治疗用药包括短期糖皮质激素治疗[6]。上述治疗药物应在围术期继续服用。很少需要使用肾上腺素，只有当患者表现为低血压、支气管痉挛等全身症状时才使用[4]。

麻醉相关文献中未见任何关于术中皮肤划痕症或其他慢性诱导性荨麻疹症状加重的病例报道。遇到此类患者时，术前病史询问要点应包括：诱导性荨麻疹亚型、症状持续时间、病情加重情况、现在及过去所接受的治疗以及是否合并哮喘、食物过敏、甲状腺疾病和风湿病等。术中使用的一些设备可诱使皮肤划痕症患者荨麻疹风团发作，包括袖带血压计、约束服、约束带、手术床安全带、手术单以及任何皮肤创口，如手术切口、静脉穿刺口、有创血流动力学监测穿刺口等（表 1）。如本病例所示，病情急剧恶化所致低血压对常用的血管活性药物，如去氧肾上腺素、麻黄碱反应迅速。合理的四线治疗方案为小剂量肾上腺素滴定及快速补液治疗。荨麻疹病灶应在约 1 h 内消退。

综上所述，皮肤划痕症是诱导性荨麻疹常见的一种亚型，麻醉文献中至今尚未有过报道。相

关从业人员对此应当警觉,并对此类患者的围术期管理做好准备。

(张清荣 译,蒋政宇 审)

参考文献

[1] Schoepke N, Młynek A, Weller K, Church MK, Maurer M. Symptomatic dermographism: an inadequately described disease. J Eur Acad Dermatol Venereol 2015; 29: 708 - 12

[2] Taşkapan O, Harmanyeri Y. Evaluation of patients with symptomatic dermographism. J Eur Acad Dermatol Venereol 2006; 20: 58 - 62

[3] Abajian M, Schoepke N, Altrichter S, Zuberbier T, Maurer M. Physical urticarias and cholinergic urticaria. Immunol Allergy Clin North Am 2014; 34: 73 - 88

[4] Spickett G. Urticaria and angioedema. J R Coll Physicians Edinb 2014; 44: 50 - 4

[5] Henz BM, Jeep S, Ziegert FS, Niemann J, Kunkel G. Dermal and bronchial hyperreactivity in urticarial dermographism and urticaria factitia. Allergy 1996; 51: 171 - 5

[6] Zuberbier T, Aberer W, Asero R, Bindslev-Jensen C, Brzoza Z, Canonica GW, Church MK, Ensina LF, Giménez-Arnau A, Godse K, Gonçalo M, Grattan C, Hebert J, Hide M, Kaplan A, Kapp A, Abdul Latiff AH, Mathelier-Fusade P, Metz M, Nast A, Saini SS, Sánchez-Borges M, Schmid-Grendelmeier P, Simons FE, Staubach P, Sussman G, Toubi E, Vena GA, Wedi B, Zhu XJ, Maurer M; European Academy of Allergy and Clinical Immunology; Global Allergy and Asthma European Network; European Dermatology Forum; World Allergy Organization. The EAACI/GA (2) LEN/EDF/WAO Guideline for the definition, classification, diagnosis, and management of urticaria: the 2013 revision and update. Allergy 2014; 69: 868 - 87

100. 经皮隔离肝灌注：血流动力学监测及目标导向的麻醉管理

奥斯卡·马丁-德尔加多（Oscar Martin-Delgado），米格尔·罗德里格斯（Miguel Rodriguez），安德烈斯·洛佩兹（Andres Lopez），米格尔·A. 雷纳（Miguel A. Reina），埃米利奥·德维森特（Emilio De Vicente），尤兰达·奎诺（Yolanda Quijano），安东尼奥·埃切纳占西亚（Antonio Echenagusia），胡安·A. 马丁内斯（Juan A. Martinez）

摘要

经皮隔离肝灌注是利用静脉转流在肝脏内进行大剂量药物化疗，化疗后血液经滤器净化完毕再回流入体循环的一项技术。肝脏隔离及过滤器吸收循环中的儿茶酚胺，可致机体静脉回流及血管阻力发生剧烈改变，故经皮隔离肝灌注应在全身麻醉及有创监测下进行。本文详细介绍经皮隔离肝灌注技术及其生理影响、操作过程中的麻醉管理及目标导向的血流动力学监测选择。

经皮隔离肝灌注（PHP）是将大剂量美法仑直接注入肝循环的一种非手术治疗方法。需先经下腔静脉（IVC）置管将肝循环从体循环中暂时分离。肝循环血液回流入体循环前，通过具有活性炭过滤器的体外循环通道将美法仑从血液中清除。

隔离肝循环的导管置于肝后段 IVC 内，导管含两个可充气球囊，分别位于肝上下腔静脉和肝下下腔静脉内，两气囊同时充气可完全阻断肝血流。两气囊之间存在几个开口，可用于抽吸肝静脉血。肝静脉血通过上述开口抽离进过滤器，以便将化疗药物从血液清除，待血液中美法仑清除完全后再经颈内静脉（IJV）回流入体循环，从而完成转流。该操作全程在 X 线下经皮穿刺完成[1]。

技术介绍

PHP 适用于无法行手术切除的肝转移瘤患者，需要全麻后在 X 线下放置 3 根导管：

——第一根导管（Chemofuse™；Delcath Systems，Delcath Inc，Queensbury，NY）置于肝动脉内，经左股动脉穿刺放置的 5-F 鞘管置入。该导管用于肝动脉造影及注射美法仑。

——隔离灌注导管（Isofuse™；Delcath Systems），经右股静脉穿刺放置的 18-F 鞘管置入。该导管含有两个可充气球囊，用来阻断经下腔静脉回流的血液。远心端球囊位于肝下、肾上腺静脉上方；近心端球囊位于肝上下腔静脉内；两

球囊间有数个开口可用来抽吸血液（图 1、图 2）。这一肝血流隔离技术使注射大剂量化疗药物的同时全身不良反应最小化成为可能[2]。

——经过滤器过滤后的血液通过右 IJV 穿刺放置的 10-F 鞘管回流入体循环。

肝动脉导管放置成功后应行肝血管造影，协

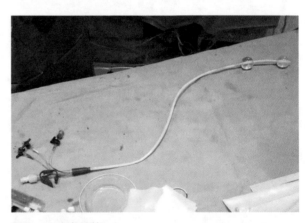

图 1 双球囊导管

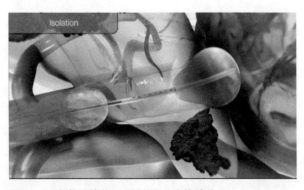

图 2 双球囊导管位于肝后段下腔静脉内

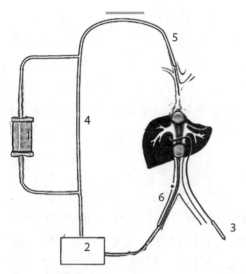

图3 体外循环回路

1. 血液过滤器；2. 离心泵；3. 左股动脉置管；4. 体外循环回路的副管；5. 旁路内静脉回流；6. 经右股静脉置入双球囊导管。

助诊断、堵塞副肝动脉，确保化疗药物只作用于肝脏，而不影响其他器官。

副肝动脉堵塞后，患者接受全身肝素化抗凝治疗，并放置隔离灌注导管。转流回路由一台离心泵、两台活性炭过滤器及一条不经过过滤器的副管组成（图3）。转流初期，关闭过滤通道，循环血流从副管通过；待患者稳定后，夹闭副管，所有血液流经过滤器，以便清除美法仑。不过，循环中的大部分儿茶酚胺也会被过滤器所清除[3]。

转流开始后，向位于右心房内的头端球囊充气。此时，因静脉回流减少，可出现异位搏动及血压轻中度下降[4]。充气完成后，轻轻下拉球囊直至在球囊下缘看到膈肌裂孔压迹（图4）。

紧接着，向尾端球囊充气，直至IVC壁变形。通过两球囊间的开口注入造影剂，确认肝血流完全阻断，确认无血液漏入右心房（图5）；打开过滤通道，夹闭副管。待血流动力学稳定后，于30 min内经同一肝动脉，分3次注入不同剂量的美法仑；化疗药物全部注射完毕后，继续体外循环30 min，以便彻底清除药物[5]。上述步骤结束后，抽空所有气囊，停止离心泵，关闭回路，结束转流。最后，拮抗肝素，必要时输注血小板、新鲜冰冻血浆、冷沉淀等[6]。待凝血时间纠正后，拔除鞘管及气管导管。

麻醉管理

患者术前评估应包括心脏评估，若患者合并

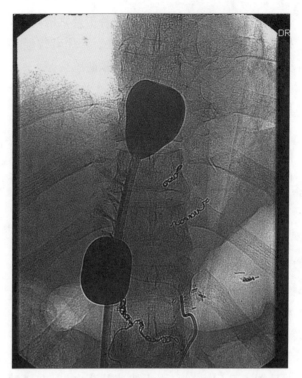

图4 近心端及尾端球囊充气

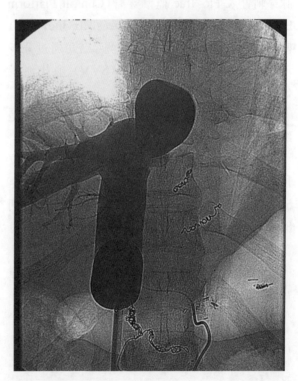

图5 隔离肝循环

心脏病病史或存在重大危险因素应行超声心动图检查。尽管尚未明确患者合并多大程度的心脏损害时应禁止施行肝隔离灌注治疗，但该治疗过程中血流动力学波动剧烈，接受该治疗方法的患者应具备较高的心功能分级[7]。

建议给予氢化可的松、雷尼替丁及别嘌呤醇，别嘌呤醇可预防肿瘤溶解综合征。若患者曾经接受过肝胆手术，还应输注抗生素预防感染。

行左 IJV 穿刺置管，用来补液及输注血管升压药。动脉置管最常选择左桡动脉。

治疗过程中无法避免的会出现血液回流下降，在治疗开始时应适当输液以补偿这部分降低的回心血量。同时，开始输注去甲肾上腺素维持患者血压高于基础水平。

过滤器开放期间十分关键，应预见到大量儿茶酚胺被活性炭吸收所致 BP 急剧下降。增加血容量的同时积极给予血管升压药支持是必要的。

病例描述

1 名 53 岁患者，因胰腺神经内分泌癌伴肝转移拟择期行 PHP 治疗。全身麻醉诱导后，经左 IJV 置入 7.5F 导管，用于快速补充血量；左桡动脉穿刺置入 Flo Trac 监测导管（Clinical Platform EV1000™；Edwards Lifesciences，Irvine，CA）监测血流动力学。Flo Trac 监测系统可通过分析动脉波形，测得每搏量变异度（SVV）、心排血量（CO）及全身血管阻力（图 6）。

扩容治疗的同时输注去甲肾上腺素，目标是维持 SVV<10%。

患者转流开始时共输入晶体液 3 000 mL、胶体液 1 000 mL。过滤通道开放后，收缩压降至 50 mmHg。将去甲肾上腺素输注速度提高到 8 μg/（kg·min），仍需间断推注去甲肾上腺素，每次 150 μg；补液速度提高至 200 mL/min。

肝素全身抗凝后，患者出现血尿及鼻咽部大量出血。后者可能与放置经鼻食管温度探头有关。

治疗结束时，因患者鼻咽部仍持续出血、血小板减少、凝血时间改变，予鱼精蛋白拮抗肝素，并输注 1 单位血小板、1 500 mL 新鲜冰冻血浆。停用血管升压药后，带气管导管转入 ICU。待患者凝血时间及血小板纠正后，拔除鞘管及气管导管。患者术后 24 h 转回普通病房，术后第 5 天出院，未见并发症。

讨论

治疗实体器官的恶性肿瘤及无法行手术切除的肝转移瘤是一项巨大挑战。恶性神经内分泌肿瘤、结直肠腺癌及眼黑色素瘤患者，常发生孤立性或弥漫性肝转移。肝转移瘤的血供主要来自肝动脉系统，而正常肝实质供血主要来自门静脉系统。通过肝动脉系统选择性地给予大剂量化疗药物，可在提高疗效的同时减少不必要的全身毒性。

PHP 是一项新技术，相关文献资料非常有限。已有的临床试验结果提示，该疗法似乎很有治疗希望。最近发表的一项 Ⅲ 期随机临床试验表明，与现有可行的最佳治疗方法（手术、全身化疗、化学栓塞及放射栓塞）相比，PHP 可使黑色素瘤肝转移患者肝脏病变得到更好的控制[8,9]。尽管生存率无显著差异，但肝脏功能及总体无进展生存率显著提高。

目前，尚未确定患者接受该疗法的合适次数，也未明确哪类肝肿瘤对此疗法更敏感。同时，还需确定合适的治疗时机及治疗间隔时间，并将治疗结果与其他治疗方法进行比较。

这种治疗方法的出现给麻醉科医师带来巨大挑战，治疗期间患者血流动力学可发生异常剧烈的改变，需要极大剂量的血管升压药维持血压；在全身抗凝状态下，肿瘤患者可发生代谢紊乱[10]。尽管尚未见文献报道，但仍可能发生诸如大出血或血液净化失败等灾难性并发症。对此类并发症的管理尚未见相关叙述，但紧急剖腹探查术应始终列入考虑范围。

PHP 可增加患者颅内出血风险，我们建议治疗前行颈动脉超声及头颅非创伤性血管成像（CTA）检查，以分辨可能的血管畸形，该类患者不适合接受 PHP 治疗。

在治疗过程中我们建议监测血流动力学参数，以便指导容量及血管升压药的使用。目前市

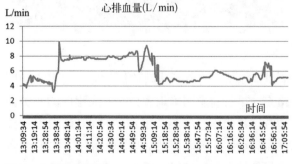

心排血量（L/min）

图 6　心排血量监测

场上可用的几种监测装置中,最适用于 PHP 的可能是基于动脉波形分析的装置。这些装置可直接通过常用的远端动脉导管进行监测。

心排血量(CO)测定是围术期高级血流动力学监测的重要组成部分。将优化的血流动力学管理程序化,可降低高危手术患者术后死亡率及病残率。大量证据表明,目标导向的血流动力学管理策略,旨在优化某些患者 CO,有助于降低术后死亡率和病残率[11]。

识别患者对液体治疗是否有反应至关重要。众所周知,中心静脉压等传统监测指标,与患者血管内容量及液体治疗反应性的相关性较差。SVV 等更新一代的动力学参数,被应用于临床。SVV>10% 提示患者可能对液体治疗有反应。

血流动力学监测和目标导向的治疗策略在 PHP 中的作用尚未见报道,但值得进一步探讨。毫无疑问,尚需更多的前瞻性研究来证明该方法的有效性,并进一步明确监测方案。本病例中,唯一用于指导液体治疗的血流动力学监测参数即 SVV,目标是维持 SVV<10%。过滤通道开放前 BP 应达到何种水平,亦尚未见报道。

不同机构对血管升压药的选择可能不同。单用去甲肾上腺素或联用去氧肾上腺素和去甲肾上腺素是最常见的治疗方案。理论上,血管升压素因具有收缩内脏血管的作用,并不是一个理想的选择。

PHP 治疗后全身毒性尚无详细研究。骨髓抑制是 PHP 最常见并发症。这一骨髓毒性可能是由穿透过滤器进入血液的微量的美法仑所致。已知的常见并发症还包括肝脏毒性及超敏反应,包括过敏反应。

综上所述,作为一种新的治疗手段,PHP 对无法行手术切除的肝转移瘤可能有效。该疗法全身不良反应小,但对麻醉科医师而言却是一项巨大挑战。治疗过程中患者血流动力学、自稳态及代谢均可能发生剧烈波动。毫无疑问,这还需要更多的研究及临床治疗经验,以便就麻醉管理提出更好的具体建议。目前为止,相关参考文献仅限于病例报道或间接资料。在众多需要进一步明确的问题中,我们强调应明确血流动力学监测参数的有效性,并进一步提出目标导向的治疗方案。

（张清荣 译,蒋政宇 审）

参考文献

[1] Dougherty TB, Mikolajek JA, Curley SA. Safe anesthetic management of patients undergoing a novel method of treating human hepatocellular cancer. *J Clin Anesth*. 1997; 9: 220 - 227.

[2] Ravikumar TS, Pizzorno G, Bodden W, et al. Percutaneous hepatic vein isolation and high-dose hepatic arterial infusion chemotherapy for unresectable liver tumors. *J Clin Oncol*. 1994; 12: 2723 - 2736.

[3] Bornscheuer A, Mahr KH, Kirchhoff K, Oldhafer KJ, Lang H, Piepenbrock S. Anesthesiological management during isolated liver perfusion. *Recent Results Cancer Res*. 1998; 147: 56 - 64.

[4] Alexander HR Jr, Butler CC. Development of isolated hepatic perfusion via the operative and percutaneous techniques for patients with isolated and unresectable liver metastases. *Cancer J*. 2010; 16: 132 - 141.

[5] Yang ZW, Xu GL. Isolated hepatic perfusion: a regional therapy for liver cancer. *Hepatobiliary Pancreat Dis Int*. 2004; 3: 12 - 16.

[6] Fitzpatrick M, Richard Alexander H, Deshpande SP, Martz DG Jr, McCormick B, Grigore AM. Use of partial venovenous cardiopulmonary bypass in percutaneous hepatic perfusion for patients with diffuse, isolated liver metastases: a case series. *J Cardiothorac Vasc Anesth*. 2014; 28: 647 - 651.

[7] Burgmans MC, de Leede EM, Martini CH, Kapiteijn E, Vahrmeijer AL, van Erkel AR. Percutaneous isolated hepatic perfusion for the treatment of unresectable liver malignancies. *Cardiovasc Intervent Radiol*. 2016; 39: 801 - 814.

[8] van Etten B, Brunstein F, van IJken MG, et al. Isolated hypoxic hepatic perfusion with orthograde or retrograde flow in patients with irresectable liver metastases using percutaneous balloon catheter techniques: a phase I and II study. *Ann Surg Oncol*. 2004; 11: 598 - 605.

[9] Hughes MS, Zager J, Faries M, et al. Results of a randomized controlled multicenter phase III trial of percutaneous hepatic perfusion compared with best available care for patients with melanoma liver metastases. *Ann Surg Oncol*. 2016; 23: 1309 - 1319.

[10] Miao N, Pingpank JF, Alexander HR, Steinberg SM, Beresneva T, Quezado ZM. Percutaneous hepatic perfusion in patients with metastatic liver cancer: anesthetic, hemodynamic, and metabolic considerations. *Ann Surg Oncol*. 2008; 15: 815 - 823.

[11] Saugel B, Cecconi M, Wagner JY, Reuter DA. Noninvasive continuous cardiac output monitoring in perioperative and intensive care medicine. *Br J Anaesth*. 2015; 114: 562 - 575.